Ommo Grupe (Hrsg.)
Sport und Sportunterricht
Grundlagen für
Studium, Ausbildung und Beruf

Band 16

Sport und Sportunterricht
Grundlagen für Studium, Ausbildung und Beruf

Herausgegeben von Ommo Grupe **Band 16**

Hans-Hermann Dickhuth

Einführung in die Sport- und Leistungsmedizin

unter Mitarbeit von
Hans-Christian Heitkamp, Arno Hipp,
Thomas Horstmann, Frank Mayer, Hans Möller,
Andreas Niess, Kai Röcker, Heiko Striegel

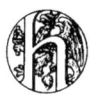 Verlag Karl Hofmann · Schorndorf

Die Deutsche Bibliothek – CIP-Einheitsaufnahme

Dickhuth, Hans-Hermann:
Einführung in die Sport- und Leistungsmedizin / Hans-Hermann Dickhuth.
Unter Mitarb. von Hans-Christoph Heitkamp ... – Schorndorf: Hofmann 2000
  (Sport und Sportunterricht; Bd. 16)
  ISBN 3-7780-8461-5

Bestellnummer 8461

© 2000 by Verlag Karl Hofmann, 73614 Schorndorf

Alle Rechte vorbehalten. Ohne ausdrückliche Genehmigung des Verlags ist es nicht gestattet, die Schrift oder Teile daraus auf fototechnischem Wege zu vervielfältigen. Dieses Verbot – ausgenommen die in § 53, 54 URG genannten Sonderfälle – erstreckt sich auch auf die Vervielfältigung für Zwecke der Unterrichtsgestaltung. Als Vervielfältigung gelten alle Reproduktionsverfahren einschließlich der Fotokopie.

Titelbild: Oben: Ausschnitt aus Abb. 110, S. 257; Mitte: Ausschnitt aus Abb. 12, S. 29; unten: Ausschnitt aus Abb. 92, S. 208.
Zeichnungen: Lars Schiller

Gesamtherstellung in der Hausdruckerei des Verlags
Printed in Germany · ISBN 3-7780-8461-5

Inhalt

Vorwort			9
Einführung			11
I.	**Herzkreislaufsystem**		13
	1 Physiologie des Herzkreislaufsystems		13
	1.1 Herz		14
	1.2 Kreislauf		20
	2 Trainingsadaptation des Herzkreislaufsystems		26
	2.1 Regulative Anpassungsmechanismen		26
	2.2 Strukturelle Anpassungsmechanismen		28
	2.3 Rückbildungsfähigkeit des Sportherzens		32
	3 Körperliche Aktivität, Prävention und Rehabilitation bei Herzkreislauferkrankungen		33
II.	**Vegetatives Nervensystem**		37
	1 Physiologie des vegetativen Nervensystems		37
	1.1 Vegetative Regulation bei physischer Belastung		39
	1.2 Vegetative Regulation bei psychischer Belastung		43
	2 Trainingsadaptation des vegetativen Nervensystems		44
III.	**Respiratorisches System**		47
	1 Physiologie des respiratorischen Systems		47
	1.1 Atemmechanik		48
	1.2 Atemgrößen und Lungenfunktion		50
	1.3 Gasaustausch in der Lunge		52
	1.4 Regulation der Atmung		54
	2 Trainingsadaptation des respiratorischen Systems		55
	2.1 Regulative Anpassungsreaktion		55
	2.2 Strukturelle Anpassungen		56
	2.3 Atmung als leistungsbegrenzender Faktor		57
	3 Körperliche Aktivität, Prävention und Rehabilitation von chronischen Lungenerkrankungen		57
IV.	**Blut- und Immunsystem**		62
	1 Physiologie ausgewählter Funktionen des Blutsystems		62
	1.1 Blutplasma		63

	1.2	Geformte Bestandteile des Blutes	65
	1.3	Blutstillung und Gerinnung	67
	1.4	Atemgastransport und Säure-Basen-Status	69
	2	Einfluss körperlicher Aktivität auf das Blut	73
	3	Physiologie ausgewählter Funktionen des Immunsystems	75
	4	Einfluss körperlicher Aktivität auf das Immunsystem	79
V.	Verdauungssystem		83
	1	Physiologie ausgewählter Funktionen des Verdauungssystems	83
	1.1	Oberer Verdauungstrakt	83
	1.2	Mittlerer Verdauungstrakt	85
	1.3	Unterer Verdauungstrakt	90
	1.4	Leber	91
	1.5	Pankreas	93
	2	Einfluss körperlicher Aktivität auf das Verdauungssystem	94
VI.	Urogenitalsystem		97
	1	Physiologie ausgewählter Funktionen der Niere und ableitenden Harnwege	97
	2	Einfluss der körperlichen Aktivität auf die Niere und ableitenden Harnwege	102
	3	Physiologie ausgewählter Funktionen der Geschlechtsorgane	103
	3.1	Die männlichen Geschlechtsorgane	103
	3.2	Die weiblichen Geschlechtsorgane	105
	4	Einfluss körperlicher Aktivität auf die Funktion der Geschlechtsorgane	108
VII.	Neuromuskuläres System		111
	1	Aufbau und Funktion motorischer Einheiten	111
	2	Aufbau und Funktion der spinalen Motorik	116
	3	Aufbau und Funktion des zentralen motorischen und sensorischen Nervensystems	120
	4	Neuromuskuläres System und Training (Lernen und Üben)	124
VIII.	Muskelphysiologie		127
	1	Struktur und Funktion der Skelettmuskulatur	127
	2	Molekularer Mechanismus der Muskelkontraktion	133
	3	Energetik der Muskelkontraktion	134
	4	Mechanik der Muskelkontraktion	135

	4.1	Muskelkontraktionsformen	135
	4.2	Einflussgrößen der Muskelkontraktion	137
	5	**Muskelphysiologie und körperliche (sportliche) Leistungsfähigkeit**	140
IX.	**Haut und Sinnesorgane**	146
	1	**Physiologie der Hautfunktion**	146
	2	**Physiologie des visuellen Systems**	150
	3	**Physiologie des vestibulär-akustischen Systems**	155
X.	**Hormonsystem**	162
	1	**Allgemeine Funktion und Arbeitsweise der Hormone**	162
	2	**Ausgewählte Hormondrüsenfunktionen**	165
	3	**Hormonelle Regulation und körperliche Aktivität**	170
XI.	**Ausgewählte Aspekte des Energiestoffwechsels**	174
	1	**Formen der Energiebereitstellung**	174
	1.1	Anaerobe Formen der Energiebereitstellung	174
	1.2	Aerobe Formen der Energiebereitstellung	178
	2	**Regulation der Energiebereitstellung bei körperlicher Belastung**	181
XII.	**Sportmedizinische Untersuchungsverfahren**	186
	1	**Allgemeine Vorbemerkungen**	186
	2	**Gesundheitsuntersuchungen**	186
	2.1	Anamnese, körperliche Untersuchung, Labor	186
	2.2	Apparative Untersuchungsmethoden	187
	2.2.1	Blutdruckmessung	187
	2.2.2	Elektrokardiogramm	188
	2.2.3	Echokardiogramm	190
	2.2.4	Röntgen (Herzvolumenbestimmung)	191
	2.2.5	Lungenfunktion	191
	2.3	Belastungsuntersuchungen	193
	2.3.1	Fahrradergometrie	194
	2.3.2	Geh- und Laufbandergometrie	195
	2.3.3	Statische Belastungsformen	195
	2.3.4	Durchführungshinweise und Messgrößen	196
	3	**Verfahren zur Leistungsdiagnostik und Trainingssteuerung**	199
	3.1	Labortestverfahren	200
	3.1.1	Ergometrische Bestimmung der aeroben Leistungsfähigkeit	200
	3.1.2	Ergometrische Bestimmung der anaeroben Leistungsfähigkeit	205
	3.2	Feldtest	205
	3.3	Sportmedizinische Trainingssteuerung	206

XIII.	Ernährung, Wärme-, Wasser-Elektrolythaushalt und körperliche Aktivität		212
	1	Ernährung und körperliche Aktivität	212
	2	Thermoregulation und körperliche Aktivität	225
	3	Wasser- und Elektrolythaushalt und körperliche Aktivität	230
XIV.	Substitution und Doping		237
	1	Substitution	237
	2	Doping	238
	2.1	Verbotene Wirkstoffgruppen	239
XV.	Allgemeine medizinische Trainingslehre		246
	1	Physiologische Grundlagen von Training	246
	1.1	Einführung	246
	1.2	Allgemeine biologische Gesetzmäßigkeiten	246
	1.3	Ausdauer und Ausdauertraining	251
	1.4	Kraft und Krafttraining	255
	1.5	Schnelligkeit und Schnelligkeitstraining	259
	1.6	Koordination und Koordinationstraining	261
	1.7	Flexibilität und Flexibilitätstraining	263
	2	Physiologie der Ermüdung, Regeneration und Überlastung (Übertraining)	265
XVI.	Sportmedizinische Aspekte des Kinder- und Jugendsports		273
	1	Wachstum und Entwicklung im Kindes- und Jugendalter	273
	2	Leistung und Training im Kindes- und Jugendalter	281
	3	Sportmedizinische Aspekte des Schulsports	286
XVII.	Sportmedizinische Aspekte des Frauensports		290
	1	Geschlechtsspezifik der Anatomie	290
	2	Sexualdifferenz der körperlichen Leistungsfähigkeit	293
	3	Gynäkologische Probleme des Frauensports	301
XVIII.	Sportmedizinische Aspekte im Alterssport		306
XIX.	Ausblick		315
XX.	Literatur		316
XXI.	Sachregister		319

Vorwort

Das vorliegende Buch ist aus einer Vorlesung für Sportstudierende der Ausbildungsgänge Diplom Sportwissenschaft, Lehramt Sport und Magister Sportwissenschaft entstanden, für die es bisher keine zusammenfassende und moderne Darstellung der behandelten Themen gab. Da die Sportmedizin als Querschnittsfach viele medizinische Teilgebiete berührt, ist es für Sportstudentinnen und -studenten außerordentlich schwierig, den für die Sportwissenschaft relevanten Teil in verständlicher Form aus der Vielfalt der angebotenen Literatur heraus zu filtern. Dies zu erleichtern, ist Wunsch und Ziel der Autoren.

Obwohl die einzelnen Kapitel aufeinander aufbauen, ist versucht worden, sie im Sinne einer gewissen Eigenständigkeit und Abgeschlossenheit zu strukturieren. Bei den Kapiteln, die sich auf Organe beziehen, werden zum Teil die funktionellen anatomischen Voraussetzungen in komprimierter Form noch einmal dargestellt, wenn sie für das Verständnis wichtig sind; dieser Teil ersetzt nicht das Studium in anderen Lehrbüchern, insbesondere denen der beschreibenden und funktionellen Anatomie.

Gedankt sei allen Mitarbeitern, die direkt oder indirekt an der Erstellung dieses Buches mitgearbeitet haben, den Studierenden für ihre Anregungen und dem Verlag für die Gestaltung des Buches.

Hans-Hermann Dickhuth

Einführung

Die Sportmedizin ist mit Bereichen aus der Physiologie, Biochemie, Biomechanik, klinischen Medizin einschließlich Innerer Medizin und Orthopädie/Traumatologie fester Bestandteil der Ausbildung von Sportstudierenden der Ausbildungsgänge Diplom, Lehramt und Magister. Unzweifelhaft sind für das Verständnis von sportlichen Bewegungen und von allgemeinen und speziellen Trainingswirkungen Kenntnisse der physiologischen, biochemischen und biomechanischen Abläufe in einem Organismus erforderlich. Ebenso ist die Eignung für spezielle Sportarten und die sportliche Leistungsfähigkeit an bestimmte biologische Voraussetzungen gebunden, die sich z. T. alters- und entwicklungsabhängig aber auch geschlechtsabhängig erweisen.

Die Sportmedizin als einheitliche methodische oder organzentrierte Disziplin der Medizin gab es dabei nie, und sie hat sich, wie andere Disziplinen einschließlich der Sportwissenschaft auch, noch weiter ausdifferenziert. Ursprünglich methodisch aus der Arbeitsmedizin und in Deutschland aus dem klinischen Bereich der Herzkreislaufforschung hervorgegangen, sind heute nahezu alle Gebiete der klinischen und theoretischen Medizin in das biologische Experiment „Sport" einbezogen.

Das Interesse der Medizin liegt dabei vor allen an den biologischen Prozessen, die während Belastung bei gesunden und kranken Individuen ablaufen, weniger am Sport selbst, der meist als Leistungssport verstanden wird. Im angloamerikanischen Sprachraum ist dies besser durch die Begriffe „exercise physiology" und „physical activity" ausdrückbar. Der Hintergrund ist dabei die Einsicht der Medizin, dass körperliche Aktivität als Sport oder in anderer Form ein bedeutender Faktor der individuellen Gesundheit, aber auch des gesellschaftlichen Gesundheitsverhaltens ist.

Es liegt nahe, dass sich diejenigen, die diese körperliche Aktivität oder den Sport organisieren, anleiten, durchführen und in ihrer Wirkung auch analysieren, mit den wissenschaftlichen biologischen Grundlagen beschäftigen müssen. Der Sportmedizin kommt dabei die Aufgabe des Wissenstransfers aus der Medizin zu. Die Bedeutung der Sportmedizin wächst mit dem gesellschaftlichen Einfluss von Sport, welcher sich z. B. durch das Freizeitverhalten und die zunehmende Aktivität der wachsenden alternden Bevölkerung abzeichnet.

Diejenige Sportmedizin, die sich mit den Teilbereichen Leistungsmedizin und -physiologie befasst, hat sich in den letzten Jahren parallel zum Hauptfach Medizin besonders schnell methodisch und im Wissensumfang entwickelt. Dabei liegt die Information oft unübersichtlich verteilt bei den sich immer weiter ausdifferenzierenden medizinischen Fachrichtungen. Deshalb liegen moderne Einführungen oder übersichtliche Darstellungen für ein effektives, kompaktes Studium insbesondere im deutschen Sprachraum kaum vor.

Das vorliegende Buch versucht, sich im Aufbau an die an die Studierenden gestellten Anforderungen zu orientieren. Die ersten zehn Kapitel befassen sich mit der körperlichen Leistungsfähigkeit und Belastbarkeit wichtiger Organe oder Organsysteme. Zum besseren Verständnis werden elementare Bereiche der funktionellen Anatomie wiederholt, die in ausführlicher Form in den hierzu vorliegenden Lehrbüchern nachgelesen werden können. Ein besonderer Schwerpunkt dieser Kapitel liegt auf der Rückwirkung von Sport und akuter und chronischer körperlicher Aktivität auf die Organe und Organsysteme.

In den folgenden acht Kapiteln werden allgemeine Bereiche der Sportmedizin und Leistungsphysiologie dargestellt, die für Erziehende oder Unterrichtende im Fach Sport von theoretischer aber auch großer praktischer Bedeutung sind. Dies gilt sowohl für das Verständnis des Energiestoffwechsels und der Ernährung, für die sportmedizinischen Untersuchungsmethoden wie auch für die modernen Verfahren der Leistungsbeurteilung und die biologischen Grundlagen von Trainingsprozessen. In diesen Bereichen hat die Sportmedizin mit ihren vielen Unterdisziplinen ihre Kenntnisse wesentlich erweitert, so dass sie selbst für einen Fachmann nur noch schwer zu überblicken sind.

Diesen sich schnell erweiternden Kenntnisstand kompakt und verständlich zu vermitteln, ist das Ziel des vorliegenden Buches. Um den Leserinnen und Lesern das Studium zu erleichtern, ist jedem Kapitel eine kurze Einführung vorangestellt. Am Ende folgt eine Zusammenfassung, die am Ende eines Kapitels oder bei großer Stofffülle und unterschiedlichen Themen am Ende vom jeweiligen Unterkapitel steht.

I. Herzkreislaufsystem

Voraussetzung für das Verständnis der Funktionsweise des Herzkreislaufsystems ist eine gute Kenntnis der funktionellen Anatomie, die in diesem Abschnitt begleitend zur Physiologie relativ ausführlich abgehandelt wird. Auf diesen beiden Säulen aufbauend werden die Adaptationen des Herzkreislaufsystems an eine akute und chronische körperliche Belastung besprochen. Im letzten Abschnitt wird die Bedeutung der regelmäßigen körperlichen Aktivität für die Prävention und Rehabilitation dargestellt.

1 Physiologie des Herzkreislaufsystems

Das Herzkreislaufsystem des Menschen wurde erstmals 1628 korrekt durch *William Harvey* verstanden und beschrieben. Die Hauptschwierigkeit für das Verständnis lag zuvor in der nicht nachweisbaren Verbindung zwischen den Arterien und Venen. Diese von Harvey postulierte Verbindung und der einige Jahrzehnte später von *Malpighi* in Form von Kapillaren nachgewiesene Übergang vom arteriellen zum venösen Blut leitete die moderne Erforschung des Herzkreislaufsystems ein.

Hauptaufgabe des Herzkreislaufsystems ist die Versorgung des Organismus mit Sauerstoff, der Transport von CO_2 und von Nähr- und Wirkstoffen mit dem Blut als Transportmittel und dem Herzen als Umwälzpumpe. Man unterscheidet einen großen und kleinen Kreislauf. Der Teil der

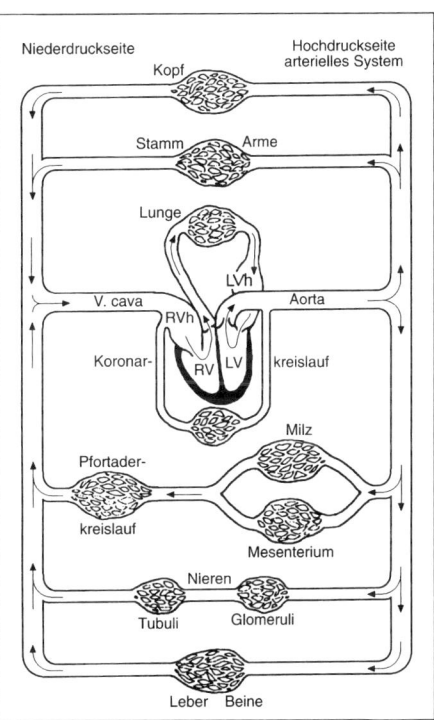

Abb. 1: Herzkreislaufschema mit Körperkreislauf und Lungenkreislauf. Die Flussrichtung des Blutes ist durch Pfeile markiert (LV = linker Ventrikel, RV = rechter Ventrikel, RVh = rechter Vorhof, LVh = linker Vorhof).

Strombahn, der zwischen der rechten und linken Herzhälfte liegt und die Lunge durchströmt, wird als kleiner Kreislauf (Lungenkreislauf) bezeichnet. Besonders wichtig ist hierbei die Anreicherung des Blutes mit Sauerstoff und die Abgabe von Kohlendioxid in der Lunge. Zwischen der linken und rechten Herzanteil liegt der große Kreislauf (Körperkreislauf). Der große Kreislauf versorgt den gesamten Körper durch seine bis zu den Kapillaren gehende Aufteilung mit sauerstoffreichem Blut. Das in den Venen gesammelte sauerstoffarme Blut wird dann zur rechten Herzhälfte zurückgeführt (Abb. 1).

1.1 Herz

Das Herz besteht aus vier Hohlräumen, wobei der rechte Vorhof durch ein Vorhofseptum und der rechte Ventrikel durch ein Ventrikelseptum vom linken Vorhof bzw. linken Ventrikel getrennt sind (Abb. 2). Der rechte Herzanteil dient als Pumpe des kleinen Kreislaufs und der linke als Pumpe des großen Kreislaufs.

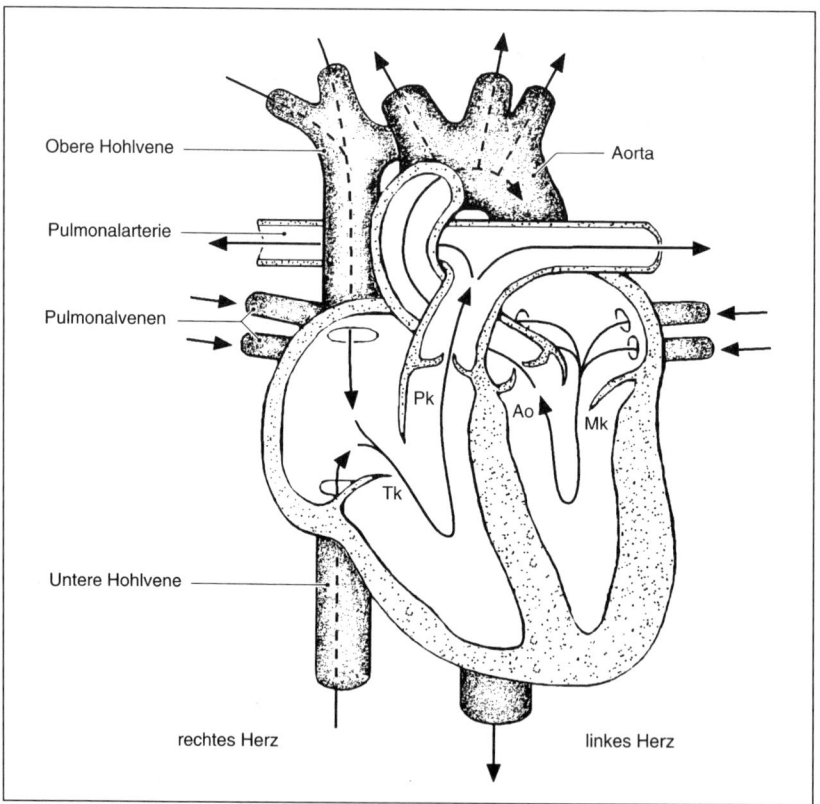

Abb. 2: Herzstruktur und Blutstromverlauf durch die Herzvorhöfe und Herzkammern (Mk = Mitralklappe, Ao = Aortenklappe, Pk = Pulmonalklappe, Tk = Trikuspidalklappe).

Physiologie des Herzkreislaufsystems 15

Durch die Herzklappen zwischen den Vorhöfen und den Ventrikeln (Segelklappen) sowie am Ausgang der Hauptkammern (Taschenklappen) wird erreicht, dass der Blutabstrom nur in Richtung der Arteria pulmonalis bzw. Aorta erfolgt.

Die Segelklappen müssen einen größeren Durchmesser verschließen als die Taschenklappen. Sie sind deshalb größer und bestehen im linken Herzanteil aus zwei Segeln (Mitralklappe) und im rechten aus drei Segeln (Trikuspidalklappe), die durch an Papillarmuskeln befestigte Sehnenfäden während der Schließung am Durchschlagen gehindert werden. Bei den Taschenklappen in der Aorta (Aortenklappe) und A. pulmonalis (Pulmonalklappe) ist dies trotz eines höheren Druckes wegen der kleineren Durchmesser nicht erforderlich (Abb. 2).

Während einer Herzaktion sind beim Gesunden mindestens zwei Herztöne mit einem Stethoskop hörbar. Der erste, etwas dumpfere systolische Ton entsteht durch die Anspannung der linksventrikulären Muskelmasse beim Schließen der Segelklappen (Muskelton). Der zweite, etwas hellere diastolische Ton ist ein Klappenton, der durch Schwingungen der sich schließenden Taschenklappen verursacht wird. Die Zuordnung zu mechanischen und elektrischen Veränderungen zeigt Abb. 3. Physiologische Zusatztöne (3. und 4. Herzton) sind gerade bei Kindern und Jugendlichen häufig, Veränderungen der Charakteristik der Herztöne oder zusätzliche Herzgeräusche zwischen den Herztönen sind Hinweise auf Herzklappenfehler.

Der Aufbau der Herzwände ist in allen Kammern gleich. Er besteht aus einer dünnen Innenhaut (Endokard), dem eigentlichen Herzmuskel (Myokard) und

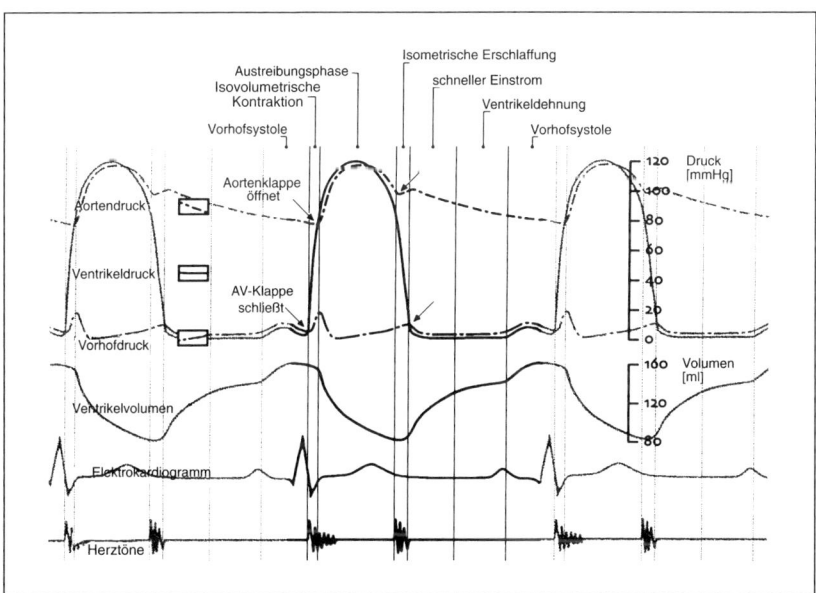

Abb. 3: Druckverläufe, Volumenänderung, elektrische Aktivität (Elektrokardiogramm) und Herztöne im Zeitverlauf der Herzaktion.

Tab. 1: Druckverhältnisse im Herzkreislaufsystem und Wandstärken in den einzelnen Herzkammern.

Wanddurchmesser:	Septum	8–11 mm
	Hinterwand	7–10 mm
	Linker Vorhof	3–3 mm
	Rechter Ventrikel	4–6 mm
	Rechter Vorhof	2–3 mm
Druckwerte (Mittelwerte)		diastolisch/systolisch (mmHg)
	Linker Vorhof	0/ 12
	Linker Ventrikel	0/120
	Rechter Vorhof	0/ 6
	Rechter Ventrikel	0/ 30
	Arterien	80/120
	Venen	Abhängig vom Hydrostatischen Druck
	Arteria pulmonalis	12/ 30

einer dünnen Außenhaut (Epikard). Der Herzmuskel hat als einziges Organ eine quergestreifte Muskulatur, die nicht zur willkürlichen Muskulatur gehört und somit nicht unserem Willen unterworfen ist. Im Gegensatz zur Skelettmuskulatur findet man jedoch zentral gelegene Zellkerne und eine für den Dauerbetrieb eingerichtete Zellstruktur.

Entsprechend den unterschiedlichen Druckwerten im kleinen und großen Kreislauf differieren auch die Drucke in den Vorhöfen und in den Ventrikeln während der Diastole, die sich aus Relaxationszeit und Füllungszeit zusammensetzt, und der Systole, die aus der Anspannungszeit und Austreibungszeit besteht (Abb.3). Durch die hohen systolischen Druckwerte im linken Ventrikel ist zur Kompensation dieser Drucke und der dadurch resultierenden Wandspannung auch ein größere Wandstärke erforderlich (Tab. 1).

Die Herzscheidewand (Septum) zeigt eine 1–2 mm höhere Wandstärke als die freie Wand des linken Ventrikels, da sie funktionell auch als Teil des rechten Ventrikels angesehen werden muss. Das Gesamtherzgewicht (ohne Blut) liegt durchschnittlich bei 4,0 g/kg Körpergewicht und somit in einer Größenordnung von 230–350 g. Aus praktischen Gesichtspunkten wird durch klinische Untersuchungsmethoden wie Röntgen und Ultraschall die Gesamtherzgröße oder die Herzkammergröße bzw. das Herzkammergewicht angegeben.

Die Gesamtherzgröße (mit Blut) liegt zwischen 10–12 ml/kg Körpergewicht, das Gewicht der linken Herzkammer (ohne Blut) bei 2 g/kg Körpergewicht. Das während der Systole ausgeworfene Volumen (Schlagvolumen) hat physiologischerweise einen Anteil am Herzvolumen von 10–12% und beträgt 55–60% des Volumens der linken oder rechten Herzkammer während der maximalen Füllung, welche dem enddiastolischen Volumen entspricht. Es bleibt also bei jedem Herzschlag ein Restvolumen in den Kammern in der Größenordnung von 40–45% des enddiastolischen Volumens.

Physiologie des Herzkreislaufsystems 17

Die Herzfunktion wird über das Erregungsbildungs- und Erregungsleitungssystem gesteuert. Die dabei auftretenden elektrischen schwachen Potentiale können mit dem Elektrokardiogramm (EKG) erfasst und in ihrem zeitlichen Verlauf verfolgt werden (Abb. 3, 4, 5). Normalerweise entsteht eine automatische Erregung im Dach des rechten Vorhofes im Sinusknoten (60–80 Schläge/min) und breitet sich über wenige spezielle Vorhofmuskelfaserbündel zu einem zweiten Knoten am Boden des rechten Vorhofes (Atrioventrikularknoten = AV-Knoten) aus. Gleichzeitig wird der linke Vorhof miterregt (Abb. 5). Im AV-Knoten erfolgt eine Verzögerung der Erregungsleitung, um dann über spezifische Herzmuskelfasern (rechter Schenkel, linker Schenkel) am Septum entlang auf die Arbeitsmuskulatur übertragen zu werden und dort eine Kontraktion auszulösen (Abb. 4).

Bei einem Ausfall des Sinusknotens können tiefer gelegene Strukturen des Erregungsleitungssystems spontane Erregungen auslösen – aufgrund der Hierarchie der Erregungsbildung zunächst in der Regel der AV-Knoten – und so mit einer allerdings niedrigeren Frequenz (40–60 Schläge/min) eine ausreichende Herztätigkeit aufrechterhalten. Noch langsamere spontane Frequenzen können im Hisschen Bündel und in den Purkinjefasern nachgewiesen werden; sie erlauben aber bei einem gleichzeitigen Ausfall des Sinusknotens und AV-Knotens keine ausreichende Pumpfunktion.

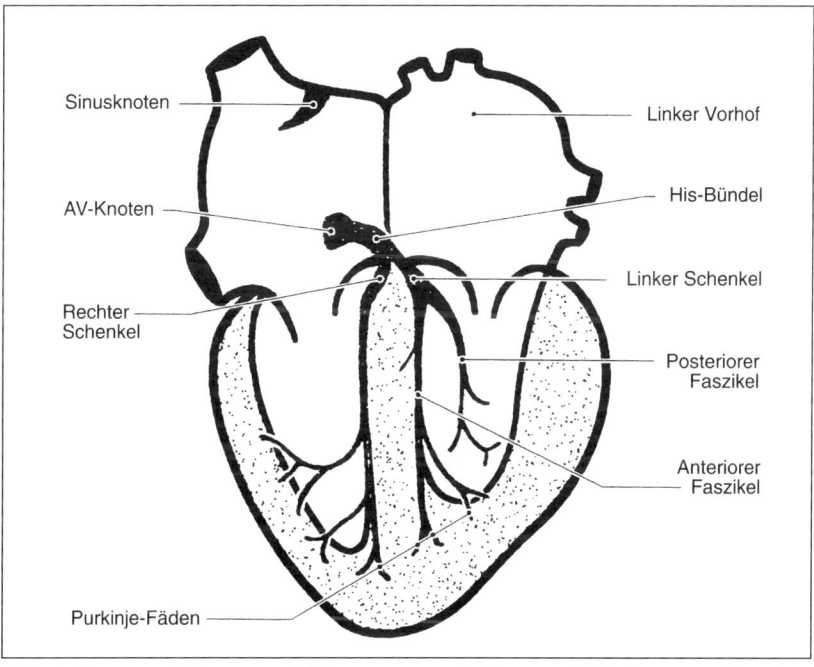

Abb. 4: Erregungsbildungs- und -leitungssystem des Herzens. Die Leitung vom Sinusknoten zum Atrioventrikularknoten (AV-Knoten) erfolgt über Muskelfaserbündel (nicht eingezeichnet).

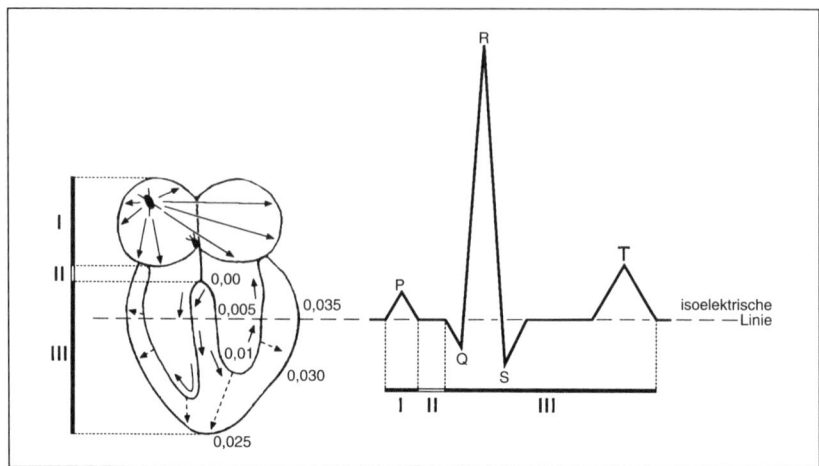

Abb. 5: Erregungsbildung und -ausbreitung des Herzens und zeitliche Zuordnung zu den Veränderungen im Elektrokardiogramm. Die Erregungsrückbildung in den Vorhöfen kann nicht erfasst werden; die T-Welle zeigt die Erregungsrückbildung der beiden Ventrikel an.

Durch das Erregungsleitungssystem ist es dem Herzen möglich, eine annähernd simultane Vorhofkontraktion und nach einer leichten Verzögerung im AV-Knoten eine simultane Ventrikelkontraktion auszulösen. Dies ist für die Mechanik des Herzens von außerordentlicher Bedeutung, da nur bei gleichzeitiger Kontraktion aller Muskelanteile das korrekte Wechselspiel der Klappen und die Pumpfunktion des Hohlmuskels gewährleistet sind. Das so rechtsventrikulär und linksventrikulär ausgeworfene Volumen beträgt in Abhängigkeit von der Herzgröße zwischen 70–100 ml pro Herzschlag. Dies bedeutet bei einer Ruheherzfrequenz von 60–70 Schlägen/min ein Herzzeitvolumen von etwa 4,5–5,5 l/min.

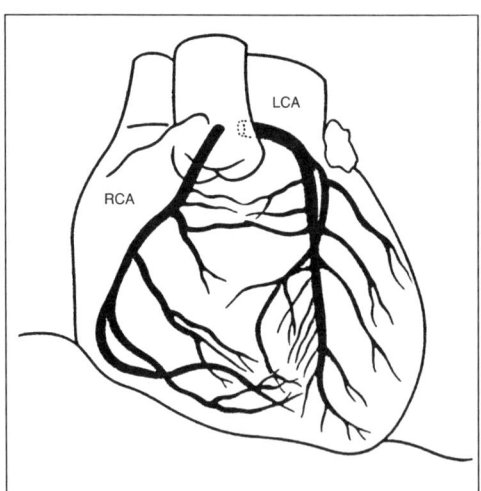

Abb. 6: Die Versorgung der Muskulatur des Herzens erfolgt über die Herzkranzgefäße (RCA = rechte Kranzarterie, LCA = linke Kranzarterie).

Das Herz benötigt für seine Tätigkeit selbst sauerstoffreiches und nährstoffreiches Blut, was durch die Herzkranzgefäße gewährleistet wird. Diese gehen aus der

Aorta hinter der Aortenklappe als rechte und linke Koronararterie ab (Abb. 6). Die linke Koronararterie teilt sich nach einem kurzen Hauptstamm in den Ramus interventricularis anterior (RIVA), der vor allem die Herzscheidewand und die Vorderwand des linken Ventrikels versorgt, und die Arteria circumflexa sinister (LCA), welche die Seitenwand und je nach Versorgungstyp die Hinterwand des linken Ventrikels versorgt. Die rechte Kranzarterie (RCA) versorgt die Vorhöfe sowie die freie Wand des rechten Ventrikels, und bei einem Rechtsversorgungstyp auch die Hinterwand des linken Ventrikels. Parallel dazu liegen die Herzvenen, die das Blut aus dem Herzmuskel aufnehmen und dem rechten Vorhof zuführen.

Die Durchblutung des Herzens beträgt in Ruhe ca. 5% des Herzzeitvolumens, dies entspricht 200–250 ml/min. Da das Herz keine Sauerstoffschuld eingehen kann, muss immer eine ausreichende Sauerstoffversorgung und damit Blutversorgung gewährleistet sein, da sonst eine Ischämie (Sauerstoffmangelversorgung) auftreten kann, was im äußersten Fall zum Untergang von Muskelgewebe und damit zu einem Infarkt führen kann.

Akute Anpassung der Herzfunktion an körperliche Belastung

Das Herz hat die Fähigkeit, bei Körperarbeit ein erhöhtes Herzzeitvolumen zu fördern, um die arbeitende Muskulatur ausreichend mit Sauerstoff und Nährstoffen zu versorgen. Dies geschieht hauptsächlich durch eine Erhöhung der Herzfrequenz, die im Mittel um das drei- bis dreieinhalbfache der Ruheherzfrequenz gesteigert werden kann.

Die Steuerung der Herzfrequenz erfolgt im Wesentlichen extrakardial über den Einfluss des Sympathikus und Parasympathikus. In Ruhe dominiert die hemmende Wirkung des Parasympathikus, mit zunehmender Belastung der stimulierende Einfluss des Sympathikus. Da bei Kindern in Abhängigkeit vom Alter höhere Ruheherzfrequenzen vorliegen, werden auch höhere Maximalfrequenzen erreicht (Tab. 2). Die Regulationsbreite nimmt mit dem Alter ab. Eine Orientierung für die maximale erreichbare Herzfrequenz ist die Faustformel 220 – Alter (Jahre), was darauf hinweist, dass Kinder ohne Probleme maximale Herzfrequenzen von bis zu 210–220 Schlägen/min oder auch darüber erreichen.

Ein weiterer wenn auch nur geringer Beitrag zur Erhöhung des Herzzeitvolumens wird durch eine Schlagvolumenzunahme infolge einer Steigerung der Kontraktionskraft erreicht. Bei Untrainierten geschieht dies im Liegen vor allem durch eine stärkere systolische Entleerung bei gleich bleibendem enddiastolischem Volumen, entsprechend der Formel:

Tab. 2: Ruheherzfrequenzen und maximale Herzfrequenzen für verschiedene Altersgruppen.

Alter (Jahre)	5	10	20	30	50	70
Ruhefrequenz	80–90	70–80	60–70	60–70	55–65	50–70
Max. Herzfrequenz	210–220	200–210	190–200	185–195	170–180	160–170

SV = EDV − ESV

mit SV = Schlagvolumen
EDV = enddiastolisches Volumen
ESV = endsystolisches Volumen

Bei hohen Frequenzen (>133–140/min) nimmt das Schlagvolumen oft leicht wieder ab, vor allem, wenn kein ausreichender diastolischer Rückstrom erfolgt und das enddiastolische Volumen abnimmt. Die maximale Schlagvolumenzunahme beträgt im Liegen ca. 10–20 %. Im Gegensatz dazu erfolgt im Stehen eine wesentlich ausgeprägtere Schlagvolumenabnahme, da das Herz in aufrechter Position und in Ruhe durch den hydrostatischen Einfluss weniger gefüllt und deutlich kleiner ist. Mit Beginn einer Belastung kommt es zunächst zu einer verstärkten Füllung und deutlichen Größenzunahme, so dass das Schlagvolumen in aufrechter Position bei submaximalen Belastungen bis zu 40 % ansteigen kann. Bei hohen Herzfrequenzen kann es aber auch hier wieder zu einem Abfall des Schlagvolumens kommen.

Grundsätzlich muss bei einer erhöhten Förderleistung des Herzens zugleich das Blutangebot (venöser Rückstrom) an das Herz ansteigen. Beim Gesunden sind Blutangebot und Blutauswurf durch verschiedene Mechanismen (*Frank-Starling*-Mechanismus, myokardiale Dehnungsrezeptoren) regulativ miteinander gekoppelt, so dass die rechte Herzhälfte im Mittel gleichviel wie die linke auswirft und das rückströmende Blut der ausgeworfenen Blutmenge entspricht.

Das erreichte Herzzeitvolumen (HZV) lässt sich aus der Herzfrequenz (HF) und dem Schlagvolumen (SV) nach der Formel:

HZV = HF • SV

berechnen und liegt beim Untrainierten in Abhängigkeit von den Körpermaßen maximal beim 4- bis 5fachen des Ruheherzzeitvolumens, entsprechend 15–25 l/min. Das Herzzeitvolumen allein ist kein Maß für die erbrachte Herzarbeit, da hierfür auch der Druck in der Aorta (Blutdruck) berücksichtigt werden muss, gegen den das Schlagvolumen ausgeworfen werden muss. Zur Abschätzung der Herzarbeit wird häufig das Druck-Frequenz-Produkt (Herzfrequenz x Blutdruck) verwandt, da dieses eine enge Beziehung zum Sauerstoffverbrauch und Substratverbrauch des Herzens aufweist.

1.2 Kreislauf

Zusammen mit dem Herzen bilden Arterien, Kapillaren und Venen das kardiovaskuläre System. Wesentliche Aufgabe ist die Zirkulation von Blut als Transportmittel für alle Stoffe, die für eine normale Funktion erforderlich sind, u. a. O_2, CO_2, Nährstoffe und Hormone. Im großen Körperkreislauf wird das Blut vom linken Ventrikel während der Systole in die Aorta ausgeworfen, aus der zahlreiche weitere Arterien abgehen. Dadurch entstehen parallel geschaltete Teilkreisläufe, in die auch die Muskulatur einbezogen ist (Abb. 1, 7).

Im weiteren Verlauf verzweigen sich die einzelnen Arterien, so dass ihre Gesamtanzahl und der Gesamtquerschnitt zunimmt, obwohl der Durchmesser der aufzweigenden Gefäße immer kleiner wird. Aus den kleinsten arteriellen

Gefäßen (Arteriolen) gehen die Kapillaren ab. In den Kapillaren finden alle Austauschvorgänge zwischen dem Blut und dem interstitiellen Raum bzw. den Zellen statt. Von den Kapillaren sammelt sich das Blut wieder in Venolen, die sich zu Venen und im weiteren Verlauf zu den großen Körpervenen vereinigen und in den rechten Vorhof münden. Im Lungenkreislauf findet im Bereich der Kapillaren im Wesentlichen nur der Gasaustausch und die Wärmeabgabe statt.

Hinsichtlich ihrer Funktion bezeichnet man die herznahen großen Arterien als elastische Gefäße (elastischer Typ), da hier die sogenannte Windkesselfunktion stattfindet, d. h. die Umwandlung des phasischen systolischen Auswurfes in eine mehr kontinuierliche Strömung (Abb. 8). Bei den weiter peripher gelegenen Arterien spricht man vom muskulären Typ, da hier mehr glatte Muskulatur in der Gefäßwand nachweisbar ist.

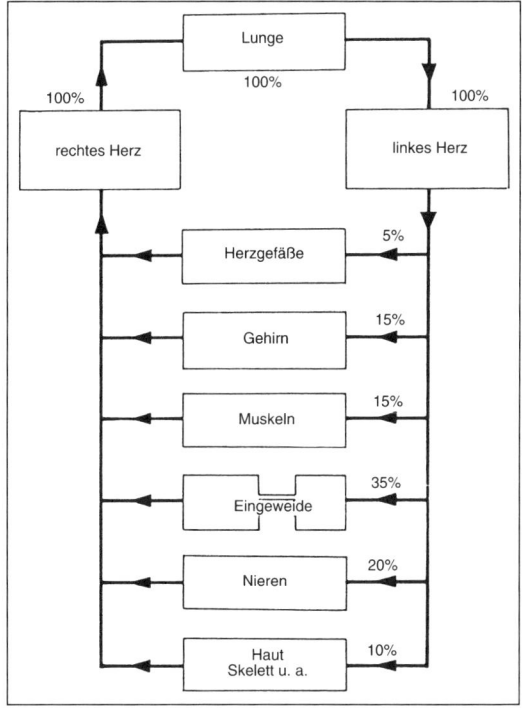

Abb. 7: Anteil der einzelnen Organe (Ruhewerte) am Herzzeitvolumen in Prozent.

Die eigentlichen Widerstandsgefäße aber stellen die kleinsten Arterien, die Arteriolen und auch die Kapillaren dar, die somit wesentlich an der Entstehung des Blutdrucks beteiligt sind und außerdem mit Sphinktergefäßen (präkapilläre Arteriolen) die Durchblutung eines Organs regulieren (Abb. 7). Der Gesamtwiderstand (totaler peripherer Widerstand = TPR) ergibt sich aus dem Herzzeitvolumen (HZV) und der arterio-venösen Druckdifferenz (Pa-Pv) mit:

TPR = (Pa-Pv) / HZV

Bei unveränderter arterio-venöser Druckdifferenz kann in Einzelabschnitten die Durchblutung entsprechend durch Änderung der Widerstandes in den Gefäßen verändert werden.

Puls und Blutdruck

Das in die Aorta ausgeworfene Schlagvolumen bewirkt trotz der Windkesselfunktion und der Aufdehnung des Gefäßquerschnittes, welche als Puls an den

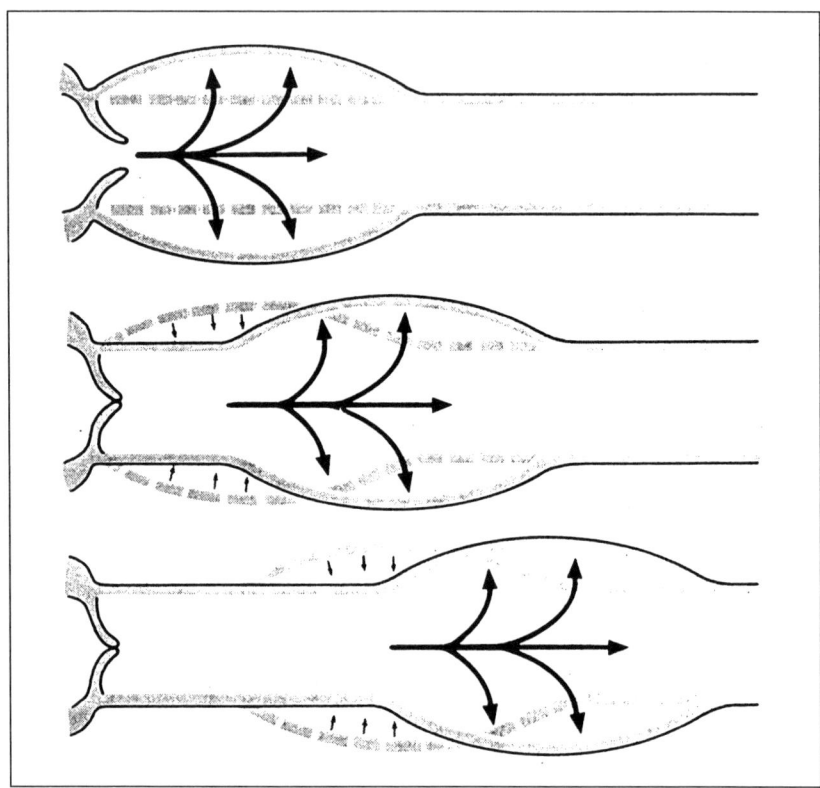

Abb. 8: „Windkesselfunktion" der Aorta. Das vom linken Ventrikel ausgeworfene Volumen wird z.T. unter Druckanstieg gespeichert (oben) und wandert dann als Druckwelle unter pulsatorischen Dehnungen der Gefäßwand in die Peripherie (Mitte + unten).

Arterien tastbar ist, auch einen kurzfristigen Druckanstieg mit einem anschließenden Abfall. Der Klappenschluss ist in Form einer Inzisur erkennbar, da der schnelle Druckabfall durch den Schluss der Klappen unterbrochen wird (Abb. 9). Der Blutdruck fällt nur bis zu einem bestimmten Druck ab, weil in Abhängigkeit von der Herzfrequenz der nächste Herzschlag für einen erneuten Blutdruckanstieg sorgt. Den maximalen Blutdruck bezeichnet man als systolischen Blutdruck, den minimalen als diastolischen Blutdruck.

Der so erzeugte Puls läuft mit jeder Herzaktion von den herznahen Arterien (Aorta, A. pulmonalis) als Pulswelle zu den peripheren Arterien. An bestimmten, geeigneten Stellen wie Oberarm oder Oberschenkel kann der Blutdruck durch eine indirekte Methode (Blutdruckmessung n. *Riva-Rocci*) gemessen werden (Abb. 9).

Hierzu wird eine Manschette um die Extremität gelegt und so stark aufgeblasen, das ein höherer Druck als der systolische Blutdruck auf das Gefäß ausgeübt

Physiologie des Herzkreislaufsystems

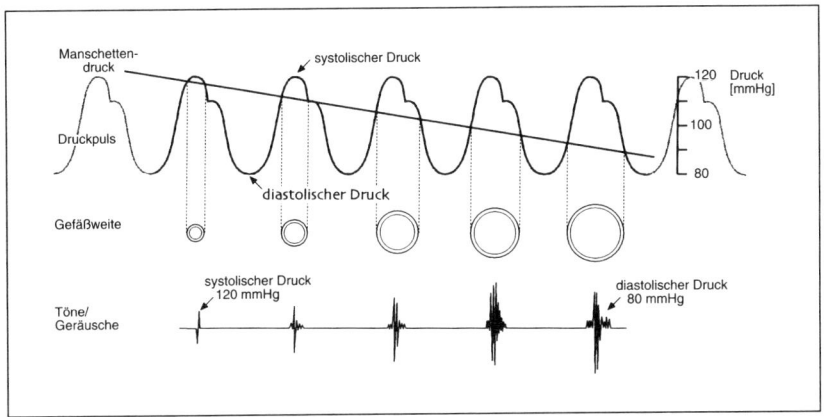

Abb. 9: *Blutdruckmessung nach Riva-Rocci mittels einer Blutdruckmanschette. Die Inzisur im abfallenden Teil der Druckkurve ist durch den Klappenschluss (Aortenklappe) bedingt.*

wird. Dadurch wird das Gefäß komprimiert, Druck- und Pulswelle können sich nicht mehr in die Peripherie fortpflanzen. Lässt man den Manschettendruck unter den systolischen Druck absinken, so öffnen die Druckspitzen das Gefäß; man kann dies mit einem Stethoskop distal der Manschette als Geräusch (Korotkow-Geräusch) wahrnehmen. Wird der Manschettendruck unter den diastolischen Druck abgelassen, so bleibt das Gefäß permanent geöffnet und das Geräusch verschwindet wieder. Bei sehr starker Muskelmasse muss ein zusätzlicher Druck zur Kompression aufgewendet werden, so dass der Druck fälschlich zu hoch gemessen wird. Dies kann durch eine breitere Manschette vermieden werden.

Normalerweise liegt der arterielle Blutdruck bei 120 mmHg systolisch und 80 mmHg diastolisch, in der Pulmonalarterie entsprechend bei 30/10 mm Hg. Zahlreiche Faktoren beeinflussen den Blutdruck physiologisch wie Tageszeit, Alter, Trainingszustand, psychische und physische Belastung. Ab einem arteriellen Blutdruck in Ruhe von 140–150/90–95 mmHg spricht man von einem grenzwertigen Blutdruck, darüber von einem erhöhten Blutdruck (Hypertonie).

Im Vergleich zu den Arterien bezeichnet man die Venen als Kapazitätsgefäße. Dies soll zum Ausdruck bringen, dass neben der Rückführung des Blutes zum Herzen die Venen auch die Aufgabe eines Blutdepots wahrnehmen. So kann das venöse Gefäßsystem im Eingeweidegebiet und im Hautbereich bis zu 1000 ml speichern bzw. bei Bedarf abgeben. Dies spielt vor allem bei raschen Änderungen der Kreislaufbelastung eine große Rolle.

Der Rückstrom des Blutes in den Venen zum Herzen erfolgt durch eine Druckdifferenz von peripher nach zentral. Diese Druckdifferenz ist sehr klein; entsprechend ist auch der Gefäßwiderstand sehr niedrig, da die Venen im Mittel die gleiche Menge Blut wie die Arterien transportieren. Unterstützt wird der Rückstrom durch die Muskelpumpe insbesondere bei Belastung, die infolge der Venenklappen das Blut zum Herzen gerichtet presst.

Ein zusätzliches Abflusssystem stellen die Lymphgefäße dar, durch welche etwa 2 l/Tag interstitielle, eiweißreiche Flüssigkeit aus allen Bereichen des Körpers und insbesondere aus dem Magen-Darmbereich über den Ductus thoracicus in das Venensystem geführt werden.

Anpassung der Kreislaufregulation an akute Belastung

Mit der Aufnahme einer körperlichen Aktivität benötigt die arbeitende Muskulatur eine erhöhte Sauerstoff- und Substratzufuhr, die neben einer besseren Ausnutzung nur durch eine erhöhte Durchblutung gewährleistet werden kann. Dies geschieht im Wesentlichen durch eine Erhöhung des Herzzeitvolumens und einer Verbesserung der lokalen Durchblutung durch Herabsetzung des lokalen Widerstandes. Gleichzeitig wird in anderen Abschnitten des Gefäßsystems die Durchblutung vermindert (Tab. 3).

Tab. 3: Beispiel einer Verteilung des Herzzeitvolumens in Abhängigkeit von der Belastungsintensität bei einer männlichen Person mit 85 kg Körpergewicht und 190 cm Größe (mod. n. Vander et al. 1985).

	Herzminutenvolumen (ml · min $^{-1}$)		
	Ruhe	Mäßige Belastung	Maximale Belastung
Herzminutenvolumen	6000	12000	30000
Gehirn	720 (12%)	720 (6%)	720 (2%)
Myokard	240 (4%)	480 (4%)	1200 (4%)
Skelettmuskulatur	1260 (21%)	5760 (48%)	26400 (88%)
Niere	1320 (22%)	1200 (10%)	300 (1%)
Leber	1560 (26%)	1440 (12%)	300 (1%)
Haut	540 (9%)	1920 (16%)	900 (3%)
Sonstige	360 (6%)	480 (4%)	180 (1%)

Während das Herzzeitvolumen infolge einer Sympathikusaktivierung mit Ausschüttung von Adrenalin und Noradrenalin vor allem durch eine Steigerung der Frequenz und in geringerem Ausmaß durch eine Erhöhung des Schlagvolumens vervielfacht wird, erfolgt die Regulation der lokalen peripheren Durchblutung durch metabolische und myogene autoregulatorische Mechanismen. Lokal gefäßerweiternde Effekte sind bei einer Abnahme des O_2-Partialdruckes, bei einem CO_2-Partialdruckanstieg, pH-Abfall und Adenosinanstieg nachgewiesen worden. Neben weiteren schwächer wirkenden Metaboliten spielt auch die vermehrte Freisetzung von Kalium und Laktat bzw. Pyruvat eine Rolle.

Die Sympathikusaktivierung bewirkt in der nichtarbeitenden Muskulatur und vor allem im Bereich der Baucheingeweide über α-Rezeptoren eine Erhöhung des Gefäßtonus (Vasokonstriktorentonus) und damit des peripheren Widerstandes, so dass in diesen Bereichen die Durchblutung abnimmt. Dieser Regulation unterliegt nicht das Gehirn; die Haut zeigt bei mäßiger Belastung infolge der erforderlichen Wärmeabgabe zunächst eine vermehrte Durchblutung, die bei maximaler Belastung jedoch wegen der zunehmenden Sympathikusaktivierung wieder reduziert wird. Darüber hinaus sind eine Reihe weiterer Einflussgrößen bekannt, die den Gefäßwiderstand global beeinflussen, wie z. B. die Hormone Renin, Angiotensin II, Vasopressin, Prostaglandin oder der Endothel-Relaxationsfaktor.

Große Bedeutung kommt bei der Änderung der lokalen Durchblutung der exakten Steuerung des Gesamtkreislaufes zu, insbesondere dem Frequenz- und Blutdruckverhalten. Als Fühler in diesem Regelkreis dienen sogenannte Presso- und Chemorezeptoren, die im Aortenbogen und in der Arteria carotis lokalisiert sind. Als gemeinsames Merkmal zeigen diese Regelkreise eine Reaktionszeit von wenigen Sekunden, um z. B. bei Änderungen des Blutdruckes oder des CO_2-Partialdruckes über den Sympathikus bzw. Parasympathikus Gefäßwiderstand, Frequenz und Kontraktionskraft des Herzens zu modifizieren. Beeinflusst werden gleichzeitig weitere Funktionen wie Atmung und zirkulierendes Blutvolumen.

Die Blutdruckregulation zeigt dabei eine ausgeprägte cirkadiane Rhythmik mit Tiefstwerten nachts um 3 Uhr und Maximalwerten tagsüber um 15 Uhr. Neben anderen Einflussfaktoren besteht weiterhin ein deutlicher altersabhängiger Anstieg insbesondere des systolischen Blutdruckes, der im Wesentlichen auf einen Elastizitätsverlust der Gefäßwände zurückzuführen ist. Frauen zeigen unter 50 Jahren etwas niedrigere, anschließend vergleichbare Blutdruckwerte wie Männer.

Von praktischer Bedeutung ist die Kreislaufumstellung beim Übergang vom Liegen zum Stehen (Orthostase) und die damit verbundene Umverteilung des Blutvolumens. Kurzfristig versacken aufgrund der hydrostatisch bedingten Druckänderungen 400-600 ml Blut in den Kapazitätsgefäßen der Beine, so dass der venöse Rückstrom, das Herzschlagvolumen und der systolische Blutdruck absinken. Kompensatorisch kommt es zu einer über die Rezeptoren eingeleiteten Gegenregulation mit sympathisch bedingter Vasokonstriktion und Herzfrequenzsteigerung sowie Aktivierung der Hormone Renin-Angiotensin, Adiuretin und Aldosteron. Reichen diese physiologischen Mechanismen nicht aus, den Blutdruck zu stabilisieren, kann es zur orthostatisch bedingten Synkope (kurzfristiger Bewusstseinsverlust) infolge cerebraler Minderdurchblutung kommen.

Bei ansteigender dynamischer Belastung (z. B. Fahrradergometrie, Laufbandergometrie) kommt es physiologisch zu einem Anstieg des systolischen Blutdruckes bei annähernd gleichbleibendem diastolischen Blutdruckverhalten. Bis zu einer individuell mittleren Belastung sollten 200 mmHg systolisch nicht überschritten werden, während diastolisch Werte um 95–100 mmHg als Grenzwerte zur hypertonen Regulation gelten. Bei Bezug auf absolute Leistungen ist bei Vergleichen das Körpergewicht zu berücksichtigen (Watt/kg bzw. Liter O_2-Aufnahme/kg). Bei Ergometerformen, bei denen das Körpergewicht mit in die Belastung eingeht (z. B. Laufbandergometer), bleibt das Körpergewicht dagegen unberücksichtigt bzw. wird die absolute Leistung angegeben. Bezogen auf die gleiche absolute Leistung sind beim Laufen die systolischen und diastolischen Blutdruckanstiege geringer als bei der sitzenden Fahrrad- oder Ruderbelastung.

Tab. 4: Kreislaufreaktion bei dynamischer und statischer Belastung.

Messgröße	Dynamische Belastung	Statische Belastung
Herzminutenvolumen	++++	+
Herzfrequenz	++	+
Schlagvolumen	++	0
Peripherer Widerstand	– –	+++
Systolischer Druck	+++	++++
Diastolischer Blutdruck	0 – +	++++
Mittlerer Blutdruck	0 – +	++++
Linksventrikuläre Arbeit	Volumen	Druckbelastung

+: Zunahme; 0: unverändert; – –: Abnahme

Bei statischen (isometrischen) Belastungsformen von mehr als 30–40% der Maximalkraft kommt es auch beim Einsatz kleiner Muskelgruppen (z. B. Handgrip der Unterarmmuskulatur) zu einer Kreislaufaktivierung (Tab. 4). Entscheidend ist in erster Linie nicht der Umfang der beteiligten Muskelmasse, sondern die Intensität der Kontraktion und damit der Impulseinstrom von peripheren Ergorezeptoren zu den zentralen Kreislaufregulationszentren. Ganz im Vordergrund steht bei dieser Belastungsform der systolische und diastolische Blutdruckanstieg bei eher moderater Frequenzaktivierung. Dies bedeutet für den linken Ventrikel eine starke Zunahme der eher ungünstigen Druckarbeit.

Von der Wirkung der statischen Belastung ist der Effekt eines in der Praxis oft gleichzeitig erfolgenden Valsalva-Manövers (Pressatmung) zu trennen. Durch die Pressatmung steigt der intrathorakale Druck und führt zu einer Behinderung des venösen Rückstromes bei ungehindertem arteriellen Abstrom. Hierbei kommt es kurzfristig zu einer stärkeren Herzfrequenzzunahme als bei der isoliert isometrischen Belastung. Wenn der venöse Rückstrom zu lange behindert wird, kann es zu einem Blutdruckabfall mit cerebraler Minderdurchblutung und Bewusstseinsstörungen bis zum Kollaps kommen.

2 Trainingsadaptation des Herzkreislaufsystems

Hierunter versteht man eine durch Training bedingte physiologische Anpassung, die letztendlich in einer erhöhten Leistungsfähigkeit mündet. Eindeutig belegt sind solche Trainingswirkungen vor allem für das Ausdauertraining bzw. für chronisch dynamische Belastungsformen; bei anderen motorischen Beanspruchungsformen wie Krafttraining bzw. statischem Training oder Schnelligkeitstraining sind nur minimale oder keine Effekte auf das Herzkreislaufsystem nachweisbar.

2.1 Regulative Anpassungsmechanismen

Mit Beginn von regelmäßigen dynamischen Belastungsformen kommt es in Abhängigkeit vom Umfang, von der Intensität, vom Ausmaß der eingesetzten

Trainingsadaptation des Herzkreislaufsystems

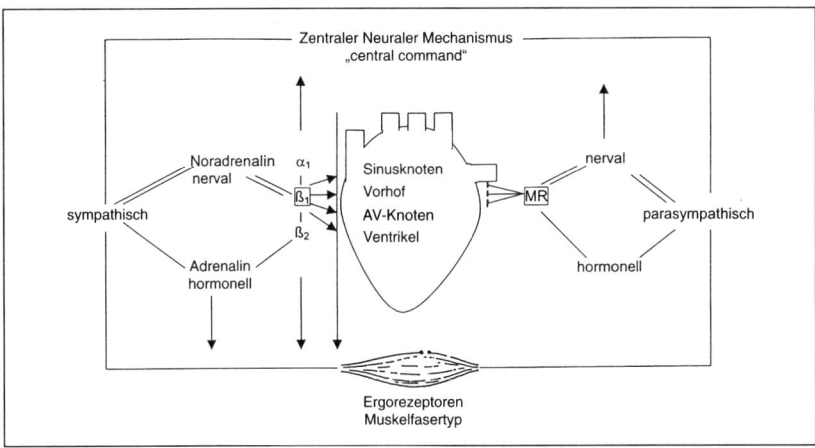

Abb. 10: Beeinflussung der autonomen Regulation des Herzkreislaufsystems durch den Trainingszustand der peripheren Muskulatur; MR = muskarinartige Rezeptoren (n. Dickhuth et al. 1987).

Muskelgruppen und von der individuellen Veranlagung zu einer vegetativen Umstimmung (s. a. S. 39 ff.). In Ruhe wird vor allem der Vagotonus mit seinem hemmenden Einfluss erhöht, während sich beim Sympathikus keine wesentlichen Tonusänderungen nachweisen lassen. Dies führt entsprechend den Wirkorten des Parasympathikus zur verzögerten Erregungsbildung im Sinusknoten, zur Verzögerung der Vorhofüberleitung und der Erregungsleitung im AV-Knoten (Abb. 10). Die Folge ist ein Absinken der Ruheherzfrequenz (Trainingsbradykardie) und teilweise eine verlängerte Vorhof-AV-Knoten Überleitungszeit (Abb. 11).

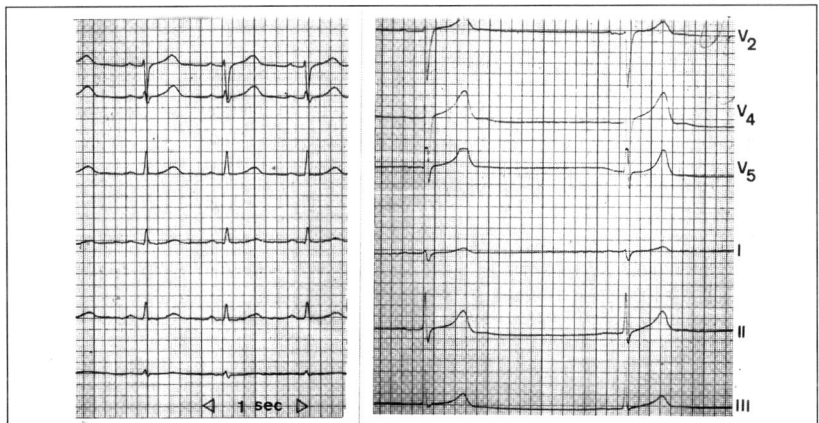

Abb. 11: Ruhe-EKG eines Untrainierten (links) mit einer Herzfrequenz von 75 Schlägen/min. Ruhe-EKG eines Ausdauertrainierten (rechts) mit einer Herzfrequenz von 31 Schlägen/min, verlängerte AV-Überleitungszeit, Zeichen der Vagotonie (überhöhte T-Wellen).

Der parasympathische Einfluss erstreckt sich nicht auf den linken Ventrikel, so dass die Kontraktionskraft und damit das Auswurfvolumen kaum beeinflusst wird. Die erniedrigte Frequenz, die z. T. auch durch einen intrinsischen Mechanismus bedingt ist, führt in dieser Phase der Anpassung dazu, dass das Herzzeitvolumen in Ruhe leicht erniedrigt sein kann, was bei unverändertem Ruheblutdruck durch eine leichte Erhöhung des peripheren Widerstandes kompensiert werden muss.

Der leistungsfördernde Effekt dieser regulativen Anpassung zeigt sich unter Belastungsbedingungen. Auf submaximalen Belastungsstufen liegt die Pulsfrequenz ebenfalls niedriger im Vergleich zum untrainierten Zustand, obwohl Vergleichsmessungen nahezu gleich große Herzzeitvolumina ergaben. Die Erklärung liegt darin, dass insbesondere in aufrechter Position durch die langsamere Pulsfrequenz eine bessere Füllung des Herzens stattfindet und dadurch ein größeres Schlagvolumen ausgeworfen werden kann. Da die maximale Herzfrequenz zwischen trainiertem und untrainiertem Zustand kaum differiert, resultiert im maximalen Belastungsbereich ein erhöhtes Herzzeitvolumen und damit bereits eine verbesserte Leistungsfähigkeit, ohne dass eine dimensionale Anpassung erforderlich sein muss.

2.2 Strukturelle Anpassungsmechanismen

Wenn die funktionellen Anpassungsmechanismen nicht ausreichen bzw. das dynamische Training eine individuelle Grenze überschreitet, kommt es zu einer Herzhypertrophie als strukturelle Anpassung (Sportherz). Die seit Ende des letzten Jahrhunderts bekannte Anpassungsreaktion wurde bis in die sechziger Jahre diskrepant diskutiert, da ähnlich wie bei Herzerkrankungen die Herzvergrößerung von vielen Ärzten als krankhaft angesehen wurde. Seit den radiologischen Untersuchungen von *Reindell* in den sechziger und siebziger Jahren gilt es als gesichert, dass das physiologisch hypertrophierte Herz (Sportherz) ein gesundes, besonders leistungsfähiges Herz ist.

Die Ausbildung eines Sportherzens hängt stark von der individuellen Veranlagung ab. Gleiche Trainingsumfänge und -intensitäten können bei verschiedenen Individuen zu ganz unterschiedlichen Anpassungsreaktionen führen. Aus dem Hochleistungssport ist allerdings bekannt, dass die Trainingsintensität eine wichtige Rolle spielt, da die größten Sportherzen bei Disziplinen mit einer Wettkampfzeit zwischen 10 Minuten und 90 Minuten gefunden werden, bei denen im Training auch sehr hohe und z. T. anaerobe Belastungsintensitäten auftreten. Der Grund dürfte in der dadurch bedingten Aktivierung des neurovegetativen Systems liegen, die nach Tierversuchen die Hypertrophieausbildung wesentlich beeinflusst.

Strukturell sind an der Herzvergrößerung und Herzhypertrophie alle vier Herzhöhlen beteiligt (harmonische Herzhypertrophie). Radiologisch lässt sich mit Herzfernaufnahmen im Liegen die Gesamtherzgröße quantitativ erfassen (s. a. S. 191 ff.), gleichzeitig kann man erkennen, dass die zuführenden Lungenvenen vermehrt Blut enthalten und ein sogenanntes aktivierbares Sofortdepot für eine erhöhte Belastung darstellen (Abb. 12). Echokardiographisch (Ultraschall) lässt sich die Vergrößerung aller vier Herzhöhlen leicht nachweisen, außerdem kann genau die Wanddicke vermessen und die Gesamtmuskelmassenzunahme berechnet werden. Im Gegensatz zu krankhaften Herzgrößenveränderungen gehen die Vergrößerungen der Innenvolumina immer parallel zur Wanddickenzunahme, so dass die Wandspannung annähernd gleich bleibt.

Die relative maximale Herzgrößenzunahme liegt radiologisch gemessen bei männlichen Hochleistungssportlern bei 17–20 ml/kg Körpergewicht (Normbereich 10–12 ml/kg), bei Frauen ca. 10–15% niedriger (Normbereich 9–11 ml/kg). Als Absolutwerte können je nach Körpergewicht bis zu 1300–1400 ml gefunden werden (Frauen 1000–1100 ml). Mittlere Sportherzvergrößerungen liegen bei 14–16 ml/kg (Frauen 13–15 ml/kg).

Echokardiographisch kann die Zunahme bzw. die Gesamtmyokardmasse angegeben werden. Entgegen früheren Angaben n. *Linzbach* gibt es kein absolutes kritisches Herzgewicht (500 g), sondern eine relative kritische Grenze, die bei 7 g/kg Körpergewicht anzusehen ist und nicht überschritten wird. So kann von einem austrainierten männlichen Ausdauersportler mit 85 kg Körpergewicht durchaus ein Herzgewicht von bis zu 600 g erreicht werden.

Das Nichtüberschreiten eines bestimmten Grenzwertes führt dazu, dass es zwar zu einem kompensatorischen Wachstum der Zellen mit entsprechender Hypertrophie und Vermehrung von Kapillaren kommt, nicht jedoch zur Zellteilung (Zellhyperplasie), wie man sie bei krankhaften Herzvergrößerungen nachweisen kann. Dadurch treten auch nicht die negativen Folgen wie bei ausgeprägten krankhaften Hypertrophie-

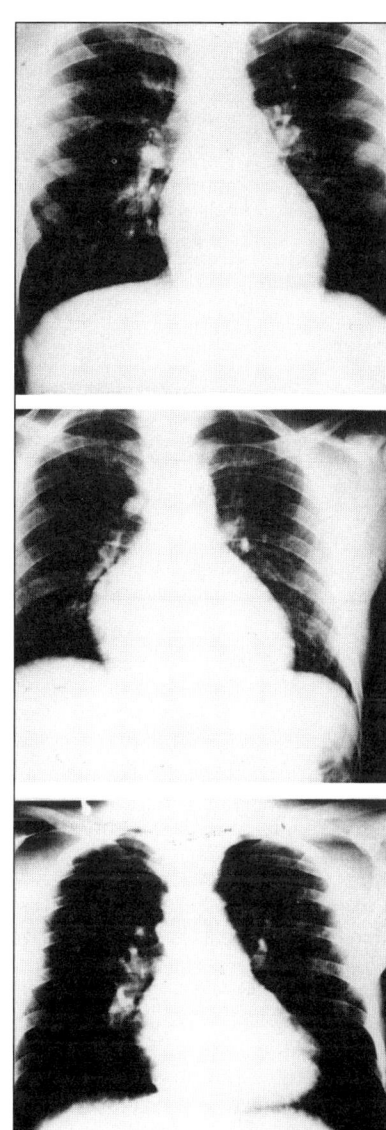

Abb. 12: Herzfernaufnahme eines Untrainierten (oben), Ausdauertrainierten (Mitte) und Kraftathleten (unten). Zu beachten ist nicht nur die Herzgröße, sondern auch die unterschiedliche Konfiguration.

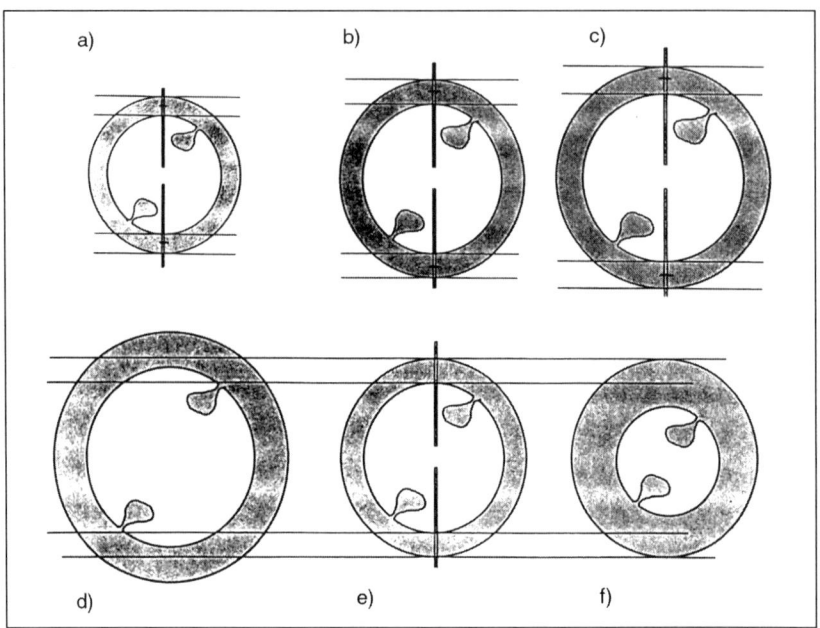

Abb. 13: *Beim gesunden Herzen bleibt die Relation von Innenvolumen und Wanddicke immer gleich: (a) untrainiertes Kind, (b) untrainierter Erwachsener, (c) Sportherz (Ausdauertrainierter). Bei pathologischer Herzhypertrophie kommt es zu einer Verschiebung der Relation: (d) exzentrische Hypertrophie (Volumenbelastung), (e) Normalherz, (f) konzentrische Hypertrophie (Druckbelastung).*

formen auf, die insbesondere bei Überschreitung von Grenzwerten zu einer ungenügenden Sauerstoffversorgung und Überlastung und damit zur Herzinsuffizienz führen können (Abb. 13).

Die eindrucksvolle Zunahme der kardiozirkulatorischen Leistungsfähigkeit durch die Ausbildung eines Sportherzens zeigt sich in ihrem vollständigen Ausmaß erst bei submaximalen und maximalen dynamischen Belastungen. Mit der dimensionalen Veränderung des Herzens geht auch eine weitere regulative Anpassung einher, eine weitere Herzfrequenzabsenkung wird aber dabei durch eine Schlagvolumenzunahme bereits in Ruhe ausgeglichen. Technisch gesehen arbeitet das Sportherz mit einem größeren Hubraum und erniedrigter Schlagzahl. Bei gleicher submaximaler Belastung wird deshalb im Vergleich zum Untrainierten ein nahezu identisches Herzzeitvolumen gefördert.

Der ganze Vorteil dieser Anpassungsreaktion zeigt sich bei maximaler Belastung und hier insbesondere in aufrechter Position. Da die maximale Herzfrequenz zwischen Untrainierten und Ausdauertrainierten nur wenig differiert, können so bei Trainierten wesentlich höhere maximale Herzzeitvolumina und damit auch maximale Sauerstoffaufnahmen erreicht werden, die bis zu 50% über den Werten vergleichbarer Untrainierter liegen. Dies ist nicht allein durch die prozentuale Größenzunahme des Herzens und damit des Schlagvolumens, wie man sie in Ruhe misst, zu erklären. Ganz offensichtlich führt die niedrigere Herzfrequenz mit der besseren diastolischen Füllung insbesondere auch bei aufrechter Belastung zu einer stärkeren Schlagvolumenzunahme bezogen auf den Ruheausgangswert. Dies führt zu einer Absenkung des myokardialen Sauerstoffverbrauches bezogen auf die gleiche Leistung, das Herz arbeitet damit ökonomischer.

Diese Anpassungsmechanismen sind keine Besonderheit des Menschen. Das Herzgewicht von Säugetieren zeigt insgesamt einen engen Zusammenhang zum Bewegungsumfang. Entsprechend weisen ausgesprochene Lauftiere ein sehr hohes Herzgewicht bezogen auf das Körpergewicht auf, die selbst von extrem gut trainierten Ausdauersportlern nicht erreicht werden (Abb. 14). Dies spricht dafür, dass diese dimensionalen Veränderungen auch genetisch determiniert sind.

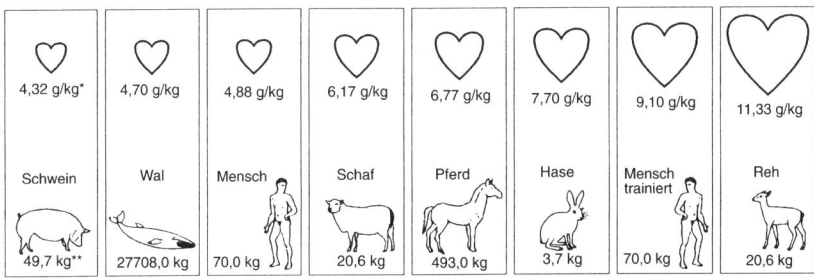

* Herzgewicht in Gramm pro Kilogramm Körpergewicht ** Körpergewicht in Kilogramm

Abb. 14: *Beziehung zwischen Herzgewicht und Körpergewicht bei verschiedenen Säugetiergattungen.*

Ein weiterer wesentlicher Unterschied zum Menschen ist die bei den meisten Tieren im Vergleich zum Körperschwerpunkt niedrigere Lage des Herzens. Dies garantiert eine bessere kontinuierliche diastolische Füllung. Aus diesem Grund kann z. B. beim Hund die Steigerung des Herzzeitvolumens fast ausschließlich über die Herzfrequenz erfolgen, ohne dass das Schlagvolumen bei hohen Belastungen abfällt. Auch die ausgeprägte parasympathisch gezügelte Frequenzregulation beim Menschen wird unter diesem Gesichtspunkt verständlicher, da in aufrechter Position der ungebremste Frequenzanstieg zu einer verminderten diastolischen Füllung mit Abfall des Schlagvolumens führen würde.

Im Gegensatz zum chronischen dynamischen Training sind bei auschließlich statischem oder schnelligkeitsorientiertem Training auch im Leistungssport keine wesentlichen regulativen oder gar dimensionalen Anpassungsreaktionen zu erwarten. Bei ausgeprägten Verbesserungen der Kraft- und Kraftausdauerleistungfähigkeit der arbeitenden Muskulatur kann es allerdings auf vergleichbarer Belastungsstufe bei dynamischer Belastung zu einem geringeren Frequenzanstieg kommen. Dies beruht auf einer geringeren Stimulation des Sympathikus über die Ergorezeptoren. Der bei chronischem Ausdauersport typische Anstieg des Vagotonus lässt sich jedoch nicht nachweisen, ebenso zeigt das Herz in der Regel keine Hypertrophie oder Vergrößerung. Die minimalen Veränderungen, die bei Bodybuildern und Hochleistungsgewichthebern im Sinne einer konzentrischen Hypertrophie gefunden worden sind, müssen wahrscheinlich auf die Einnahme von anabolen Steroiden bzw. auf die bei diesen Sportlern häufiger gefundene beginnende hypertone Regulationsstörung zurückgeführt werden.

Die Ausbildungsfähigkeit eines Sportherzens ist nicht auf ein bestimmtes Alter begrenzt. Sowohl bei Kindern ab dem 9.–10. Lebensjahr als auch im höheren Lebensalter jenseits des 60. Lebensjahres ist die Entwicklung einer physiologischen Hypertrophie beobachtet und dokumentiert worden. Ob hier grundsätzliche altersbedingte Entwicklungsunterschiede bestehen, ist nicht geklärt; die weniger starke Ausprägung der maximalen physiologischen Hypertrophien im Kindes- und Jugendalter bzw. im Alterssport kann auch durch die allgemein geringere Trainingsbelastung in diesen Altersstufen erklärt werden. Die gilt auch für den geschlechtsspezifischen Unterschied.

2.3 Rückbildungsfähigkeit des Sportherzens

Vergleichbar der Skelettmuskulatur setzt bei Trainingsabbruch ein Rückgang der Adaptationsmechanismen am Herzen ein. Bei absoluter Körperruhe kommt es bereits nach wenigen Wochen zu einer Abnahme der Herzgröße. Offensichtlich hängt die Geschwindigkeit und das Ausmaß der Rückbildung von der bestehenden Dauer der Sportherzhypertrophie ab. So führt die Wiederaufnahme von Ausdauertraining zu einer rascheren Ausprägung eines Sportherzens als beim erstmaligen Beginn.

Nach jahrzehntelangem Ausdauertraining kommt es bei Trainingsabbruch oft nicht wieder zu einer vollständigen Rückbildung. Allerdings bleiben diese Herzen

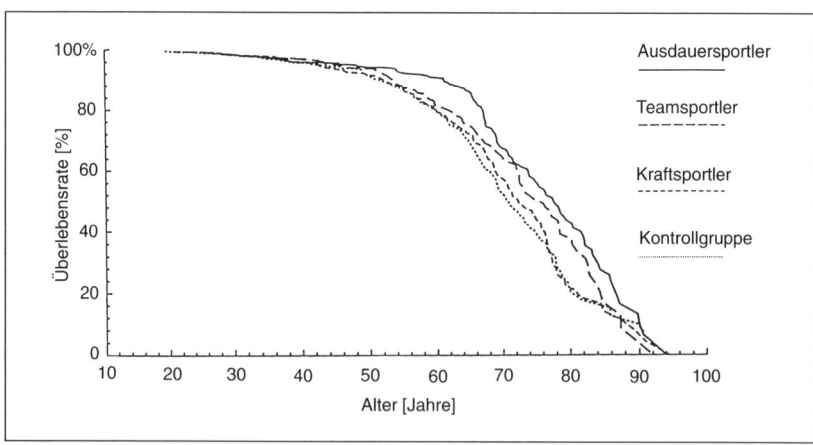

Abb. 15: Überlebenskurven von ehemaligen Hochleistungssportlern (Sarna 1993). Kraftathleten sind einer untrainierten Kontrollgruppe vergleichbar, Ausdauersportler profitieren insbesondere im Altersbereich von 50–65 Jahren.

dann auch leistungsfähiger als kleinere untrainierte Herzen. Diese nicht vollständige Rückbildung hat nach heutigem Wissen keine gesundheitlichen Nachteile. Bei abruptem und vollständigem Trainingsabbruch kann es allerdings zu vegetativen Störungen kommen, die sich u. a. in leichtgradigen Herzrhythmusstörungen oder Missempfindungen in der Herzgegend äußern können (athlete's heart syndrome). Die z. T. unangenehme Symptomatik ist aber keinesfalls Ausdruck einer Schädigung des Herzens und verschwindet in der Regel nach Wochen oder Monaten bzw. bei Wiederaufnahme des Trainings. Es ist deshalb günstiger, sich langsam von hohen Trainingsbelastungen durch ein Abtraining zurückzuziehen.

Die seit langem immer wieder kontrovers diskutierte Frage, ob jahrelange extreme Ausdauerbelastungen nicht doch langfristig zu vermehrten Schäden des Herzkreislaufsystems führen können, wurde in den letzten Jahren eindrucksvoll beantwortet. So zeigten die Überlebenskurven von Hochleistungssportlern aus Ausdauersportarten einen deutlich günstigeren Verlauf als nichttrainierende Kontrollpersonen (Abb. 15). Die Unterschiede sind besonders deutlich im Altersbereich von 50–65 Jahren. Auch ehemalige Sportler aus Spielsportarten und sogar von ausschließlich Krafttraining beinhaltenden Sportarten lagen günstiger bzw. nicht schlechter als die Kontrollgruppe. Obwohl die Ursachen hierfür sicher multifaktoriell sind, ist damit die Annahme einer gesundheitlichen Gefährdung auch bei extremem Ausdauertraining nicht aufrechtzuerhalten.

3 Körperliche Aktivität, Prävention und Rehabilitation bei Herzkreislauferkrankungen

Das Auftreten arteriosklerotisch bedingter Herzkreislauferkrankungen wird entscheidend vom Bestehen sogenannter Risikofaktoren beeinflusst. Man unterscheidet in der Rangfolge zwischen sogenannten hauptsächlichen Risikofaktoren und weniger bedeutenden Risikofaktoren, deren wichtigste in Tab. 5 aufgeführt sind.

Das Vorliegen einer oder mehrerer Risikofaktoren, deren Zahl immer noch erweitert wird, erhöht die Wahrscheinlichkeit des Auftretens einer arteriosklerotisch bedingten Herzerkrankung und damit einer erhöhten Mortalität (Sterblichkeit), wobei sich mehrere Risikofaktoren gegenseitig verstärken können.

Umgekehrt lässt sich zeigen, dass der Abbau eines Risikofaktors oder mehrerer Risikofaktoren diese Wahrscheinlichkeit zeitabhängig wieder reduzieren bzw. normalisieren kann. Regelmäßige körperliche Aktivität ist dann als Abbau des Risikofaktors „Bewegungsmangel" zu verstehen. Dies kann vor Eintreten (Primärprävention) oder nach dem Eintreten einer Erkrankung (Sekundärprävention) zur Abwehr eines Fortschreitens der Erkrankung erfolgen.

Tab. 5: Risikofaktoren für das kardiovaskuläre System, die das Entstehen einer Arteriosklerose begünstigen.

– Hyperlipoproteinämie
– Nikotinabusus
– Hypertonus
– Bewegungsmangel
– Diabetes mellitus
– Hyperurikämie
– Adipositas

Davon unterscheidet sich die Zielsetzung der Rehabilitation, die eine Wiederherstellung eines möglichst gesundheitsnahen Zustandes nach einer Erkrankung anstrebt. Trotz unterschiedlicher Zielsetzung können die Maßnahmen der Prävention und Rehabilitation durchaus identisch sein.

Die Wirksamkeit einer Behandlungsmaßnahme wird in der Medizin üblicherweise an den Kriterien Prognose (Lebenserwartung) oder Verbesserung der Symptomatik (Lebensqualität) gemessen. Wenn man regelmäßige körperliche Aktivität als Behandlungsmaßnahme verstehen will, so ist ein entsprechender Nachweis zu führen. Nach Untersuchungen der letzten 10–15 Jahre ist regelmäßige körperliche Aktivität bis zu einem zusätzlichen Energieverbrauch von 2000 kcal/Woche – dies entspricht ca. $2^{1}/_{2}$–3 h Ausdauersport pro Woche – mit einer höheren Lebenserwartung bis zu $2^{1}/_{2}$ Jahren verbunden. Die Mindestaktivität wird bei etwa 200–300 kcal/Woche gesehen. Wichtig ist dabei der frühe Beginn und die Zeitdauer der körperlichen Aktivität, welche direkt mit der Prognose korreliert. So verliert sich der Effekt wieder, wenn über längere Zeit die regelmäßige Aktivität wieder aufgegeben wird.

Diese Wirkung ist unabhängig von der Beeinflussung anderer klassischer Risikofaktoren; der Wirkungsmechanismus ist nicht ganz klar. Eine zentrale Rolle könnte die Beeinflussung des vegetativen Nervensystems spielen mit Anhebung des Vagotonus und Absenkung des Sympathikotonus und der dadurch erfolgenden Abschwächung der humoralen Stressreaktion. Dies geschieht durch zentrale und periphere, in der Skelettmuskulatur ablaufende Anpassungsprozesse.

Neben der Leistungsfähigkeit und der vegetativen Kreislaufregulation werden zusätzlich die anderen klassischen Risikofaktoren beeinflusst, was den Effekt einer regelmäßigen körperlichen Aktivität verstärkt. Insbesondere hat regelmäßiger Ausdauersport einen leichten blutdrucksenkenden Effekt und führt zu einer günstigeren Cholesterinkonstellation durch Erhöhung des HDL-Anteils. Es werden außerdem eine Reihe von weiteren Faktoren günstig beeinflusst, die nicht als eigenständige bedeutende Risikofaktoren gelten, in ihrer Summe aber sehr wohl protektiv wirken können. Dazu gehören ein günstigeres Blutgerinnungsverhalten ebenso wie eine verbesserte Glukoseverwertung durch eine gesteigerte Insulinsensitivität.

Von größerer Bedeutung ist aber, dass eine regelmäßige, hohe körperliche Belastung eng mit anderen positiven Lebensgewohnheiten zusammenhängt. So ist in dieser Gruppe der Anteil der Raucher und der Übergewichtigen wesentlich niedriger als bei Nichtaktiven. Gleichzeitig ist der Grad der Ausbildung und Bildung bei den sportlich Aktiveren höher, was durch große sozial-epidemiologische Studien bestätigt wird. Frauen unterscheiden sich dabei von den Männern in ihrem Verhalten kaum (Tab. 6). Speziell Ausdauertraining scheint zu einer günstigen Beeinflussung des Lebensstils und damit insbesondere auch der kardiovaskulären Risikofaktoren zu führen. Es kann damit auch im Sinne einer Triggerfunktion zum Start und Erhalt einer positiven Lebensstilveränderung eingesetzt werden. Diese Effekte sind für Schnelligkeitstraining oder Krafttraining nicht nachweisbar.

Nach eingetretener Erkrankung hat regelmäßige körperliche Aktivität das Ziel der Sekundärprävention aber auch der Rehabilitation. Die mögliche Intensität

Tab. 6: Zusammenhang zwischen körperlicher Aktivität und kardiovaskulären Risikofaktoren (Monika-Stichprobe, Waadt/CH 1985).

		Inaktiv	Mittlere körperliche Freizeitaktivität	Regelmäßiges sportliches Training
Alter (Jahre, Mittelwert)	♂	44,3	43,0	38,0
	♀	43,9	42,6	35,9
Köpermassenindex (kg/m^2, Mittelwert)	♂	26,4	25,8	24,5
	♀	25,2	23,9	22,8
Anteil (%) Übergewichtige ($\geq 30\ kg/m^2$)	♂	17,0	9,7	1,9
	♀	17,3	7,1	0,0
Anteil (%) Raucher von ≥ 15 Zig./Tag	♂	36,8	22,4	17,6
	♀	22,5	15,3	8,6
Anteil (%) mit ≥ 14 Ausbildungsjahren	♂	30,7	41,5	59,2
	♀	17,2	19,8	35,1

und der Umfang wird von der Schwere der Erkrankung bestimmt. Sie legt die Belastbarkeit fest, die nicht mit der noch bestehenden Leistungsfähigkeit verwechselt oder gleichgesetzt werden darf; diese kann im Einzelfall sehr stark von der Belastbarkeit abweichen.

Die mögliche präventive Wirkung durch körperliche Aktivität nimmt deshalb mit dem Schweregrad der Erkrankung eher ab, da auch der Trainingsreiz bzw. Übungsreiz verringert werden muss. Dennoch konnte auch hier in größeren Studien und bei Metaanalysen ein Effekt auch auf die Lebensprognose festgestellt werden, der in der Größenordnung der Wirkung von Medikamenten liegt.

Die Begriffe Training und Übung charakterisieren dabei qualitative Unterschiede in der Reaktion auf die Belastung. So wird unter Training die systematische Wiederholung von definierten überschwelligen Reizen mit dem Ziel der Leistungssteigerung durch eine morphologische Anpassung verstanden. Übung charakterisiert dagegen einen geringeren Belastungsgrad, der auch bei mehr oder weniger eingeschränkter Belastbarkeit noch mit einem Effekt applizierbar ist, bei dem jedoch eine Leistungssteigerung ohne morphologische Adaptation erfolgt.

Die Rehabilitation zielt mit ihren Maßnahmen auf eine Wiederherstellung der Leistungsfähigkeit, soweit die Erkrankung dies zulässt. Die körperliche Aktivität – als eine von mehreren Maßnahmen – beschränkt sich dabei nicht nur auf Belastungsformen, die das Fortschreiten der Erkrankung verhindern oder verzögern. Auch Trainings- und Übungsformen wie Koordinationsschulung, Beweglichkeitsübungen oder Kraft- bzw. Kraftausdauerübungen, für die ein prognostischer Effekt nicht nachgewiesen ist, werden hier eingesetzt. Wesentliche Ziele sind die Wiedererlangung und Stärkung des Selbstvertrauens, der Selbständigkeit, der physischen und psychischen Leistungsfähigkeit und damit der Lebensqualität.

Zusammenfassung

Hauptaufgabe des Herzkreislaufsystems ist die Versorgung des Organismus mit Sauerstoff, der Abtransport von Kohlendioxid sowie der Transport von Nähr- und Wirkstoffen mit Blut als Transportmedium und dem Herzen als Pumpe. Man unterscheidet den kleinen Kreislauf zwischen rechtem und linkem Herzanteil (Lungenkreislauf) und großem Kreislauf zwischen linkem und rechtem Herzen (Körperkreislauf). Hauptaufgabe des kleinen Kreislaufs ist die Abgabe von CO_2 und Aufnahme von O_2 in der Lunge; Hauptaufgabe des großen Kreislaufs ist die Versorgung des gesamten Körpers mit sauerstoff- und nährstoffreichem Blut.

Das Herz arbeitet mit seinen zwei Vorkammern und zwei Hauptkammern und durch die spezielle Anordnung seiner vier Klappen wie eine Umwälzpumpe, die das gesamte Blutvolumen von 5 Litern einmal pro Minute durch den Körper pumpt. Der Herzmuskel wird durch ein spezifisches autonomes Erregungsbildungs- und -leitungssystem erregt und gesteuert, welches sich unter dem Einfluss des parasympathischen und sympathischen Nervensytems an die Anforderungen in Ruhe und unter Belastung anpasst.

Das pro Schlag ausgeworfene Blutvolumen bewirkt durch eine Gefäßaufdehnung den arteriellen Puls und in Kombination mit dem Gefäßwiderstand den systolischen und diastolischen Blutdruck. Dieser liegt normalerweise und unblutig am Oberarm gemessen bei 120/80 mmHg in Ruhe und steigt physiologisch unter Belastung systolisch deutlich an. Blutdruckwerte in Ruhe ab 140–150 systolisch und 90–95 mmHg diastolisch bezeichnet man als Hypertonie.

Bei akuter dynamischer Belastung steigt vor allem die Herzfrequenz bis auf maximal das 3 bis $3^1/_2$-fache der Ruheherzfrequenz an, das Schlagvolumen erhöht sich dagegen nur maximal um 15–25%; dadurch kann unter Belastung das Herzzeitvolumen auf etwa das 4-fache des Ruheherzzeitvolumens gesteigert werden.

Chronische dynamische Belastungen wie Ausdauertraining führen zu regulativen und strukturellen Anpassungen. Regulative Anpassungen sind das Absinken der Ruheherzfrequenz und der Belastungsherzfrequenz, hauptsächlich als Folge eines erhöhten Vagotonus, sowie eine stärkere Durchblutung der belasteten Muskulatur durch Umverteilung. Adaptative Anpassungen sind Herzwandhypertrophie und Vergrößerung der Herzhöhlen (Sportherz). Im Extremfall kann die Herzvergrößerung und dadurch auch die Zunahme des Herzzeitvolumens unter Belastung bis zu 60–80% betragen. Die Adaptationen bilden sich bei Trainingsabbruch in der Regel ohne Schädigung wieder zurück.

Regelmäßige körperliche Aktivität hat in Abhängigkeit von der Länge und der Häufigkeit der Aktivität einen eigenständigen günstigen Effekt gegenüber arteriosklerotisch bedingten Herzkreislauferkrankungen. Darüber hinaus werden sogenannte Risikofaktoren günstig beeinflusst, so dass sich eine multifaktorielle Wirkung durch körperliche Aktivität erzielen lässt. Regelmäßige körperliche Aktivität ist deshalb ein fester Bestandteil in der Prävention und Rehabilitation von arteriosklerotisch bedingten Herzkreislauferkrankungen.

II. Vegetatives Nervensystem

Die Aufgabe des vegetativen Nervensystems ist die weitgehend autonome Steuerung von Organfunktionen. Es hat damit auch eine große Bedeutung bei der Steuerung und Koordination vegetativer Funktionen bei physischer und psychischer Belastung. So unterliegen das Herzkreislaufsystem, die Atmung, die Verdauung, der Stoffwechsel, der Wasserhaushalt und die Temperaturregulation den Regelkreisen des vegetativen Nervensystems. Mehr als bei jedem anderen Organsystem kommt es außerdem zu Adaptationen an chronisches Training. Diese werden im letzten Abschnitt dargestellt.

1 Physiologie des vegetativen Nervensystems

Man unterscheidet einen zentralen und peripheren Teil des vegetativen Nervensystems. In beiden Bereichen kann man zwei Teilsysteme differenzieren, die als Sympathikus und Parasympathikus bezeichnet werden. Sympathikus und Parasympathikus wirken bei vielen Funktionen als Gegenspieler. Der Sympathikus wird aktiviert und dominiert fast immer bei nach außen gerichteten Aktivitäten wie bei physischer und psychischer Belastung, bei Fluchtreaktionen oder allgemeinen Stressreaktionen. Der Parasympathikus unterstützt dagegen die Restitutionsvorgänge wie Verdauung, Ausscheidung oder Schlaf.

In den zentralen Anteilen ist das vegetative Nervensystem insbesondere im Hirnstamm, im Hypothalamus und im Großhirn lokalisiert und dort vom übrigen somatischen Nervensystem topographisch kaum eindeutig zu trennen. Dies entspricht auch einer engen funktionellen Verzahnung. So liegen die Regulationszentren für die Temperaturregulation im Zwischenhirn, für das kardiozirkulatorische und respiratorische System im Hirnstammbereich und für die Verdauungs- und Ausscheidungsfunktion auf der Rückenmarksebene und sind z. T. nur unscharf lokalisier- und abgrenzbar.

In der Peripherie hingegen ist das vegetative Nervensystem und auch der Sympathikus vom Parasympathikus meist klar zu trennen und benutzt oft auch unterschiedliche Leitungswege (Abb. 16). Hier existiert ein weiterer weitgehend unabhängiger Anteil des vegetativen Nervensystems, das Darmnervensystem, welches eine Vielzahl von Effektorsystemen wie glatte Muskulatur, sekretorische und resorptive Epithelien, vaskuläre und endokrine Systeme kontrolliert und koordiniert.

Das periphere vegetative Nervensystem hat gegenüber dem willkürlichen Nervensystem einige Besonderheiten. So besteht es im efferenten Teil in der Regel aus zwei Neuronen, die in einem Ganglion, d. h. einer Ansammlung von Nervenzellen, außerhalb des ZNS umgeschaltet werden (Abb. 16). Man kann entspre-

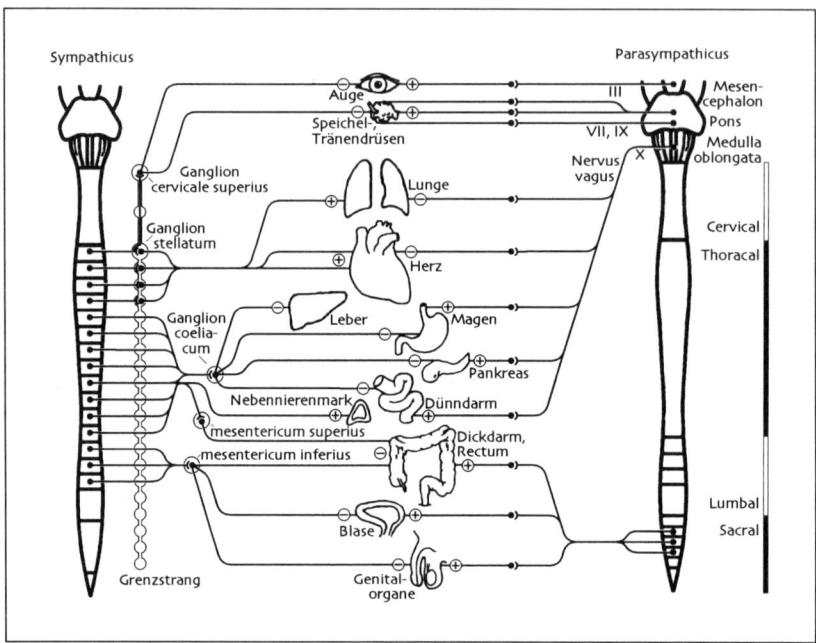

Abb. 16: Sympathikus und Parasympathikus. Aufbau und Wirkung auf die Organe. Die sympathischen Zentren des Zwischenhirns sind nicht eingezeichnet; III, VII, IX, X kennzeichnen Hirnnerven.

chend ein präganglionäres von einem postganglionären Neuron unterscheiden. Als Überträgersubstanz wirkt in den Ganglien sowohl für den Sympathikus als auch für den Parasympathikus Acetylcholin auf nikotinartige (durch Nikotin stimulierbare) Rezeptoren (Abb. 17). In den postganglionären Neuronen an den Effektororganen werden dagegen unterschiedliche Transmitter freigesetzt. An den sympathischen Nervenendigungen wirkt als Überträgersubstanz hauptsächlich Noradrenalin, welches über verschiedene Rezeptorentypen (α-Rezeptoren, β-Rezeptoren) seine Wirkung am Effektororgan entfalten kann (neuronale Übertragung).

Eine Ausnahme bildet das Nebennierenmark. Hier handelt es sich um ein umgebildetes sympathisches Ganglion (Abb. 16), welches bei neuronaler Stimulation ein Gemisch von etwa 80% Adrenalin und 20% Noradrenalin ausschüttet und in die Blutbahn abgibt (humorale Aktivierung). An den parasympathischen postganglionären Neuronenenden wird dagegen Acetylcholin ausgeschüttet. Bei den Effektorrezeptoren handelt es sich um muscarinartige (durch Muscarin stimulierbare) Rezeptoren. Die Einwirkungsmöglichkeit des vegetativen Nervensystems hängt also weitgehend davon ab, wie das Effektororgan vegetativ versorgt ist (sympathisch, parasympathisch) und welchen Rezeptorbesatz das Organ aufweist.

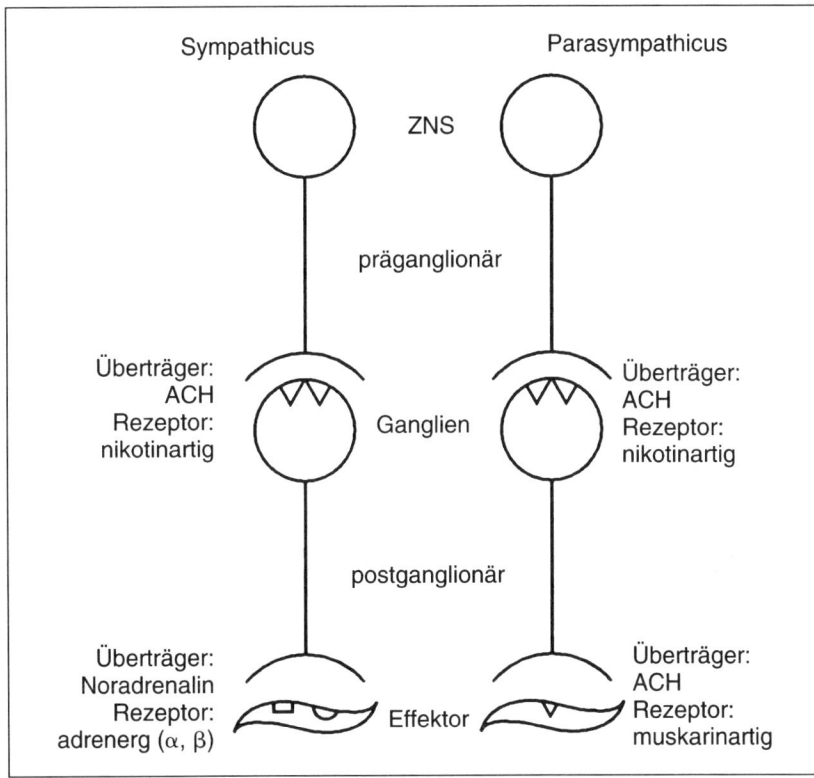

Abb. 17: Überträgerstellen (Synapsen) der autonomen efferenten Nerven (ACH = Acetylcholin, ZNS = Zentralnervensystem).

Informationen aus der Peripherie erhält das vegetative Nervensystem über afferente sensible Fasern, insbesondere aus den inneren Organen. Diese sensiblen Fasern laufen z. T. mit den sensiblen Bahnen des afferenten willkürlichen Nervensystems und gelangen über das Rückenmark auf viscerosensiblen Bahnen in die vegetativen Zentren des ZNS.

1.1 Vegetative Regulation bei physischer Belastung

In Ruhe zeigt das vegetative Nervensystem eine Grundaktivität des Sympathikus und Parasympathikus, die in erster Linie der Restitution des Organismus dient. Da viele Organe von beiden Anteilen des vegetativen Nervensystems versorgt werden, bedeutet dies z. B. am Herzen, dass der Parasympathikus mit einer frequenzsenkenden Wirkung und einem negativen Einfluss auf die Kontraktionskraft der Vorhöfe überwiegt. Im Bereich der Verdauungsdrüsen erfolgt durch den Parasympathikus dagegen eine Steigerung der Sekretion, die aber nur während eines niedrigen Sympathikotonus möglich ist, während ein erhöhter Sympathikotonus diese sofort vermindern würde.

Die Wirkung des vegetativen Nervensystems wird oft dadurch verstärkt, dass es bei einer Reihe von Funktionen eine komplizierte inverse Verschaltung gibt, d. h. eine Zunahme des Sympathikusaktivität führt zu einer Abschwächung des Parasympathikus und umgekehrt. Andere Organe wie die Speicheldrüsen oder das linksventrikuläre Myokard sind im Wesentlichen nur einseitig parasympathisch oder sympathisch innerviert; hier erfolgt die Steuerung hauptsächlich über die Aktivität des jeweils innervierenden Teils.

Körperliche Ruhe bedeutet also nicht Inaktivität des vegetativen Nerven systems, sondern gerade im parasympathischen Teil besteht eine neurogene

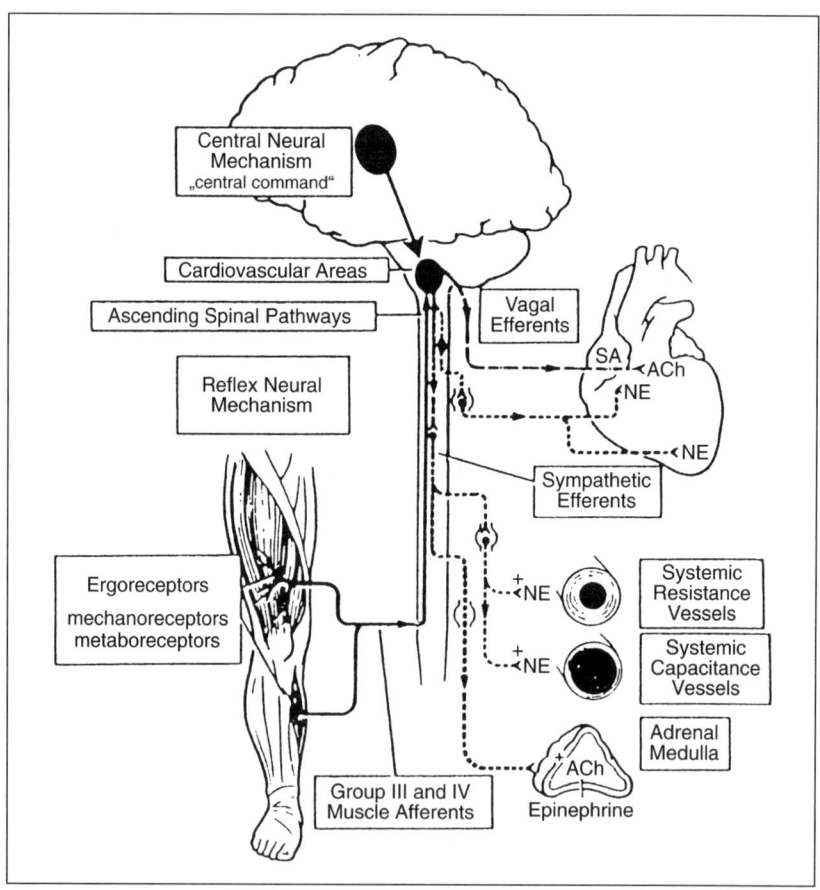

Abb. 18: Steuerung der autonomen kardiovaskulären Regulation bei peripherer Muskelarbeit. Aus dem „central command" kommt die zentrale Voraktivierung (n. Mitchell 1990) (SA = Sinusknoten, NE = Noradrenalin, ACH = Acetylcholin).

Physiologie des vegetativen Nervensystems

Ruheaktivität, die viele Funktionen in Ruhe steuert und Organe aktiviert, so dass die Restitutionsvorgänge überhaupt möglich sind. Beim sympathischen Teil des vegetativen Nervensystems liegt in Körperruhe eine Basalaktivität vor, die für viele Körperfunktionen essentiell ist und über sensible Afferenzen, z. B. ausgehend von den Blutdruckfühlern, aufrecht erhalten wird. Besonders gut erkennbar ist diese basale Aktivität an den Plasmakatecholaminspiegeln, die bestimmte Normbereiche bzw. Konzentrationen nicht unterschreiten.

Bei langsam oder abrupt einsetzender Körperarbeit kommt es zu einer Aktivierung des Sympathikus mit einer globalen Umstellung der Körperfunktionen. Die Aktivierung der vegetativen Zentren erfolgt zentral simultan zum motorischen Kortex im Sinne einer „feed forward" Regelung, gleichzeitig oder verzögert erfolgt eine Steuerung und Aktivierung aus Ergorezeptoren der arbeitenden Muskulatur. Diese kann eher als eine „feed backward" Regelung angesehen werden, da hier die Anforderungen der energieverbrauchenden Peripherie mit dem Ausmaß der vegetativen Aktivierung rückgekoppelt werden. Die genauen Faktoren, die die Ergorezeptoren stimulieren, sind nicht sicher bekannt. Diese Aktivierung scheint aber sowohl über mechanische Veränderungen (Mechanorezeptoren) wie über metabolische Größen zu erfolgen (metabolische Rezeptoren) (Abb. 18).

Während die neuronale sympathische Aktivierung nur sehr schwer quantitativ zu erfassen ist, kann die humorale Aktivität relativ einfach durch die Bestimmung der Katecholamine im Blut abgeschätzt werden. Die Freisetzung von Katecholaminen ins Blut scheint überwiegend der Regulation metabolischer Prozesse zu dienen, was diesen zusätzlichen und ubiquitär vorhandenen sympathischen Wirkmechanismus auch verständlich machen würde. An den Organen, die dicht durch postganglionäre Neurone innerviert sind, spielen sie eine geringere Rolle. Hauptangriffspunkt ist die katalytische Mobilisierung freier Fettsäuren aus dem Fettgewebe und die Bildung von Glucose und Laktat aus Glykogen (Glykogenolyse) (Abb. 19).

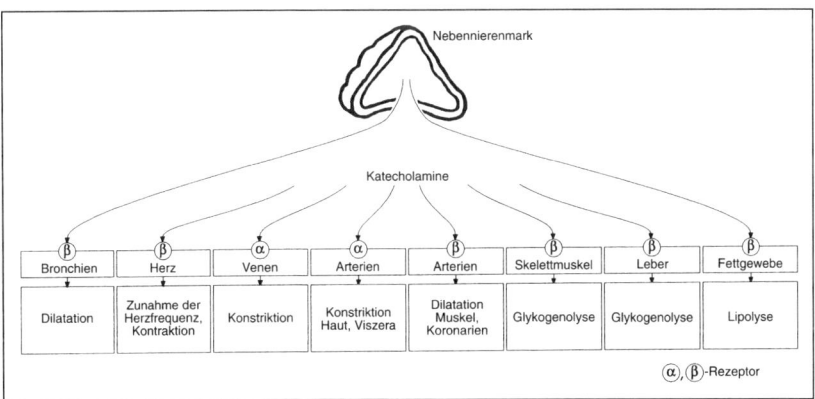

Abb. 19: Wichtige Funktionen der Katecholaminwirkung mit dem hauptsächlich vorhandenen Rezeptortyp.

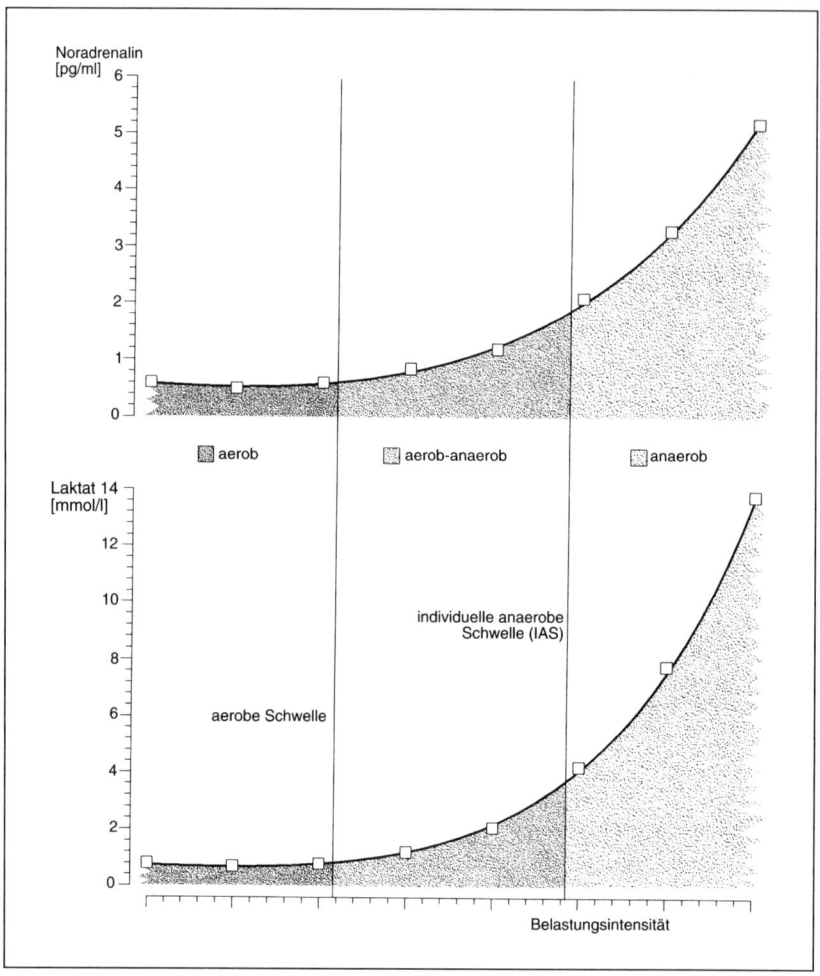

Abb. 20: Bei kontinuierlich ansteigender Belastungsintensität zeigen die Laktatkonzentration und der Noradrenalinspiegel einen vergleichbaren Verlauf.

Bei physischer Belastung steigt vor allem die Noradrenalin-, aber auch Adrenalinkonzentration an; bei hochintensiven Belastungsformen, wie sie im Sport oder extremer körperlicher Arbeit vorkommen, können die Werte bis auf das 10fache und darüber ansteigen. Bei ansteigenden Belastungsformen zeigt sich dabei ein paralleler Anstieg von Laktat und der Plasmakatecholamine insbesondere beim Übergang von überwiegend aeroben zu mehr anaeroben Belastungsintensitäten (Abb. 20). Dies ist auch ein direkter Hinweis auf die hohe vegetative Belastung bei hochintensiven anaeroben Belastungsformen.

Physiologie des vegetativen Nervensystems

1.2 Vegetative Regulation bei psychischer Belastung

Quantitativ unterscheidet sich die psychische kaum von der physischen Belastungsreaktion des vegetativen Nervensystems (Abb. 21). Viele Belastungsformen im Sport sind ohnehin Mischformen; dies gilt insbesondere für den Wettkampf. Bei einseitigen intensiven psychischen Belastungen fehlt die Aktivierung über die arbeitende Muskulatur, die sympathische Wirkung wird hauptsächlich humoral über das Nebennierenmark erreicht. Der Vergleich mit der Vorbereitung einer Notfallreaktion oder Fluchtreaktion ist angebracht; die zentrale Aktivierung erfolgt hauptsächlich aus dem Hypothalamus und dem limbischen System. Die überwiegend humorale Reaktion ist auch dafür verantwortlich, dass bei der ausschließlich psychischen Belastung der Adrenalinanstieg im Blut entsprechend dem Freisetzungsverhältnis im Nebennierenmark ausgeprägter als der des Noradrenalins ist, während bei ausschließlich oder überwiegend physischer Belastung dagegen Noradrenalin dominiert.

Die individuelle adrenerge Reaktion bei psychischen Belastungen ist sehr unterschiedlich und mehr von der subjektiven Verarbeitungsfähigkeit als von der objektiven Belastung abhängig. Somit ist auch die Stressverarbeitung, wie sie im Wettkampfsport häufig erforderlich ist, in hohem Maß von individuellen Eigenschaften abhängig. Die starke Vernetzung des vegetativen Nervensystems mit motorischen und emotionalen Abläufen erklärt das Phänomen von Leistungsschwankungen oder Einbrüchen insbesondere in konzentrativen und koordinativen Bereichen der sportlichen Leistung (s. S. 265 ff.). Reine Ausdauersportarten und z. T. auch Kraftsportarten erscheinen weniger anfällig und zeigen eher geringere Leistungsschwankungen.

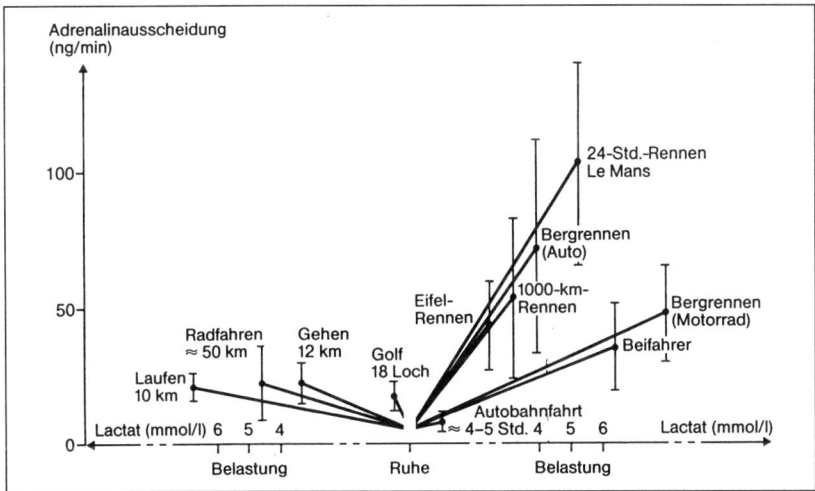

Abb. 21: Adrenalinausscheidung in Beziehung zu verschiedenen körperlichen Belastungen (linke Seite) und körperlich-mentalen Belastungen (rechte Seite) (n. Lehmann et al. in Berg/Lehmann/Keul 1986).

2 Trainingsadaptation des vegetativen Nervensystems

Körperliches Training, insbesondere Ausdauertraining, beeinflusst die vegetative Reaktionslage erheblich. Besonders gut erkennbar ist dies an Funktionsgrößen, die direkt messbar sind und sowohl sympathisch wie parasympathisch gesteuert werden, wie z. B. die Herzfrequenz. Mehrere Wochen regelmäßiges tägliches Training von z. B. 20 Minuten Dauer können bereits zu einer deutlichen Herzfrequenzabsenkung führen. Das Ausmaß ist individuell außerordentlich unterschiedlich und hängt außerdem davon ab, wie groß der Ausdaueranteil ist, wie groß die eingesetzten Muskelgruppen sind, welcher Muskelfasertyp vorherrscht und wie der Ausgangszustand ist. Auch Schnelligkeitstraining und Kraft- bzw. Kraftausdauertraining können Veränderungen des vegetativen Tonus in allerdings geringerem Ausmaß bewirken.

Die Reaktionslage des zentralen vegetativen Nervensystems in Ruhe ist beim Trainierten vor allem durch einen höheren Parasympathikotonus, weniger durch eine zusätzliche Absenkung des Sympathikotonus bedingt. Dies hängt vermutlich damit zusammen, dass eine sympathische Mindestaktivität für einige Organe, wie z. B. für das Herz, unerlässlich ist. Auch sind eine Reihe von modifizierenden Einflüssen bei den einzelnen Organen bekannt. So kann sich offensichtlich der Rezeptorbesatz der Organe oder von Zielzellen so verändern, dass eine verminderte Stresshormonkonzentration zumindest teilweise wieder kompensiert wird.

Der Mechanismus der vegetativen Umstellung im einzelnen ist unklar, denkbar wäre ein verminderter oder hemmender vegetativer afferenter Impulseinstrom aus der Muskulatur oder auch eine zentrale Sollwertverstellung als Folge der Belastungsstimulation. Das Training von kleinen Muskelgruppen wie Hand- oder Unterarmmuskulatur reicht zwar für eine akute Aktivierung, jedoch nicht für eine Modifizierung des Grundtonus aus. Regelmäßiger psychischer Stress bewirkt ebenfalls keine Anpassung.

Von großer Bedeutung ist die geänderte Reaktionslage bei der Regelung der vegetativen Funktionen während körperlicher Belastung. Bei langsam ansteigender Belastung wird zunächst nur der erhöhte Parasympathikotonus vermindert, d. h., vor allem die hemmenden Einflüsse werden aufgehoben, so z. B. bei der kardiovaskulären Regulation.

Bezogen auf die absolute Leistung wird dementsprechend bei den Trainierten erst bei einer wesentlich höheren Beanspruchung eine sympathische Aktivierung erfolgen, leicht kenntlich an dem Verhalten der Plasmakatecholaminspiegel (Abb. 22). Bezogen auf die relative Leistungsfähigkeit (Leistung/max. Leistung in %) findet der Stresshormonanstieg bei den Trainierten in der gleichen Größenordnung wie bei den Untrainierten statt, bei einer ansteigenden Belastung charakteristischerweise beim Übergang vom überwiegend aeroben zum anaeroben Energiestoffwechsel. Ebenso unterscheiden sich die maximal erreichten Werte für die Stresshormone nicht. Damit zeigt das vegetative Nervensystem als Folge des Trainings eine Zunahme der Regulationsbreite und Leistungsfähigkeit, ohne dass die Syntheseleistung und damit der strukturelle Aufwand wesentlich erhöht sind.

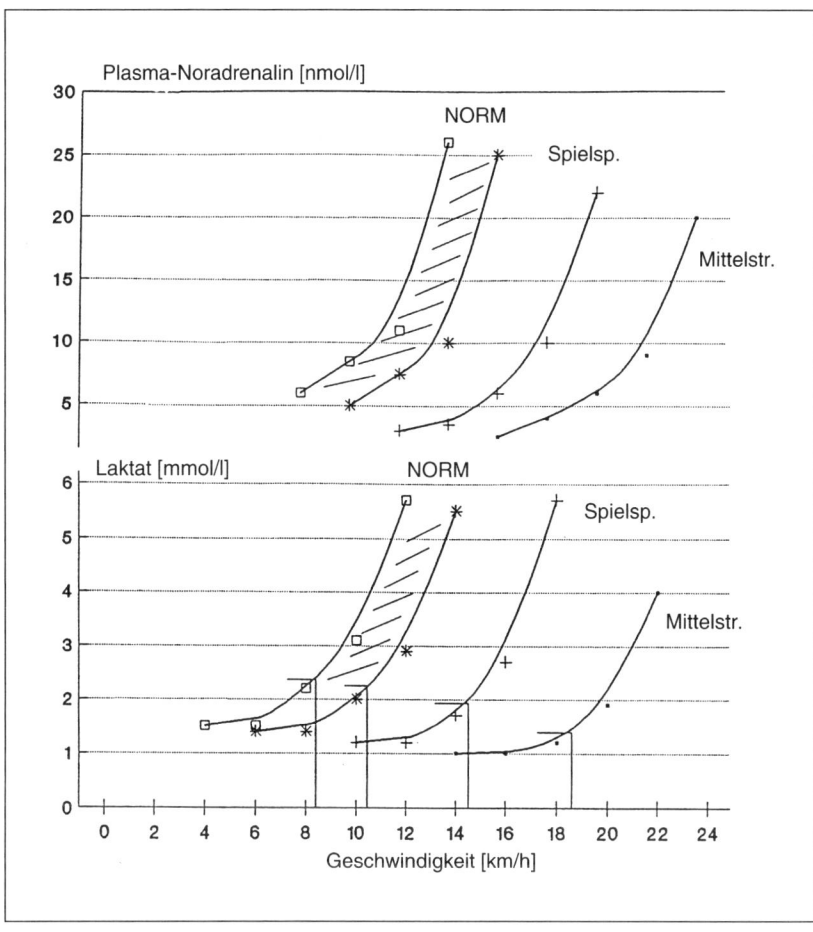

Abb. 22: Laktat- und Noradrenalinkonzentration bei Untrainierten (Norm), Bundesligahandball- und Fußballspielern (Spielsp.) und hochtrainierten Mittelstreckenläufern (Mittelstr.) bei ansteigender Belastung.

Die adäquate Reaktion des vegetativen Nervensystems kann krankheitsbedingt aber auch durch physische oder psychische Überbelastung oder durch deren Kombination gestört sein (s. S. 265 ff.). Im modernen Hochleistungssport ist dies kein seltenes Phänomen, da die Trainingsbelastungen quantitativ und in der Intensität ein bisher nicht da gewesenes Niveau erreicht haben. Man kann dabei zwei Reaktionsmuster unterscheiden, die historisch als parasympathisches und sympathisches Übertrainingssyndrom beschrieben worden sind. Tatsächlich findet sich keine so strikte Symptomenzuordnung; die Übergänge sind fließend und die Ausprägung individuell sehr unterschiedlich.

Die Betonung der parasympathischen Symptomatik findet man am häufigsten bei Sportarten, die einen hohen energetischen und z. T. erschöpfenden Substratumsatz im Training haben, insbesondere bei den Ausdauersportarten wie Langlauf, Rad fahren oder Skilanglauf. Die sympathische Symptomatik ist häufiger bei Sportarten mit hohen psychischen Belastungen zu finden, ohne dass eine eindeutige Zuordnung immer möglich ist, zumal viele Sportarten Mischformen darstellen. Die individuell unterschiedliche Belastbarkeit wird außerdem von äußeren Faktoren wie genügend Schlaf und ausreichender Regenerationszeit, Ernährung und dem sozialen Umfeld mitbestimmt. Die z. T. angeborene vegetative Belastbarkeit und Stabilität ist ein wichtiger und nicht zu unterschätzender Faktor, um im Leistungssport erfolgreich sein zu können.

Zusammenfassung

Das vegetative Nervensystem mit seinen beiden Teilbereichen des Sympathikus und des Parasympathikus steuert weitgehend autonom die Organfunktionen in Ruhe und während Belastung. Der Sympathikus wird aktiviert und dominiert bei nach außen gerichteten Aktivitäten wie bei physischer und psychischer Belastung, bei Flucht- oder Stressreaktionen. Die dabei freigesetzten postganglionären Transmittersubstanzen sind Adrenalin und Noradrenalin, die über α- und β-Rezeptoren ihre Wirkung entfalten. Die Funktion des Parasympathikus ist in der Regel gegensätzlich zum Sympathikus; er unterstützt die Restitutionsvorgänge wie Verdauung, Ausscheidung oder Schlaf. Als postganglionäre Überträgersubstanz dient beim Parasympathikus Acetylcholin.

Körperliches Training, insbesondere Ausdauersport, führt in Ruhe zu einer Erhöhung des Vagotonus und unter Belastung zu einem verzögert einsetzenden Anstieg des Sympathikotonus, kenntlich am Verhalten der Herzfrequenz. Dies ist die Folge einer erhöhten Regulationsbreite und damit auch Leistungsfähigkeit.

Die adäquate Reaktion des vegetativen Nervensystems kann im Sport durch physische oder psychische Überlastung oder deren Kombination gestört sein. Darin wird eine der möglichen Ursachen des sogenannten Übertrainingssyndroms gesehen, bei dem neben der verminderten Leistungsfähigkeit und Belastbarkeit Symptome einer sympathischen oder parasympathischen Fehlregulation überwiegen.

Bei eingetretenem Übertrainingssyndrom ist in der Regel eine längere Trainingspause und ein Wiederaufbau der sportlichen Belastbarkeit und Leistungsfähigkeit erforderlich.

III. Respiratorisches System

Die Lunge hat die Aufgabe, den Organismus für die Gewebsatmung mit Sauerstoff zu versorgen und das gebildete Kohlendioxid an die Luft abzugeben. Für das Verständnis ist die Kenntnis der funktionellen Anatomie des Atemwegssystems, der Atemmechanik und der Regulation der Atmung unter den verschiedenen Bedingungen einschließlich der Belastung erforderlich. In einem weiteren Abschnitt wird auf die regulativen und strukturellen Adaptationen an chronische Belastungen eingegangen, die nicht so offensichtlich wie beim Herzkreislaufsystem sind, aber dennoch nachgewiesen werden können. In einem letzten Abschnitt wird auf die Bedeutung der körperlichen Aktivität in der Prävention und insbesondere Rehabilitation von chronischen Lungenerkrankungen eingegangen.

1 Physiologie des respiratorischen Systems

Das Atemwegssystem besteht aus den oberen Atemwegen (Nase, Mund, Rachen) und den unteren Luftwegen (Kehlkopf, Luftröhre, Lungen), die wichtige Hilfsfunktionen für die Atmung wie Anfeuchtung, Anwärmung und Reinigung haben, in denen jedoch kein Gasaustausch stattfindet (Totraum) (Abb. 23). Dieser erfolgt in den drei Millionen Alveolen mit einer Oberfläche von ca. 80 m², die von einem dichten Kapillarnetz umgeben sind. Dadurch hat das vorbeiströ-

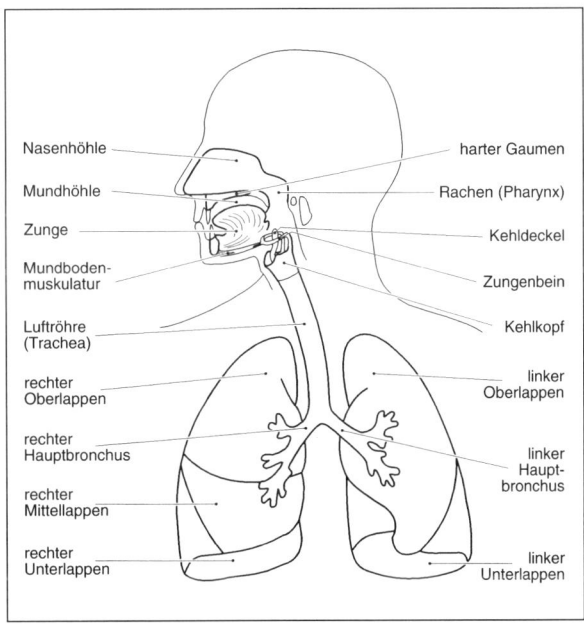

Abb. 23: Obere und untere Luftwege und ihre Beziehung zueinander. Oberhalb des Kehlkopfes kreuzen Atemwege und Verdauungstrakt.

mende Blut eine große Kontaktfläche zur Luft, so dass sich der Gasaustausch durch Diffusion vollziehen kann.

Die einzelnen Alveolen sind innen von einem Flüssigkeitsfilm bedeckt, der eine Oberfächenspannung mit der Tendenz zur Verkleinerung der Oberfläche erzeugt. Darauf ist z. T. das Verkleinerungsbestreben der Gesamtlunge zurückzuführen. Die Oberflächenspannung muss durch ein spezielles Gemisch *(surfactants)* in der Flüssigkeit der Alveolen herabgesetzt werden, da es sonst zum Kollaps insbesondere der kleinen Alveolen kommen würde. Es handelt sich dabei um eine spezielle Emulsion aus Phospholipiden, Proteinen und Kohlenhydraten.

1.1 Atemmechanik

Die Lunge ist an ihrer Oberfläche von einem dünnen Gewebe, dem Lungenfell überzogen, welches der Thoraxwand (Rippenfell) anliegt. Dazwischen liegt ein feiner flüssigkeitsgefüllter Spalt (Pleuraspalt), der eine Verschiebung des Lungenfells gegenüber der Thoraxwand und dem Zwerchfell zulässt, aber durch

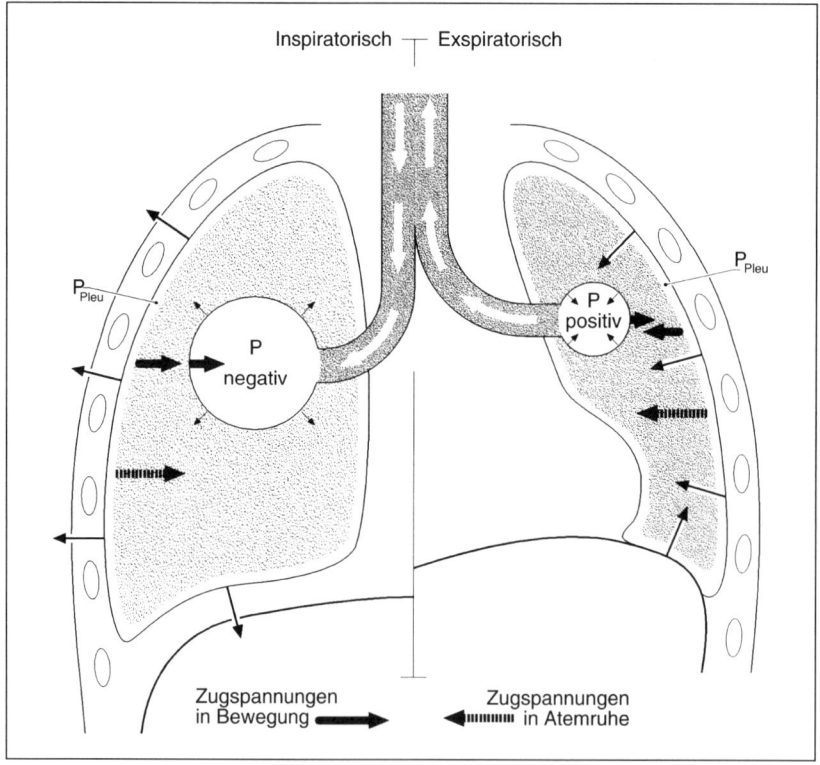

Abb. 24: Schema der Druck- und Zugverhältnisse bei Ein- und Ausatmung (P = intrapulmonaler Druck; Ppleu = intrapleuraler Druck).

Physiologie des respiratorischen Systems **49**

Adhäsionskräfte die Lunge zwingt, allen Thoraxbewegungen zu folgen. Eine Kontraktion des Zwerchfells und eine Erweiterung des Thorax bewirkt entsprechend einen Unterdruck in der Lunge und ein Ansaugen von Luft durch die Atemwege (Einatmung). Die Verkleinerung des Thoraxes geschieht hauptsächlich passiv durch die elastischen Strukturen der Lunge, kann aber auch muskulär aktiv forciert werden (Abb. 24).

In Ruhe wird die Atmung hauptsächlich durch das Absenken des Zwerchfells hervorgerufen (Bauchatmung), während bei verstärkter Atmung, insbesondere bei körperlicher Belastung, das Heben und die Erweiterung des Brustkorbes dominieren (Brustatmung). Dies geschieht durch die äußeren Zwischenrippenmuskeln und die Treppenmuskeln (Abb. 25). Bei großen körperlichen Beanspru-

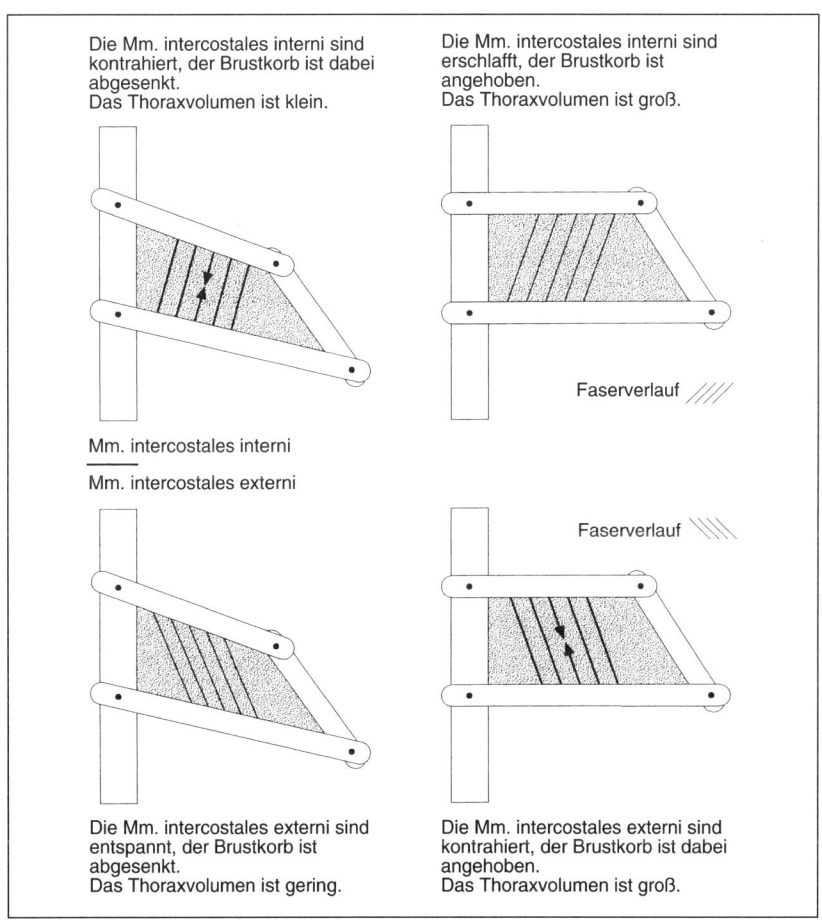

Abb. 25: *Die Arbeitsweise der Atemmuskeln Mm. intercostales interni und Mm. intercostales externi.*

chungen unterstützen die Atemhilfsmuskeln (M. pectoralis, M. serratus anterior, M. sternocleidomastoideus) die Einatmung. Die Ausatmung kann ebenfalls muskulär durch die inneren Zwischenrippenmuskeln sowie durch die Bauchpresse einschließlich des viereckigen Lendenmuskels (M. quadratus lumborum) und des breiten Rückenmuskels (M. latissimus dorsi) forciert werden.

1.2 Atemgrößen und Lungenfunktion

Die Zahl der Atemzüge und das Atemzugvolumen hängen vom Alter, von der Größe, vom Gewicht und vom Geschlecht eines Menschen ab. Bei einem jungen, ca. 70 kg schweren Mann in Ruhe beträgt die Zahl der Atemzüge zwischen 12–16/min und das Atemzugvolumen zwischen 500–700 ml. Bei Kindern und Kleinkindern liegt die Atemfrequenz deutlich höher (20–40/min) und das Atemzugvolumen entsprechend den Abmessungen niedriger. Zum Ruheatemzugvolumen kann zusätzlich am Ende eines Atemzuges ein exspiratorisches Reservevolumen ausgeatmet, bei Beginn eines Atemzuges ein inspiratorisches Reservevolumen eingeatmet werden (Abb. 26). Diejenige Gasmenge, die nach maximaler Einatmung ausgeatmet werden kann, bezeichnet man als Vitalkapazität. Die nicht ausatembare Luft nach maximaler Exspiration bezeichnet man Residualvolumen.

Unter Belastung nimmt die Atemfrequenz und die Atemtiefe (Atemzugvolumen) zu. Bei Erwachsenen liegen die Grenzwerte für die Atemfrequenz bei 60/min, da dann die Atemtiefe und Effektivität wieder abnehmen. Bei einem maximalen Atemzugvolumen von 2,0–3,5 l in Abhängigkeit von den anthropo-

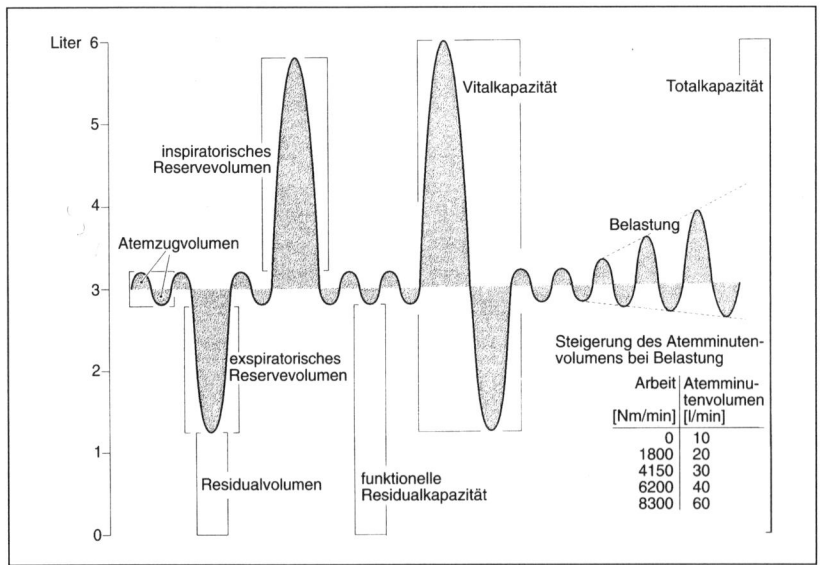

Abb. 26: Atem- und Lungenfunktionsgrößen in Ruhe und bei Belastung.

Physiologie des respiratorischen Systems 51

metrischen Daten können über kurze Zeit maximale Atemzeitvolumina von etwa 180 l/min erreicht werden.

Die Messungen der Atemgrößen werden mit einem Spirometer vorgenommen. Spirometer sind Messeinheiten, die variierende Gasvolumina bei konstantem Druck aufnehmen können. Hier können die Volumenänderungen bei der Ein- bzw. Ausatmung direkt an einer Skala abgelesen werden. Von großer Bedeutung zur Beurteilung der Lungenfunktion ist die Bestimmung des Atemwegswiderstandes *(resistance)*. Er hängt in erster Linie (90%) vom Strömungswiderstand in den Luftwegen ab, hinzu kommt noch ein kleiner Anteil durch einen Gewebewiderstand. Die Bestimmung erfolgt indirekt durch intrapulmonale Druckmessungen (Bodyplethysmograph), simultan zur Messung der Atemstromstärke.

Weiterhin von großer Bedeutung ist die Druckvolumenbeziehung im Atmungszyklus. Während Atemruhe entspricht der intrapulmonale Druck dem Druck in der Außenluft, da durch den geöffneten Mund ein Druckausgleich stattfindet. Im Pleuraspalt besteht durch den elastischen Zug des Lungengewebes ein kleiner Unterdruck. Bei langsamen Thoraxbewegungen ändert sich daran nur wenig, da bei Einatmung bzw. Ausatmung die Volumina wegen des geringen Strömungswiderstandes gut geringen Druckänderungen folgen können (Abb. 27).

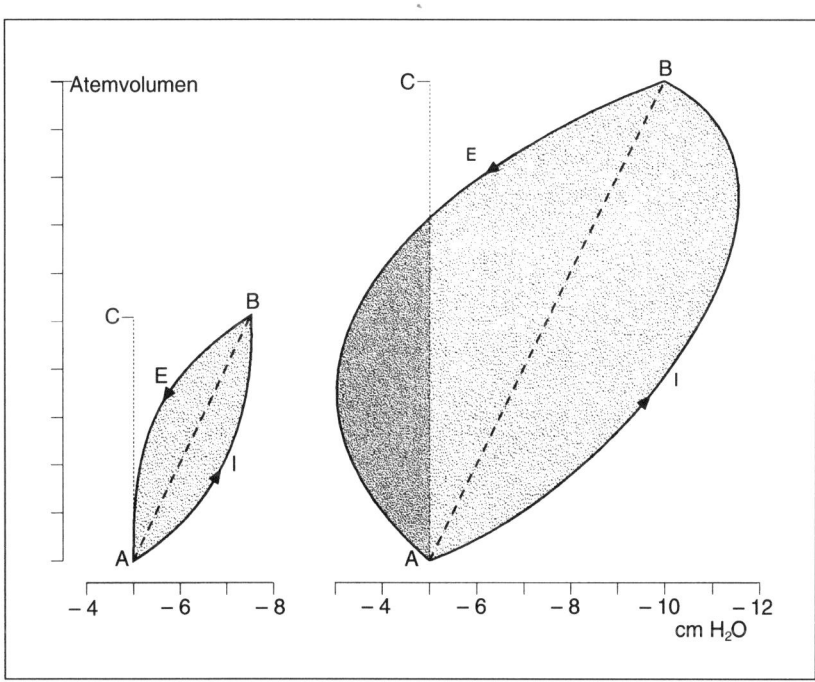

Abb. 27: Schema der Druckvolumenbeziehung und der Atemarbeit in Ruhe (links) und bei körperlicher Belastung (rechts). Der Anteil links von der AC-Linie (rechte Abb.) stellt die exspiratorische Atemarbeit dar, die aktiv bei Belastung verrichtet werden muss.

Anders ist die Situation bei beschleunigter und vertiefter Atmung, z. B. bei körperlicher Belastung. Hier nehmen sowohl bei der Einatmung wie bei der Ausatmung die Strömungswiderstände derart zu, dass wesentlich höhere Drucke erforderlich sind. Dies äußert sich in einem stärkeren Ausbiegen der Ein- und Ausatmungskurve, wenn die verschobenen Volumina gegen den intrapleuralen (intrathorakalen) Druck aufgetragen werden (Abb. 27). Dadurch lässt sich die Atemarbeit berechnen. Bei ruhiger Atmung werden etwa 2% des aufgenommenen Sauerstoffs für die Atemarbeit verbraucht. Bei schwerer körperlicher Arbeit oder sportlichen Belastungen muss bis zu 20% des aufgenommenen Sauerstoffs für die Atmungsarbeit zur Verfügung gestellt werden.

1.3 Gasaustausch in der Lunge

Die eingeatmete Luft entspricht der atmosphärischen Luft, wobei der Wasserdampfgehalt etwas variieren kann (Tab. 7). Die Ausatmungsluft ist eine Mischung aus der Alveolarluft, die am Gasaustausch in der Lunge beteiligt ist, und der Totraumluft, die nicht am Gasaustausch teilnimmt. So kommen von den ca. 500 ml der Ausatmungsluft ca. 350 ml aus den Alveolen und ca. 150 ml aus dem Totraum. Alveoläre Luft und Ausatmungsluft sind mit Wasserdampf gesättigt (Tab. 7).

Tab. 7: Zusammensetzung der respiratorischen Gasgemische in Volumenprozent.

	Inspirierte Luft (%)	Exspiriertes Gas (%)	Alveolargas (%)
Sauerstoff (O_2)	21	15	13
Kohlendioxid (CO_2)	0,03	4	5
Wasserdampf (H_2O)	~ 1	6	6
Stickstoff (N_2)	~ 78	75	76

Bei der Mischung von Gasen verhalten sich deren Drucke proportional zu ihren Konzentrationen. Dabei ist zu beachten, dass das Volumen eines Gases neben dem Druck auch von der Temperatur abhängig ist. Bei Volumenangaben sind deshalb die Volumenmessbedingungen zu berücksichtigen, bzw. ist die Umrechnung auf Standardbedingungen erforderlich. Die Partialdrucke der Gase bei der Annahme von 760 mmHg (100 kPa) in Meereshöhe betragen entsprechend für Sauerstoff ca. 160 mmHg und annähernd 600 mmHg für Stickstoff, da die anderen Gase in ihrer Konzentration vernachlässigbar sind. Entsprechend der Zunahme des Wasserdampfdruckes und der CO_2-Konzentration in den Alveolen ergeben sich dort durchschnittliche Partialdrücke von PAO_2 = 100 mmHg (13,3 kPa) und $PACO_2$ = 40 mmHg (5,3 kPa). Diese Daten gelten als Normwerte für den gesunden Erwachsen in Ruhe, da eine Zunahme der Ventilation (Hyperventilation) einen PAO_2-Anstieg und $PACO_2$-Abfall zur Folge hat, eine Abnahme der Ventilation (Hypoventilation) einen umgekehrten Effekt erzeugt.

Physiologie des respiratorischen Systems

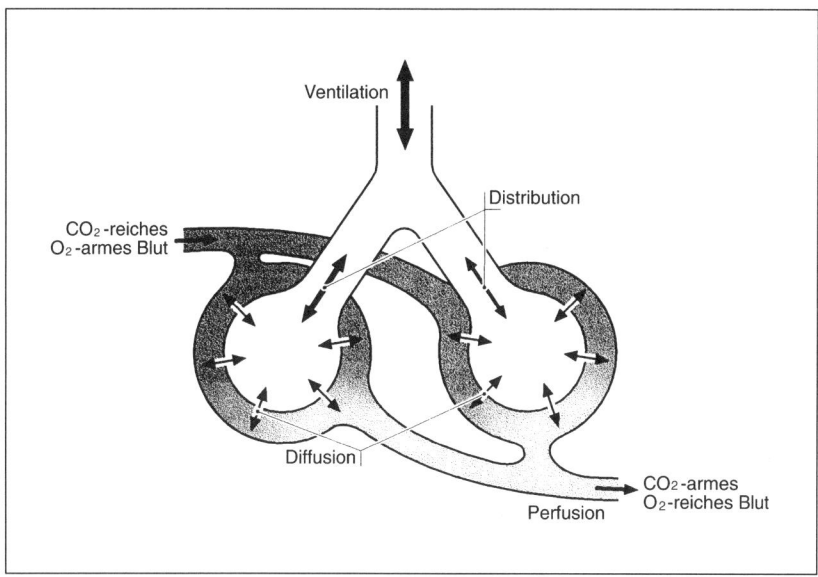

Abb. 28: *Gasaustausch zwischen Alveolen und Kapillaren.*

In den Alveolen wird mit ca. 100 mmHg ein hoher PO_2-Partialdruck stabil gehalten, so dass gegenüber dem pulmonalvenösen Blut mit etwa 40 mmHg eine große Partialdruckdifferenz auftritt. Eine umgekehrte, jedoch deutlich geringere Druckdifferenz besteht zwischen dem PCO_2 in den Lungenvenen (46 mmHg) und dem Alveolarraum (40 mmHg) (Abb.28). Diese Partialdrücke sind die treibende Kraft für den Gasaustausch, wobei die ca. 23mal größere Diffusionsleitfähigkeit der Lunge für CO_2 die geringere Partialdruckdifferenz für CO_2 gegenüber O_2 ausgleicht.

Die Kontaktzeit von ca. 0,3 Sekunden zwischen dem Blut in den Kapillaren und der umströmten Alveole reicht unter physiologischen Bedingungen aus, um einen Gasdruckausgleich zu gewährleisten. Allerdings scheinen insbesondere in Ruhe nicht alle Abschnitte der Lunge gleichmäßig belüftet und durchblutet, so dass regionale Inhomogenitäten bestehen können. Diese regionalen Unterschiede sollen bei körperlicher Belastung jedoch wieder weitgehend aufgehoben werden.

Der aus den Alveolen ins Blut diffundierte Sauerstoff wird zunächst in der Blutflüssigkeit physikalisch gelöst, um dann sofort in den roten Blutkörperchen an das Hämoglobin chemisch gebunden zu werden. Nur so kann die große Menge an Sauerstoff transportiert werden, da die physikalisch gelöste Menge bei nur etwa 0,3 ml Sauerstoff pro 100 ml Blut liegt (Einzelheiten s. S. 62 ff.). Das CO_2 diffundiert in entgegengesetzter Richtung von den roten Blutkörperchen in den Alveolarraum, nachdem es aus seinen chemischen Bindungen freigesetzt worden ist, und wird dann über die Luftwege abgeatmet.

1.4 Regulation der Atmung

Die rhythmischen Atmungsbewegungen durch das Zwerchfell und die Thoraxmuskulatur werden aus einem autonomen Atemzentrum im Gehirn gesteuert. Man unterscheidet mehrere inspiratorische und exspiratorische Klassen von Neuronen, die jeweils in der Inspirationsphase oder Exspirationsphase tätig sind. Sie sind zentral komplex verschaltet, so dass ein Atmungsrhythmus resultiert, der durch periphere Einflüsse modifiziert werden kann. Unter anderem haben Dehnungsrezeptoren in der Lunge einen hemmenden Einfluss auf das Atemzentrum bei tiefer und schneller Einatmung *(Hering-Breuer-*Reflex), während bei der Exspiration die Aktivität der inspiratorischen Neurone unterstützt wird. Außer diesen afferent über den Nervus vagus geleiteten Reflex sind auch spinale Eigenreflexe der Atemmuskulatur mit ihren Muskelspindeln an der Steuerung der Atmung beteiligt (Abb. 29).

Neben diesen Mechanismen gibt es weitere wesentliche Einflüsse auf die Atmung, die erkennen lassen, dass die Atmungsregulation in erster Linie der Anpassung an die Stoffwechselbedürfnisse des Organismus dient. Drei wichtige Einflussfaktoren sind der arterielle CO_2-Partialdruck, der O_2-Partialdruck und die pH-Konzentration. Ein Anstieg des CO_2-Partialdruckes und ein Abfall der pH-Konzentration bewirken hauptsächlich über sensible zentrale Strukturen eine

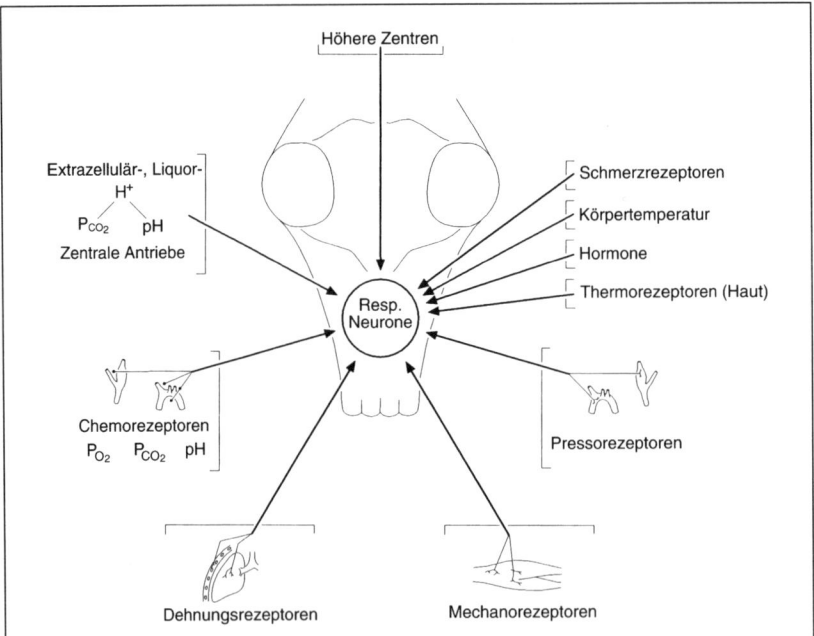

Abb. 29: Chemische und nicht-chemische Kontrolle der Atmungsregulation. Die Ventilation reagiert entsprechend der Reizsumme aller bahnenden oder hemmenden Reflexe.

gesteigerte Atemantwort, die der Normalisierung der arteriellen Werte dient. Darüber hinaus gibt es periphere Chemorezeptoren an der Karotisgabel (Glomus caroticum) und am Aortenbogen (Glomus aorticum), die sowohl auf den CO_2-Partialdruck und die pH-Konzentration als auch auf ein Absinken des O_2-Partialdruckes reagieren (Abb. 29).

Dem O_2-Partialdruck kommt erst bei einem deutlichen Absinken auf 50–60 mmHg eine Bedeutung zu; er wird nahezu ausschließlich über die peripheren Rezeptoren registriert. Dies wird beim freien sogenannten Apnoetauchen (ohne Atemgerät) ausgenutzt, indem durch Hyperventilation vor dem Tauchgang CO_2 vermehrt abgeatmet wird. Durch den verzögerten Atemantrieb über den Abfall des PCO_2 wird eine längere Atempause und damit Tauchphase ermöglicht, was jedoch infolge eines O_2-Mangel bedingten Bewusstseinsverlustes lebensgefährlich werden kann („Schwimmbad-Black-out"). Modifizierend wirken außerdem unspezifische Atmungsantriebe wie Wärme- und Kältereize, Schmerzreize, Änderungen der Körpertemperatur und von Hormonkonzentrationen.

Bedeutende weitere Atemantriebe kommen bei physischer und psychischer Belastung zum Tragen. In einer Vorstartphase kann eine verstärkte Kreislaufaktivität und respiratorische Aktivität beobachtet werden. Sie wird zentral *(central command)* im Sinne eines *feed forward* Mechanismus ausgelöst (s. a. S. 37 ff., Abb. 18). Bei Aktivierung der Muskulatur kommt es außerdem über Ergorezeptoren in der Muskulatur zu einer vegetativen Stimulation, die auch das Atemzentrum betrifft. Vermutlich geschieht dies über Mechano- und Chemorezeptoren in der arbeitenden Muskulatur, wobei die auslösenden Faktoren im Einzelnen nicht genau bekannt sind. Neben der zentralen Mitinnervation und den blutchemischen Atmungsantrieben dürften die Ergorezeptoren im Sinne einer nervalen Rückmeldung einen wesentlichen Einfluss bei Körperarbeit auf die Atmung haben. In der Erholungsphase sind dagegen die blutchemischen Faktoren maßgebend für den zeitlichen Verlauf der Ventilationsabnahme.

2 Trainingsadaptation des respiratorischen Systems

Die Lunge zeigt wie andere Organe auch eine regulatorische und strukturelle Anpassung an körperliches Training. Von den Trainingsformen steht wie beim Herzkreislaufsystem die intensive Ausdauerbelastung im Vordergrund, da bei dieser Belastungsform die höchsten Anforderungen an das respiratorische System gestellt werden.

2.1 Regulative Anpassungsreaktion

Die regulativen Anpassungsreaktionen der Lunge sind nicht so auffällig wie beim Herzkreislaufsystem. Eine ökonomische Atmung in Ruhe und insbesondere unter Belastung ist nicht ganz unbedeutend, da der Energieverbrauch der Atemmuskulatur bei hohen Belastungen bis 10–15 %, im Extremfall bis zu 20 %, ausmachen kann. Es erscheint günstiger, die erforderlichen hohen Atemminutenvolumina durch eine möglichst große Atemtiefe zu erreichen, da dadurch der

Totraum vermindert wird und die tieferen Exkursionen des Thoraxes eine Saug-Druck-Wirkung auf den Lungenkreislauf bewirken, die den venösen Rückstrom und die arterielle und kapilläre Durchblutung fördern.

Tatsächlich führt ein verbesserter Trainingszustand der arbeitenden Muskulatur sowohl zu einer niedrigeren Herzfrequenz wie auch niedrigeren Atemfrequenz (Ventilationsaufwand) auf gleicher Belastungsstufe, obwohl die Sauerstoffaufnahme davon nur gering beeinflusst wird. Bei manchen Sportarten, wie beim Schwimmen, wird die Atemfrequenz vom Bewegungsrhythmus mitbestimmt, in der Regel im Sinne einer Verminderung der Atemfrequenz. Dies muss dann durch eine größere Atemtiefe (größeres Atemzugvolumen) wieder ausgeglichen werden.

Im Allgemeinen sollte bei körperlicher Belastung das durch die Atemregulation vorgegebene Atemmuster nicht willkürlich verändert werden, da es eher unökonomischer wird. Allerdings gibt es bei Lungenerkrankungen oder psychogen Störungen der normalen Atemregulation, welche dann eventuell wieder eingeübt werden muss.

Eine verbesserte Atmungsregulation des Ausdauertrainierten lässt sich bei der funktionell zur Verfügung stehenden Respirationsfläche, bei dem Verhältnis von Ventilation zu Perfusion und beim Verhalten des Strömungswiderstandes in den Lungenwegen nachweisen. So sind in Ruhe nur ein Teil der Alveolen voll entfaltet und nehmen deshalb auch nur begrenzt am Gasaustausch teil. Ebenso bestehen in Ruhe arteriovenöse Kurzschlussverbindungen, die pulmonalvenöses Blut unter Umgehung von Alveolen direkt zur Pulmonalarterie führen und damit die Sauerstoffsättigung um ca. 2–4% reduzieren. Darüber hinaus sind die Lungenspitzen infolge des hydrostatischen Druckes geringer perfundiert als die Lungenbasis.

Unter Belastung mit Aktivierung des Herzkreislaufsystems und der Atmung werden die Unterbelüftung zunehmend aufgehoben, die arteriovenösen Kurzschlussverbindungen reduziert und die Lunge gleichmäßiger perfundiert. Diese erhöhten Anforderungen scheinen durch den Trainierten im Vergleich zum Untrainierten regulativ besser bewältigt zu werden. Gleiches gilt für den Strömungswiderstand der Atemwege unter Belastung. Neben einer verbesserten nervalen Steuerung könnte eine erhöhte Ansprechbarkeit auf hormonelle Einflüsse (Katecholaminempfindlichkeit) hierfür verantwortlich sein.

2.2 Strukturelle Anpassungen

Die strukturellen Anpassungen des Atmungssystems sind weniger auffällig als beim Herzkreislaufsystem, u. a. auch deshalb, weil sie messtechnisch schwieriger zu erfassen sind. Sie sind aber dennoch nachweisbar. So lässt sich radiologisch leicht nachweisen, dass Ausdauertraining zu einer Erweiterung der Lungengefäße führt, die entsprechend vermehrt Blut enthalten und dadurch eine Blutreserve darstellen. Bekannt ist auch, dass es zu einer Kräftigung (Hypertrophie) der Atemmuskulatur kommt. Hingegen sind Veränderungen von Atemfunktionsgrößen wie z. B. der Vitalkapazität nicht zwangsläufig durch strukurelle Veränderungen bedingt, sondern können auch Folge von regulatorischen Einflüssen sein.

2.3 Atmung als leistungsbegrenzender Faktor

Allgemein gilt auch bei sehr intensiven und langdauernden Belastungen das respiratorische System nicht als limitierender Faktor der Leistungsfähigkeit. So wird durch die alveoläre Hyperventilation bei Belastung sowohl der arterielle PO_2-Druck bei über 100 mmHg und der PCO_2-Druck bei 25–35 mmHg gehalten. Nur in wenigen Ausnahmefällen kann bei kurzfristigen, sehr hohen Belastungen bei noch nicht ausreichender Aktivierung der Ventilation ein vorübergehender Abfall des Sauerstoffpartialdrucks nachgewiesen werden, wobei offensichtlich bei gleichzeitig beschleunigten Herzzeitvolumen die Kontaktzeit des Blutes pulmonal-kapillär nicht ausreicht. Da bei einem O_2-Partialdruck von 70 mmHg noch immer fast 95% des Blutes mit O_2 gesättigt werden, bedeutet dies keine oder nur geringe Verminderung des Sauerstofftransportes. Dies kann allerdings bei pathologischen Veränderungen der Lunge oder bei geänderten Umweltbedingungen (Höhe) eine Rolle spielen.

Ein eher leistungslimitierender Faktor könnte in Ermüdungserscheinungen der Atemmuskulatur bei langwährenden Belastungen liegen. Die Atemarbeit kann bis zu 10–15% des Sauerstoffverbrauches bei intensiven Belastungen verbrauchen. Dennoch gibt es bis jetzt keine sicheren Hinweise, dass eine Ermüdung der Atemmuskulatur die sportliche Leistungsfähigkeit begrenzt.

Während die Bedeutung der Atmung bei Ausdauersportarten augenscheinlich ist, scheint sie bei statischen Belastungen ohne erkennbaren Einfluss auf die Leistung zu sein. Bei vielen sportlichen Übungen aus dem Kraft- und Schnellkraftbereich wie z. B. Gewichtheben, Wurf, Stoß, aber auch Ringen oder Turnen kommt es zu einer vorübergehenden Pressatmung, d. h. zu einer Aktivierung der Ausatemmuskulatur bei blockierter Ausatmung (geschlossene Stimmritze).

Diese Fixierung des Brustkorbes ist erforderlich, um einen schnellkräftigen Einsatz der oberen Extremität mit dem Thorax als Widerlager zu ermöglichen. Der hohe intrathorakale Druck führt allerdings zu einem massiv verminderten venösen Zustrom zum rechten Herzen, so dass bei längerer Pressatmung das Herzzeitvolumen abnimmt, was zu Schwindel bis zur vorübergehenden Bewusstlosigkeit führen kann. Die Pressatmung geht immer mit einer starken Sympathikusaktivierung und somit Herzfrequenzsteigerung und Blutdrucksteigerung einher. Sie ist im praktischen Sport unvermeidlich und führt beim Gesunden zu keinerlei Schädigung.

3 Körperliche Aktivität, Prävention und Rehabilitation von chronischen Lungenerkrankungen

Je nach Schweregrad besteht bei den verschiedenen Lungenerkrankungen eine Einschränkung der körperlichen Belastbarkeit und Leistungsfähigkeit, mit der eine sportliche Belastungsform noch möglich ist. Von der Häufigkeit sind die chronisch obstruktive Bronchitis, das Asthma bronchiale, das Lungenemphysem oder die eher seltenen restriktiven Lungenerkrankungen betroffen. Bei der chronisch obstruktiven Bronchitis *(COLD)* handelt es sich um eine Entzündung

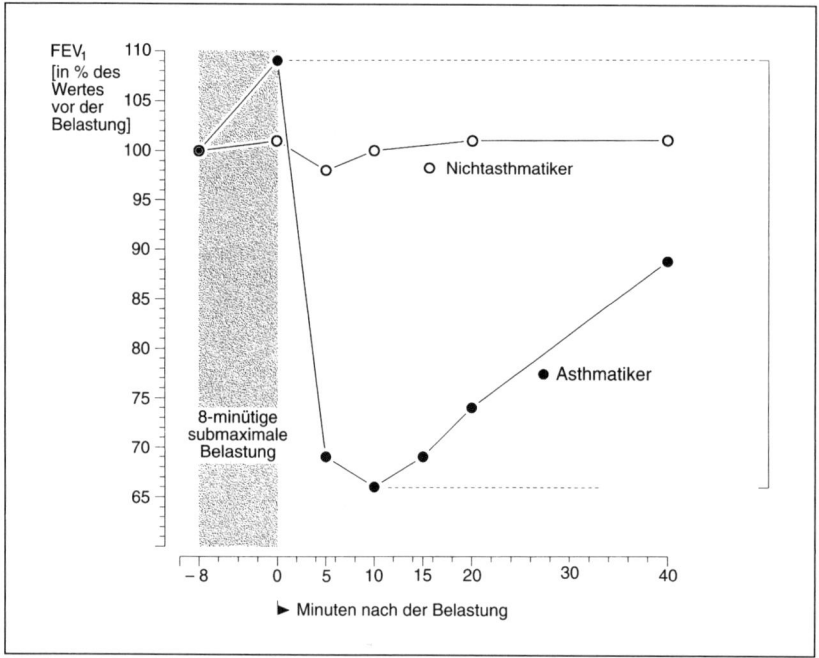

Abb. 30: Zeitlicher Verlauf der Lungenfunktion bei belastungsinduzierbarem Asthma (FEV_1 = Einsekundenkapazität).

der Atemwege, die mit einem Bronchospasmus, einer Schleimhautschwellung und vermehrter Schleimproduktion einhergeht.

Im Vergleich dazu ist das Asthma bronchiale eine anfallsweise auftretende, ganz oder teilweise reversible Atemwegsobstruktion infolge einer Entzündung und Übererregbarkeit der Atemwege. Auslösende Faktoren können exogen-allergisch bedingte Reaktionen sein, daneben gibt es auch ein nicht-allergisches Asthma (z. B. infektbedingtes Asthma); auch Mischformen sind häufig. Als Sonderform kann diese Übererregbarkeit durch eine körperliche Belastung ausgelöst werden (belastungsinduziertes Asthma, EIA) (Abb. 30).

Diese isoliert nur nach einer Belastung auftretende Lungenfunktionsverschlechterung wird oft nicht erkannt, weil sie nur in einem Zeitfenster nach Belastung nachweisbar ist und nicht immer mit den typischen Atembeschwerden einhergeht. Aber auch bei bestehendem allergischem oder nichtallergischem Asthma führt körperliche Anstrengung zu einer Lungenfunktionsverschlechterung. Asthma bronchiale und belastungsinduzierbares Asthma sind besonders im Schulalter und in der Adoleszenz auftretende Beschwerdebilder, welche bis zu 10% der jugendlichen Bevölkerung betreffen, im höheren Alter aber oft wieder abnehmen (Abb. 31). Beim Asthma bronchiale kommt der kontrollierten Sport- und Bewegungstherapie dennoch eine physisch und psychisch stabilisierende

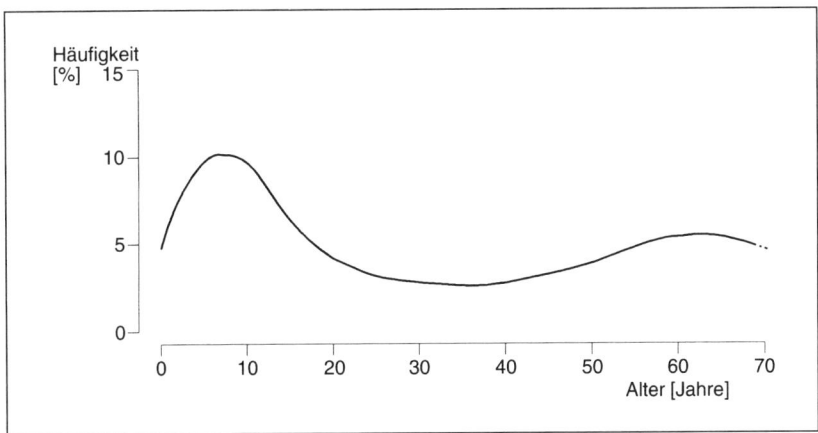

Abb. 31: *Häufigkeit des belastungsinduzierten Asthma bronchiale in Abhängigkeit vom Alter.*

Bedeutung zu und wird deshalb im Rahmen der Krankengymnastik zunehmend eingesetzt. Bei leichteren und gut behandelbaren bzw. medikamentös einstellbaren Fällen ist beim Asthma bronchiale insbesondere auch beim belastungsinduzierten Asthma bronchiale in geeigneten Sportarten auch Leistungssport möglich.

Sportarten und Belastungsformen, die im Allgemeinen gut toleriert werden, sind Schwimmen bei warmen Temperaturen, Gymnastik und allgemein Intervallbelastungen. Wenig geeignet sind Dauerbelastungen mit hoher Intensität, während bestehender Infekte des Respirationstraktes, in kalter, trockener Umgebung oder bei Luftverschmutzung. Hierzu zählt auch das bodennahe Ozon mit seinen Vorläufersubstanzen Stickstoffmonoxid (NO) und -dioxid (NO_2) (Abb. 32), welches gerade bei vorbestehenden Lungenerkrankungen eine Verschlechterung der Atemfunktion bewirken kann und deshalb bei erhöhten Konzentrationen beachtet werden sollte (Tab. 8).

Tab. 8: *Allgemeine Empfehlungen für eine körperliche Aktivität bei erhöhten Ozonkonzentrationen (> 180–240 µg/m³).*

- Möglichst keine regelmäßigen, intensiven Ausdauerbelastungen.
- Gegebenenfalls Verlegung von intensiven sportlichen Belastungen in den Vormittag oder in geschlossene Räume (z. B. Hallen).
- Bei Verdacht auf erhöhte Ozonempfindlichkeit (z. B. Augenbrennen, Hustenreiz, Atembeschwerden, Kopfweh) Arzt konsultieren, da andere Ursachen möglich.
- Bei zusätzlicher Luftverschmutzung (z. B. Schwebstoffe), bei Lungenkranken, insbesondere Asthmatikern, gesundheitliche Gefährdung bei niedrigerer Ozonkonzentration ansetzen (> 100 µg/m³).

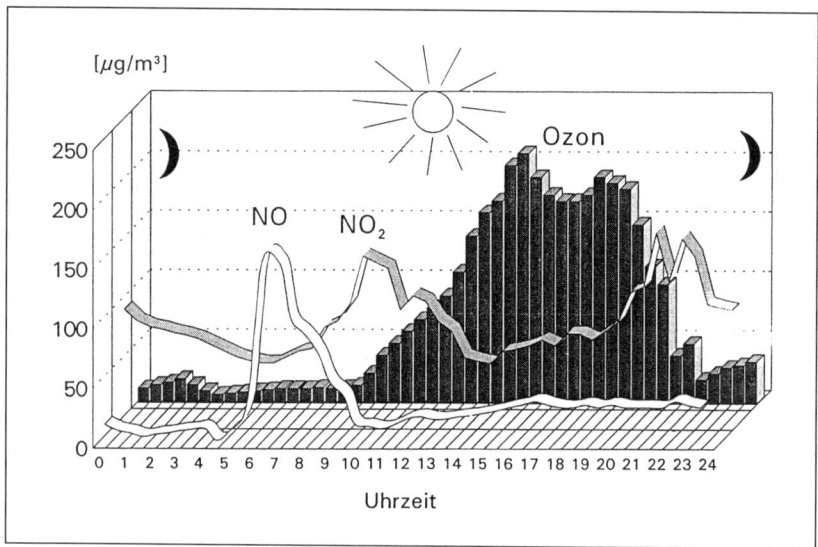

Abb. 32: Typisches Verhalten von Ozon und den Vorläufersubstanzen im Tagesverlauf.

Beim Lungenemphysem handelt es sich um eine irreversible Erweiterung der am Gasaustausch der Lunge beteiligten Strukturen infolge einer Destruktion der Alveolarsepten. Oft ist es ein Endstadium nach einer langjährigen obstruktiven Bronchitis oder einem Asthma bronchiale. Durch eine Behinderung der Durchströmung der Lungengefäße kann es zu einem pulmonalen Hochdruck mit einer erhöhten Rechtsherzbelastung und dadurch bedingten Rechtsherzhypertrophie (Cor pulmonale) und schließlich zum Rechtsherzversagen kommen.

Die körperliche Belastbarkeit wird vom Schweregrad der Erkrankung bestimmt. Ein präventiver oder rehabilitativer Effekt einer sportlichen Aktivität über eine krankengymnastische Behandlung hinaus ist nicht gesichert. Dies gilt ebenfalls für die eher seltenen restriktiven Lungenerkrankungen, bei denen aus unterschiedlicher Ursache eine Destruktion des Lungenparenchyms mit einer Bindegewebsvermehrung im Lungengerüst besteht. Hier ist die Diffusionskapazität für die Atemgase erniedrigt, die insbesondere bei Belastung wirksam wird und die Leistungs- und Belastungsfähigkeit einschränkt.

Zusammenfassung

Die Hauptaufgabe des respiratorischen Systems ist die Versorgung des Organismus mit Sauerstoff für die Gewebsatmung und die Abgabe des gebildeten Kohlendioxids an die Luft. Hierzu dienen das Atemwegssystem mit seinen oberen Atemwegen, bestehend aus Nase Mund und Rachen, und die unteren Luftwege mit Kehlkopf, Luftröhre und Lungen. Der Gasaustausch findet in den 3 Millionen Alveolen durch Diffusionsaustausch mit dem sie umgebenden Kapillarnetz statt.

Der Atmungsvorgang erfolgt durch die aktive Erweiterung des Thorax und durch die weitgehend passive Verkleinerung des Thorax über elastische Kräfte; man unterscheidet eine überwiegende Bauchatmung in Ruhe von der überwiegenden Brustatmung unter Belastung. Die Atmungsfunktion kann über Atemgrößen und Lungenfunktionsgrößen erfasst und bewertet werden. Die Atmungsregulation erfolgt über ein Atemzentrum im verlängerten Rückenmark mit den Haupteinflussgrößen arterieller CO_2- und O_2-Partialdruck und pH-Wert; diese können unter Belastung zu einer 3-fachen Steigerung der Atemfrequenz und 15–20fachen Steigerung des Atemzugvolumens führen.

Das Atmungssystem zeigt wie das Herzkreislaufsystem regulative und strukturelle Anpassungen an chronisches Training, wenn auch weniger ausgeprägt. Hierzu gehört ein Absenken der Atemfrequenz und eine größere Atemtiefe bei gleicher Belastung sowie eine Kräftigung der Atemmuskulatur. Allgemein gilt das respiratorische System aber nicht als limitierender Faktor der Leistungsfähigkeit.

Dies kann jedoch eintreten, wenn eine chronische Lungenerkrankung vorliegt. Von der Häufigkeit bedeutend sind die chronisch obstruktive Bronchitis, das Lungenemphysem, das Asthma bronchiale und als Sonderform das belastungsbedingte Asthma. Körperliche bzw. sportliche Betätigung ist bei geeigneter Therapie dennoch möglich und kann bei einzelnen Krankheitsbildern sogar zur Rehabilitation eingesetzt werden.

IV. Blut und Immunsystem

Blut und Immunsystem werden unter einem gemeinsamen Kapitel abgehandelt, wobei nur ausgewählte Aspekte dargestellt werden können. Hierfür ist eine kurze Beschreibung der Bestandteile des Blutes und seiner Funktionen erforderlich. Eine größere Bedeutung kommt dabei dem Atemgastransport und Säure-Basen-Status sowie dem Einfluss der körperlichen Aktivität auf das Blut zu. Eng verflochten mit der Funktion des Blutes ist die Funktion des Immunsystems. Nach einer kurzen Beschreibung des Aufbaues und der Regulation des Immunsystems wird auf die Bedeutung der körperlichen Aktivität für die Immunabwehr eingegangen, einem umstrittenen und intensiv beforschten Bereich der Sportmedizin.

1 Physiologie ausgewählter Funktionen des Blutsystems

Das Blut der Säugetiere besteht aus gelblichem Plasma (ohne Fibrinogen = Serum), den darin befindlichen roten Blutzellen (Erythrozyten), den weißen Blutzellen (Leukozyten) und den Blutplättchen (Thrombozyten) (Tab. 9). Die wesent-

Tab. 9: Zusammensetzung des Blutes.

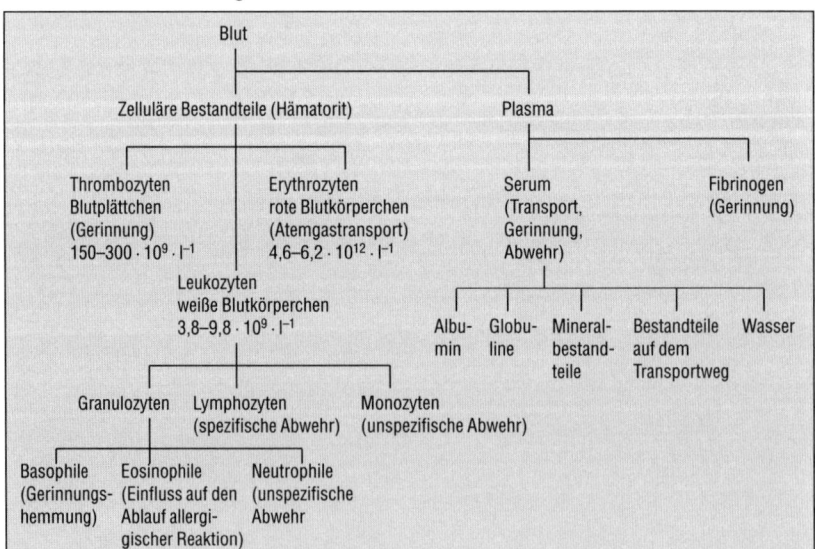

Physiologie ausgewählter Funktionen des Blutsystems 63

lichen Aufgaben des Blutes sind Atmungsfunktion, Nährfunktion, Regelung des internen Milieus, Temperaturregelung, Transportfunktion und Abwehrfunktion.
Der Anteil des Blutes am Körpergewicht beträgt beim Erwachsenen etwa 6–8% (4–6 l), bei jüngeren Kindern 8–9%. Der Anteil der roten Blutkörperchen am Blutvolumen wird Hämatokrit genannt (44–48% beim Mann; 41–45% bei der Frau). Bezogen auf Wasser besitzt das Blut eine erhöhte Viskosität; sie liegt um das 3,5–5,5-fache höher, beim Blutplasma um das 1,9–2,6-fache höher. Die Viskosität und damit der Strömungswiderstand verhalten sich proportional zum Hämatokrit.

1.1 Blutplasma

Der flüssige Bestandteil des Blutes ist das Blutplasma, davon sind 90% Wasser, 6–8% Eiweiße, sowie 2% niedermolekulare Stoffe wie Kohlenhydrate (60–120 mg/100 ml), Fette und Lipide (50–80 mg/100 ml), Aminosäuren (50 mg/100 ml). Hinzu kommen neben den Nährstoffen intermediäre Stoffwechselprodukte, Vitamine, Mineralien, Hormone und Enzyme sowie Ausscheidungsprodukte (Tab. 10). Mit dem Plasma steht der interstitielle und intrazelluläre Raum in engem Verbund, da der Austausch zwischen Plasma und Interstitium für Wasser und kleinmolekulare Substanzen sehr rasch erfolgen kann. Nennenswerte Konzentrationsunterschiede bestehen wegen der Molekülgröße nur für Eiweißkörper.

Die Eiweiße des Plasmas stellen ein Gemisch aus zahlreichen Eiweißkörpern dar, die sich in Albumine, Globuline und Fibrinogen klassifizieren lassen (Tab. 9).

Tab. 10: Mittlere Konzentrationen der wichtigsten Elektrolyte, Spurenelemente, Substrat- und Stoffwechselprodukte im Serum.

Elektrolyte			Galactose	0– 10	mg/100 ml
Na^+	135–150	mval/l	Milchsäure	6– 17	mg/100 ml
K^+	3,5–5,5	mval/l			
Ca^{2+}	4,5–5,0	mval/l	**Stoffwechselprodukte**		
Mg^{2+}	1,3–1,8	mval/l	Harnstoff	20–60	mg/100 ml
Cl^-	95–108	mval/l	Harnsäure	3,4–7	mg/100 ml
Phosphat	2,4–4,8	mg/100 ml		2,4–5,7	mg/100 ml
			Kreatin	0,2–0,5	mg/100 ml
Spurenelemente			Kreatinin	0,4–1,2	mg/100 ml
Eisen	80–140	µg/100 ml	Ammoniak	60–100	µg/100 ml
Kupfer	80–130	µg/100 ml	Bilirubin (gesamt)	0,2–1	mg/100 ml
Zink	80–150	µg/100 ml	Gallensäuren	0–4,3	µg/100 ml
Blei	0– 20	µg/100 ml			
			Blutgase		
Lipide und Substrate			O_2	15–23	Vol. %
Gesamtlipide	300–880	mg/100 ml	P_{O_2}	75–100	mmHg
Cholesterin	100–300	mg/100 ml	P_{CO_2}	35–45	mmHg
Triglyceride	50–200	mg/100 ml	Bicarbonat	21–27	mval/l
Phospholipide	125–230	mg/100 ml	pH	7,35–7,45	
Glucose	70–110	mg/100 ml	Basenüberschuss	– 3 bis + 3	mval/l

Die wichtigsten Funktionen sind Transportfunktion, Nährfunktion, Pufferfunktion und Erzeugung des kolloidosmotischen Druckes. Darüber hinaus wird die Blutgerinnung (Fibrinogen) und die Abwehrfunktion des Blutes (γ-Globuline) über Eiweißkörper geregelt. Albumine machen ca. 55% der Eiweißfraktion aus und haben aufgrund des kleinen Molekulargewichtes von 70 000 Dalton eine große Bedeutung beim Aufbau des onkotische Druckes.

Sie spielen außerdem eine große Rolle bei der pH-Regulation und – aufgrund ihrer hohen Bindungskapazität für niedermolekulare Stoffe – beim Transport schwer löslicher Verbindungen im Blut, z. B. für Lipide, Gallenfarbstoffe, Hormone oder Arzneimittel.

Die Globuline mit einem Molekulargewicht von ca. 140000 Dalton sind eine sehr heterogene Gruppe von Plasmaproteinen mit unterschiedlichen Funktionen. Sie werden in α-, β- und γ-Globuline unterteilt. Zu den α-Globulinen gehören eine Reihe von Proteinen des Blutgerinnungssystems sowie Bindungsproteine für Hormone, Metalle und Lipide. Zu den β-Globulinen zählen u. a. die wichtigsten Trägerproteine für Lipide (Lipoproteine) und Polysaccharide, Transferrin (Eisentransport) und Faktoren des Komplementsystems. Die heterogene Fraktion der γ-Globuline enthält vor allem die Immunglobuline, die als Schutz- und Abwehrstoffe gebildet werden. Zwischen β-Globulinen und γ-Globulinen findet man in der Elektrophorese das Fibrinogen mit einem Molekulargewicht von 400 000 Dalton, welches eine große Bedeutung bei der Blutgerinnung hat.

Neben den Eiweißen spielt die ionale Zusammensetzung des Plasmas eine große Rolle (Tab. 11). Sie wird in relativ engen Grenzen geregelt und steht beim Gesunden in einem bestimmten Verhältnis zueinander. Die anorganischen Elektrolyte sind wesentlich verantwortlich für den osmotischen Druck; besonders wichtig ist das Kochsalz. Der osmotische Druck ist ein Maß für die Konzentration

Tab. 11: Mittlere Konzentrationen von Anionen und Kationen im menschlichen Plasma.

	g/l	mval/l	mmol/kg Plasmawasser
Kationen:			
Natrium	3,28	143	153
Kalium	0,18	5	5
Calcium	0,10	5	3
Magnesium	0,02	2	1
Insgesamt		155	
Anionen:			
Chlorid	3,65	103	110
Bicarbonat	0,61	27	28
Phosphat	0,04	2	1
Sulfat	0,02	1	1
Organische Säuren		6	
Eiweiß	65 bis 80	16	~ 1
Insgesamt		155	

Physiologie ausgewählter Funktionen des Blutsystems 65

gelöster Stoffe. Lösungen, die den gleichen osmotischen Druck wie Plasma haben, bezeichnet man isoton, mit höherem osmotischem Druck als hyperton und mit erniedrigtem osmotischem Druck als hypoton. Die Konstanthaltung und Regulierung des osmotischen Druckes im Plasma ist außerordentlich wichtig, da jede Abweichung zu Wasserverschiebungen zwischen Plasma, Interstitium und Zellen führt und damit die Funktionsfähigkeit beeinträchtigen kann.

1.2 Geformte Bestandteile des Blutes (Abb. 33)

Rote Blutkörperchen (Erythrozyten)

Die Erythrozyten sind kleine kernlose Zellen, die im Knochenmark aus kernhaltigen Vorläuferzellen entstehen und als junge kernlose Erythrozyten (Retikulozyten) ins Blut übergehen. Die Erythrozyten enthalten zu 34% den roten Blutfarbstoff Hämoglobin; in 100 ml Blut sind beim Mann 14–16 g und bei der Frau 13–15 g Hämoglobin enthalten. 1 µl Blut enthält beim Mann ca. 5 Mill. und bei der Frau 4,5 Mill. rote Blutkörperchen.

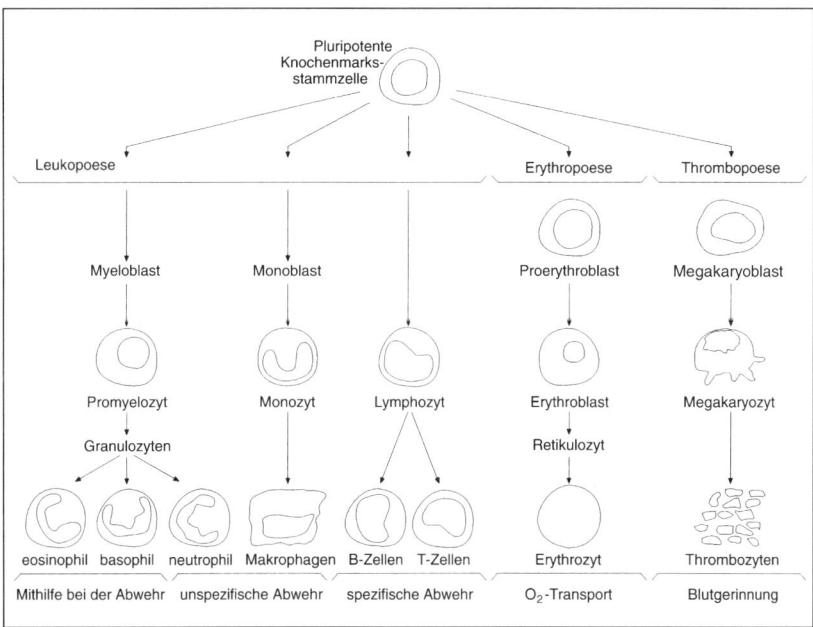

Abb. 33: Bildung und Entwicklung der Blutkörperchen des Menschen.

Die charakteristische Form der Erythrozyten begünstigt ihre Hauptfunktion, den Gastransport durch große Diffusionsflächen bei kurzen Diffusionsstrecken (Abb. 34). So liegt die Gesamtoberfläche der Erythrozyten beim Erwachsen bei 3500–4000 m². Die durchschnittliche Lebensdauer der Erythrozyten liegt bei 100

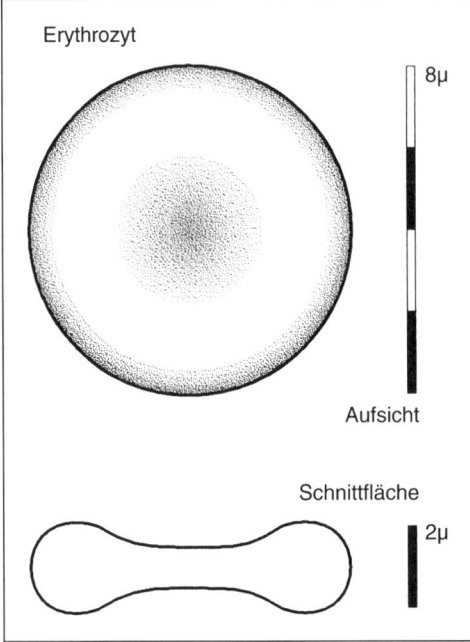

Abb. 34: *Erythrozyten in der Aufsicht und seitlichen Sicht.*

bis 120 Tagen; dann werden sie im Knochenmark, in der Milz und in der Leber wieder abgebaut.

Nach Blutverlusten oder bei speziellen äußeren Bedingungen (Höhenaufenthalt) kann die Blutbildungsrate deutlich gesteigert werden. Ein stark wirksamer Reiz ist das Absinken des O_2-Partialdruckes im Gewebe. Die Blutbildung wird durch ein spezifisches Hormon, Erythropoetin, gesteigert, welches hauptsächlich in der Niere gebildet wird. Verschiedene andere Hormone wie Androgene, Thyroxin (Schilddrüsenhormon) oder Wachstumshormon verstärken die Wirkung von Erythropoetin. Die Möglichkeit der gentechnischen Herstellung von Erythropoetin hat zunehmend zum Missbrauch als Dopingsubstanz geführt, da eine schnelle Vergrößerung des Blutvolumens erreicht werden kann.

Wenn die Erythrozyten durch mechanische, chemische oder physikalische Einwirkung zerstört werden, tritt der Blutfarbstoff aus und das Blut wird lackfarben durchsichtig (Hämolyse). Dies führt zu einer Verminderung von funktionstüchtigem Hämoglobin und damit zur Anämie (=Blutarmut). Eine Anämie kann unterschiedliche Ursachen haben; eine häufige Form, die auch im Sport eine Rolle spielt, ist die Eisenmangelanämie.

Weiße Blutkörperchen (Leukozyten)

Die weißen Blutkörperchen stellen eine morphologisch heterogene Gruppe von kernhaltigen Zellen dar, von denen sich normalerweise 4000–10000 in 1 μl Blut befinden. Unterhalb von 4000 Zellen spricht man von Leukopenie, oberhalb von 10000 Zellen von Leukozytose. Die Leukozyten halten sich im Blut bevorzugt an den Gefäßwänden auf, können aber aufgrund amöboider Beweglichkeit durch die Gefäßwand hindurch treten und ins Interstitium gelangen.

Nach Morphologie, Funktion und Bildungsort unterscheidet man Granulozyten (60–70%), Monozyten (2–8%) und Lymphozyten (25–33%).

Die Granulozyten entstammen dem roten Knochenmark und werden je nach Anfärbbarkeit des Cytoplasmas in neutrophile, eosinophile und basophile Granulozyten unterteilt. Die neutrophilen Granulozyten sind die wichtigsten Funktionsträger im unspezifischen Abwehrsystem des Blutes. Bei Infekten, Entzündungen oder Stress kommt es zu einer raschen Mobilisierung. Sie können Bakterien und Gewebetrümmer phagozytieren und abbauen (Eiter), sowie Gewebe erweichen und einschmelzen.

Die eosinophilen Granulozyten findet man insbesondere bei allergischen Erkrankungen wie Asthma, Nesselsucht, Ekzem bzw. Autoimmunerkrankungen und Stress vermehrt. Sie spielen bei der Vernichtung von Antigen-Antikörper-Komplexen eine Rolle und zeigen ein inverses Verhalten zum Glukokortikoidspiegel.

Die basophilen Granulozyten sind mit basischen Farbstoffen anfärbbar und enthalten u. a. in ihren Granula Heparin. Sie haben Teilfunktionen bei der Gerinnung und bei der Regulierung des Fettgehaltes im Blut (Aktivierung der Serumlipolyse).

Nur in geringer Zahl findet man die Monozyten im Blut, die ebenfalls im Knochenmark gebildet werden. Sie haben eine hohe Phagozytierfähigkeit und halten sich im Blut nur wenige Tage auf. Im Interstitium von Geweben reifen sie zu Histiozyten oder Gewebemakrophagen aus. Als aktivierte Zellen bilden sie cytotoxische Stoffe, Leukotriene, Interleukin-1, Interferone und Faktoren, die das Wachstum von Endothelzellen und glatten Muskelzellen fördern. Auch spielen sie im lymphatischen Abwehrsystem eine Rolle.

Im Gegensatz zu den Granulozyten und Monozyten werden die Lymphozyten nur wenig im Knochenmark, sondern hauptsächlich im Thymus, in den Lymphknoten, in der Milz und im lymphatischen Gewebe des Darmbereiches gebildet. Nur etwa 4% der Lymphozyten befinden sich im Blut, 70% in den lymphatischen Organen, 10% im Knochenmark und der Rest in anderen Organen. Ihre Lebensdauer reicht von ca. 8 Tagen bis über 100 Tage.

Entsprechend dem Ort ihrer Prägung unterscheidet man T-Lymphozyten (Thymus) und B-Lymphozyten (bone marrow = kval. Knochenmark). Sie haben eine Schlüsselfunktion bei der spezifischen Immunabwehr. Die Produktion spezieller Antikörper erfolgt von Plasmazellen, die aus den B-Lymphzyten hervorgehen (humorale Abwehr). Die T-Lymphozyten bewirken dagegen die zelluläre Immunreaktion. Man unterscheidet nach antigener Stimulation T-Gedächtniszellen und T-Effektorzellen (s.a. S.75 ff.).

Blutplättchen (Thrombozyten)

Bei den Thrombozyten handelt es sich nicht um Zellen sondern um membranumschlossene Zellbruchstücke. Sie enthalten Mitochondrien, Glykogen, Lysosomen und vor allem Gerinnungsfaktoren. Sie entstehen aus den Megakaryozyten (Riesenzellen) des Knochenmarkes. Sie werden ca. 7 Tage alt, liegen in einer Konzentration von 150 000–350 000 pro µl Blut vor und spielen eine wichtige Rolle bei der Blutstillung.

1.3 Blutstillung und Gerinnung

Das Gefäßsystem ist darauf angewiesen, dass es sowohl bei Verletzungen wie auch bei geringsten Undichtigkeiten (z. B. durch Entzündungen, Überdehnun-

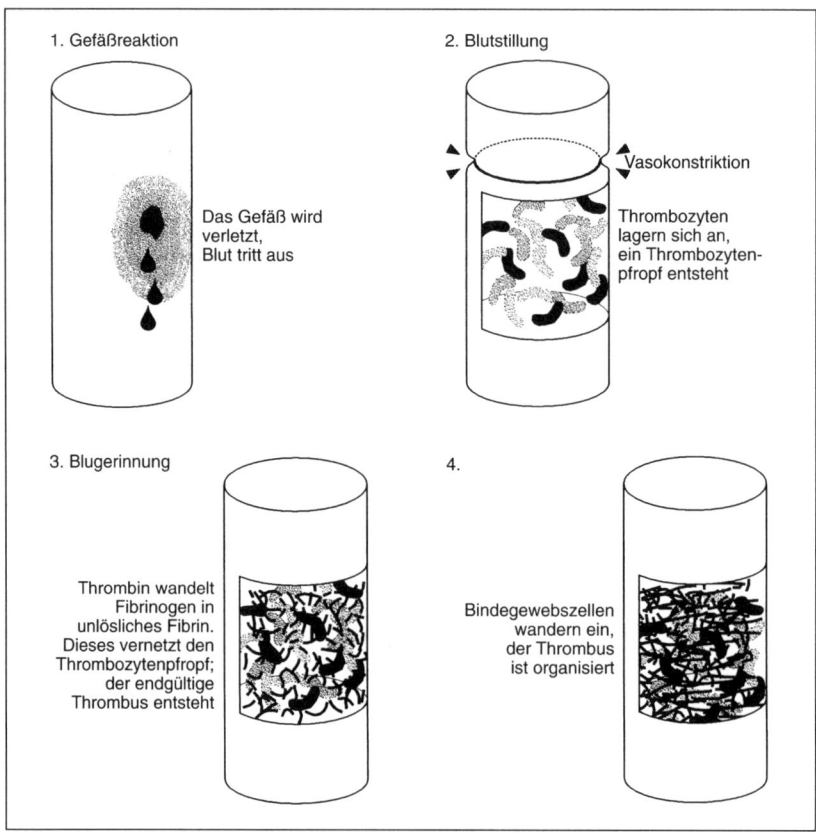

Abb. 35: Gefäßverletzung (1) und zeitlicher Ablauf der Blutstillung (2) und Blutgerinnung (3 und 4).

gen, Mikroverletzungen) die Möglichkeit hat, Blutverluste zu vermeiden und das Gefäßsystem abzudichten.

Drei Reaktionsabläufe tragen hierzu bei: die Gefäßreaktion, die Blutstillung und die Blutgerinnung (Abb. 35).

Die Gefäßreaktion bewirkt, dass sich bei einer Verletzung das betreffende Gefäß verengt (Vasokonstriktion), das Gefäßendothel verklebt und so weniger Blut durch das betroffene Gebiet fließt.

An der verletzten Stelle lagern sich Thrombozyten an (Plättchenaggregation) und bilden einen Pfropf (Thrombus), der kleinere Wunden in 1–3 Minuten (Blutungszeit) verschließen kann. Während der Zusammenlagerung werden von den Thrombozyten wichtige Stoffe wie Thromboxan A_2 und Plättchenfaktor 3 freigesetzt, die die Vasokonstriktion bzw. die Blutgerinnung fördern. Um den Thrombus herum entsteht jetzt ein faseriges Netz aus Fibrin aus der löslichen Vorstufe

Fibrinogen. Das Fibrinogen wird erst im Bereich des Thrombus durch das Enzym Thrombin in das aktive Fibrin umgewandelt. Auch Thrombin entsteht aus einer unwirksamen Vorstufe, dem Prothrombin. Dies geschieht durch einen kaskadenförmigen Reaktionsablauf sogenannter Gerinnungsfaktoren.

Man unterscheidet ein exogenes und ein endogenes System. Das exogene System wird bei Zerstörung von Gewebe sehr schnell aktiv, während das endogene System langsamer über mehr Schritte aktiviert wird. Aufgrund der leichteren Aktivierbarkeit hat es mehr eine abdichtende Funktion am Endothel. Immer ist hierbei die Anwesenheit von Kalzium erforderlich. Schließlich können Bindegewebsgrundzellen (Fibroblasten) in das stabile Fibrin eindringen und den Thrombus bindegewebig umbauen, so dass eine Narbe entsteht.

Damit es nicht zu einer überschießenden Reaktion des Gerinnungsablaufes kommt, zirkulieren im Blut Hemmstoffe der Gerinnungsfaktoren (Antithrombin III, Protein C und Protein S). Sie sorgen vor allem dafür, dass überschüssiges, in den Blutkreislauf gelangtes Fibrin sofort inaktiviert wird. Weiterhin können Tage und Wochen nach erfolgter Wundheilung die Fibrinpfröpfe durch das Enzym Plasmin aufgelöst werden. Plasmin entsteht aus der inaktiven Vorstufe Plasminogen durch spezielle Akivatoren. Die Plasminbildung wird physiologisch durch Hemmstoffe (Antiplasmine) verzögert, um bei einer Verletzung nicht vorzeitig den Fibrinpfropf aufzulösen.

1.4 Atemgastransport und Säure-Basen-Status

Eine der wesentlichen Aufgaben des Blutes besteht darin, den in den Lungen aufgenommenen Sauerstoff zu den Organen und Geweben zu transportieren und das gebildete CO_2 zur Abatmung der Lunge zuzuführen. Die Aufgabe wird hauptsächlich von den Erythrozyten mit dem dort befindlichen Hämoglobin erfüllt.

Hämoglobin

Hämoglobin ist ein zusammengesetzter Eiweißkörper, bestehend aus einer Eiweißkomponente (Globin), welche sich wiederum in 4 Polypeptidketten unterteilt. Jede Polypeptidkette trägt eine Farbstoffkomponente (Häm) und hat ein Molekulargewicht von ca. 16000 Dalton. Das Häm ist ein Protoporphyrin, welches ein zweiwertiges Eisen als Zentralatom enthält. Das Häm ist für die Sauerstoffbindung verantwortlich und in oberflächliche Einbuchtungen des Globins eingebettet. Bei Anlagerung von Sauerstoff geht ohne Wertigkeitsänderung des Eisens das Hämoglobin (Hb) in das Oxyhämoglobin über (HbO_2). Hämoglobin erscheint rot durch die starke Absorbtion von kurzwelligem Licht (Blauanteil), diese Eigenschaft ist beim HbO_2 stärker als beim Hb ausgeprägt, so dass das HbO_2 heller und weniger bläulich als das Hb erscheint.

Die Hämoglobinkonzentration eines einzelnen Erythrozyten beträgt im Mittel 30 pg Hämoglobin. Eine Erniedrigung des Hämoglobingehaltes des Blutes bezeichnet man als Anämie. Als Ursache kommen u. a. Blutverluste, mangelnde Blutbildung z. B. bei Eisenmangel, Vitamin B_{12}-Mangel oder Tumoren vor. Auch eine Vermehrung der Blutbildung (Polyzythaemia) kann auftreten. Ursache können ein langer Aufenthalt in größeren Höhen, bestimmte Herz- und Lungenerkrankungen oder Erkrankungen des blutbildenden Systems sein.

O_2-Transportfunktion

Gase können in fast allen Flüssigkeiten physikalisch gelöst werden, die gelöste Gasmenge hängt dabei vom Gaspartialdruck ab. Bei einem Druck von 100 mmHg PO_2 sind jedoch nur 0,003 ml O_2/100 ml Blut gelöst. Es ist deshalb außerordentlich wichtig, dass der Sauerstoff chemisch an das Hämoglobin gebunden und transportiert werden kann. Da ein Molekül Hämoglobin maximal 4 Moleküle Sauerstoff binden kann, ergibt sich eine maximale Bindungskapazität für 1 g Hämoglobin von 1,36 ml Sauerstoff (Hüfnersche Zahl). Dies entspricht ca. 19–21 ml O_2/100ml Blut. Somit kann der Organismus durch das Hämoglobin ca. 70 mal mehr Sauerstoff transportieren als bei ausschließlich physikalischer Lösung.

Der Anteil der Konzentration des mit Sauerstoff beladenen Hämoglobins an der Gesamthämoglobinkonzentration bezeichnet man als Sättigung (Abb. 36). Sie ist eine Funktion des Sauerstoffpartialdruckes und wird dann als Sauerstoffbindungskurve bezeichnet. Der S-förmige Kurvenverlauf erklärt, dass im Bereich

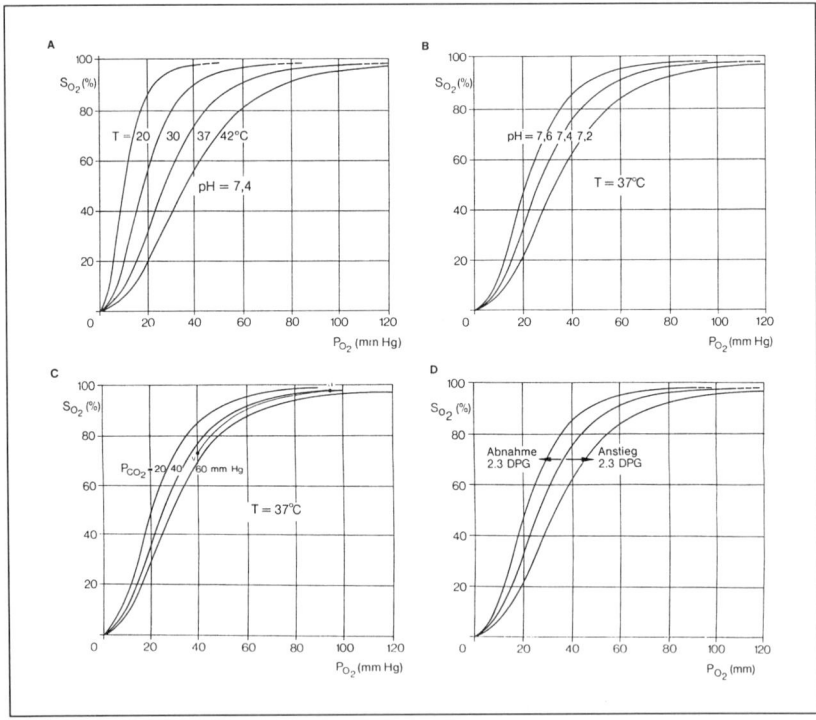

Abb. 36: Abhängigkeit der O_2-Sättigung von der Temperatur (A), vom pH (B), dem pCO_2-Partialdruck (C) und der Diphosphoglyzerinaldehyd(= 2–3-DPG)-Konzentration (D).

von 60–100 mmHg kaum ein Abfall der Sauerstoffsättigung zu erkennen ist. Unter 40 mmHg verläuft die Kurve jedoch sehr steil, so dass hier eine rasche und leichte Sauerstoffabgabe erfolgt.

Dieser Kurvenverlauf ermöglicht es, auch bei einer deutlichen O_2-Partialdruckerniedrigung bis 60 mmHg die Sättigung und damit die Transportmenge von O_2 hochzuhalten. Andererseits wird die O_2-Abgabe im Gewebe mit O_2-Drucken um 20–40 mmHg erleichtert. Dieses grundsätzliche Funktionsprinzip wird dadurch unterstützt, dass eine hohe CO_2-Konzentration, ein erniedrigter PH, eine Temperaturzunahme und ein Anstieg von 2,3-DPG die O_2-Abgabe erleichtern (Rechtsverschiebung der O_2-Bindungskurve). Dies führt z. B. im arbeitenden Muskel zu einer besseren O_2-Versorgung bei gleichzeitig stärkerer Ausschöpfung des O_2-transportierenden Blutes (arteriell-venöse O_2-Differenz).

Eine höhere Affinität zum Sauerstoff als Hämoglobin hat das im Muskel vorhandene Myoglobin, ein hämhaltiges Globin, welches bereits bei niedrigem O_2-Partialdruck eine hohe Sättigung aufweist. Es kann dadurch als nahe liegender Sauerstoffspeicher für die O_2 verbrauchenden Mitochondrien dienen.

Eine wesentlich größere Affinität als Sauerstoff zum Hämoglobin hat auch das farb- und geruchlose Gas Kohlenmonoxid (CO). Bei gleichem Partialdruck verhält sich HbCO zu HbO_2 wie 350:1. Diese leichte Blockierung des Hämoglobins ist die Ursache der Giftigkeit und Gefährlichkeit von CO, zumal die Verbindung HbCO hellrot ist und eine gute Oxygenierung vortäuschen kann. Neben der Belastung durch Abgase kann auch starkes Rauchen den Anteil von HbCO bis auf 20% erhöhen und damit die Sauerstofftransportkapazität und Leistungsfähigkeit erniedrigen.

CO_2-Transportfunktion

Als Endprodukt des oxydativen Stoffwechsels wird Kohlendioxid (CO_2) in den Körperzellen gebildet, auf dem Blutweg in die Lunge transportiert und dort abgeatmet. Vergleichbar dem Sauerstoff kann CO_2 in physikalisch gelöster und chemisch gebundener Form im Blut transportiert werden. Unterschiedlich ist allerdings die Menge, die physikalisch im Blut gelöst werden kann; sie beträgt in 1 ml Blut maximal 0,025 ml CO_2. Im atmenden Gewebe liegt nun ein höherer CO_2-Partialdruck als im Blut vor, so dass die physikalisch gelösten CO_2-Moleküle in das Kapillarblut diffundieren. Hier wird CO_2 sofort weiter über Kohlensäure in Bikarbonat und Protonen chemisch umgesetzt:

$$CO_2 + H_2O = H_2CO_3 = HCO_3^- + H^+$$

Diese Reaktion läuft im Plasma sehr langsam, im Erythrozyten durch das dort lokalisierte Enzym Karboanhydrase ca. 10000 mal schneller ab. Das entstehende HCO_3^- folgt dem Diffusionsgefälle ins Plasma im Austausch gegen Cl^--Ionen (Chloridverschiebung). Die gleichzeitig entstehenden H^+-Ionen würden normalerweise zu einer starken pH-Veränderung führen. Dies wird jedoch durch die große Pufferfähigkeit des Hämoglobins verhindert, welches die H^+-Ionen aufnehmen kann. Eine weitere, quantitativ bedeutende Möglichkeit der CO_2 Bindung (11%) besteht in der direkten Anlagerung an die Eiweißkomponente des Hämoglobins (Karbaminoverbindung).

Diese beschriebenen Prozesse laufen in der Lunge aufgrund des inversen CO_2 Diffusionsgefälles in der umgekehrten Richtung ab. Dabei spielt auch die Oxygenierung des Blutes eine Rolle; da sauerstoffreiches Blut eine stärkere Säure als sauerstoffarmes Blut ist, nimmt die Bindungsfähigkeit des sauerstoffhaltigen Hämoglobins ab. So werden in 100 ml Blut vom voll mit Sauerstoff aufgesättigten Blut 41,1 cm^3, vom desoxygenierten Blut dagegen 49,6 cm^3 CO_2 gebunden. Diese Veränderung der Affinität für CO_2 erleichtert die Abgabe von CO_2 in der Lunge bzw. fördert die Aufnahme im Gewebe.

Pufferfunktion

Um eine normale Funktion zu gewährleisten, ist das Blut darauf angewiesen, Veränderungen des Säure-Basen-Status so auszugleichen, dass die Konzentration der Wasserstoffionen und damit der pH-Wert weitgehend konstant gehalten wird. Eine Senkung des normalen pH-Wertes des Blutes (pH = 7,37–7,43) wird als Azidose, eine Erhöhung als Alkalose bezeichnet. Drei wesentliche Puffersysteme sind an der Konstanthaltung des pH beteiligt. Wesentlich ist das Bikarbonatsystem als offenes System, welches über die Atmung durch Veränderung des PCO_2 und Abatmung von CO_2 den pH direkt beeinflusst:

pH = pK' + log [HCO_3^-]/[CO_2] (Henderson-Hasselbalch-Gleichung)

Von geringerer Bedeutung sind das Phosphatpuffersystem und Proteinatpuffersystem. Die starke Ansäuerung des Blutes z. B. bei intensiver Körperarbeit kann aber dadurch verzögert und die Leistungsfähigkeit länger aufrecht erhalten werden. Beim Überschreiten der Pufferkapazität bewirkt die eintretende Azidose eine Verlangsamung bzw. einen Abbruch der energieliefernden Prozesse. Unter physiologischen Bedingungen werden maximale Azidosen mit einem pH von bis 6,6–6,8 im Blut erreicht, im arbeitenden Muskel können die Werte noch um 0,2–0,3 niedriger liegen.

Neben der Atmung ist insbesondere auch die Niere an der Regulation des pH beteiligt. Ihre Aufgabe besteht vor allem darin, die nichtflüchtigen Säuren wie Milchsäure oder Schwefelsäure auszuscheiden.

Ein Mangel an säurebindendem Bikarbonatpuffer oder vermehrte H^+-Ionenbildung führt zu einer metabolischen, d. h. stoffwechselbedingten Azidose. Über die Atmung kann versucht werden, diese Azidose zu kompensieren (metabolisch kompensierte Azidose). Bei Verlust von Wasserstoffionen und Chloridionen (z. B. Erbrechen) kann es zu einer eher seltenen metabolischen Alkalose kommen.

Wichtiger ist vor allem bei Lungenerkrankungen das Auftreten einer respiratorischen Azidose durch eine ungenügende Abatmung von CO_2. Diese kommt bei Gesunden im Sport unter physiologischen Bedingungen nicht vor, da die Lunge auch bei maximaler Belastung immer in der Lage ist, das anfallende CO_2 abzuatmen.

Häufiger ist bei oder vor sportlicher Belastung eine respiratorische Alkalose, die bei jeder übermäßigen Atmung durch vermehrte Abgabe von CO_2 entsteht. Dies ist andeutungsweise im Vorstartzustand mit psychisch bedingter verstärkter Atmung der Fall. Im Tauchsport ohne Atemhilfe (Apnoetauchen) wird gelegentlich versucht, durch übermäßiges Atmen (Hyperventilation) eine respiratorische Alkalose zu erzeugen, um den Atemantrieb zu vermindern; dies kann durch einen eventuellen hypoxiebedingten Bewusstseinsverlust das Leben gefährden („Schwimmbad-Black-out") (s. S. 47 ff.).

2 Einfluss körperlicher Aktivität auf das Blut

Das Blut zeigt sowohl eine akute Reaktion auf eine körperliche Belastung wie auch chronische Anpassungsvorgänge an ein kontinuierliches Training. Hierbei kann die akute Reaktion durch die chronische Anpassung modifiziert werden. Es werden im Folgenden nur die Veränderungen des Blutes besprochen, welche die in Kapitel IV.1 erwähnten Funktionen und Strukturen betreffen. Diejenigen Reaktionen und Adaptationen, die primär in anderen Organen und Geweben ablaufen und bei denen das Blut nur als Transportmedium und Vermittler fungiert, werden in den einzelnen Kapiteln angesprochen und erläutert.

Eine akute körperliche Belastung führt in Abhängigkeit von der Intensität und der Belastungsdauer sowie der Umgebungstemperatur zu einer Flüssigkeitsverschiebung aus dem Intravasalraum und vermindert dadurch das Blutvolumen. Da die Gesamtmenge der Erythrozyten und der hochmolekularen Proteine in den Gefäßen konstant bleibt, kommt es zu einem Anstieg des Hämatokrits. Neben dem Flüssigkeitsverlust durch Schweiß ist die Ursache eine Verschiebung von Flüssigkeit in den Extrazellularraum durch den erhöhten Filtrationsdruck während der Körperarbeit.

Bei längeren Belastungen von über $^1/_2$–1 Stunde Dauer kommt es allerdings zu einer wirksamen Gegenregulation der den Wasser- und Elektrolythaushalt regulierenden Hormone. Dementsprechend kommt es noch während oder nach Belastung auch ohne Flüssigkeitszufuhr zu einer teilweisen Normalisierung.

Bei regelmäßiger Flüssigkeitszufuhr während der Belastung sind die Flüssigkeitsverschiebungen geringer, können aber nie voll kompensiert werden. Dieser Effekt tritt nicht nur bei dynamischer Belastung auf, sondern kann – in Abhängigkeit von der Gesamtbelastung – auch bei wiederholter statischer Belastung und bei hochintensiven Schnelligkeitsbelastungen nachgewiesen werden. Die intravasale Proteinmenge ist zwar überwiegend, aber nicht nur passiv durch die Hämokonzentration erhöht.

Nach einer intensiven Ausdauerbelastung findet man noch ca. bis 24 Stunden eine Erhöhung des Gesamtplasmaproteins. In erster Linie dürfte dies durch eine erhöhte Syntheseleistung der Leber bedingt sein. Allerdings verhalten sich nicht alle Fraktionen gleichsinnig, so findet man z. B. Haptoglobin (hämoglobinbindendes Eiweiß) und die Immunglobuline in der Regel vermindert.

Während die Veränderungen der Konzentrationen an Plasmaproteinen und des roten Blutbildes im wesentlichen passiv die Veränderungen des Plasmavolumens widerspiegeln, sind die Anstiege der weißen Blutkörperchen nur z. T. durch die Hämokonzentration zu erklären. Nachweisbar sind nach akuten Belastungen Anstiege bis zum 4-fachen der Ausgangszahl, die im Verlauf von 24 Stunden sich wieder annähernd normalisieren. Die Zellzunahme betrifft die Granulozyten bei langen Ausdauerbelastungen deutlicher; hier ist auch eine Lymphopenie in der späteren Nachbelastungsphase (>3 Stunden) beschrieben worden, so dass das Verhältnis der beiden Zelltypen sich deutlich zugunsten der Granulozyten verschieben kann.

Die Zunahme von jugendlichen Formen im Blut nach köperlicher Belastung spricht dafür, dass der überwiegende Teil der weißen Blutkörperchen aus dem Extravasalraum stammmt. Bei der Aktivierung dürfte der Anstieg der Katecholamin- und Cortisolkonzentration im Blut eine wichtige Rolle spielen, wodurch auch der zweigipflige Anstieg seine Erklärung findet.

Von der Reaktion auf eine akute Belastung muss man die langfristigen Adaptationen unterscheiden, die praktisch nur bei hohem Trainingsaufwand bei Sportarten mit einem deutlichen Ausdaueranteil auftreten. Es kommt insgesamt zu einer Erhöhung des Plasmavolumens und der zellulären Bestandteile des Blutes, wobei der flüssige Bestandteil des Blutes stärker zunimmt (Hypervolämie). Dadurch kann es zu einem leichten Absinken der Konzentrationen von Erythrozyten, Leukozyten, Bluteiweißen und Elektrolyten kommen, obwohl die Gesamtmengen zugenommen haben und die Funktionen verbessert worden sind. Ausgeprägte Verschiebungen können das Bild einer Verminderung des roten Blutbildes (Pseudoanämie) oder einer pathologischen Leukozytenverminderung (Leukopenie) vortäuschen.

Der Einfluss einer akuten Belastung auf die Blutgerinnung ist ebenfalls seit langem bekannt. Es kommt zu einer Zunahme der Thrombozyten (Thrombozytose), die sich allerdings rasch wieder normalisiert, sowie zu einer verstärkten Aggregationsfähigkeit der Plättchen, d. h. erhöhten Bereitschaft, unter Katecholamineinfluss zu verkleben. Obwohl gleichzeitig auch die Aktivität der Gerinnungsfaktoren zunimmt, bleibt das Gerinnungssystem weitgehend im Gleichgewicht, da auch die Fibrinolyse aktiviert wird. Die kurzfristig erhöhte Blutgerinnungsfähigkeit dürfte entwicklungsgeschichtlich als notwendiger Schutz bei Verletzungen zu erklären sein; sie wird allgemein bei Stress, d. h. auch unnötig bei psychischem Stress, katecholaminabhängig aktiviert. Diese veränderte Reaktionsweise ist innerhalb von 1-2 Stunden wieder aufgehoben.

Im Gegensatz dazu ist als Folge einer Adaptation an chronische Trainingsprozesse das Gerinnungssystem bei Ausdauersportlern in Ruhe stärker in Richtung einer verminderten Gerinnbarkeit verschoben. Bei Trainierten ist die Thrombozytenaggregation und -adhäsion vermindert, ebenso wurde eine Abnahme der Fibrinogenkonzentration und eine Zunahme der fibrinolytischen Aktivität als Reaktion auf Ausdauertraining nachgewiesen. Somit starten die akuten Reaktionen bei Trainierten von einem anderen Ausgangspunkt als bei Untrainierten im Sinne einer erhöhten und verbesserten Regulationsbreite.

Beim Atemgastransport ist das Blut zwar Transportmedium, an der Fähigkeit des Organismus, mehr O_2 und CO_2 zu transportieren und umzusetzen aber unter physiologischen Bedingungen eigentlich nur mittelbar beteiligt. In erster Linie sind hierfür die Adaptationen des kardiozirkulatorischen Systems mit der Expansion der Blutvolumenmenge als bedeutend anzusehen. Gleichwohl können regulatorische und adaptive Prozesse auch im Bereich des chemisch gelösten CO_2- und O_2-Transportes angenommen werden. So sind Ausdauertrainierte in der Lage, das Blut stärker auszuschöpfen, da die arteriovenöse O_2-Differenz bei maximalen Belastungen gegenüber Untrainierten erhöht ist. Das bedeutet aber auch, dass die Prozesse, die z. B. die Abgabe von O_2 und die Aufnahme von CO_2 im Gewebe erleichtern, stärker beansprucht werden.

Bekannt ist auch die Konzentrationserhöhung von 2,3-Diphosphoglycerat in den roten Blutkörperchen, welche die Abgabe von Sauerstoff im Gewebe erleichtert. Inwieweit qualitative Veränderungen der roten Blutkörperchen durch eine Aktivierung der Erythropoese von Bedeutung sind, ist quantitativ nicht abschätzbar; die Bedeutung dürfte aber eher gering sein.

Gesichert erscheint dagegen, dass Training im anaeroben Bereich mit wiederholten hohen Azidosen die Gesamtpufferkapazität des Blutes verbessert. Der quantitative Effekt ist allerdings unklar, im Vergleich zur Pufferkapazität des Gewebes spielt sie eine untergeordnete Rolle. Die Hauptbedeutung könnte in der Schnelligkeit der zur Verfügung stehenden Puffermöglichkeit liegen im Sinne einer „ersten Hilfe", um stärkere Auslenkungen des pHs zu vermeiden und eine längere anaerobe Energiebereitstellung zu ermöglichen.

3 Physiologie ausgewählter Funktionen des Immunsystems

Das Immunsystem dient hauptsächlich der Abwehr von Mikroorganismen wie Bakterien, Viren, Pilzen oder Parasiten, aber auch entarteten Zellen. Da diese auf vielfältige Art und Weise in den Körper eindringen oder entstehen können, ist es entwicklungsgeschichtlich gesehen leicht verständlich, dass hierfür ein komplexes und stark vernetztes System der Abwehr erforderlich ist.

Man unterscheidet primär-lymphatische Organe, in denen immunaktive Zellen heranreifen; hierzu zählen Knochenmark und Thymus. Von diesen Organen wandern verschiedene bewegliche Immunzellen in die sekundär-lymphatischen Organe. Hierzu zählen vor allen Dingen Lymphknoten, Milz, Blut und das gesamte Lymphsystem, das den Körper systematisch durchzieht.

An einer immunologischen Reaktion sind eine Reihe von verschiedenen Zelltypen beteiligt, die sich alle aus einem Urzelltyp differenzieren (Abb. 33). Aus der myeloischen Stammzelle differenzieren sich die Granulozyten und Monozyten, aus der lymphatischen Stammzelle die B-Zellen, T-Zellen und natürlichen Killerzellen. Die größte Bedeutung bei der Immunabwehr haben die Lymphozyten mit ihren Subtypen. Über das Blut und das Lymphsystem ist ihnen jeder Bereich des Körpers zugänglich.

Im Blut und der Lymphflüssigkeit sind neben den Zellen auch kleine Proteinmoleküle, sog. Antikörper, an der Immunabwehr beteiligt (Abb. 37). Diese von den Plasmazellen produzierten Immunglobuline können fremde Strukturen (Antigene), z. B. die Hülle eines Bakteriums, identifizieren und einen Antigen- Antikörperkomplex bilden. Die modular aufgebauten Antikörper aus schweren und leichten Ketten können aber nur dann einen Komplex bilden, wenn sie in ihrer Struktur haargenau komplementär zum Antigen sind. Dies bedingt eine hohe Spezialisierung und setzt gleichzeitig eine große Zahl von Antikörper voraus.

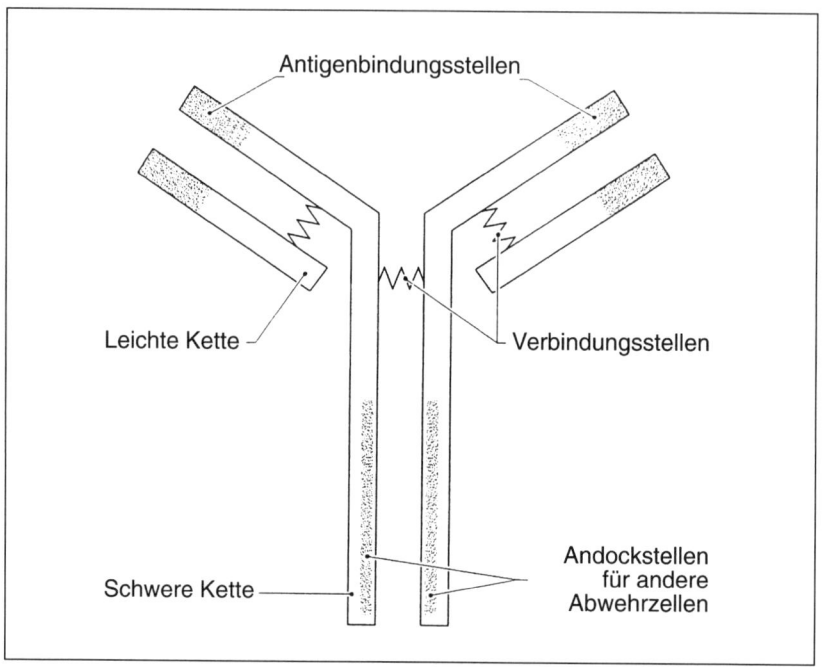

Abb. 37: Aufbau eines IgG-Antikörpers. An verschiedenen Stellen befinden sich die Kontaktzonen für die Erkennung und Bindung von Antigenen.

Verständlich wird die Organisation der Immunabwehr, wenn man die Teilsysteme der Abwehr darstellt, die zwar miteinander vernetzt, aber auch gewisse eigenständige Reaktionsmuster erkennen lassen. Man kann eine spezifische von einer unspezifischen Abwehr unterscheiden, und diese kann zellulär (immunkompetente Zellen) und humoral (nicht-zelluläre Abwehrsubstanzen) erfolgen (Tab. 12). Zur unspezifischen zellulären Abwehr, die sofort von Geburt an

Tab. 12: Die vier Teilsysteme der Abwehr.

Abwehr	Zellulär	Humoral (nicht-zellulär)
spezifisch	T-Zellen • T-Helferzellen • T-Suppressorzellen • zytotoxische T-Zellen • T-Gedächtniszellen	Antikörper (produziert von Plasmazellen und B-Gedächtniszellen)
unspezifisch	NK-Zellen • Makrophagen • neutrophile Granulozyten	Komplement • Zytokine • Lysozym

besteht, rechnet man die Fähigkeit der Phagozytose (Auffressen) bestimmter Zellen. Hierzu gehören die neutrophilen Granulozyten und Makrophagen. Die natürlichen Killerzellen können in Zusammenarbeit mit anderen Faktoren Tumorzellen und Viren vernichten.

Unter der unspezifischen humoralen Abwehr versteht man eine aus verschiedenen Proteinkomponenten bestehende Gruppe von Abwehrstoffen (Komplementfaktoren), die von den Makrophagen und auch direkt von der Leber synthetisiert werden. Diese Abwehrstoffe werden durch Antigen-Antikörper-Komplexe oder direkt durch Bakterien oder Fremdstoffe aktiviert und lösen dann eine Reihe von Reaktionen aus, die ein Antigen direkt zerstören oder Immunzellen aktivieren, die das Antigen bekämpfen können. Eine wichtige Rolle spielt dabei auch die Aktivierung von Immunsignalstoffen wie Zytokinen, Interleukinen oder Interferonen, die das Zusammenspiel mit anderen Systemen der Immunabwehr regeln.

Bei der spezifischen humoralen Abwehr werden B-Lymphozyten durch ein erkanntes Antigen angeregt, sich in Antikörper produzierende Plasmazellen umzuwandeln. Diese Antikörper können dann mit dem Antigen einen Komplex bilden, der in der Regel zur Eliminierung des Antigens durch Lyse, chemischen Umbau des Antigens oder durch Aktivierung des Komplementsystems zur Phagozytose durch Fresszellen und Lymphozyten führt. Ein Teil der aktivierten B-Lymphozyten wird zu B-Gedächtniszellen, die bei erneuter Präsentation des Antigens rasch wieder aktiv werden können.

Bei den Antikörpern werden verschiedene Klassen unterschieden, die Immunglobuline (Ig) G, A, M, D, E. Sie haben unterschiedliche Funktionen; so ist das IgA wichtig für die Abwehrvorgänge an den Schleimhautoberflächen, IgM ist ein Frühmarker bei Infektionen, während IgG erst später und vermehrt bei einer Zweitinfektion eine Aktivierung und einen Anstieg zeigt.

Als weitere immunologische Abwehrfront besteht eine spezifische zelluläre Abwehr. Hieran sind die T-Lymphozyten mit ihren verschiedenen T-Zelltypen beteiligt. Die T-Helfer-Zellen erkennen Antigene auf antigenpräsentierenden Zellen und aktivieren B-Lymphozyten, wenn sie zu Plasmazellen reifen sollen. Die T-Gedächtniszellen sind Abkömmlinge der Helferzellen, die ein langlebiges Gedächtnis für einmal erkannte Antigene haben und durch die gleichen Antigene rasch aktiviert werden können. Zytotoxische T-Zellen (T-Killerzellen) können von Viren befallene Körperzellen zerstören, um das Virus zu vernichten. Daneben gibt es auch T-Zellen, die die Immunantwort dämpfen bzw. die Ausschüttung von Immunbotenstoffen hemmen, insbesondere wenn die Abwehrreaktion zum Erfolg geführt hat. Diese T-Suppressorzellen dienen damit der Beruhigung und Normalisierung der Immunreaktion.

Immunregulation

Das Immunsystem reagiert nicht nur auf Antigene, Fremdkörper oder Tumorzellen, sondern wird in seiner Tätigkeit durch eine Reihe von Faktoren beeinflusst. Stresshormone wie Cortisol oder Katecholamine dämpfen eher die Abwehrbereitschaft, Insulin oder Wachstumshormone steigern dagegen die Immunabwehr. Über komplexe Zusammenhänge beeinflusst auch die physische und psychische Aktivität das Immunsystem sowohl akut als auch chronisch. Hohe psychische Belastung, z. B. durch Schlafentzug, ungenügende oder einseitige Ernährung, evtl. in Zusammenhang mit Nahrungsgiften oder Alkohol und Nikotin, sind als wesentliche Faktoren einer geschwächten Immunabwehr identifiziert. Allerdings darf nicht übersehen werden, dass die z. T. noch nicht sicher quantifizierbaren äußeren Einflüsse auch auf eine genetisch ganz unterschiedliche Ausstattung des einzelnen Menschen treffen, die die unterschiedliche Toleranz und Belastbarkeit des Immunsystems bestimmt.

Impfung

Man unterscheidet eine Aktivimmunisierung (Schutzimpfung) von einer Passivimmunisierung. Bei der Aktivimmunisierung werden kleine Mengen von abgetöteten Erregern oder durch Behandlung abgeschwächter Erreger verabreicht, so dass passende Antikörper und Gedächtniszellen gebildet werden. Bei einer tatsächlichen Infektion werden die Krankheitserreger meist schnell und effektiv und auch ohne Krankheitssymptome eliminiert. Der gleiche Vorgang läuft auch ab, wenn man nach einer einmaligen Erkrankung immun gegen den gleichen Erreger wird (z. B. bei einigen Kinderkrankheiten).

Eine andere Möglichkeit des vorübergehenden Schutzes ist eine passive Immunisierung. Hierbei werden Antikörper eines anderen Individuums aufbereitet und verabreicht, so dass sofort ein Schutz besteht. Dieser hält aber infolge des Abbaus der Antikörper nur ca. drei Monate an. Dieses Verfahren ist zudem sehr teuer und wird deshalb nur bei bedrohlichen Zuständen verwandt.

Allergie, Atopie und Autoimmunerkrankung

Unter einer Allergie versteht man eine spezifische Überempfindlichkeit gegenüber bestimmten Antigenen. Im Gegensatz zu einer normalen Immunreaktion kommt es hier zu einer überschießenden, meist Antigen-Antikörper oder T-Zellen vermittelten Reaktion. Dem geht in der Regel eine Sensibilisierung durch einen erstmaligen Kontakt mit einem Antigen voraus, bei der die Antikörper und empfindlichen Zellen gebildet werden. In Abhängigkeit davon, welche Strukturen des Immunsystems an der allergischen Reaktion beteiligt sind, werden verschiedene Reaktionstypen mit unterschiedlicher biologischer Antwort auftreten. Die gefährlichste und schwerste Reaktion ist der anaphylaktische Schock, der durch eine pathologische Kreislaufreaktion bis zum Tode führen kann.

Die Bereitschaft, eine Allergie auszubilden, hat offensichtlich einen genetischen Hintergrund. Eine spezielle Gruppe sind die sog. Atopiker (ca. 10–15 % der Bevölkerung), bei denen gehäuft z. B. Asthma bronchiale, auch Heuschnupfen (Rhinitis allergica) auftreten kann und dadurch saisonal die körperliche Leistungsfähigkeit beeinträchtigt wird (Abb. 38). Auch Nesselsucht (Urtikaria), Bindehautentzündung (Konjunktivitis allergica) und endogenes Ekzem (Neurodermitis) gehören zu diesem Formenkreis der Erkrankungen. Häufig werden sogar mehrere dieser Krankheiten durchgemacht oder bestehen nebeneinander.

Eine andere Gruppe von Erkrankungen beruht darauf, dass das Immunsystem nicht mehr alle körpereigenen Strukturen als solche identifiziert und Antikörper z. B. gegen Bindegewebe, Knorpel oder Schleimhäute bildet. Dazu gehören das

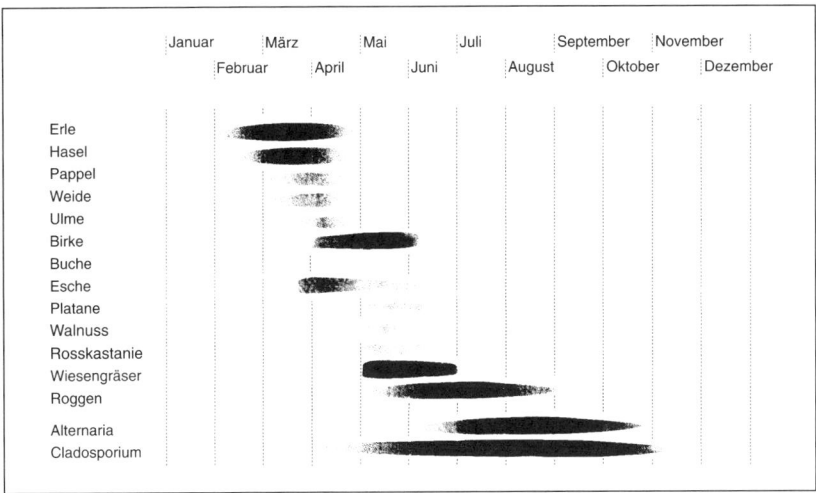

Abb. 38: Pollenallergien (Reaktion vom Soforttyp) können zu Heuschnupfen oder Asthma bronchiale führen. Typischerweise treten sie zu bestimmten Jahreszeiten auf.

rheumatische Fieber, die chronische Polyarthritis oder auch verschiedene Muskelerkrankungen. Man fasst diese Gruppe unter Autoimmunerkrankungen zusammen.

4 Einfluss körperlicher Aktivität auf das Immunsystem

Immunsystem und akute körperliche Belastung

Körperliche Aktivität geht mit einer Reihe von Veränderungen im Stoffwechsel, in der hormonellen Regulation und in der Morphologie der arbeitenden Muskulatur einher, die aufgrund der komplexen Verflechtung mit dem Immunsystem auch hier Reaktionen hervorrufen. Die immunologische Reaktion auf eine akute Belastung ähnelt dabei in Abhängigkeit von der Intensität, Dauer und von der Belastungsform einer akuten Entzündungsreaktion. So findet man eine sequentielle Aktivierung des Komplementsystems, eine Mobilisierung von Granulozyten und Makrophagen und eine Stimulation von T-Lymphozyten. Innerhalb der Lymphozytenpopulation kann der Quotient T_4/T_8 absinken.

Erklärbar ist dies einmal durch morphologische und strukturelle Störungen der Integrität von Gewebe, hier der belasteten Muskulatur, wie sie bei jeder stärkeren Belastung auftritt. Erkennbar ist dies an den gewebespezifischen Enzymanstiegen oder am Anstieg von normalerweise nicht nachweisbaren zellulären Bestandteilen wie z. B. Myoglobin oder Elastin. In diesen geschädigten Gebieten werden Mediatoren freigesetzt, die den Ablauf der Gewebsreaktion und reparative Vorgänge steuern. Zu diesen Mediatoren gehören die Prostaglandine und Kinine, die z. B. beim Muskelkater zu einer lokalen Gefäßerweiterung, Überwärmung, Steigerung der Gewebsdurchlässigkeit und Aktivierung von Schmerzrezeptoren führen. Diese Störung der Integrität wird vom Immunsystem offensichtlich erkannt und in der Erholungsphase in z. T. umfangreichen Abräum- und Reparationsprozessen beseitigt.

Daneben werden weitere Aktivierungsmechanismen des Immunsystems diskutiert. So scheint es bei Belastung im Darmbereich zu einer vermehrten Freisetzung von Endotoxinen im Blut durch Bakterien zu kommen, was ebenfalls einen starken Stimulus für immunologische Folgereaktionen darstellt.

Schließlich besteht auch eine starke Interaktion zwischen belastungsbedingten Veränderungen verschiedener hormoneller Systeme, insbesondere Katecholaminen, Steroiden und Endorphinen. Im weitesten Sinne handelt es sich um eine physiologische Stressreaktion, die in der Regel asymptomatisch wieder abklingt. Dies erklärt auch die Interaktion von physischen und psychischen Belastungen und der Befindlichkeit. Es kann je nach Ausgangslage und Stärke der Interaktion letztlich sowohl ein stimulierender wie supprimierender bzw. modulierender Effekt auf das Immunsystem resultieren.

Immunsystem und chronische körperliche Belastung

Wie bei anderen Organsystemen auch muss man die Reaktion auf eine akute Belastung von möglichen Adaptationen auf wiederholte gleiche Belastungsformen unterscheiden. Tatsächlich gibt es Hinweise, dass das Immunsystem einem Trainingseffekt unterliegt. So führen gleiche wiederholte Belastungen langfristig zu einer schwächeren immunologischen Antwort. Eine der Ursachen dürfte dabei allerdings darin liegen, daß die belasteten Strukturen auch weniger immunologisch wirksame Faktoren bilden, dieser Trainingseffekt somit nicht ausschließlich im Immunsystem selbst liegt.

Es gibt jedoch Hinweise dafür, dass auch das Immunsystem eine Trainingsadaptation aufweist und gleich große Auslenkungen der Homöostase effektiver bewältigt. Dies wäre eine Erklärung für die Befunde, die regelmäßigem Sport einen positiven Effekt in der Infektprophylaxe, der Gesundheitsstabilität und sogar in der Karzinomprophylaxe zuschreiben.

Umstritten bleibt die Frage, ob Hochleistungstraining an der Grenze der physischen Belastbarkeit, wie es insbesondere bei Ausdauersportarten vorkommt, auch zu einer Überforderung des Immunsystems führen kann. In diesen Sportarten besteht oft gleichzeitig eine verstärkte Exposition gegenüber ungünstigen äußeren klimatischen Bedingungen (z. B. Wintersportarten); trotzdem sprechen einige Befunde dafür, dass die Anfälligkeit für banale Infekte im absoluten Hochleistungssport insbesondere bei überzogenem Training und Wettkämpfen im längeren Ausdauerbereich erhöht ist.

Die häufig gefundenen erniedrigten Zahlen für die Leukozyten oder verschiedenen Lymphozytenuntergruppen bei hoch Ausdauertrainierten sind hierfür allerdings kein Beleg, auch das Absinken verschiedener Komplementfaktoren ist in seiner Bedeutung unklar. Eher könnte man den Abfall von Konzentrationen an IgA-Globulin und IgM-Globulin an den Schleimhäuten als mögliche Folge einer katabolen Grundsituation mit einer erhöhten Infektanfälligkeit in Zusammenhang bringen.

Unklar ist auch, ob eine direkte Beeinflussung des Immunsystems vorliegt oder ob mögliche Veränderungen durch eine veränderte Reaktionslage des Endokrinums zu interpretieren sind. So könnten die erhöhten Cortisolspiegel nach Belastung die Immunabwehr beeinflussen. Eine ernsthafte gesundheitliche Gefährdung ist aber auch bei extremen körperlichen Belastungen bisher nicht bekannt geworden.

Zusammenfassung

Das Blut ist in seiner Hauptaufgabe das Transportmedium für Atemgase, Nährstoffe und Hormone. Darüber hinaus erfüllt es wichtige Funktionen bei der Regelung des inneren Milieus, der Temperaturregulation und in der Immunregulation.

Das Blut besteht aus gelblichem Plasma (ohne den Gerinnungsfaktor Fibrinogen als Serum bezeichnet Serum) mit seinen gelösten Bestandteilen, den roten Blutzellen (Erythrozyten), den weißen Blutzellen (Leukozyten) und den für die Gerinnung wichtigen Blutplättchen. Der Anteil der roten Blutkörperchen am Blutvolumen wird Hämatokrit genannt, er liegt bei 44–48% bei den Männern und bei 41–45% bei den Frauen.

Die Erythrozyten sind kleine, kernlose Zellen mit einer Lebensdauer von etwa 120 Tagen. Sie enthalten den roten Blutfarbstoff Hämoglobin, der durch seine Struktur Sauerstoff chemisch gebunden transportieren kann. In 100 ml Blut befinden sich beim Mann 14–16 g und bei der Frau 13–15 g Hämoglobin; 1 g Hämoglobin kann 1,36 ml Sauerstoff binden. Ein Mangel an Hämoglobin bezeichnet man als Anämie, die häufig durch Eisenmangel bedingt ist, aber auch andere Ursachen haben kann.

Die weißen Blukörperchen stellen eine Gruppe von verschiedenen kernhaltigen Zellen dar. Nach Morphologie, Funktion und Bildungsort unterscheidet man Granulozyten, Monozyten und Lymphozyten.

Sie erfüllen wichtige Funktionen in der Infektabwehr, bei allergischen Erkrankungen, bei der Blutgerinnung und bei der speziellen Immunabwehr.

Das Immunsystem dient hauptsächlich der Abwehr von Mikroorganismen wie Bakterien, Viren, Pilzen oder Parasiten, aber auch entarteten Zellen. Man kann eine spezifische von einer unspezifischen Abwehr unterscheiden, und diese kann zellulär (immunkompetente Zellen) und humoral (nicht-zelluläre Substanzen) erfolgen. An der spezifischen Abwehr sind zellulär vor allem T-Lymphozyten und humoral Antikörper, produziert von Plasmazellen und B-Lymphozyten, beteiligt. Für die unspezifische Abwehr sind zellulär Makrophagen und Granulozyten sowie humoral Zytokine und Lysozym zuständig. Bei der Impfung wird dementsprechend die Immunabwehr gezielt gegen einen bestimmten Erreger vorbereitet und gestärkt, so dass der Organismus schnell reagieren kann.

Bei Allergien besteht dagegen eine spezifische Überempfindlichkeit gegen bestimmte Antigene, die eine überschießende immunologische Reaktion auslösen. Die Bereitschaft hierzu ist anlagebedingt und kann zu Erkrankungen wie Heuschnupfen, allergischem Asthma oder Neurodermitis führen. Richtet sich das Immunsystem gegen körpereigene Substanzen, z. B. Bindegewebe, Knorpel oder Schleimhäute, spricht man von einer Autoimmunerkrankung.

Das Blut und das Immunsystem zeigen sowohl eine akute Reaktion auf eine körperliche Belastung wie auch chronische Adaptationen an regelmäßiges Training.

Eine akute Belastung führt in Abhängigkeit von der Intensität und Belastungsdauer sowie den Umgebungsbedingungen zu Flüssigkeits- und Elektrolytverschiebungen, Veränderungen von Eiweißplasmakonzentrationen und der Gerinnungsbereitschaft sowie zu Veränderungen der zellulären Bestandteile. Die Reaktion des Immunsystems ähnelt dabei einer akuten Entzündungsreaktion. In der Regel kommt es nach 24 Stunden wieder zu einer Normalisierung der meisten Parameter.

Bei den langfristigen Adaptationen stehen beim Blut die Zunahme des Plasmavolumens aber auch der zellulären Bestandteile im Vordergrund, die Gerinnung scheint leicht in Richtung einer verminderten Gerinnbarkeit verschoben. Auch beim Immunsystem gibt es Hinweise, dass es eine Trainingsadaptation aufweist. Dabei scheint gemäßigte körperliche Aktivität die Immunabwehr zu stärken, während hochintensives Training im Grenzbereich eher eine Supprimierung des Immunsystems hervorruft. Die Diskussion hierüber ist aber nicht abgeschlossen.

V. Verdauungssystem

Die Verdauungsorgane haben die Hauptaufgabe, die Nahrung aufzunehmen und so zuzubereiten, dass die Baustoffe und Energieträger aufgenommen und genutzt werden können. Hierzu dient die mechanische und chemische Verdauung, die im Verdauungstrakt abläuft. Entlang dieses Verdauungskanals sind eine Reihe von Organen durch Sekretion von enzymreichen Verdauungssäften an der chemischen Verdauung beteiligt, deren wichtigste Funktionen beschrieben wird. In einem letzten Abschnitt wird auf den Einfluss der körperlichen Aktivität auf das Verdauungssystem eingegangen.

1 Physiologie ausgewählter Funktionen des Verdauungssystems

1.1 Oberer Verdauungstrakt

Der Verdauungstrakt bildet vom Mund bis zum After eine durchgehende Verbindung, in dem die Nahrung durch wellenförmige Muskelkontraktionen (Peristaltik) befördert werden kann. Der obere Verdauungstrakt umfasst Mundhöhle, Rachen und Speiseröhre. Im Mund wird die Nahrung durch Geruch und Geschmack geprüft, gekaut und eingespeichelt.

Die Geschmacksprüfung erfolgt durch kleine warzenförmige Erhebungen in der Schleimhaut der Zunge, die als Papillen bezeichnet werden. Bestimmte Papillen sind auch tastempfindlich. Weitere wesentliche Aufgaben der Zunge sind die mechanische Unterstützung bei den Kau- und Saugbewegungen, die Formung eines schluckfähigen Bissens und die Einleitung der Schluckbewegung. Darüber hinaus ist sie maßgeblich an der Sprachbildung beteiligt.

Der Kauvorgang wird durch die Schneide- und Mahlbewegungen der Zähne ermöglicht; Bewegungen der Zunge und der Wangenmuskulatur unterstützen dabei den Vorgang durch das Verschieben der Nahrung. Das bleibende Gebiss umfasst im Oberkiefer und Unterkiefer jeweils 16 Zähne, die etwa ab dem 6. Lebensjahr das Milchgebiss der Kinder ablösen. Das Milchgebiss besteht normalerweise aus 20 Zähnen.

Die Einspeichelung erfolgt durch drei große paarige Speicheldrüsen und durch viele kleine Speicheldrüsen, die über die Mundschleimhaut und die Zunge verteilt sind. Der Speichelfluss wird über reflektorische Aktivierung bei der Aufnahme von Nahrung über die Basalaktivität erhöht. Die wichtigsten Anteile des Speichels sind ein kohlenhydratspaltendes Enzym vom Typ der α-Amylase sowie ein Lysozym, ein Bakterien zerstörendes Enzym. Weiterhin sind Schleimstoffe, Fluoride und Bikarbonat nachweisbar.

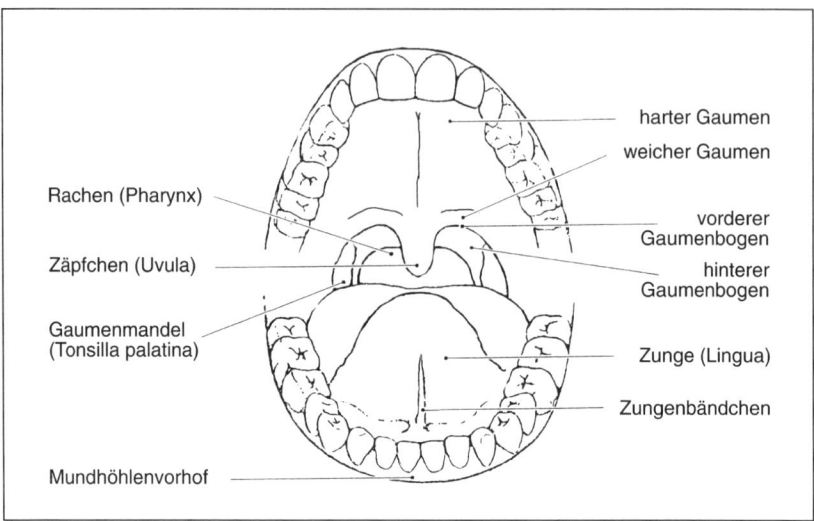

Abb. 39: Ansicht der Zunge (Zungenunterfläche) und des hinteren Bereiches der Mundhöhle.

Das Dach der Mundhöhle wird durch den Gaumen gebildet, der gleichzeitig den Boden der Nasenhöhle darstellt. Er bildet das Widerlager der Zunge beim Sprechen und Kauen, verschließt den oberen Rachenraum beim Schlucken und unterstützt die Sprachbildung. Hinter zwei Schleimhautfalten liegen die Gaumenmandeln, die Teil des sogenannten lymphatischen Rachenringes sind und nicht selten zu akuten und chronischen Entzündungen neigen (Abb. 39)

Daran schließt sich der Rachen an, der die Speiseröhre mit der Mundhöhle verbindet. Hier findet die Kreuzung der Verdauungswege mit den Atmungswegen statt (Abb. 40).

Damit es während des Schluckaktes nicht zu einem Eindringen des Speisebreis in die Luftröhre kommt, wird der Nasen-Rachen-Raum durch das Anheben des Gaumensegels und der Kontraktion der Rachenmuskulatur abgedichtet und der Kehlkopf durch den Kehlkopfdeckel verschlossen. Dies geschieht dadurch, dass der Kehlkopf durch einen Muskel unter die nach hinten gedrückte Zunge gezogen wird und der Kehldeckel dadurch auf den Eingang des Kehlkopfes gedrückt wird. Eine anschließend reflektorisch ablaufende Kontraktionswelle drückt den Speisebrei in die Speiseröhre.

Die Speiseröhre besteht aus einem 23–27 cm langen Muskelschlauch, der vorwiegend dem Transport des Speisebreis zum Magen dient. Hierzu laufen peristaltische Kontraktionswellen in Richtung Magen ab, die die Speise in ca. 20-30 Sekunden bis zum Mageneingang transportieren. Hier wird reflektorisch der Magenmund (Cardia) geöffnet, so dass der Speisebrei in den Magen zur weiteren Verdauung eintreten kann. In der Speiseröhre selbst findet keine Verdauung oder Resorption statt.

Physiologie ausgewählter Funktionen des Verdauungssystems **85**

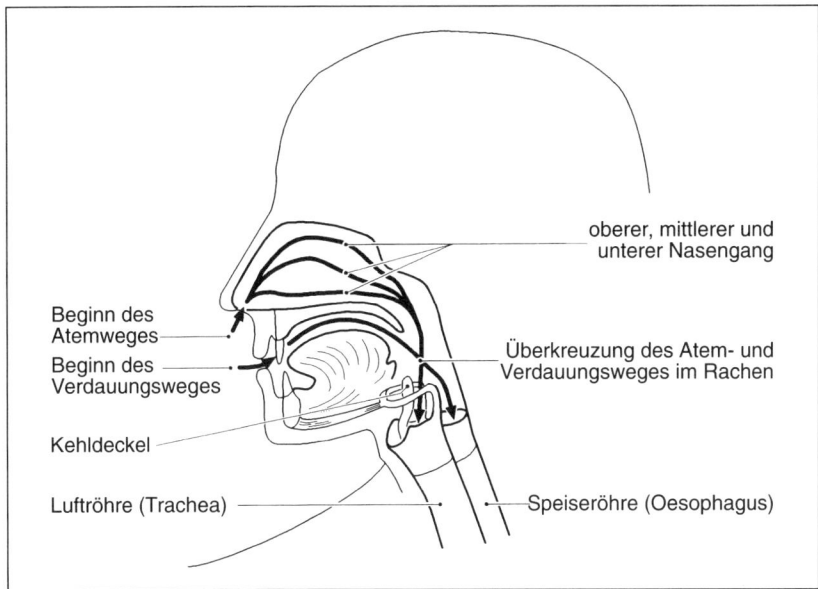

Abb. 40: *Schluckwege und Atemwege des Menschen. Während des Schluckaktes wird der Kehlkopf durch den Kehldeckel und die nach hinten gedrückte Zunge abgedichtet.*

1.2 Mittlerer Verdauungstrakt (Abb. 41)

Der Übergang von der Speiseröhre in den Magen erfolgt in Höhe des Zwerchfells und damit auch der Wechsel vom Brustraum in den Bauchraum. Der Magen stellt eine Erweiterung des Verdauungsschlauches dar und hat einen Inhalt von etwa 1,5 Liter. Wesentlich für die weiteren Verdauungsprozesse im Magen ist die Bildung des Magensaftes von ca. 2 Liter/Tag . Er entsteht im Wesentlichen durch die Sekretion von Salzsäure in den Belegzellen, die zu einer Absenkung des pH-Wertes auf 1–2 führt und dadurch desinfizierend wirkt und die Eiweiße angreift.

Unterstützt wird die Spaltung der Eiweiße durch die Bildung von Enzymen (Pepsinogene), die von den Hauptzellen gebildet werden und durch das saure Milieu in die aktiven Pepsine umgewandelt werden. Zusammen mit der Magensäure zerstört der pepsinhaltige Magensaft die eiweißhaltige Gerüstsubstanz pflanzlicher Nahrungsmittel und die bindegewebigen Hüllen tierischer Nahrungsmittel, so dass die Freisetzung zahlreicher Nährstoffe erst möglich wird.

Damit die Magensäure und das Pepsin nicht den eigenen Magen angreifen, bildet die Magenschleimhaut über spezielle Magendrüsen (Nebenzellen) einen muzinhaltigen Magenschleim, der durch Bildung eines geschlossenen Films die Schleimhaut schützt. Weiterhin wird im Magen von den säurebildenden Belegzellen mit dem *intrinsic faktor* eine Substanz gebildet, die die Aufnahme des Vitamin B_{12} ermöglicht, welches bei der Blutbildung langfristig unverzichtbar ist.

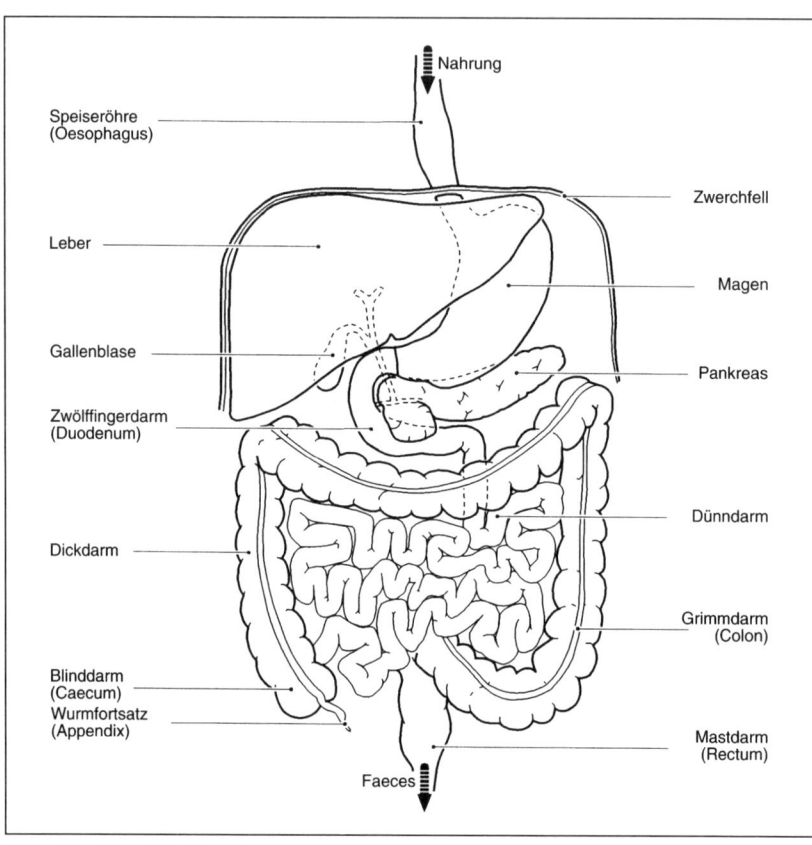

Abb. 41: Übersicht über das mittlere und untere Verdauungssystem.

Die Steuerung der Magensaftbildung und damit der Verdauung im Magen erfolgt sowohl nerval als auch durch direkten Kontakt der Speisen im Magen und beim Übertritt in den Dünndarm. Die Aktivierung geschieht hauptsächlich durch Freisetzung des Hormons Gastrin in den G-Zellen des Magenausganges, die Hemmung durch das Hormon Sekretin, welches im Duodenum gebildet wird und über den Blutweg zum Magen gelangt.

Bei leerem Magen sind die Muskelfasern der Magenwand stark verkürzt, so dass die Magenwände nahezu anliegen. Bei Nahrungszufuhr kommt es zu einer reflektorischen Erschlaffung und der Magen erweitert sich. Durch rhythmische Kontraktionswellen erfolgt eine kontinuierliche Durchmischung, und der Mageninhalt wird dann in kleinen Portionen an den Dünndarm weitergegeben. Die Verweildauer der Speisen im Magen hängt sehr von der Zusammensetzung der Speisen ab. Kohlenhydratspeisen verweilen am kürzesten, fettreiche Speisen am längsten; die Magenverweilzeit kann somit zwischen 2-7 Stunden variieren.

Physiologie ausgewählter Funktionen des Verdauungssystems

Die Hauptaufgabe des ca. drei m langen Dünndarms ist die vollständige Verdauung des vorverdauten Speisebreis sowie die Resorption der bis auf kleine Bruchstücke aufgespaltenen Moleküle. Zur vollständigen Verdauung werden täglich mehrere Liter Verdauungssäfte aus der Galle, der Bauchspeicheldrüse und aus dem Dünndarm selbst in das Dünndarmlumen abgesondert und wieder resorbiert (Abb. 42).

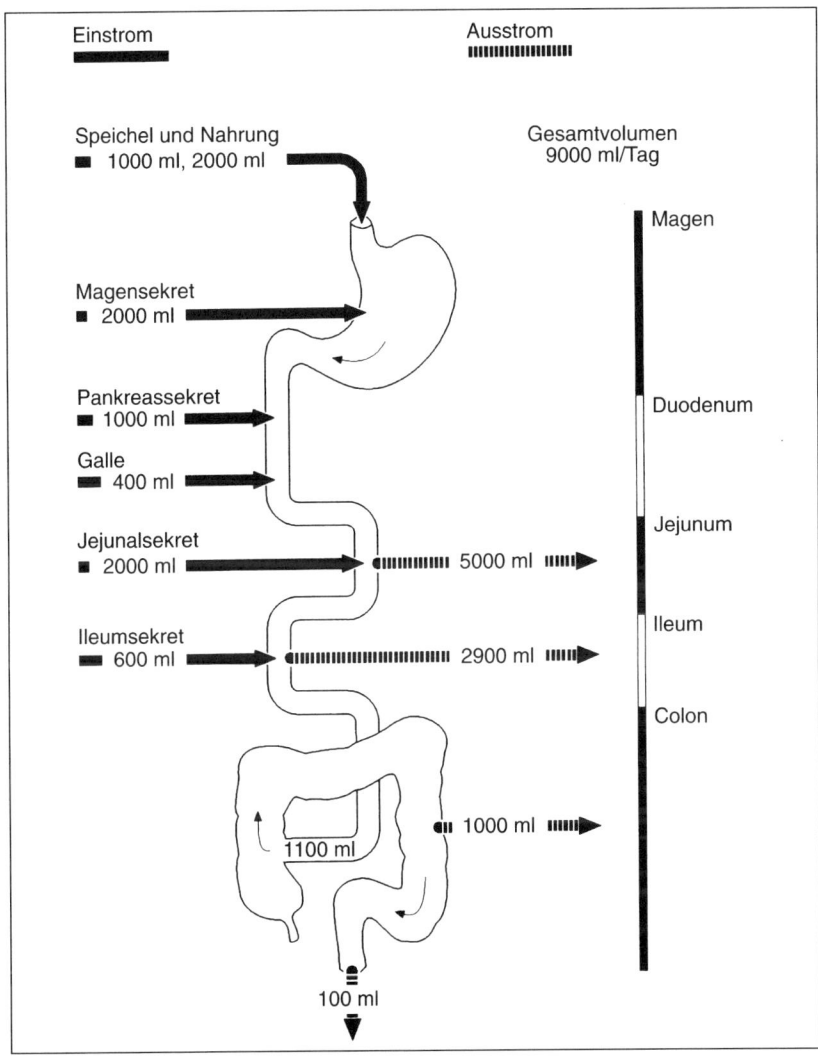

Abb. 42: Produktion von Verdauungssäften und Resorption im mittleren und unteren Verdauungstrakt.

Pro Tag werden von der Leber etwa 0,5 Liter Gallenflüssigkeit gebildet, die über den Gallengang in den Dünndarm abgegeben werden. Die Gallenblase erfüllt dabei die Funktion eines Speicherorgans, welches bei Bedarf durch Kontraktionen portionsweise Gallenflüssigkeit in den Dünndarm abgibt. Die Gallenflüssigkeit besteht aus Gallensäuren, Bilirubin, Cholesterin, Lezithin, aber auch weiteren fettlöslichen Substanzen, darunter Hormone und evtl. Medikamente, die in der Leber metabolisiert bzw. eliminiert werden. Für die Verdauung sind die Gallensäuren von Bedeutung, da sie die Fette durch Herabsetzung der Oberflächenspannung fein verteilen (emulgieren) und dadurch den fettspaltenden Lipasen eine gute Angriffsfläche bieten.

Die fettspaltenden Lipasen sowie die kohlenhydratspaltenden Amylasen werden von der Bauchspeicheldrüse gebildet. Weitere eiweißspaltende Enzyme sind die Carboxypeptidase sowie das Trypsin und Chymotrypsin, welche aus Vorstufen durch eine von der Dünndarmschleimhaut gebildeten Enterokinase entstehen. Da der vom Magen kommende Speisebrei sehr sauer ist und die Pankreasenzyme bei saurem Milieu ihre Spaltfunktion nicht erfüllen können, ist der Pankreassaft sehr bikarbonatreich und neutralisiert dadurch den Darminhalt. Zusätzlich erfolgt vom Dünndarm selbst eine Flüssigkeitsabgabe durch verschiedene Drüsen, die neben schleimreichem, bikarbonathaltigem Sekret (Brunner-Drüsen, Becherzellen) und plasmaisotoner NaCl-Lösung (Hauptzellen) auch Hormone produzieren, die der Regelung der Dünndarm-Sekretion dienen und sowohl humoral als auch neuronal stimuliert werden können.

Der Inhalt des Dünndarms wird während der Transportzeit von 5 bis 8 Stunden ständig durchmischt. Der so entstehende Dünndarminhalt wird über das Schleimhautepithel auch wieder aufgenommen (Abb. 42). Hierzu vergrößert der Dünndarm seine Oberfläche massiv durch eine starke Auffaltung bis auf die Ebene der einzelnen Zelle, die lumeneinwärts Mikrovilli bildet (Abb. 43).

Dicht unter dem Epithel des Dünndarms liegt ein engmaschiges Netz von Blutkapillaren und Lymphgefäßen, welches der Versorgung der Zellen und gleichzeitig der Aufnahme der Nährstoffe dient. Die bis auf die Dipeptide zerlegten Eiweiße werden durch Dipeptidasen im Bürstensaum bis auf die Aminosäuren gespalten und gelangen durch aktive Transportvorgänge und Diffusionsvorgänge in die Kapillaren. Von dort aus strömen sie in den Pfortaderblutgefäßen zur Leber und schließlich in den übrigen Kreislauf.

Die Kohlenhydrate werden durch die Verdauung bis auf die Moleküle Galaktose, Glukose und Fruktose abgebaut. Die Galaktose wird ebenso wie die Glukose mittels eines aktiven Transportmechanismus in den Bürstensaum aufgenommen und gelangt dann durch Diffusion in die Kapillaren. Die Fruktose gelangt durch erleichterte Diffusion ins Blut, der Abtransport erfolgt wie bei den Aminosäuren.

Die Fette werden zu 90% als Triglyzeride aufgenommen. Weiter gehören dazu die Phospholipide, Cholesterin, Cholesterinester und die fettlöslichen Vitamine. Die nach der Aufspaltung erhaltenen Monoglyzeride, freien Fettsäuren, Cholesterine, Phospholipide und fettlöslichen Vitamine bilden unter dem Einfluss von Gallensäuren Mizellen, die schließlich in einem komplexen Vorgang resorbiert werden können. Der Abtransport zeigt eine Besonderheit. Die kurz- und mittel-

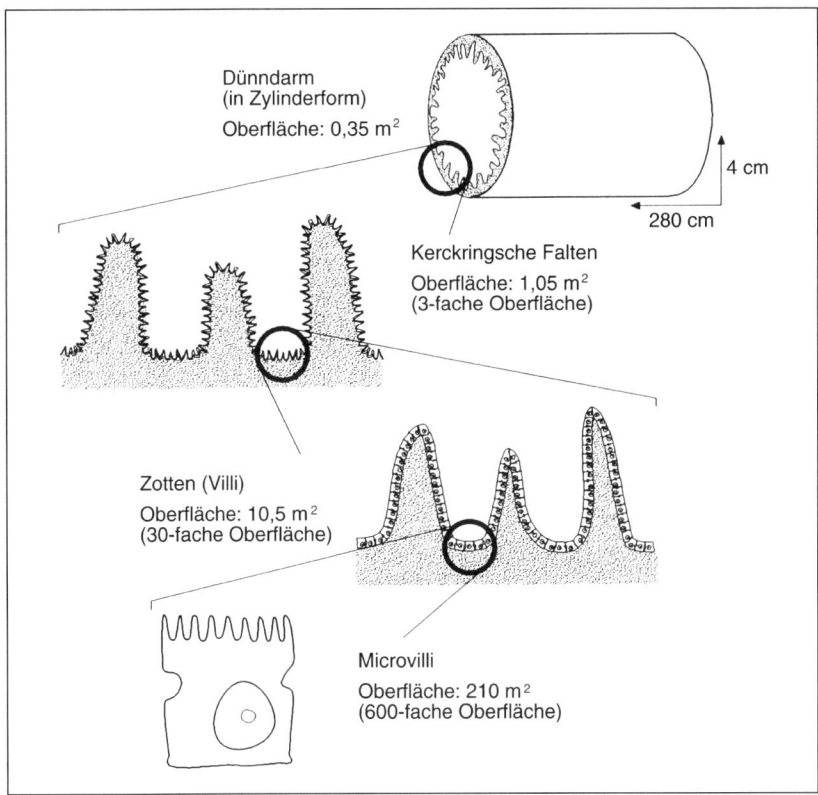

Abb. 43: Durch Kerckringsche Falten, Zotten und Mikrovilli wird die Oberfläche des Dünndarms bis zum 600-fachen gegenüber einer glatten Fläche vergrößert.

kettigen freien Fettsäuren gelangen direkt zum Pfortadersystem der Leber. Die übrigen Bestandteile der Mizellen werden nach Resynthetisierung der Triglyzeride zu Eiweiß-Fetttröpfchen umgeformt und als Chylomikronen über den Lymphweg an der Leber vorbei in den Kreislauf eingeschleust.

Die Gruppe der fettlöslichen Vitamine (E, D, K, A) werden über die Mizellenbildung zusammen mit den Fetten resorbiert. Bei Störungen der Fettresorption werden sie ebenfalls vermindert aufgenommen. Die wasserlöslichen Vitamine der B-Gruppe und das Vitamin C gelangen über passive Diffusionsvorgänge in den Blutkreislauf. Für das Vitamin B_{12} ist allerdings als Besonderheit der von der Magenschleimhaut gebildete Intrinsic-Faktor erforderlich, damit es im Dünndarm aufgenommen werden kann.

Als letzte größere Nährstoffgruppe sind die Nukleotide zu erwähnen. Sie werden durch Nukleasen, die im Pankreassaft und Dünndarmsaft enthalten sind, aufgespalten und als Ribose bzw. Desoxyribose ebenso wie ihre stickstoffhaltigen Basen Adenin, Thymin, Guanin und Cytosin durch die Darmschleimhaut resorbiert. Von hier aus gelangen sie über den Kreislauf zu den Zellen und können wieder zu Nukleinsäuren resynthetisiert werden.

1.3 Unterer Verdauungstrakt

Der Dünndarm mündet im rechten Unterbauch mit einer Klappe (Bauhinsche Klappe) in den ca. 1,5 m langen Dickdarm (Abb. 41, Abb. 44). Man unterscheidet die Abschnitte Blinddarm und Appendix (Wurmfortsatz), das Colon (Grimmdarm) mit dem Colon ascendens, Colon transversum und Colon descendens sowie dem Mastdarm (Rektum). Die Verdauung und Resorption von Nährstoffen erfolgt hauptsächlich im Dünndarm, die Aufgabe des Dickdarms ist vor allem die Rückresorption von Elektrolyten und Wasser und die damit verursachte Eindickung des Darminhaltes. Er benötigt deshalb auch keine Zotten. Durch eine reichliche Besiedlung mit Bakterien (Anaerobier, Escherichia coli, Bacterium putrificus) erfolgt außerdem eine Gärung und ein weiterer Abbau der Nahrungsreste, insbesondere pflanzlicher und tierischer Gerüstsubstanzen wie Zellulose und Bindegewebe.

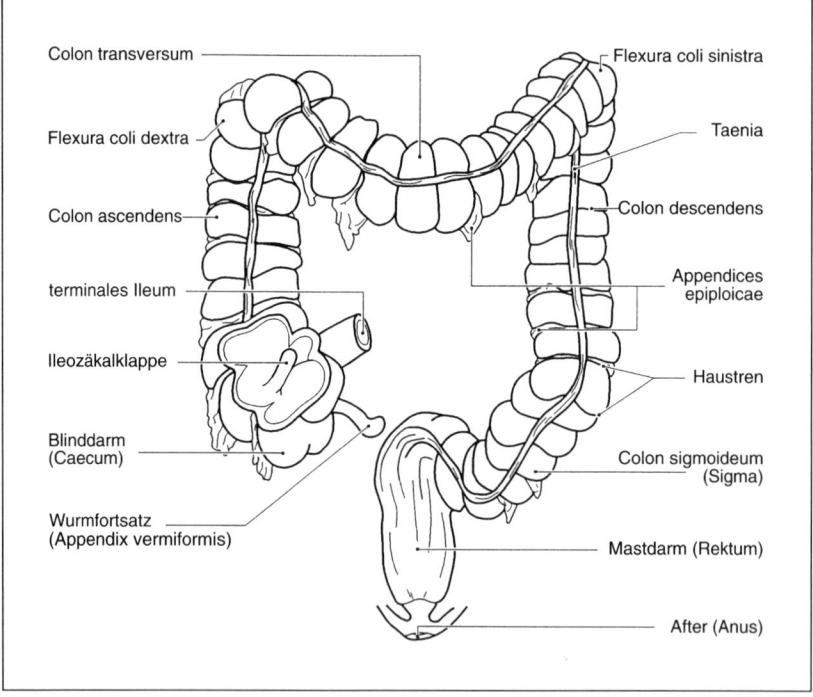

Abb. 44: Unterer Verdauungstrakt mit Dickdarm (Blinddarm und Kolon) und Mastdarm (Rektum).

Der Darminhalt wird durch Kontraktionen einer äußeren Längsmuskelschicht (Tänien) und inneren Ringmuskelschicht, die wechselnde Dickdarmausbuchtungen bildet (Haustren), zum Mastdarm (Rektum) transportiert. Das Rektum bildet den 15-20 cm langen letzten Darmabschnitt. Hier sind Tänien und Haustren nicht mehr vorhanden, das Rektum fungiert eher als Sammelbehälter, um den Darminhalt über den After (Anus) nach Passieren zweier Schließmuskeln mit einer Frequenz von 3x/Tag bis 3x/Woche und einer Menge von 200 bis 300 ml/Tag zu entleeren. Eine verzögerte oder erschwerte Darmentleerung wird Obstipation, eine erhöhte Stuhlfrequenz Diarrhoe genannt. Hierbei handelt es sich um Fehlfunktionen, denen verschiedene Ursachen (z. B. Tumoren, entzündliche Darmerkrankungen, Bewegungsmangel, Extrembelastungen) zu Grunde liegen können.

Der ausgeschiedene normale Stuhl enthält neben 65–75% Wasser hauptsächlich unverdaubare Nahrungsbestandteile sowie Gärungs- und Fäulnisprodukte, abgestoßene Epithelzellen des Darmes, Bakterien, Entgiftungsprodukte und Sterkobilin, welches als Abbauprodukt des Blutfarbstoffes für die Stuhlfarbe verantwortlich ist.

1.4 Leber

Die Leber ist die größte Anhangsdrüse des Darmes, sie wiegt im Schnitt 1500 g und liegt im rechten Oberbauch direkt unter dem rechten Zwerchfell (Abb. 41). Sie ist in einen rechten und linken Leberlappen unterteilt, auf der Unterseite des rechten Leberlappens befindet sich die Gallenblase.

Die Leber erfüllt im Wesentlichen drei Hauptaufgaben:
- zahlreiche Funktionen im Energie- und Baustoffwechsel (Eiweiß-, Kohlenhydrat-, Fettstoffwechsel)
- Abbau und Entgiftungsfunktionen
- Bildung von Galle.

Zur Erfüllung dieser Aufgaben hat sich bei der Leber eine spezielle Gefäßversorgung entwickelt. 25% der Blutversorgung kommen aus dem arteriellen System über eine Leberarterie (Arteria hepatica), die übrigen 75% stammen aus der Pfortader, einer großen Vene, die das venöse Blut der Bauchorgane und insbesondere der Dünndarmvenen sammelt. So werden die resorbierten Nährstoffe, aber auch Abbauprodukte aus der Milz, Hormone des Pankreas und teilweise resorbierte Nährstoffanteile aus dem Magen der Leber direkt zugeführt, ohne in den großen Kreislauf zu gelangen. Auf diese Art und Weise werden alle Stoffe, die über den Magen-Darmtrakt aufgenommen werden, gefiltert (first pass-Effekt) und gegebenenfalls entgiftet (Medikamente).

Feingeweblich besteht die Leber aus einer großen Anzahl von Leberläppchen, die wie sechseckige Waben angeordnet sind. An den Eckpunkten dieser Waben verlaufen drei Gefäße parallel (Ast der Leberarterie, Ast der Pfortader, Gallengang) (Abb. 45). Die Leberläppchen selbst werden aus radiär verlaufenden Zellsträngen gebildet, die übereinander geschichtet ein Plattensystem aufbauen. Das Blut aus der Leberarterie und den Ästen der Venae portae mischt sich nun auf dem Weg zur Zentralvene in den sogenannten Sinusoiden. Dies sind blutdurchströmte Räume zwischen den Leberzelllagen. Die Zentralvenen sammeln

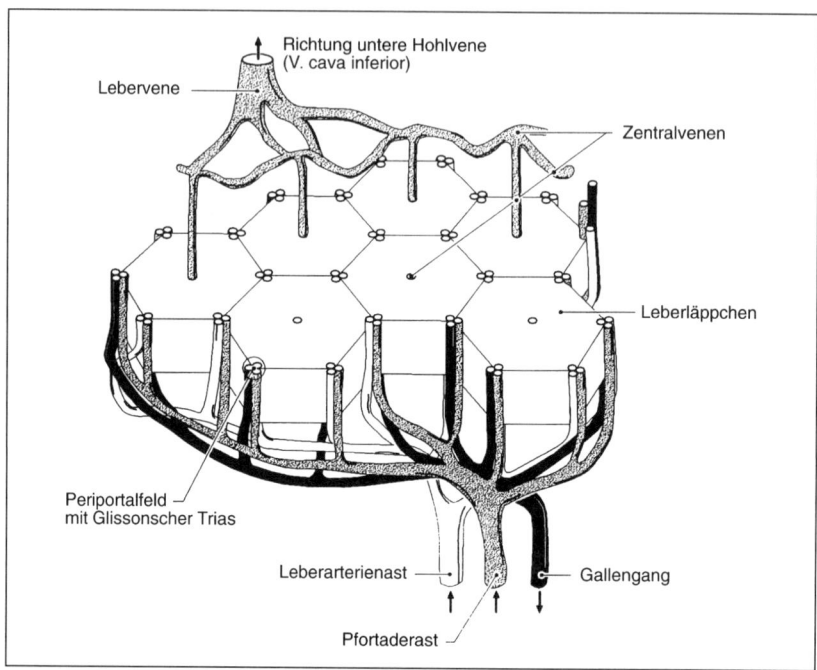

Abb. 45: Blutfluss der Leberarterie und der Pfortader zur Zentralvene. Die sechseckige Struktur stellt ein Leberläppchen dar; hier mischt sich das Blut auf dem Weg von der Leberarterie und Pfortader zur Zentralvene. Der Gallenfluss erfolgt entgegengesetzt.

das venöse Blut und führen es der unteren Hohlvene zu. Getrennt von dem Blutkapillarsystem existiert zwischen den Leberzellen ein zweites Kapillarsystem, in dem die gebildete Galle abfließt, in den Gallengängen ge-sammelt und schließlich in der Gallenblase deponiert wird oder direkt über den Hauptgallengang in den Zwölffingerdarm mündet.

Aufgrund des Aufbaus der Leberzellen und ihrer enzymatischen Ausstattung spielt die Leber eine bedeutende Rolle im Energie- und Baustoffwechsel (s. ab S. 162 ff.) und bei der Entgiftung und Ausscheidung von Fremdstoffen und körpereigenen Stoffen. So ist die Leber in der Lage, überschüssigen Blutzucker in die Speicherform Glykogen zu überführen und etwa 300 g Glykogen zu speichern. Bei Bedarf – z. B. bei körperlicher Belastung – kann dieses Glykogen mobilisiert und als Glukose an das Blut abgegeben werden. Auch die Neubildung von Glukose (Glukoneogenese) aus Laktat und einer Aminosäure (Alanin) unter Freisetzung von Ammoniak kann in der Leber stattfinden; sie stellt damit die Verbindungen der einzelnen Nährstoffgruppen untereinander her.

Auch im Stoffwechsel der Eiweiße und Aminosäuren nimmt die Leber eine zentrale Stellung ein. Wichtige Eiweiße, die in der Leber synthetisiert werden, sind Albumine und Globuline sowie die Gerinnungsfaktoren (s. S. 62 ff.). Bei dem großen Umsatz und auch Abbau von Aminosäuren entsteht als Abbauprodukt etwa 20–25 g/Tag Harnstoff, der über das Blut letztlich im Urin ausgeschieden wird.

Obwohl die Leber auch im Lipidstoffwechsel eine bedeutende Rolle spielt, speichert sie unter physiologischen Bedingungen nur geringe Mengen von Fetten in Form von Triglyceriden. Von Bedeutung ist die Biosynthese der Phospholipide, des Cholesterins und der Lipoproteine (VLDL-, LDL-, HDL-Cholesterin) sowie der Gallensäuren. Auch L-Carnitin, ein wichtiges Transportmolekül für freie Fettsäuren durch die Mitochondrienmembran, wird in der Leber zusätzlich zum aufgenommenen Carnitin gebildet. Eine Schlüsselfunktion hat die Leber auch beim Abbau von VLDL- und LDL-Cholesterin und Apoproteinen.

Neben der Entgiftungsreaktion von Ammoniak zu Harnstoff können körpereigene und körperfremde organische Verbindungen durch „Hydroxylierung", sowie „Glucuronidierung" oder auch „Sulfatierung" unschädlich gemacht und ausgeschieden werden. Andere Entgiftungsreaktionen sind Methylierung, Acetylierung und Umsetzungen mit dem Tripeptid Glutathion. Bei Überlastung mit toxischen Stoffen, z. B. chlorierten Kohlenwasserstoffen oder fluorierten Hormonen – hierzu gehören auch einige Anabolika – können durch Bildung sehr reaktionsfähiger Zwischenverbindungen die Leberzellen zerstört werden. Dadurch ist eine Schädigung eventuell der gesamten Leber möglich.

1.5 Pankreas

Das Pankreas (Bauchspeicheldrüse) ist die größte Verdauungsdrüse des Körpers mit einer exokrinen und endokrinen Funktion. Sie liegt retroperitoneal und damit außerhalb der Bauchhöhle im C-Bogen des Zwölffingerdarmes (Abb. 41). Man unterscheidet Kopf, Körper und Schwanz. Das gesamte Organ besteht vorwiegend aus serösen Drüsenläppchen, deren Ausführungsgänge in einen Hauptausführungsgang münden, der wiederum im Duodenum endet.

Als exokrine Drüse gibt das Pankreas wichtige Verdauungsenzyme in den Dünndarm ab, insbesondere Peptidasen, Lipasen und Amylasen (s. S. 127 ff.). Daneben besitzt das Organ ein zweites System von Zellen, die wie kleine Inseln über das ganze Pankreas verstreut sind. Drei Arten von Zellen werden unterschieden, die eine endokrine Funktion erfüllen. Die sogenannten A-Zellen bilden das Hormon Glukagon, B-Zellen das Hormon Insulin und D-Zellen das Somatostatin, welches allerdings auch an anderen Stellen des Verdauungstraktes synthetisiert wird.

Insulin ist ein Eiweißhormon mit einem komplexen Wirkungsspektrum, welches gleichsinnig zu einer Senkung des Blutzuckerspiegels führt. Ein absoluter oder relativer Mangel an Insulin führt zur Zuckererkrankung (Diabetes mellitus). Das Peptidhormon Glukagon ist der Hauptgegenspieler des Insulins; es fördert den Glykogenabbau (Glykogenolyse) und die Glukoseneubildung (Glukoneogenese) u. a. aus Laktat und Alanin. Neben Glukagon erhöhen insbesondere auch die Katecholamine (Adrenalin), Glukokortikoide und das Wachstumshormon den Blutzuckerspiegel. Demgegenüber hat Somatostatin eine wichtige Funktion bei der Sekretion der Verdauungsdrüsen, indem es vor allem die Magensaftsekretion und Pankreassekretion hemmt.

2 Einfluss körperlicher Aktivität auf das Verdauungssystem

Während körperlicher Belastung, insbesondere bei dynamischen Belastungsformen, wird der Magendarmbereich durch hormonelle Einflüsse (Katecholamine), Verminderung des parasympathischen Tonus und Verminderung der Durchblutung in seinen Funktionen eingeschränkt (s. a. S. 13 ff., 37 ff.). Insbesondere werden die Verdauungs- und Resorptionsvorgänge in Abhängigkeit von der Intensität und Dauer der Belastung beeinflusst.

Umgekehrt kann aber auch voluminöse, schwer verdauliche Nahrung zur Verminderung der Leistungsbereitschaft führen, wenn hierdurch die Verdauungsvorgänge übermäßig aktiviert und verlängert werden. Leicht verdauliche Nahrung wie gut resorbierbare Kohlenhydrate und geeignete (isotone) Flüssigkeit werden aber auch noch bei mittlerer bis höherer Intensität aufgenommen und sind bei langen körperlichen Belastungen (>1,5–2 h) und hohen Temperaturen sogar erforderlich, um die optimale Leistungsfähigkeit aufrechtzuerhalten (s. S. 47 ff.).

Durch die zentrale Stellung der Leber im Stoffwechsel kommt ihr bei körperlicher Belastung eine besondere Bedeutung zu. Zwar sinkt die Durchblutung der Leber während Belastung ebenfalls, durch den Anstieg der Körperkerntemperatur und dem stärkeren Anfluten von Stoffwechselprodukten steigt dennoch partiell der Stoffwechselumsatz. Insbesondere kommt es durch die Aufnahme von Laktat zum Wiederaufbau der Glukose (Glukoneogenese) und bei Bedarf zum Abbau von gespeichertem Glykogen (Glykogenolyse), um die Glukosehomöostase im Blut aufrechtzuerhalten.

Bei chronischer Belastung reagiert die Leber auf die erhöhten Anforderungen wie andere Organe auch mit einer Vergrößerung und Hypertrophie, so dass der Begriff „Sportleber" nicht unangebracht erscheint. In erster Linie wird die Vergrößerung durch eine vermehrte Speicherung von Glykogen (10–12 g/100 g Lebergewicht) hervorgerufen. Daneben kommt es aber auch zu Leberzellvergrößerungen mit erhöhten Struktur- und Enzymproteinen, Zunahme der Mitochondrien und stärkerer Durchblutungskapazität. Diese Veränderungen sind – dem Sportherz vergleichbar – bei Trainingsreduktion reversibel.

Im Gegensatz zur Leber sind morphologische Veränderungen der Bauchspeicheldrüse durch Sport nicht bekannt, was vor allem auch mit dem schwierigen methodischen Zugang zusammenhängen kann. Auch erscheint das Pankreas bei keiner sportlichen Belastung funktionell so stark involviert, dass man Adaptationen erwarten müsste, auch wenn die blutzuckerregulierenden Hormone bei körperlicher Belastung eine wichtige Rolle spielen.

Von größerer praktischer Bedeutung als die Adaptationen sind mögliche Schädigungen des Verdauungstraktes durch sportliche Belastungen. Durch den fehlenden bzw. geringen knöchernen Schutz des Bauchraumes ist dieser Bereich durch Einwirkungen von außen relativ stark gefährdet. Dies gilt bei Kontaktsportarten wie Boxen, Ringen oder Spielsportarten für gegnerische Einwirkungen oder bei Sportarten mit Sportgeräten für Unfälle.

Darüber hinaus können körperliche Belastungen selbst zu funktionellen oder gar strukturellen Störungen führen. Die bekannteste funktionelle Störung ist das Auftreten von Leberschmerzen (Seitenstechen), Magenschmerzen oder Darmschmerzen (häufig mit Stuhlabgang). Obwohl „Seitenstechen" verschiedene Ursachen haben kann, beruht es häufig, wenn die Leber beteiligt ist, auf einer vegetativen Fehlregulation der Gefäßdurchblutung. Sowohl eine vermehrte und übermäßige Blutfülle der Leber mit einem Kapseldehnungsschmerz als auch Minderdurchblutungen infolge einer überschießenden spastischen Gefäßregulation sind beschrieben worden. Den gleichen Mechanismus muss man bei „Seitenstechen" auf der Gegenseite für die Regulation der Milzdurchblutung annehmen.

Diese Dysregulation der Durchblutung entsteht häufig bei Ausdauerbelastungen mit zu rascher Belastungssteigerung (Übermotivation), bei Diätfehlern und bei schlechtem Trainingszustand. Meist lassen sich die Beschwerden durch gefäßwirksame, insbesondere gefäßerweiternde Mittel beseitigen. Im Extremfall, besonders bei starken Flüssigkeitsverlusten und hoher Körperkerntemperatur, kann es allerdings durch die starke Drosselung der Durchblutung auch zu schweren Ischämien (mangelnde Sauerstoffversorgung) mit Leberfunktionsausfall oder Nekrosen im Darmbereich kommen.

Bei den Magen- und Darmschmerzen spielen neben der Störung der Durchblutungsregulation auch mechanische Ursachen eine Rolle. Insbesondere beim Laufsport können Schleimhautblutungen sowohl im Darm wie im Magen durch mechanische Reibung auftreten und in seltenen Fällen zu schweren Blutungen mit Bluterbrechen oder blutigem Stuhlabgang führen. Harmloser sind beschleunigte Magendarmpassagen durch die körperliche Aktivität mit Durchfallneigung. Diese kann bei empfindlichen Personen auch vor Trainings- oder Wettkampfbelastungen durch eine stressbedingte vegetative Dysfunktion regelmäßig auftreten, ohne dass eine gesundheitsschädliche Relevanz besteht.

Zusammenfassung

Das Verdauungssystem dient der Aufbereitung der Nahrung, so dass sie für den Baustoff- und Energiestoffwechsel aufgenommen werden kann. Hierzu dient die mechanische und chemische Verdauung, die im Verdauungstrakt abläuft.

Man unterscheidet einen oberen von einem mittleren und unteren Verdauungstrakt. Der obere Verdauungstrakt reicht von der Mundhöhle bis zur Speiseröhre; hier wird die Nahrung durch Geschmack und Geruch geprüft und eingespeichelt. Im mittleren Verdauungstrakt, der den Magen und Dünndarm umfasst, wird die Nahrung durch chemische Bearbeitung weiter zubereitet und hauptsächlich im Dünndarm resorbiert. Die Hauptaufgabe des Dickdarms und Rektums als unterer Verdauungstrakt ist die Resorption von Wasser, die Vergärung, die Eindickung und Formung sowie die Ausscheidung des Stuhls.

Die Tätigkeit des Verdauungssystems ist nicht möglich ohne die Organe entlang des Verdauungskanals, die wichtige Funktionen im Verdauungsprozess erfüllen. So produziert die Leber die für die Fettresorption wichtigen Gallensäuren und gibt darüber hinaus gleichzeitig metabolisierte und Ausscheidungsprodukte in den Darm ab. Eine große Bedeutung hat die Leber auch als biochemisches Labor, welches die mit der Nahrung aufgenommenen Bestandteile verarbeitet. Dies wird begünstigt durch die Existenz des Pfortadergefäßsystems, welches einen Großteil der im Darm aufgenommenen Stoffe direkt zur Leber leitet. Die Leber erfüllt außerdem wichtige Abbau- und Entgiftungsfunktionen im Stoffwechsel.

Ein weiteres wichtiges Organ ist die Bauchspeicheldrüse mit der Bildung von Verdauungsenzymen wie Peptidasen, Lipasen und Amylasen. Sie ist weiterhin Bildungsort der Hormone Insulin und Glukagon, die beiden wichtigsten Hormone für die Regulation des Blutzuckerspiegels.

Resorptionsvorgänge und Verdauungsvorgänge werden durch körperliche Aktivität in Abhängigkeit von der Belastungsform, -intensität und -dauer beeinflusst. Von größerer praktischer Bedeutung als die Adaptationen sind allerdings funktionelle und auch strukturelle Störungen des Verdauungssystems, die allerdings hauptsächlich im Leistungssport vorkommen.

VI. Urogenitalsystem

Die Nieren erfüllen komplexe Aufgaben, die sich in eine Ausscheidungsfunktion, endokrine Funktion, Entgiftungsfunktion und regulierende Funktion für das innere Milieu (Wasserhaushalt, Elektrolythaushalt) unterscheiden lassen. Dies kann nur in der Synopsis mit der funktionellen Anatomie der Niere und ihrer ableitenden Harnwege (Harnleiter, Blase, Harnröhre) verstanden werden, die deshalb relativ ausführlich berücksichtigt wird. Schließlich wird noch die Wirkung der körperlichen Aktivität auf die Funktion der Niere und der ableitenden Harnwege behandelt.

Bei den Genitalsystemen sind für den Sport vor allem die hormonellen Regelkreise von Bedeutung, die deshalb an dieser Stelle mit abgehandelt werden. Dies gilt insbesondere für den weiblichen Organismus, bei dem sich körperliche Aktivität und Sport auch am stärksten auf die Entwicklung und das Verhalten des reproduktiven Systems auswirken.

1 Physiologie ausgewählter Funktionen der Niere und ableitenden Harnwege

Die Nieren sind paarig angelegt und liegen rechts und links der Wirbelsäule außerhalb der Bauchhöhle. Sie sind 11–12 cm lang, 6 cm breit und ca. 150 g schwer (Abb. 46). Die Nieren sind von einer derben Nierenkapsel überzogen, die wiederum von einer Fettschicht umgeben ist. Sie dient als Schutz gegen Wärmeverluste und mechanische Verletzungen.

Die Niere selbst besteht aus verschiedenen Schichten, die auch eine unterschiedliche Funktion erfüllen (Abb. 47). In der äußeren Rindenschicht liegen zahlreiche Nierenkörperchen (ca. 1 Million/Niere). Ein Nierenkörperchen (Nephron) ist ein Hohlraum (Bowmansche Kapsel), in den ein kapillares Gefäßknäuel (Glomerulum) hineingestülpt ist. In diese Kapsel wird durch das Glomerulum der Primärharn (Ultrafiltrat) abgefiltert. Das Glomerulum besteht aus einer zuleitenden Kapillare (Vas afferens) und einer ableitenden Kapillare (Vas efferens) (Abb. 47).

Die Vas efferens führt das primär gereinigte Blut zu einem zweiten Kapillarnetz, welches in der Nierenrinde und äußeren Markzone den Tubulusapparat umgibt, der wiederum aus der Bowmanschen Kapsel den Primärharn abtransportiert. Dies ist für die Harnbildung von großer Bedeutung. Das wieder vereinigte Blut fließt über venöse Gefäße zum Nierenhilus und von dort über die Vena renalis in die untere Hohlvene.

Die Urinbildung beginnt durch das Glomerulumfiltrat in der Bowmanschen Kapsel. Als Filtermembran dienen die Wandschichten der Kapillare und die

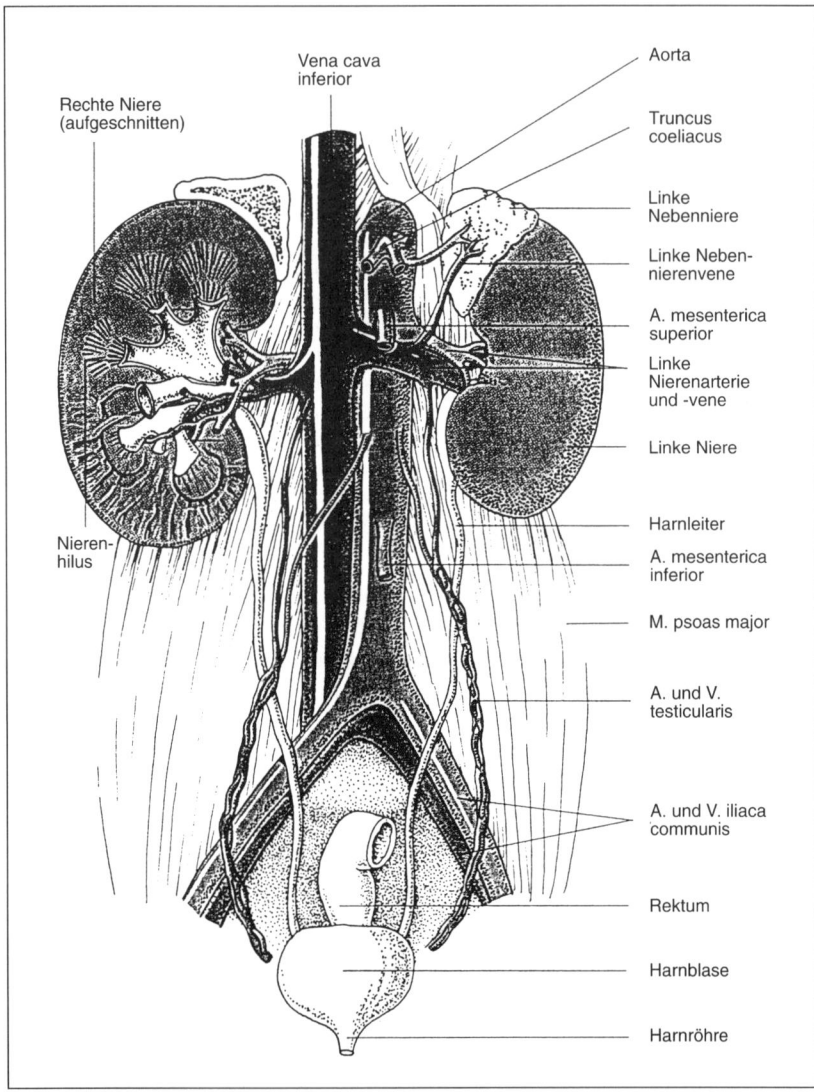

Abb. 46: *Topographische Anatomie der Nieren und ableitenden Harnwege (a. Schäffler/ Schmidt 1995).*

innere Schicht der Bowmanschen Kapsel (Abb. 48). An dieser Stelle können nur Wasser und kleinmolekulare Plasmabestandteile hindurchtreten, die korpuskulären Bestandteile und großen Plasmamoleküle – insbesondere die meisten Proteine des Blutes – können die Membran normalerweise nicht passieren.

Physiologie ausgewählter Funktionen der Niere und ableitenden Harnwege 99

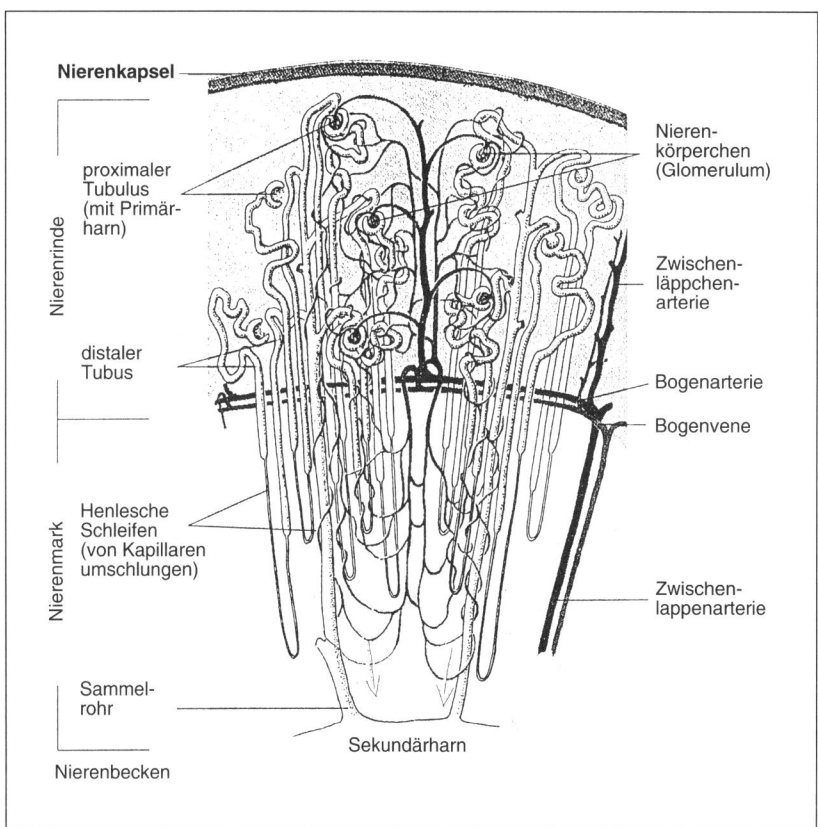

Abb. 47: Schematische Darstellung des Aufbaus der Nierenrinde. Von den Zwischenläppchenarterien münden die Vasa afferentia in die Kapillarschlingen der Nierenkörperchen und gehen dort in die Vasa efferentia über (a. Schäffler/Schmidt 1995).

Der Primärharn wird aus der Bowmanschen Kapsel in den proximalen Tubulus und dann in die Henlesche Schleife abgeleitet, die wiederum zurück in Richtung Glomerulum verläuft, in den distalen Tubulus übergeht und schließlich an der Vas afferens und efferens (juxtaglomerulärer Apparat) vorbei zum ableitenden Sammelrohr zieht. Proximaler Tubulus, Henlesche Schleife und distaler Tubulus sind zum Teil oder ganz vom erwähnten zweiten Kapillarnetz umschlungen.

Diese Anordnung von Gefäßsystem und ableitendem Harnsystem ist von ganz außerordentlicher Bedeutung, da im proximalen und distalen Tubulus durch selektiv durchlässige Wandschichten wichtige niedermolekulare Stoffe wie Elektrolyte, Aminosäuren, Glukose und Wasser rückresorbiert werden können. Stoffwechselendprodukte wie Harnstoff, Harnsäure, aber auch Arzneimittel können abgegeben bzw. sezerniert werden.

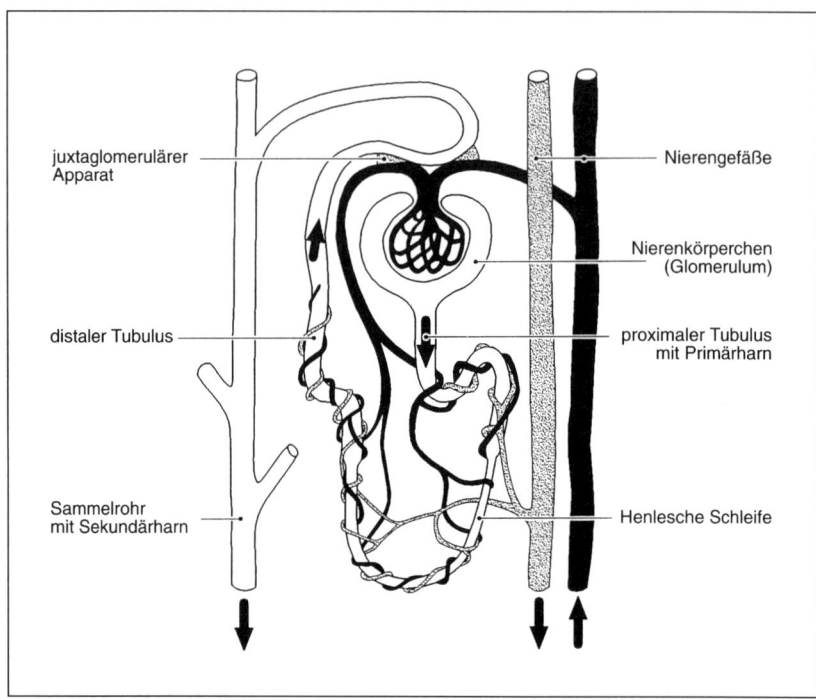

Abb. 48: Nierenkörperchen und Tubulusapparat sowie zuleitende (Vasa afferentia) und ableitende (Vasa efferentia) Nierengefäße.

Der juxtaglomeruläre Apparat hat eine besondere Funktion. Durch seine Lage dient er als Messfühler und kann durch Ausschüttung von Renin in den Wasser- und Elektrolythaushalt sowie in die Blutdruckregulation eingreifen. Das Renin wird dabei in der Macula densa gebildet, einer kleinen Zellansammlung, die zwischen dem distalen Tubulus und dem Vas afferens und efferens gelegen ist. In den peritubulären Nierenzellen werden ca. 90% eines weiteren wichtigen Hormons, des Erythropoetins (EPO), gebildet, welches bei der roten Blutbildung (Erythropoese) eine große Rolle spielt. Es handelt sich um ein Eiweißhormon, welches bei Sauerstoffarmut (erniedrigtem Sauerstoffpartialdruck, z. B. in der Höhe) vermehrt ausgeschüttet wird.

Der distale Tubulus geht schließlich in die Sammelrohre über, die den jetzt entstandenen Sekundärharn in das Nierenbecken ableiten. Sammelrohr und Tubulus bilden ein Gegenstromprinzip, was insbesondere die Konzentrierung des Harns und die Rückresorption von Wasser unter dem Einfluss des Hormons Adiuretin erlaubt. Es ist deshalb auch nicht überraschend, dass Tiere, die in besonders wasserarmen Gegenden leben, durch eine spezielle Nierenstruktur ein besonders ausgeprägtes Gegenstromprinzip haben, um möglichst effektiv und sparsam mit dem zur Verfügung stehenden Wasser umzugehen.

Zur Erfüllung ihrer Aufgaben benötigen die Nieren eine relativ hohe und konstante Durchblutung von ca. 1 Liter Blut/min, wovon etwa 120 ml/min glomerulär filtriert werden; dies entspricht 180 l täglich. Davon werden ca. 1,3 bis 1,5 l pro Tag als Urin ausgeschieden. Um dies zu gewährleisten, wird durch Autoregulation sowie hormonelle und neurale Einflüsse die Nierendurchblutung auch bei größeren Blutdruckschwankungen im Bereich von 80 bis 200 mmHg konstant gehalten. Sinkt der Blutdruck und damit die Durchblutung zu stark ab, kommt es zum akuten Nierenversagen mit Abnahme oder Einstellung der Urinproduktion.

Die ableitenden Harnwege beginnen mit den Sammelrohren, die sich zu Papillengängen und weiter zu Nierenkelchen vereinigen und schließlich in das Nierenbecken münden. Von dort aus gelangt der Urin durch peristaltische Bewegungen und durch die Schwerkraft in die Harnleiter und schließlich in die Harnblase (Abb. 46). Die Harnblase ist ein aus glatter Muskulatur gebildetes Hohlorgan, welches ein Fassungsvermögen von ca. 500-800 ml aufweist. Durch einen inneren und äußeren Schließmuskel ist die Harnblase normalerweise zur Harnröhre hin verschlossen, die bei der Miktion (Blasenentleerung) – zunächst willkürlich ausgelöst, dann unwillkürlich ablaufend – erschlaffen und den Urin in die Harnröhre abfließen lassen bzw. durch Kontraktion der Blasen- und Beckenmuskulatur durch die Harnröhre pressen.

Der Harndrang wird durch Dehnungsrezeptoren in der Blasenwand ausgelöst, die den Füllungsgrad der Blase an das Zentralnervensystem melden. Die Harnentleerung wird über den sakralen Anteil des parasympathischen Nervensystems gesteuert und kann durch zentrale sympathische Aktivierung unterdrückt werden. Dies ist auch der Grund, weshalb bei körperlicher Aktivität normalerweise kein Harndrang auftritt.

Der normale ausgeschiedene Urin besteht zu 90-95% aus Wasser. Wichtige weitere Stoffe sind der in der Leber gebildete Harnstoff (ca. 25 g/Tag), Harnsäure (1 g/Tag) sowie Kreatinin (ca.1,5 g/Tag) (Tab. 13). Daneben enthält der Urin vor allem Kochsalz (10-15 g/Tag), weitere organische und anorganische Salze, orga-

Tab. 13: Konzentration einiger Stoffe im Blut und Harn.

	100 cm^3 Bluplasma enthalten mg	100 cm^3 Harn enthalten mg
Glucose	100	0–20
Harnsäure	4	50
Harnstoff	30	2000
Kreatinin	~ 0,5	bis 135
Natrium	300	350
Calcium	8–10	15
Magnesium	2,5	6
Kalium	20	150
Ammonium	1	40
Chloride	370	600
Phosphate	~ 7	150
Sulfate	2	180

nische Säuren und Phosphate. Die natürliche Farbe des Urins wird durch das Urobilinogen, einem Abbauprodukt des Blutfarbstoffs, und durch Urochrom gebildet.

Der pH-Wert des Urin liegt normalerweise um 6, kann sich aber je nach der Stoffwechsellage des Blutes mehr zu sauren Werten oder alkalischen Werten hin verschieben. Bei saurer (azidotischer) Stoffwechsellage geschieht dies durch die Fähigkeit der Niere, vermehrt H^+-Ionen über Ammonium oder Pufferung mittels Phosphaten, organischer Säuren oder Anionen auszuscheiden. Überwiegen dagegen basische (alkalische) Stoffwechselprodukte im Blut, kann die Niere auch überschüssige OH^--Ionen vermehrt ausscheiden.

Nicht oder nur in geringem Maße erscheinen im Urin normalerweise rote und weiße Blutkörperchen, Glukose oder Eiweiß. In der Regel ist der Nachweis dieser Zellen oder Moleküle wie auch weiterer Substanzen an eine krankhafte Ursache gebunden und bedarf der diagnostischen Klärung. Das gilt ebenso für den Anstieg der Konzentration von Harnstoff und Kreatinin.

2 Einfluss der körperlichen Aktivität auf die Niere und ableitenden Harnwege

Eine körperliche dynamische Belastung, die mit einem erhöhten Herzzeitvolumen einhergeht, verändert die Nierendurchblutung und Funktion in Abhängigkeit von der Intensität und Dauer der Belastung zunächst nicht (s. S. 24, Tab. 3). Hierfür sorgt die Autoregulation des Vas afferens, die auf den erhöhten Blutdruck bei Belastung mit einer Vasokonstriktion reagiert und den Druck in den empfindlichen Glomerula und damit die glomeruläre Filtrationsrate konstant hält. Diese Autoregulation arbeitet optimal in einem Blutdruckbereich von 80–190 mmHg und wird außerdem durch neurale Faktoren sowie das hormonelle Renin-Angiotensin-System unterstützt (s. S. 169).

Bei zunehmender Intensität der Belastung ab etwa 70% der maximalen Sauerstoffaufnahme und in Abhängigkeit vom Elektrolyt- und Wasserverlust kommt es unter dem Einfluss verschiedener hormoneller Systeme zu einer Durchblutungsverminderung bei gleichzeitiger Zunahme der Filtrationsfraktion. Dies kann im Blut zu einem vorübergehenden Anstieg von Harnstoff und Kreatinin mit Anurie führen. Bei Trainierten tritt dieser Effekt entsprechend ihrer höheren Leistungsfähigkeit und verbesserten Autoregulation erst bei einer höheren Belastungsintensität auf.

Eine verbesserte Belastbarkeit bei regelmäßigem dynamischem Training wird auch durch eine strukturelle Anpassung der Nieren im Sinne einer Vergrößerung der Nieren erreicht (Sportlerniere). Dadurch kommt es zu einer Vergrößerung der Gesamtfiltrationsfläche mit Erhöhung der Leistungsreserve bei Belastungen, vergleichbar einer Nierenvergrößerung bei einseitiger Nephrektomie.

Unabhängig vom Trainingszustand kann es nach intensiven und länger währenden körperlichen Belastungen zu Harnsedimentveränderungen kommen, die nicht als krankhaft angesehen werden müssen. Dazu gehören die vermehrte Ausscheidung von niedermolekularen Eiweißen, von roten und weißen Blutkörperchen, Nierentubuluszellen, granulierten Zylindern und auch Myoglobin.

Solche Veränderungen können nicht nur bei Ausdauerbelastungen, sondern auch bei Kraftbelastungen (statischer Körperarbeit) auftreten, wenn sie mit einer starken Blutdrucksteigerung einhergehen. Die Schwierigkeit liegt in der Abgrenzung gegenüber pathologischen Befunden, da solche Veränderungen auch krankhafte Ursachen haben können. Eine rasche Normalisierung der Veränderungen ohne Nachweis einer Erkrankung spricht in der Regel für eine physiologische Reaktion.

Davon muss man Veränderungen der Nierenfunktion oder von Nierenparametern unterscheiden, die sportbedingt als pathologisch anzusehen sind. Dazu gehören traumatische Nierenschäden bei Kontaktsportarten (Boxen) mit Hämaturie genauso wie ein akutes Nierenversagen bei Ausdauersportarten mit hohen Wasser- und Elektrolytverlusten oder bei schweren Muskelüberlastungen infolge einer Rhabdomyolyse (Muskelzelluntergang). Ebenso können durch eine chronisch sportliche Bewegung mechanische Schleimhautverletzungen der ableitenden Harnwege – insbesondere der Harnblase mit Mikro- und Makrohämaturien – auftreten oder Hämolysen beim Laufsport zu Hämoglobinurien führen.

Umstritten ist hingegen die Frage des Risikos einer vermehrten Nierensteinbildung aus Calciumoxalat oder Harnsäure. Dies ist denkbar durch höhere Konzentrationen von steinbildenden Substanzen durch die Ernährung oder durch belastungsbedingte Flüssigkeitsverluste.

3 Physiologie ausgewählter Funktionen der Geschlechtsorgane

3.1 Die männlichen Geschlechtsorgane

Man unterscheidet innere und äußere Geschlechtsorgane. Zu den inneren Geschlechtsorganen zählt man die Hoden und Nebenhoden, den Samenleiter mit Samenstrang sowie die Geschlechtsdrüsen Prostata, Samenbläschen und Cowper-Drüsen (Abb. 49). Zu den äußeren Geschlechtsorganen zählen das männliche Glied, in dem Harn- und Samenwege gemeinsam verlaufen und der Hodensack.

Die Hoden sind paarig angelegt und im Hodensack eingeschlossen bzw. elastisch aufgehängt. Der Hoden wird durch Bindegewebssepten in kleine Läppchen unterteilt, die die vielfach gewundenen Hodenkanälchen enthalten. Hier liegt das Keimepithel, aus dem über Zwischenstufen in der Spermienreifung die Samenzellen (Spermien) entstehen. Zwischen den Hodenkanälchen liegen die Leydigschen Zwischenzellen, die das männliche Sexualhormon Testosteron produzieren. Am oberen hinteren Rand liegt dem Hoden der Nebenhoden auf. Der Hoden wandert beim Embryo während der Schwangerschaft aus dem Bauchraum durch den Leistenkanal in den Hodensack. Der biologische Grund liegt in der günstigeren (niedrigeren) Temperatur außerhalb des Körpers für die

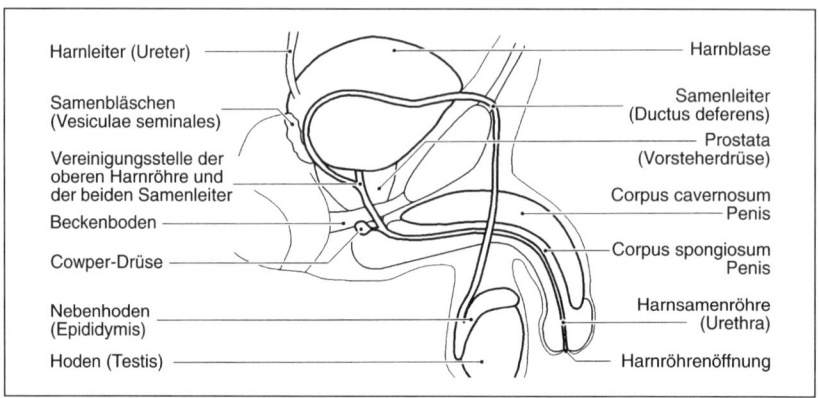

Abb. 49: Schematische Darstellung der männlichen Harn- und Geschlechtsorgane im Sagittalschnitt.

Samenreifung. Nach Erreichen der Geschlechtsreife erfolgt die Heranreifung der Samenzellen (Spermatogenese) durch zwei Reifeteilungen innerhalb von 70–80 Tagen. Sie werden in den Nebenhoden gespeichert und bei der Ejakulation zusammen mit den Sekreten aus Nebenhoden, Samenblasen, Prostata und Cowper-Drüsen als Sperma ausgestoßen (Ejakulationsreflex). Die 2–6 ml Flüssigkeit enthalten dabei zwischen 70 bis über 600 Millionen Spermien. Der Weg des Sperma führt dabei aus dem Nebenhoden über den Samenstrang zunächst in den Bauchraum und mündet nach dem Durchgang durch die Prostata in die Harnröhre.

In der Prostata wird zusammen mit den kleineren Samenbläschen und den Cowper-Drüsen die Hauptmenge der Flüssigkeit des Spermas hinzugegeben, welches insbesondere die Beweglichkeit der Spermien fördert. Die Samenleiter drücken das Sperma während der Ejakulation in die Harnsamenröhre, die an der Unterseite durch das Glied zieht. Durch einen Parasympathikusreiz bei der geschlechtlichen Erregung kommt es durch eine starke Blutfüllung der Schwellkörper zu einer Erektion (Erektionsreflex), die die geschlechtliche Vereinigung ermöglicht. Der Orgasmus geht mit einer starken vegetativen Reaktion mit Pulsbeschleunigung, Blutdrucksteigerung und Schweißausbruch einher und wird über ein Reflexzentrum im Sakralmark gesteuert.

Die männlichen Sexualhormone

Das Sexualhormon des Mannes ist das Testosteron und gehört zusammen mit seinen Varianten Dihydrotestosteron und Androstendion zur Gruppe der Androgene, und wird außer in den Leydigschen Zwischenzellen des Hodens in geringen Mengen auch in der Nebennierenrinde gebildet. Mit Beginn der Pubertät werden unter dem Einfluss und durch die beginnende Stimulation des Hypothalamushormons Gn-RH (Gonadotropin Releasing Hormone) die Hypophysenhormone LH und FSH vermehrt ausgeschüttet (s. S. 162 ff., 280). FSH (follikel-

Physiologie ausgewählter Funktionen der Geschlechtsorgane **105**

stimulierendes Hormon) regt über die Sertoli-Stützzellen die Spermatogenese und die Bildung des androgenbindenden Globulins (ABG) an. LH (luteinisierendes Hormon) regt dagegen die Leydigschen Zwischenzellen zur Ausschüttung von Testosteron an, welches mittels ABG im Blut zu den Zielzellen transportiert wird und dort an spezifischen Rezeptoren im Zellkern Induktionsvorgänge auslöst.

Für viele Organe ist Testosteron Prohormon und wird erst am Zielort zum wirksameren Dihydrotestosteron umgebildet. Am Muskel ist jedoch hauptsächlich Testosteron wirksam. Der Testosteronspiegel ist im Sinne einer negativen Rückkoppelung mit dem Zwischenhirn verbunden, so dass bei einer Erhöhung der Konzentration im Blut eine verminderte Freisetzung der Releasinghormone einsetzt.

Die wichtigsten Funktionen des Testosterons sind:
– Sexuelle Differenzierung mit Entwicklung des inneren und äußeren Genitals
– Entwicklung des männlichen Phänotypus (z. B. Knochen-, Muskelwachstum, Behaarungstypus, Stimmlage, Psyche)
– Aufrechterhalten des männlichen Phänotyps (einschl. Sexualfunktion und Spermatogenese).

3.2 Die weiblichen Geschlechtsorgane

Bei der Frau können ebenfalls innere und äußere Geschlechtsorgane unterschieden werden. Zu den inneren Geschlechtorganen, die alle im kleinen Becken liegen, gehören Eierstöcke, Eileiter, Gebärmutter und Scheide (Abb. 50). Zum äußeren Genital gehören große und kleine Schamlippen, Schamberg, Klitoris und Scheideneingang.

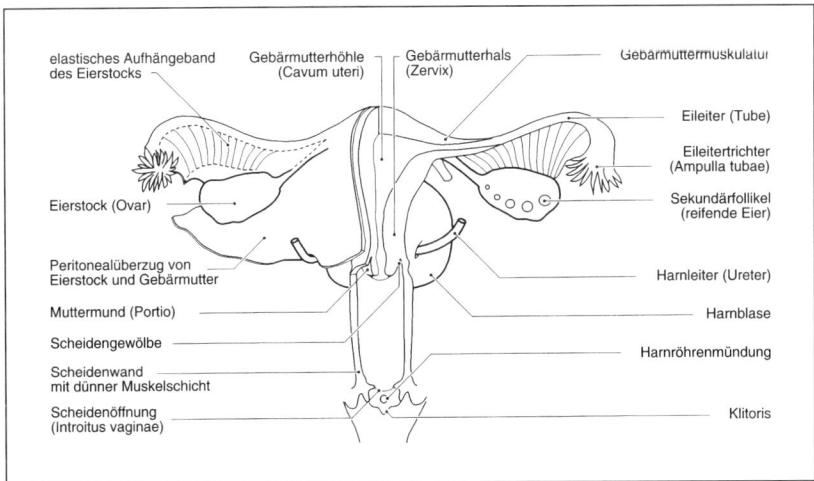

Abb. 50: Schematische Darstellung der weiblichen Harn- und Geschlechtsorgane im Frontalschnitt.

Die Eierstöcke (Ovarien) liegen paarig angelegt am seitlichen Rand des kleinen Beckens. Sie sind der Bildungsort der weiblichen Sexualhormone Östrogen und Progesteron. In ihnen erfolgt außerdem die Eizellbildung und Reifung, die nach der Pubertät die Ovulation (Eisprung) in der Mitte eines Menstruationszyklus ermöglicht. Das freigesetzte Ei wird nach dem Eisprung normalerweise durch den Eileitertrichter aufgenommen und durch einen der Eileiter (Tuben) durch peristaltische Bewegungen zur Gebärmutter transportiert (Abb. 50).

Die Gebärmutter (Uterus) besteht aus dem muskelkräftigen Gebärmutterkörper und dem Gebärmutterhals. Die Muskulatur der Gebärmutter zeigt die Struktur eines dreidimensionalen Netzwerkes, welches ähnlich einem Scherengitter so angeordnet ist, dass eine Erweiterung und Dehnung der Wandschichten erleichtert wird. Die Gebärmutter dient in der Schwangerschaft als Fruchthalter und kann sich entsprechend vergrößern und ernährt außerdem über die Plazenta (Mutterkuchen) das ungeborene Kind. Im Monatszyklus bereitet sich die Schleimhaut der Gebährmutter (Endometrium) unter dem Einfluss der Hormone auf eine Einnistung des befruchteten Eis vor (Abb. 51). Erfolgt keine Befruchtung, wird das Endometrium abgestoßen (Menstruation).

Die Verbindung zum äußeren Genitale wird durch die Scheide (Vagina) hergestellt, ein 8–12 cm langer, überwiegender Muskelschlauch, der durch Drüsen des Gebährmutterhalses ein milchsäurehaltiges Sekret enthält. Das typisch saure Milieu entsteht durch Milchsäurebakterien, die aus Glykogen Laktat und dadurch einen Schutz gegen aufsteigende Krankheitskeime bilden. Das äußere weibliche Genitale wird durch die großen und kleinen Schamlippen gebildet, die zahlreiche Talg-, Schweiß- und Duftdrüsen enthalten. Sie bedecken den Scheideneingang mit der Klitoris (Kitzler) und den Ausgang der Harnröhre (Urethra) und grenzen nach hinten an den Damm und nach vorne an den Schamhügel (Abb. 50).

Die weiblichen Sexualhormone

Mit der Pubertät erfolgt unter dem Einfluss des Hypothalamus-Hormons Gn-RH (Gonadotropin Releasing Hormone) die Sekretion von FSH und LH aus der Hypophyse. FSH (follikelstimulierendes Hormon) wird bei der menstruierenden Frau vor allem in der ersten Zyklushälfte (Proliferationsphase) ausgeschüttet und bewirkt die Reifung einer Eizelle und die Ausschüttung von Östrogen (17ß-Östradiol) in den Ovarien (Abb. 51). LH (luteinisierendes Hormon) wird hauptsächlich in der Zyklusmitte ausgeschüttet und bewirkt zusammen mit FSH den Eisprung und die Umwandlung des Follikels in den Gelbkörper. Dieser produziert das Hormon Progesteron und in geringeren Mengen Östrogen in der zweiten Zyklushälfte (Sekretionsphase).

Die Wirkungsweise dieser Hormone ist komplex. Die Hauptwirkungen von Östrogen sind:
– in der Pubertät Ausbildung der primären und sekundären Geschlechtsmerkmale
– Ausprägung und Erhaltung des weiblichen Phänotyps
– Aufbau der Uterusschleimhaut, Weitstellung der Zervix
– Förderung des Knochenaufbaus
– Retention von Salz und Wasser, schwache anabole Wirkung.

Physiologie ausgewählter Funktionen der Geschlechtsorgane

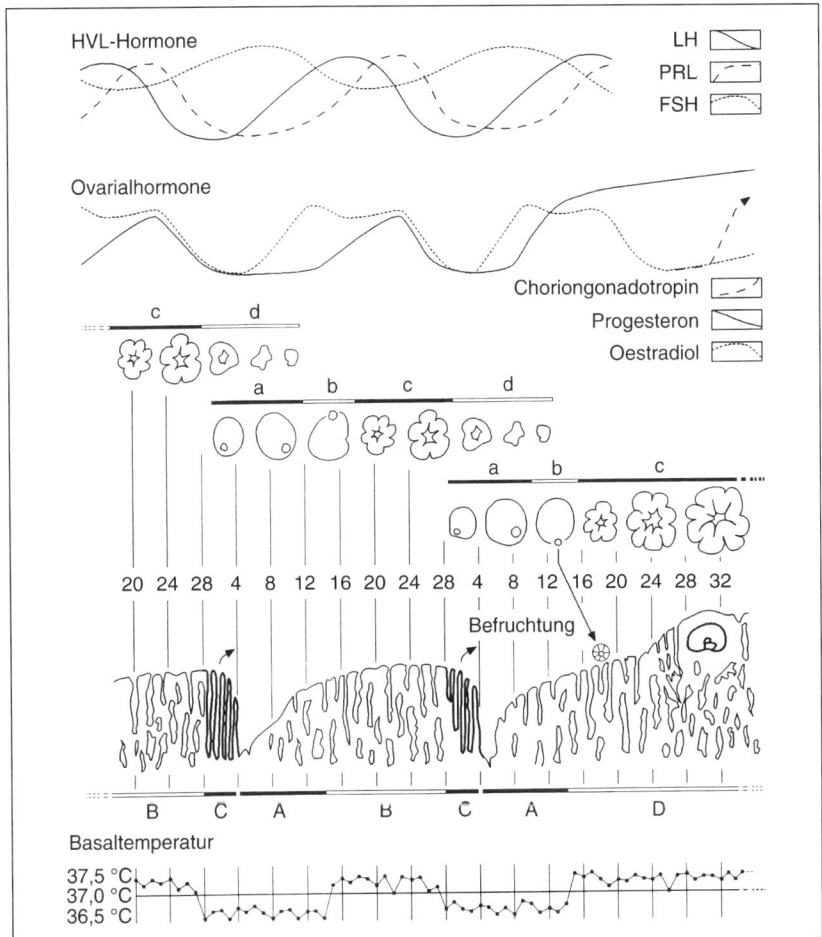

Abb. 51: Schema der wichtigsten hormonellen Veränderungen und deren Effekte beim Menstruationszyklus. Kommt es zur Befruchtung, so stirbt der Gelbkörper nicht ab, sondern wächst weiter bei steigender Progesteronbildung; A = Proliferationsphase, B = Sekretionsphase, C = Menstruationsphase, D = Beginn Schwangerschaft, a = Follikelreifung, b = Follikelfreisetzung, c = Gelbkörperaufbau, d = Gelbkörperrückbildung, HVL = Hypophysenvorderlappen, LH = luteinisierendes Hormon, PRL = Prolaktin, FSH = follikelstimulierendes Hormon.

Die Hauptwirkungen von Progesteron sind:
- zusammen mit Östrogen Drüsenentwicklung in der Uterusschleimhaut und Vorbereitung zur Einnistung der Frucht
- Förderung der Milchbildung in der Brust
- Erhöhung der Körperkerntemperatur (Abb. 51).

Weitere wichtige Hormone sind das Prolaktin (PRL) aus dem Hypophysenvorderlappen, welches zyklusabhängige Schwankungen aufweist und nach der Geburt die Milchproduktion in der Brustdrüse in Gang setzt, und das Oxytocin, welches im Hypohysenhinterlappen ausgeschüttet wird. Die Hauptwirkungen von Oxytocin sind beim Geburtsvorgang die Auslösung von Wehen sowie die Kontraktion der Milchausführungsgänge der Brustdrüse (Milchejektion).

Durch die gleichmäßige Verabreichung von Östrogen und/oder Progesteron (Pille) wird in den Ablauf der hormonellen Regulation eingegriffen. Die unphysiologische Zufuhr unterdrückt den präovulatorischen Anstieg von LH und FSH durch eine herabgesetzte LH-RH-Sekretion, so dass die Ovulation gehemmt wird. Nach Beendigung des Pillenzyklus (21 Tage) kommt es zur Hormonentzugsblutung des proliferierten Endometriums, ähnlich der normalen Menstruationsblutung.

4 Einfluss körperlicher Aktivität auf die Funktion der Geschlechtsorgane

Körperliches Training gleich welcher Form hat beim männlichen Geschlecht nur einen geringen Einfluss auf die Genitalfunktion. Zwar führt hartes, an der Grenze zur Überlastung liegendes Training, zu einer vorübergehenden aber nicht dauerhaften Absenkung des Testosteronspiegels. Eine dadurch bedingte Abnahme der Libido ist nicht gesichert und eher unwahrscheinlich und fast nur in Zusammenhang mit Medikamentenmissbrauch nachgewiesen worden (s. S. 240 ff.).

Von wesentlicher größerer Bedeutung ist der Einfluss von sportlichem Training beim weiblichen Organismus, insbesondere auf die periodische Hormonausschüttung der Frau. In Abhängigkeit von der Intensität und vom Umfang insbesondere eines Ausdauertrainings kommt es zu einer Abnahme der FSH-, Östradiol- und Progesteronspiegel. Eine bedeutende Rolle könnte hierfür der Anstieg von Neurotransmittern (Endorphine) spielen, die über einen Rückkopplungsmechanismus den GnRH-Release des Hypothalamus vermindern.

Die Folgen können Störungen des Menstruationszyklus bis zur primären oder sekundären Amenorrhoe sein, wobei andere Faktoren wie ungenügende Kalorienzufuhr oder Veränderungen des Körperfettanteiles ebenso eine Rolle spielen. Gerade bei Sportdisziplinen, bei denen ein geringer Körperfettanteil leistungssteigernd wirkt oder ästhetisch erwünscht ist, kann durch eine hohe körperliche Belastung auch eine Entwicklungsverzögerung und Verspätung der Menarche ausgelöst werden. Bei der großen Bedeutung der Östrogene für den Knochenaufbau müssen in diesem Zusammenhang auch langfristige Wirkungen im Sinne einer Osteoporose bedacht werden und sind derzeit in der Diskussion.

Bei normal ablaufendem Menstruationszyklus wird von den Frauen oft ein unterschiedliches Leistungsvermögen prä- oder postmenstruell angegeben. Ein strikter Zusammenhang der Leistungsfähigkeit zu bestimmten Phasen des Menstruationszyklus scheint jedoch nicht zu bestehen, auch wenn die

Konzentrations- und Leistungsfähigkeit während der Menstruation und in der zweiten Zyklushälfte eher abzunehmen scheint. Im Einzelfall ist es nötig und möglich, bei Leistungsportlerinnen durch Medikamenteneinnahme (Antikonzeptiva) den Menstruationszyklus zu verschieben, um bei wichtigen Wettkämpfen die maximale Leistungsfähigkeit nicht zu gefährden. Dabei sind psychische Beeinflussung und Placeboeffekte oft ein wichtiger Wirkmechanismus.

Die Einnahme von antikonzeptiven Hormonpräparaten (Pille) kann allerdings auch selbst die Leistungsfähigkeit deutlich beeinflussen. Insbesondere wird in Ausdauersportarten bei Sportlerinnen mit sehr geringem Körperfettanteil häufig eine Gewichtszunahme und Leistungsreduktion angegeben. In erster Linie scheint die Gewichtszunahme durch eine vermehrte Wassereinlagerung bedingt. Bei Kraft- oder Schnelligkeitsdisziplinen spielt dies eine geringere Rolle. Die subjektive und objektive Beeinflussung hängt aber auch stark vom Frauentypus und von der Zusammensetzung des Präparates ab.

Sport und Schwangerschaft

Während der Schwangerschaft kommt es zu Adaptationsvorgängen im Organismus der Frau, der in einigen Bereichen denen eines Ausdauertrainings entspricht (s. S. 304). Dazu gehört eine Herzkreislaufadaptation an ein erhöhtes Herzzeitvolumen aufgrund der vermehrten Durchblutung, die sowohl hormonell (Weitstellung der Gefäße) als auch durch den wachsenden kindlichen Organismus bedingt ist. Durch die vermehrte endokrine Belastung kommt es außerdem zur Hypertrophie insbesondere der endokrinen Organe mit Umstellung des vegetativen Nervensystems in Richtung Sympathikotonus.

Die hormonelle Umstellung führt aber auch zu Lockerungserscheinungen im Gewebe und Bandapparat; es kommt zu einem Abfall des Hämoglobins und zu einer Blutumverteilung in Richtung der uterinen Durchblutung. Leistungssportliche Aktivitäten sind deshalb mit zunehmender Dauer der Schwangerschaft zurückzustellen, während ein auf die Geburt vorbereitender Sport unter Berücksichtigung des individuellen Verlaufs der Schwangerschaft unbedingt wünschenswert ist. Im Durchschnitt ist der Geburtsverlauf bei sporttreibenden Frauen günstiger und mit weniger Komplikationen verbunden als bei nichtsporttreibenden Frauen.

> **Zusammenfassung**
>
> Hauptfunktionen der Niere und ihrer ableitenden Harnwege sind Ausscheidungsfunktion, endokrine Funktion, Entgiftungsfunktion und Regulation des inneren Milieus, insbesondere des Wasser- und Elektrolythaushaltes.
> Die kleinste Funktionseinheit der Niere ist das Nephron. Hier werden durch eine besondere Gefäßanordnung und -struktur der Primärharn abgefiltert. Im weiteren Verlauf seines Abtransportes wird durch Sekretion und Resorption sowie durch ein Gegenstromprinzip der Sekundärharn aufbereitet, der schließlich im Nierenbecken gesammelt wird und über die Harnleiter zur Harnblase gelangt und von dort entleert werden kann.

Der normale Urin enthält zu 90–95% Wasser; wichtige weitere Stoffe sind Harnstoff, Harnsäure und Kreatinin, sowie Kochsalz, weitere Salze, organische Säueren und Phosphate. Sein pH-Wert liegt um 6; er kann sich jedoch je nach Stoffwechsellage mehr zu saueren oder alkalischen Werten verschieben.

Bei körperlicher Aktivität wird die Nierendurchblutung auch bei höherem Herzzeitvolumen weitgehend konstant gehalten. Erst bei intensiven Belastungen kommt es zu einer Minderdurchblutung, die bei längerer Dauer zu einer Verminderung der Harnproduktion bis zur völligen Anurie führen kann, jedoch nur im Extremfall zu einer Schädigung der Nieren führt. Bei chronischen Belastungen passt sich die Niere durch Vergrößerung und verbesserte Regulation an die Anforderungen an.

Die beschriebene Funktion der Geschlechtsorgane ist durch körperliche Aktivität und Sport hauptsächlich in der hormonellen Regulation beeinflusst. Beim männlichen Geschlecht hat körperliches Training dabei nur eine geringe Auswirkung. Zwar ist eine vorübergehende Absenkung des Testosteronspiegels nach schweren körperlichen Belastungen beschrieben, eine Abnahme der Libido und Fertilität jedoch nicht gesichert nachgewiesen.

Von wesentlich größerer Bedeutung ist der Einfluss von körperlicher Aktivität und insbesondere von sportlichem Training auf den weiblichen Organismus, insbesondere die periodische Geschlechtshormonausschüttung, die dadurch supprimiert wird. Die Folgen können Störungen der Menarche oder des Menstruationszyklus bis hin zur primären und sekundären Amenorrhoe und ihren Auswirkungen auf den Knochenstoffwechsel sein, die eine Behandlung erforderlich machen.

Hingegen besteht kein sicherer Zusammenhang zwischen Menstruationsphase und körperlicher Leistungsfähigkeit. Die Einnahme von Antikonzeptiva kann allerdings zu Gewichtszunahme durch vermehrte Wassereinlagerung und dadurch in bestimmten Sportarten zu einer Leistungsminderung führen.

Während einer Schwangerschaft kommt es zu einer hormonellen Umstellung des Organismus, so dass sportliche Aktivitäten mit zunehmender Dauer der Schwangerschaft auf den die Geburt vorbereitenden Sport zurückzustellen sind.

VII. Neuromuskuläres System

Das neuromuskuläre System kann am besten verstanden werden, wenn es von der peripheren Muskulatur aufsteigend bis zur zentral-nervösen Steuerung dargestellt wird. Dementsprechend wird vom Aufbau und der Funktion motorischer Einheiten ausgehend die spinale Motorik und schließlich das zentrale motorische und sensorische Nervensystem beschrieben. Am Ende stehen die neurophysiologischen Vorgänge des Lernens und Übens im Trainingsprozess.

1   Aufbau und Funktion motorischer Einheiten

Eine aufrechte Körperhaltung und zielgerichtete Bewegungen sind nur möglich, wenn entsprechende Muskelkräfte fortlaufend auf das Skelettsystem einwirken. Dazu muss einerseits über Messeinrichtungen Information über den Zustand und die Lage des Stütz- und Bewegungsapparates dem zentralnervösem System zugeleitet werden (sensibles Nervensystem); gleichzeitig müssen den peripheren Muskeln Impulse übersandt werden, um störende Einwirkungen oder beabsichtigte Veränderungen zu bewirken (motorisches Nervensystem). Die Arbeitsweise kann damit weitgehend wie ein Regelkreis beschrieben und erklärt werden.

Das ausführende Organ, die Muskulatur, reagiert dabei keineswegs uniform auf einen Reiz, sondern ist durch unterschiedliche Ansteuerung und strukturelle Ausstattung optimal an die jeweilige Funktion angepasst. So gibt es Muskelzellen, deren Kontraktionsform tonisch ist; sie werden von Motoneuronen mit niedriger Schwelle innerviert und haben vorwiegend Halte- und Stützfunktionen. Phasische

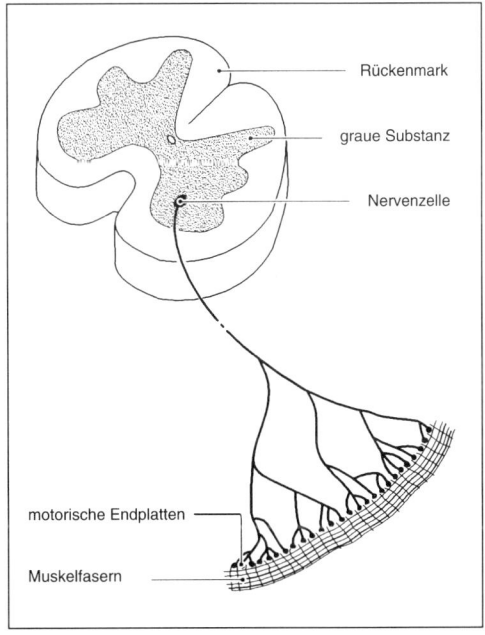

Abb. 52: Aufbau einer motorischen Einheit.

Muskelfasern reagieren dagegen bei Erregung nur kurz und werden vorwiegend bei dynamischen Vorgängen aktiv (s. S. 256).

Als motorische Einheit wird eine Nervenfaser mit den von ihr versorgten Muskelfasern angesehen (Abb. 52). Die einzelnen Muskelfasern liegen dabei nicht immer direkt nebeneinander, sondern sind jeweils mit den benachbarten motorischen Einheiten verzahnt. Der motorische Nerv (α-Motoneuron) geht von der grauen Substanz des Rückenmarks aus und zieht mit einem langen, ableitenden Fortsatz (Neurit) zu der innervierten Muskelfaser. Mehrere Neuriten werden durch Bindegewebe zu größeren Einheiten zusammengefasst und bilden einen Nerven. Die kurzen, meist zuleitenden Fortsätze werden Dendriten genannt (Abb. 53).

Der Neurit besteht aus einem Axonzylinder (Axon) und einer Hülle aus Schwannschen Zellen (Markscheide). Diese ist in Abständen von 1–3 mm unterbrochen (Ranviersche Schnürringe). Die Myelinschicht der Markscheide besitzt einen hohen elektrischen Widerstand, so dass die Depolarisation an der Nervenfaser von Schnürring zu Schnürring springt. Dies bewirkt eine deutlich höhere Leitungsgeschwindigkeit als bei marklosen Nervenfasern. Je dicker die Mark-

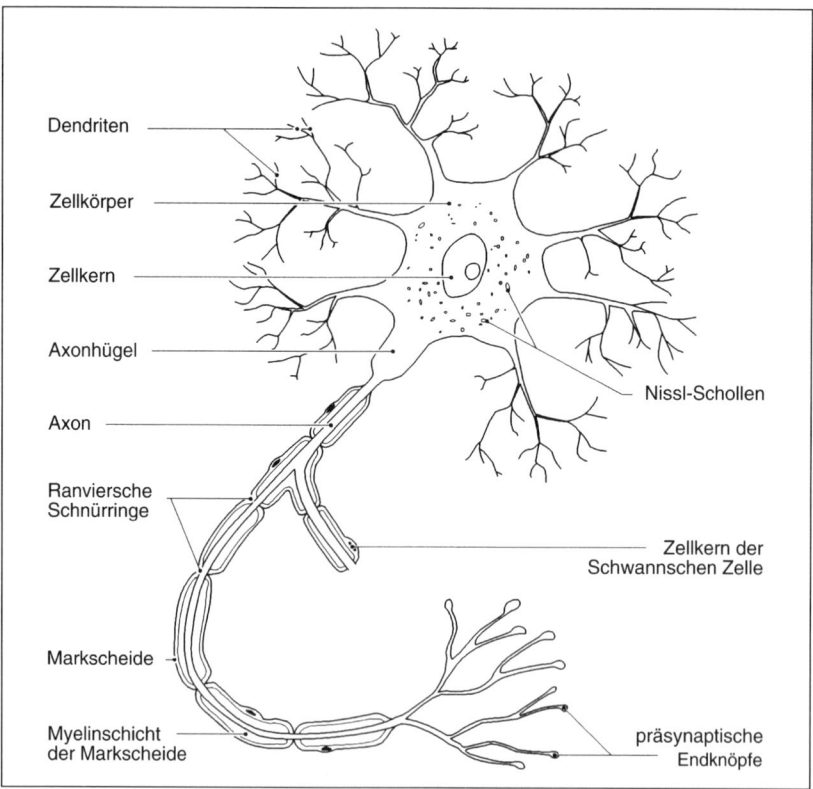

Abb. 53: *Aufbau einer Nervenzelle.*

Aufbau und Funktion motorischer Einheiten

Tab. 14: *Erregungsleitung in Nervenfasern.*

Fasertyp	Funktion	Faserdurch-messer (µm)	Leitungs-geschwindigkeit (m/s)
Aα	Somatomotorisch zur Muskulatur, sensorisch von Muskelspindeln	12–20	70–120
β	Berührung, Druck	5–12	30–70
γ	Motorisch zu Muskelspindeln	3–6	15–30
δ	Schmerz, Temperatur	2–5	12–30
B	Präganlionär sympathisch	3	3–15
C	Postganglionär sympathisch Schmerz, Temperatur	0,3–1,3 0,4–1,2	0,7–2,3 0,5–2

scheide und je größer der Faserdurchmesser, umso größer ist die Leitungsgeschwindigkeit, so dass die Nervenfasern nach diesen Kriterien in markhaltige A- und B- sowie marklose C-Fasern gegliedert werden (Tab. 14).

Der Übergang zwischen zwei Neuronen und zwischen Nerv und Muskel wird Synapse genannt. Am Muskel spricht man von motorischer Endplatte (Abb. 54).

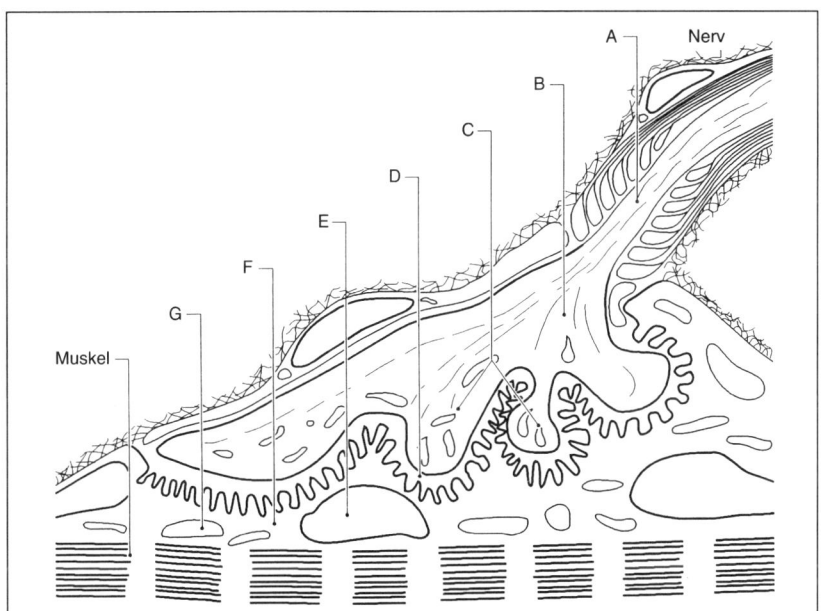

Abb. 54: *Längsschnitt durch eine motorische Endplatte mit Nervenfaser; A = Abschnitt mit Markscheide, B = ohne Markscheide, C = Endverzweigung des Axons mit Vesikeln, D = synaptische Falten, E = Zellkerne (Muskelzelle), F = Sarkoplasma, G = Mitochondrien.*

Der präsynaptische Teil ist eine Verbreiterung des Nervenendes, welches sich mit marklos gewordenen feinen Füßchen in die Muskelmembran einstülpt. In der Nervenendigung befinden sich viele Vesikel, die Acetylcholin enthalten. Durch einen Nervenimpuls setzen diese Bläschen Acetylcholin in den Spalt zwischen Nerven- und Muskelfaser frei, was zu einer Depolarisation der Muskelmembran führt. Danach wird das freigesetzte Acetylcholin in ca. 2 ms durch das Enzym Cholinesterase gespalten und unwirksam gemacht. Zum Teil können die Bruchstücke wieder in die Vesikel zurückgeführt werden, der andere Teil wird abtransportiert.

Die hohe Geschwindigkeit des Abbaus von Acetylcholin ist erforderlich, um eine schnelle Folge von Impulsen überleiten zu können, was dann eine Superposition (tetanische Kontraktion) ermöglicht. Durch diese Aktivierung können dann im Muskel die energieverbrauchenden Prozesse ablaufen, die die Voraussetzung für eine Kontraktion des Muskels sind (s. S. 134, 174 ff.).

Messeinrichtungen der Muskulatur

Zur optimalen Steuerung benötigt das zentrale Nervensystem permanent Informationen über die Lage und den Spannungszustand der Muskulatur. Hierzu dienen Muskelspindeln, Sehnenorgane und Gelenkrezeptoren. Zentral erfolgt die Verarbeitung der Signale eng vor allem mit dem vestibulären, aber auch mit dem optischen System. Dies erlaubt eine sichere und schnelle Orientierung im Raum, die für eine folgende Bewegungsausführung gerade bei schnellen sportlichen Bewegungen von großer Bedeutung ist.

Bei den Muskelspindeln werden Kernsack(haufen)fasern und Kernkettenfasern unterschieden (Abb. 55). Es sind 2–10 mm lange quergestreifte Muskelfasern, die in der Mitte einen nicht aktiven Anteil aufweisen, in dem sich zahlreiche Zellkerne nachweisen lassen und von dem eine dickere Nervenfaser (Aα-Faser) zum Rückenmark zieht. Von den schlankeren Kernkettenfasern geht eine weitere Faserart ab (Aβ-Faser). An den quergestreiften Anteilen der Muskelspindel enden dünnere Nervenfasern (Aγ_1, Aγ_2), die aus dem Rückenmark kommen (s. a. Tab. 14).

Die Muskelspindeln sind parallel zur Arbeitsmuskulatur angeordnet und fest mit dem Perimysium der Skelettmuskulatur verbunden. Eine Dehnung bewirkt eine Zunahme der Impulshäufigkeit zum Rückenmark, eine Entlastung eine Verminderung. Sie werden dadurch bei der Kontraktion der Arbeitsmuskulatur entlastet, bei einer Dehnung des Muskels jedoch gespannt; bei Koaktivierung von α- und γ-Motoneuronen bleibt die Funktion trotz Kontraktion des Muskels unverändert. Die Kernkettenfasern reagieren dabei mehr auf die absolute Änderung, die Kernsack(haufen)fasern mehr auf die Geschwindigkeit der Änderung. Sie können damit als proportional- und differentialempfindlich angesehen werden. Über die Aγ-Fasern kann die Empfindlichkeit durch Änderung der Vorspannung modifiziert werden.

Eine zweite Art von Rezeptoren befindet sich in den Sehnen (Golgi-Organe) am Übergang der Muskelfaser in die Sehnenfaszikel. Es handelt um kleine flüssigkeitsgefüllte Bindegewebsstrukturen, in denen marklose Nervenenden spiralig angeordnet sind. Sie sind seriell geschaltet und reagieren auf Spannungsände-

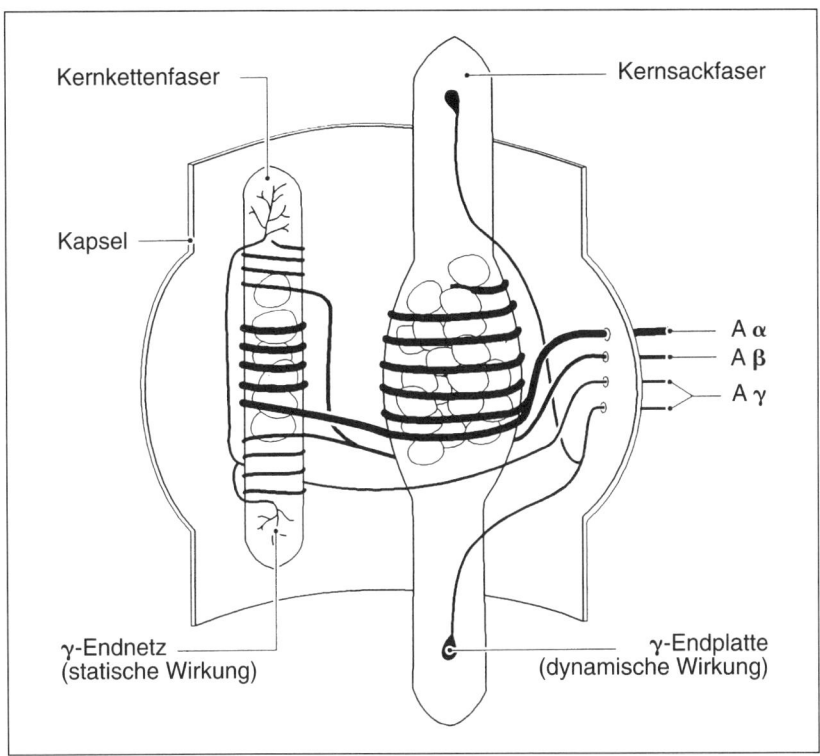

Abb. 55: *Schematischer Aufbau einer Muskelspindel; links Kernkettenfaser, rechts Kernsack- oder Kernhaufenfaser (s. Text).*

rungen (proportionalempfindlich) der Sehne bzw. des Muskels, indem sie bei Dehnung hemmende Impulse über afferente Fasern (Aβ) zum Rückenmark senden. Ihre wesentliche Funktion ist die Verhinderung von übermäßigen Spannungsentwicklungen des Muskelsehnenapparates.

Eine dritte bedeutsame Art von Rezeptoren befindet sich in den Gelenkbändern und -kapseln. Diese Strukturen sind mit einem relativ dichten Netz von marklosen und markhaltigen Fasern durchsetzt, die auf mechanische, chemische, thermische und osmotische Reize reagieren. Die Mechanorezeptoren sind in der Lage, die unterschiedlichen Gelenkpositionen und Gelenkbewegungen bewusst zu machen. Die Wahrnehmungsschwelle für Gelenkbewegungen hängt dabei hauptsächlich von der Winkelgeschwindigkeit ab.

Passive oder aktive Winkelveränderungen können dabei an den proximalen Gelenken besser differenziert werden als an den distalen Gelenken. Die Wahrnehmungsschwelle beträgt z. B. an der Schulter 0.2–0.4 Grad bei einer Winkelgeschwindigkeit von 0.3 Grad/s, beim Fingergelenk 1.0–1.3 Grad bei einer Winkelgeschwindigkeit von 12 Grad/s.

Von wesentlicher Bedeutung für das neuromuskuläre System sind außerdem die Impulse und Informationen, die aus den Hautrezeptoren stammen. Hier können hauptsächlich mechanische Reize (Tastsinn), Wärme- und Kältereize (Temperatursinn) und Schmerzreize aufgenommen werden und den motorischen Ablauf modifizieren (s. S. 146 ff.).

2 Aufbau und Funktion der spinalen Motorik

Reflexe

Die einfachsten Reaktionsabläufe, die als Funktionsglieder komplexerer Abläufe aufgefasst werden können, werden als Reflexe bezeichnet. Allen Reflexen gemeinsam ist der Aufbau aus einem afferenten Teil (Rezeptor), der im Zentralnervensystem (Rückenmark, Gehirn) auf einen efferenten Teil (Effektor) umgeschaltet wird. Der Ablauf eines Reflexes ist unwillkürlich und gesetzmäßig; er kann angeboren (unbedingt) oder erworben (bedingt) sein.

Man kann Eigen- und Fremdreflexe unterscheiden. Ein klassischer Eigenreflex ist der Kniesehnenreflex (Abb. 56). Es handelt sich um einen Dehnungsreflex, bei

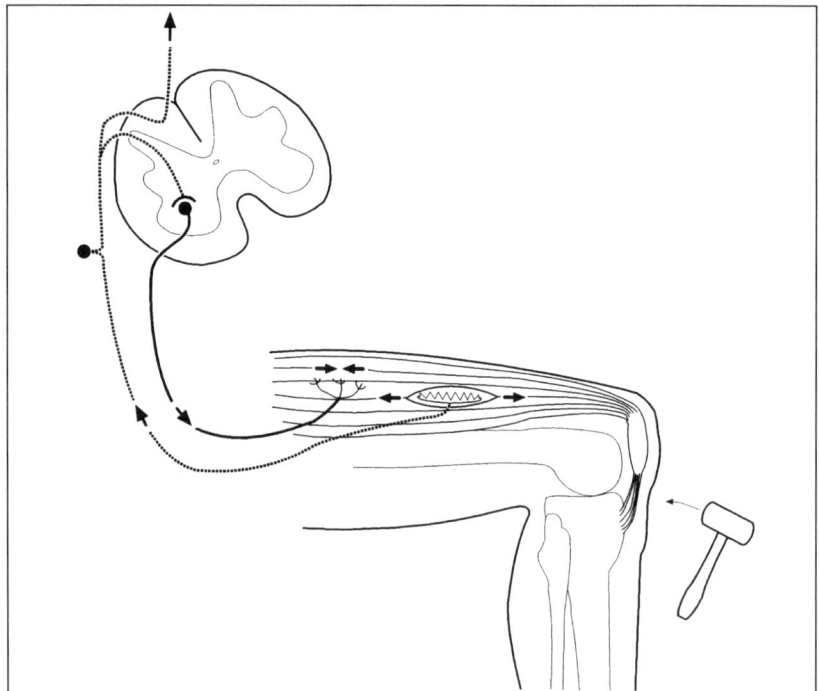

Abb. 56: Ablauf des Kniesehnenreflexes, der durch Dehnung der Muskelspindeln (Hammerschlag ausgelöst wird).

dem durch einen Schlag auf die Patellarsehne eine plötzliche Dehnung und damit Aktivierung der Muskelspindeln erfolgt. Über die afferenten Aα-Fasern werden die Impulse direkt (monosynaptisch) auf das α-Motoneuron im Vorderhorn des Rückenmarks geschaltet und lösen dann über die efferente Leitungsbahn eine Kontraktion des M. quadrizeps aus.

Zur Verhinderung eines Erregungsrückschlages durch eine Dehnung der Muskelspindel bei Erschlaffung des Muskels erfolgt eine Hemmung des α-Motoneurons durch Renshaw-Zellen und den Einfluss der Sehnenorgane (Abb. 57). Die Bedeutung dieses Reflexes liegt darin, dass z. B. beim Aufspringen des Körpers auf den Boden die Streckmuskeln der Beine reflektorisch zum Abfangen des Gewichtes kontrahieren. Bei den Eigenreflexen findet man eine kurze Reflexzeit (10–15 ms), als Reizantwort eine Einzelzuckung und eine geringe Ermüdbarkeit.

Die afferenten Muskelspindelfasern beeinflussen aber nicht nur die homonymen (gleichseitigen) Motoneurone, sondern sind auch mit den antagonistischen α-Vorderhornzellen verschaltet (Abb. 57). An diesen löst die Erregung Hem-

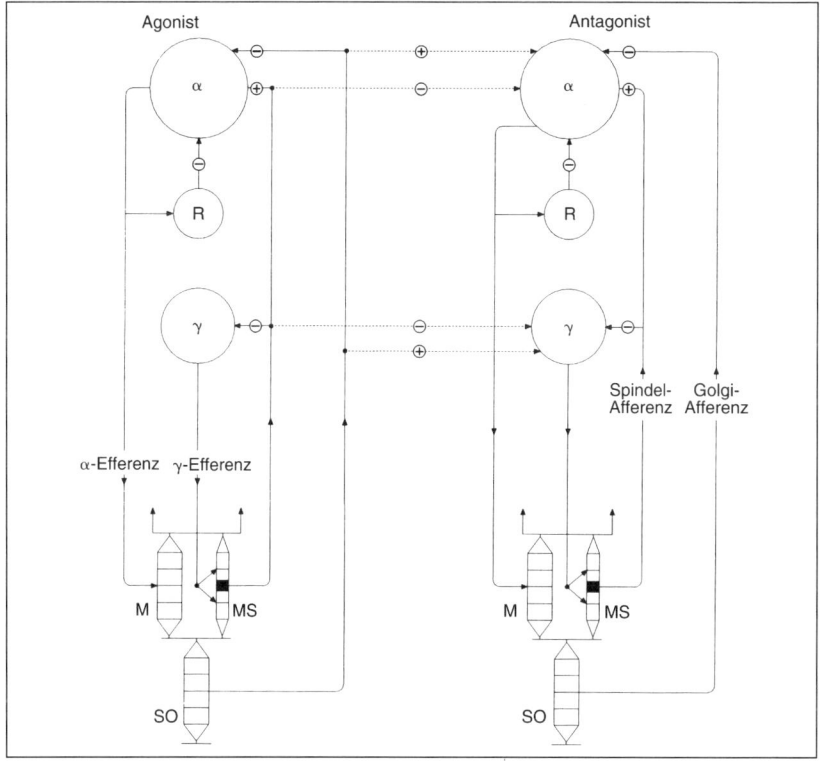

Abb. 57: Reflexwege des Dehnungsreflexes und der antagonistischen Hemmung (s. a. Text); SO = Sehnenspindel, MS = Muskelspindel, M = Muskel, α = α-Motoneuron, β = β-Motoneuron, γ = γ-Motoneuron, R = Renshaw-Zelle.

mungsprozesse aus, so dass durch eine Erschlaffung des Antagonisten die Kontraktion des Agonisten unterstützt wird. Eine Erregung der Sehnenspindeln hemmt dagegen die Agonisten und bahnt die Antagonisten.

Diese Regelung auf der spinalen Ebene ist die Voraussetzung für schnell aufeinander folgende Bewegungen, außerdem werden aber auch hochsynchrone Bewegungen durch die autogene Hemmung und Spannungsbegrenzung vermindert oder abgebrochen, wenn sie ein bestimmtes Maß an Belastung übersteigen. Von Bedeutung ist, dass dieses Muster der reziproken Innervation aufgegeben werden kann, wenn Agonisten und Antagonisten einer Gelenkstabilisation dienen; in diesem Fall werden Agonisten und Antagonisten gleichzeitig aktiviert.

Als Fremdreflexe bezeichnet man reflektorische Vorgänge, bei denen sich Rezeptor und Effektor in verschiedenen Organsystemen befinden (Abb. 58). Typische Fremdreflexe sind der Lidschlussreflex, Schmerzreflexe, die über die Haut geleitet werden oder Husten und Niesreflex. Sie stellen häufig Schutzreflexe dar oder automatisieren im Falle des Saug- und Schluckreflexes bei Säuglingen lebenswichtige Funktionen. Fremdreflexe sind polysynaptisch mit einer entsprechend längeren Reflexzeit (> 20 ms) verschaltet; bei der Reflexantwort handelt es sich in der Regel um eine Summationszuckung (Tetanus) mit ausgeprägter Ermüdbarkeit.

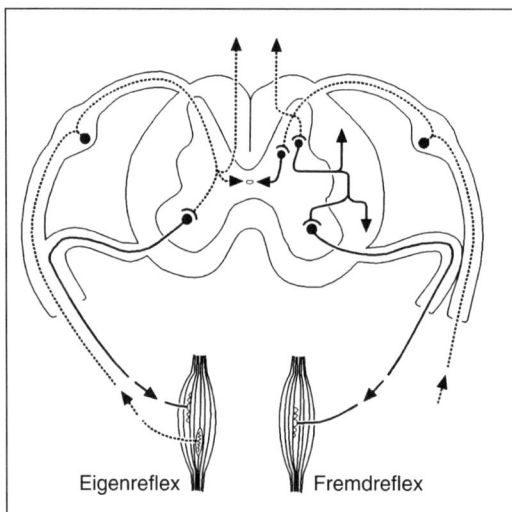

Abb. 58: *Eigenreflex und Fremdreflex in schematischer Darstellung. Beim Fremdreflex kommt die Afferenz nicht aus dem efferent aktivierten Muskel; es werden mehrere Synapsen im Rückenmark hintereinander geschaltet, und es erfolgt eine stärkere Ausbreitung im Rückenmark.*

Auf- und absteigende Leitungsbahnen des Rückenmarkes

Neben der Funktion als Schaltzentrum in der grauen Substanz hat das Rückenmark auch wesentliche Leitungsfunktionen und stellt die Verbindung zwischen dem Gehirn und und den Rückenmarksnerven her. Diese Leitungsfunktionen sind in der weißen Substanz lokalisiert.

Die aufsteigenden (afferenten) Bahnen übermitteln ständig Informationen aus der Umwelt und aus dem Körper. Zwei große Leitungsbahnen können differenziert werden. In der Hinterstrangbahn des Rückenmarkes ziehen Axone von den Spinalganglienzellen ohne Umschaltung zum verlängerten Mark des Gehirns (Medulla

Aufbau und Funktion der spinalen Motorik

oblongata); dort kreuzen sie auf die Gegenseite und gewinnen Anschluss an die verschiedenen Hirnzentren. Sie liefern im Wesentlichen Informationen von den Rezeptoren der Haut, der Muskeln sowie der Sehnen und Gelenke.

Eine weitere Gruppe von Impulsen kreuzt bereits auf der Rückenmarksebene auf die Gegenseite und steigt dann erst in der Vorderseitenstrangbahn zum Gehirn auf. Hier werden hauptsächlich Druck-, Schmerz- und Temperaturempfindungen übertragen.

Die absteigenden Rückenmarksbahnen ziehen zu den motorischen Vorderhornzellen, um dort die zentral festgelegte Aktivität eines Bewegungsmusters auf die Muskeln zu übertragen. Es lassen sich zwei Bahnsysteme unterscheiden. Die stammesgeschichtlich relativ neue Pyramidenbahn liegt im Rückenmark in der hinteren Hälfte des Seitenstranges, nachdem ca. 80% der Bahnen in Höhe des verlängerten Rückenmarkes (Pyramidenkreuzung) die Seite gekreuzt haben (Abb. 59). Ca. 20% kreuzen die Seite erst auf der Höhe der Spinalnerven. In der Pyramidenbahn verlaufen die Impulse der bewussten Steuerung der Motorik.

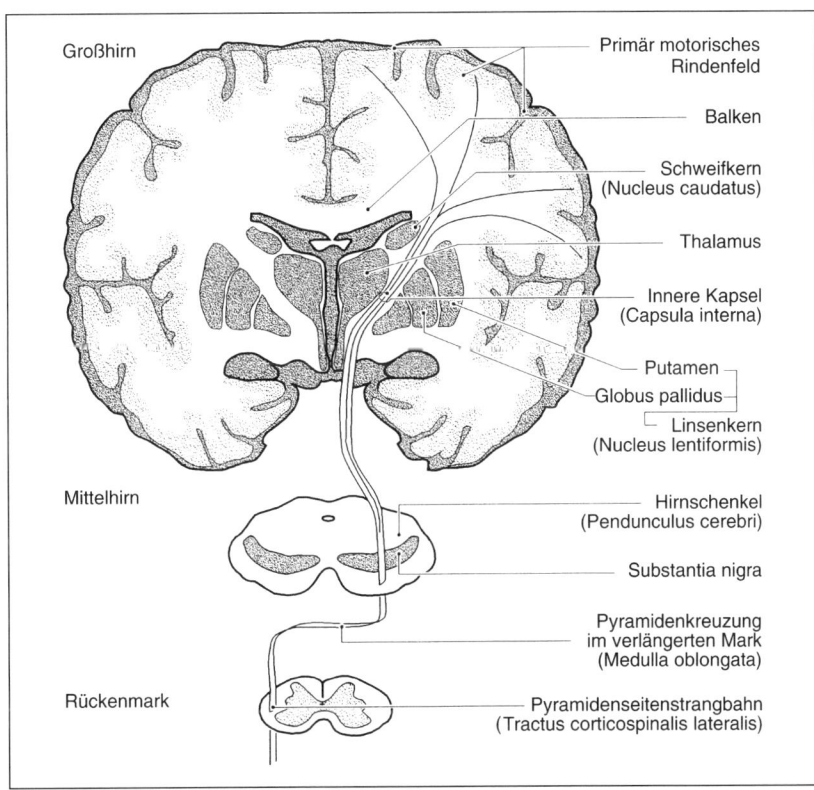

Abb. 59: Verlauf der Pyramidenbahn als absteigende motorische Bahn. 20% der Bahnen kreuzen in der Pyramidenkreuzung nicht, sondern in Höhe der Spinalnerven (nicht dargestellt).

Mit der Pyramidenbahn arbeiten weitere Systeme zusammen, deren Fasern außerhalb der Pyramidenbahn absteigen (extrapyramidale Bahnen). Diese Systeme sind vor allem für die unwillkürlichen Muskelbewegungen zuständig, greifen aber auch in die Willkürmotorik ein, indem sie die Motorik modifizieren können und den Muskelgrundtonus beeinflussen. Die Neurone des extrapyramidalen Systems liegen in Kerngebieten unterhalb der Hirnrinde. Sie stehen mit der Großhirnrinde, dem Kleinhirn, dem visuellen und dem vestibulären System in Verbindung und spielen so für die Abstimmung bei komplexen Bewegungen eine große Rolle.

Rückenmarksdurchtrennungen, z. B. durch einen Unfall, führen zu einer sofortigen und permanenten Lähmung aller Willkürbewegungen derjenigen Muskeln, die von den Rückenmarkssegmenten unterhalb der Verletzung versorgt werden (Querschnittslähmung). Ebenso sind bewusste Empfindungen aus diesen Bereichen nicht mehr möglich. Nach mehreren Wochen erholen sich die motorischen Reflexe und sind durch fehlende übergeordnete Hemmungen sogar gesteigert. In der Regel überwiegen die Beugereflexe die Streckreflexe; eine Reinnervation ist bei kompletter Rückenmarksverletzung bisher nicht möglich.

Die Höhe der Verletzung entscheidet damit über den Lähmungstyp. So ist die Paraplegie die Lähmung beider symmetrischer Extremitäten (Beine), die gefürchtete Tetraplegie die Lähmung aller vier Extremitäten. Bei Teilverletzungen, z. B. durch einen Bandscheibenvorfall, ergeben sich die Störungsmuster zunächst aus den anatomisch beteiligten Strukturen; im weiteren Verlauf können z. T. Funktionen kompensatorisch von erhaltenen Bahnen übernommen werden.

3 Aufbau und Funktion des zentralen motorischen und sensorischen Nervensystems

Im Laufe der Evolution haben sich für die Motorik und Sensorik Strukturen im Zentralnervensystem weiterentwickelt, die den Stufenaufbau noch erkennen lassen. Das Großhirn stülpt sich als größter und jüngster Gehirnabschnitt über das Mittelhirn und Zwischenhirn (Abb. 60). An der äußeren Oberfläche des Großhirns liegt die Großhirnrinde, die die gesamte Großhirnfläche als eine 1,5–3 mm dicke Schicht bedeckt. Sie erscheint aufgrund der hohen Neuronendichte makroskopisch als grau und enthält in der vorderen Zentralwindung die meisten primären motorischen Rindenfelder (Abb. 59, Abb. 61).

In diesen primären motorischen Rindenfeldern liegen nahezu alle Neurone für die Steuerung bewusster Bewegungen auf engem Raum. Hier haben auch die motorischen Kerne der Neuronen ihren Ursprung, die über die Pyramidenbahn durch die innere Kapsel im Bereich der Stammganglien und des Zwischenhirns schließlich in die verschiedenen Abschnitte des Hirnstammes absteigen (Abb. 59). Im unteren Hirnstammbereich, dem verlängerten Rückenmark, kreuzen 80 % der Fasern zur Gegenseite und ziehen dann zu den α-Motoneuronen.

In den motorischen Rindenfeldern in der vorderen Zentralwindung sind die verschiedenen Muskelgruppen nicht nach ihrer Größe, sondern nach der erfor-

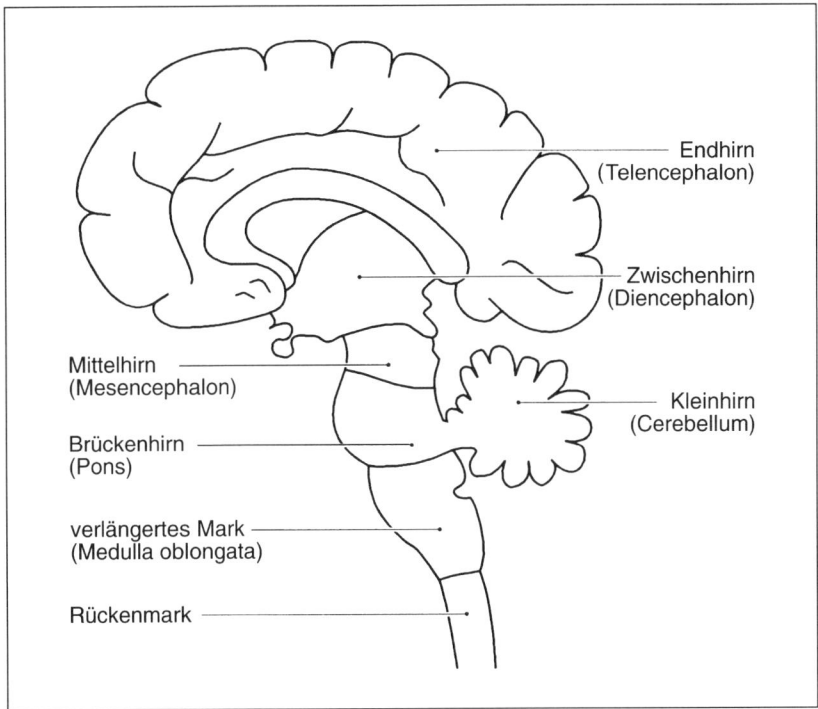

Abb. 60: *Schematischer Sagittalschnitt durch das Gehirn.*

derlichen feinmotorischen Leistungsfähigkeit vertreten. So beansprucht die Zungenmuskulatur oder die Fingermuskulatur aufgrund ihrer Feinmotorik einen weitaus größeren Anteil an Ursprungskernen als die große Extremitäten- oder Rumpfmuskulatur. Die Ursprungskerne des extrapyramidalen Systems gehen nur zum geringen Teil von den motorischen Rindenfeldern aus; sie entstammen überwiegend von Kernen unterhalb der Hirnrinde, so aus den Basalganglien des Großhirns und des Hirnstamms.

Mit den primär-motorischen Rindenfeldern kommunizieren sekundäre motorische Rindenfelder, welche die Muster für komplexe Bewegungsabläufe gespeichert haben und den primären Rindenfeldern übergeordnet erscheinen (Abb. 61). Hierzu gehört das Sprachzentrum (*Broca*-Sprachzentrum), welches einseitig meist in der linken Großhirnhälfte liegt, oder das „Schreibzentrum", in dem die Feinmotorik der Fingerbewegungen koordiniert wird. Über bestimmte Bahnen besteht eine enge Koppelung der Handbewegungen, so dass es leicht fällt, symmetrische Bewegungen mit Händen und Fingern auszuführen. Verschiedene, gegenläufige oder unabhängig voneinander verlaufende Bewegungen, wie sie beim Klavierspielen oder beim Sport vorkommen, müssen dagegen speziell geübt werden.

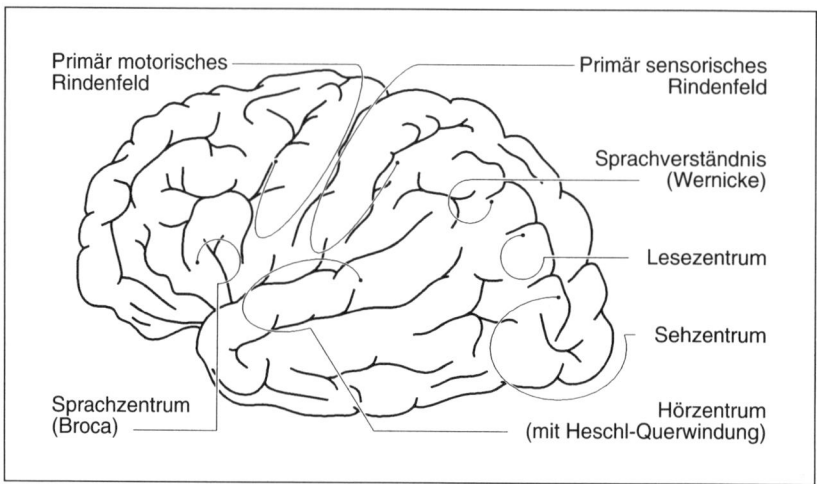

Abb. 61: Seitenansicht der Aufteilung der Hirnlappen des Großhirns.

In enger räumlicher und funktioneller Nachbarschaft zu den motorischen Rindenfeldern stehen die primären sensorischen Rindenfelder in der hinteren Hirnwindung. Hier laufen die Informationen aus den peripheren Rezeptoren der Haut, der Muskeln, der Gelenke oder auch der inneren Organe zusammen.

Vergleichbar den motorischen Rindenfeldern hängt auch hier die Größe der Repräsentanz bestimmter Regionen von der Rezeptorendichte (Empfindlichkeit) und nicht von der Größe eines Organs ab. Besonders große Bereiche nehmen deshalb auch hier die Zunge und die Finger ein, während der Rumpf nur gering repräsentiert ist.

Diese primären sensorischen Rindenfelder stehen wiederum mit sekundären Feldern in Verbindung, die vor allem Informationen aus früheren Empfindungen speichern und neue Informationen vergleichen und deuten können.

Spezielle Rindenfelder bestehen für die großen Sinnesorgane bezüglich Sehen, Hören, Schmecken und Riechen; sie sind außerhalb der hinteren Zentralwindung lokalisiert. Von besonderer Bedeutung sind die primäre und sekundäre Sehrinde, das primäre und sekundäre Hörzentrum und das Rindenfeld für die Spracherkennung (*Wernicke*-Zentrum).

Für eine vereinfachte funktionelle Betrachtung des motorischen Systems sind weitere Areale des Gehirns von Bedeutung. Der Antrieb zu einer Handlung entsteht in Motivationsarealen unter Beteiligung des Thalamus, des limbischen Systems (emotionale Impulse) und des frontalen Cortex (Abb. 62). Die Handlungsantriebe werden in Assoziationsarealen der Großhirnrinde außerhalb des sensomotorischen Cortex unter Beteiligung des limbischen Systems, oder – bei emotional nicht gefärbten Bedürfnissen – direkt aus dem Frontalhirn gesteuert, in Bewegungsentwürfe umgesetzt. Das endgültige Bewegungsprogramm entsteht unter dem Einfluss des Kleinhirns und der Basalganglien, die den räumlich-

Aufbau und Funktion des zentralen motorischen und sensorischen Nervensystems **123**

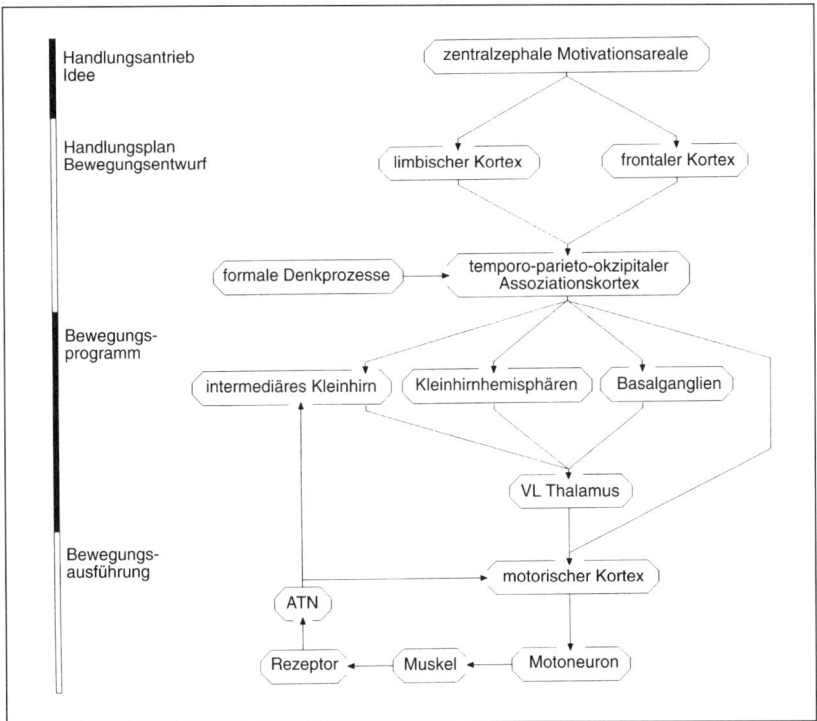

Abb. 62: Schematische Darstellung eines Konzeptes einer Willkürbewegung; ATN = aufsteigende Trakte von Neuronen, VL = Vorderlappen (mod. a. Mörike/Betz/Mergenthaler 1989).

zeitlichen Ablauf der Bewegungsprogramme festlegen. Dieses erreicht dann über den Thalamus den motorischen Cortex, von dem aus die endgültige Steuerung der Bewegungsausführung erfolgt.

Die korrekte Ausführung bedarf einer Bewegungskontrolle, die bei der Stützmotorik und bei sehr langsamen Bewegungen permanent durchgeführt wird. Bei sehr schnellen Bewegungen, wie sie im Sport häufig vorkommen, kann aus Zeitgründen lediglich eine Kontrolle durch eine Efferenzkopie erfolgen. Ständig wiederholte Bewegungsabläufe können als Bewegungsprogramm gespeichert werden und dadurch automatisiert ablaufen. Dadurch sinkt der Aufwand und die Fehlerhäufigkeit.

Bestimmte Entwicklungsstadien im Kindes- und Jugendalter scheinen für motorisches Lernen besonders geeignet, da sich in diesem Alter durch eine hohe Plastizität des Gehirns eine Optimierung und anschließend hohe Stabilität des Bewegungsablaufes erreichen lassen soll. Durch fehlendes Üben gehen die Abläufe mit individuell unterschiedlicher Geschwindigkeit mehr oder weniger wieder verloren.

4 Neuromuskuläres System und Training (Lernen und Üben)

Voraussetzung für einen neu zu erlernenden Bewegungsablauf ist das Wahrnehmen und Behalten eines Bewegungsprogrammes. Die Wahrnehmung kann ausschließlich oder in Kombination visuell (sehen), verbal (hören), über das vestibuläre oder kinästhetische System oder auch über das taktile System (Haut) erfolgen.

Bei der zentralen Speicherung werden drei Mechanismen grob unterschieden. So können Änderungen in der Leitfähigkeit von Membranabschnitten oder Synapsen stattfinden (funktionelle Veränderungen) und so zur Bahnung oder Suppression von Abläufen beitragen. Bei Langzeitgewöhnungen oder -sensitivierungen folgen dagegen offensichtlich strukturelle Veränderungen im Sinne einer Zu- oder Abnahme von Synapsen oder präsynaptischer aktiver Zonen.

Diese neuronale Plastizität wird durch eine weitere Form des Gedächtnisses ergänzt, die als neurochemischer Mechanismus der Plastizität angesehen werden kann. Offensichtlich werden Lernvorgänge, die dem Langzeitgedächtnis zuzuordnen sind, in Form von Neuropeptiden gespeichert, während das Kurzzeitgedächtnis funktionellen kreisenden Erregungsmustern zuzuordnen sind. Diese Kurzzeitspeicher führen nur bei ausreichender Stärke oder Wiederholung zu einer dauerhaften strukturellen Veränderung der Neuronenverbände einschließlich der Übernahme in den Langzeitspeicher.

Eine genaue lokale bzw. anatomische Zuordnung von Kurzzeit- oder Langzeitgedächtnisinhalten ist im Gehirn nicht möglich. So können erlernte Bewegungsprogramme von anatomisch weit auseinander liegenden Neuronennetzen abhängig sein. Man spricht deshalb lieber von neuronalen Ensembles und versteht darunter eine Ansammlung von Neuronen, die miteinander verknüpft sind und für ein bestimmtes Bewegungsprogramm, aber auch für Gefühl und Motivation verantwortlich sind.

Der Grad der Verknüpfung und der Fähigkeit zur Herstellung solcher Ensembles ist sowohl genetisch beeinflusst als auch durch äußere Reize (Lernen und Üben) modifizierbar. Darüber hinaus gibt es Phasen in der Entwicklung insbesondere während der Hirnreifung im Kleinkindalter, in denen das Herstellen solcher Ensembles günstig zu sein scheint. Allerdings haben sich hier die Auffassungen in den letzten Jahren mit der zunehmenden Veralterung der Gesellschaft geändert. Insgesamt wird heute der Veranlagung ein größerer Stellenwert als früher beigemessen. Darüber hinaus scheinen Lern- und Übungseffekte auch im höheren Alter in größerem Ausmaß möglich als bisher angenommen.

Dennoch macht es Sinn, sportliche oder feinmotorische Abläufe, wie sie beim Sport oder Spielen eines Instrumentes vorkommen, im Kleinkind- oder Schulkindalter zu beginnen, da der Übungszeitraum die Stabilität einer motorischen Leistung in Abhängigkeit von der individuellen Veranlagung mitbestimmt. Allerdings sollte beachtet werden, dass bei hoher Begabung komplizierte Bewegungsabläufe auch zu einem späteren Zeitpunkt erlernt und gefestigt werden können.

Der Effekt von Training und Übung auf der neuromuskulären Ebene scheint nicht auf die cerebralen Adaptationen begrenzt. Auch efferente und afferente Leitungswege können gebahnt werden und in ihrer Leitungsgeschwindigkeit zunehmen. In erster Linie ist eine Verbesserung der synaptischen Übertragungszeit anzunehmen. Synaptische Mechanismen werden auch dafür verantwortlich gemacht, dass bereits nach wenigen Trainingseinheiten bei Untrainierten deutlich verminderte Reflexzeiten nachgewiesen werden können.

Der motorische Lernvorgang, wie er im Sport vorkommt, lässt sich wie folgt zusammenfassen. In einer ersten Phase wird ein komplexer Bewegungsvorgang in kleinere Bestandteile zerlegt und im Ablauf geübt. Diese Ausführung ist hoch bewusst, und die meisten Signale stammen aus der vorderen motorischen Zentralwindung und steigen die Pyramidenbahn ab.

Mit verbessertem Trainingszustand des Bewegungsablaufes wird das Bewegungsprogramm präzisiert, was in einer Optimierung von Bahnungs- und Hemmungsprozessen auf den verschiedenen beteiligten Ebenen resultiert. Letztlich erlaubt dies eine hohe Entladungsfrequenz der letzten gemeinsamen Innervationsstrecke sowie eine präzisere Ansteuerung der aktivierten Muskelgruppen; unnötige Begleitbewegungen werden eliminiert, die Gesamtbewegung wird ökonomisch.

Die zentrale Stabilisierung von Bewegungsprogrammen führt zu einer stärkeren Automatisierung und damit zu einer anteilsmäßig stärkeren Beteiligung der extrapyramidalen Bahnen. Die Fähigkeit der Stabilisierung hängt von genetischen Faktoren, von der Häufigkeit der Lernvorgänge und vom Ausmaß des Erhaltungstrainings ab. Eine hohe Stabilität im sportlichen Bewegungsablauf, z. B. ein Tennisaufschlag, ist bei korrekter Ausführung ein angestrebtes Ziel. Sie kann jedoch bei einer erforderlichen Korrektur auch hinderlich sein bzw. eine Leistungsverbesserung unmöglich machen, wenn sie schwer oder nicht mehr modifiziert werden kann.

Zusammenfassung

Eine aufrechte Körperhaltung und zielgerichtete Bewegungen sind nur möglich, wenn fortlaufend Muskelkräfte auf das Skelettsystem einwirken. Dazu muss einerseits Information über den Zustand und die Lage des Bewegungsapparates an das zentralnervöse System gemeldet werden (sensibles Nervensystem); andererseits müssen Impulsmuster an die peripheren Muskeln übersandt werden, die erforderliche und beabsichtigte Bewegungen bewirken (motorisches System).

Die peripherste Organisationsstruktur des motorischen Systems ist die motorische Einheit; dies entspricht einer Nervenfaser (Motoneuron) mit den von ihr versorgten Muskelfasern. Der Übergang von Nerv und Muskel ist eine spezielle Synapse, die als motorische Endplatte bezeichnet wird. Hier werden die Nervenimpulse durch Freisetzung von Acetylcholin auf die Muskelfaser übertragen.

Das sensible System besitzt peripher Messeinrichtungen vor allem in der Muskulatur (Muskelspindeln) und in den Sehnen (Sehnenspindeln). Eine weitere Form von Rezeptoren sind marklose und markhaltige Nervenfasern, die mechanische, chemische, thermische und osmotische Reize ebenso wie Schmerzreize aus den Gelenkbändern, -kapseln und der Haut aufnehmen können.

Die einfachsten Reaktionsabläufe des sensomotorischen Systems sind Eigen- und Fremdreflexe. Allen Reflexen gemeinsam ist ein Rezeptor (afferenter Teil) und Effektor (efferenter Teil); der Ablauf eines Reflexes ist unwillkürlich und gesetzmäßig. Auf der Rückenmarksebene laufen weiterhin komplexe und automatisierte Hemmungs- und Bahnungsvorgänge ab, die zentral veranlasste Bewegungsvorgänge erleichtern und unterstützen.

Diese zentralen Impulse laufen über absteigende (efferente) Rückenmarksbahnen, hauptsächlich über die der Pyramidenbahn (bewusste Steuerung) und der extrapyramidalen Bahn (unbewusste Steuerung), bis zu den Motoneuronen auf der Rückenmarksebene. Gleichzeitig übermitteln aufsteigende (afferente) Bahnen im Hinterstrang und Vorderseitenstrang ständig Informationen aus der Umwelt und dem Körper.

Zentral kommen die Impulse aus primär-motorischen Rindenfeldern, denen sekundär-motorische Regionen übergeordnet sind, welche Muster für komplexe Bewegungsabläufe gespeichert haben. Hierzu gehören das Sprach- und Schreibzentrum. In enger Nachbarschaft zu den motorischen Rindenfeldern stehen die sensorischen Rindenfelder, in denen die Informationen aus den peripheren Rezeptoren zusammenlaufen. Spezielle Rindenfelder bestehen für die Sinnesorgane Sehen, Hören, Schmecken und Riechen.

Am motorischen Lernvorgang, wie er im Sport vorkommt, ist das neuromuskuläre System auf verschiedenen Ebenen beteiligt. Das Wahrnehmen und Behalten eines Bewegungsprogrammes erfolgt durch funktionelle Veränderungen von synaptischen Verknüpfungen und bei Langzeiteffekten offensichtlich auch durch strukturelle Veränderungen. Der motorische Lernvorgang ist sowohl durch Lernen und Üben hervorgerufen, unterliegt aber auch wesentlich einer genetischen Beeinflussung.

VIII. Muskelphysiologie

Die Muskulatur ist das größte Organ des Menschen mit unterschiedliche Typen von Muskulatur, die verschiedene Aufgaben erfüllen. Für die körperliche Leistungsfähigkeit ist die Struktur und Funktion der Skelettmuskulatur entscheidend. Zum tieferen Verständnis wird auf den molekularen Mechanismus und die Energetik der Muskelkontraktion eingegangen. Von Bedeutung für eine Bewegung ist außerdem die Mechanik der Muskelkontraktion, für deren Verständnis die funktionelle Anatomie des Stütz- und Bewegungsapparates wesentlich ist. Am Ende des Kapitels stehen Trainingswirkung und Muskeladaptation bzw. muskuläre Ermüdungsprozesse.

1 Struktur und Funktion der Skelettmuskulatur

Die Muskulatur ermöglicht Bewegungen im Organismus und des Organismus. Es haben sich unterschiedliche Typen von Muskulatur entwickelt, die an die verschiedenen Anforderungen adaptiert sind. Die glatte Muskulatur befindet sich in den Organen und ist der willkürlichen Beeinflussung weitgehend entzogen. Charakteristisch sind der zentral in der Muskelzelle gelegene Zellkern, ein Ruhegrundtonus, der langsame Kontraktionsablauf und die durch lokale Faktoren oder das vegetative Nervensystem ausgelöste Kontraktion. Das einzige Organ, welches hierbei eine gesonderte Form der Muskulatur ausgebildet hat, ist der Herzmuskel. Hier finden sich die für die Skelettmuskulatur typische Streifung, allerdings mit zentral gelegenen Kernen (Abb. 63).

Das Muskelsystem der Skelettmuskulatur, aber auch die Zungenmuskulatur, die Sprechmuskeln und das Zwerchfell bestehen dagegen aus quergestreifter Muskulatur. Sie ist in weiten Teilen in ihrer Funktion unserem Willen unterworfen. Die Skelettmuskulatur erfüllt im Wesentlichen drei Aufgaben:

1. Sie ermöglicht durch die permanente Stimulation bestimmter Muskelgruppen (Stützmuskulatur) unter Kontrolle des Zentralnervensystems die aufrechte Haltung bzw. die Einnahme bestimmter Körperpositionen.
2. Sie erlaubt die aktive, kontrollierte und zielgerichtete Bewegung des Gesamtkörpers (z. B. Gehen, Laufen) oder von Körperteilen (z. B. Greifen, Schreiben).
3. Sie ist der wichtigste Wärmeproduzent, da die Umwandlung von chemischer Energie zu mechanischer Energie nur zum Teil möglich ist und ein größerer Teil (bis zu 85 %) als Wärme freigesetzt wird.

Ermöglicht werden diese Funktionen durch die Fähigkeit der Muskulatur zur reversiblen Verkürzung durch einen elektrischen Reiz; sie ist außerdem dehnbar und elastisch.

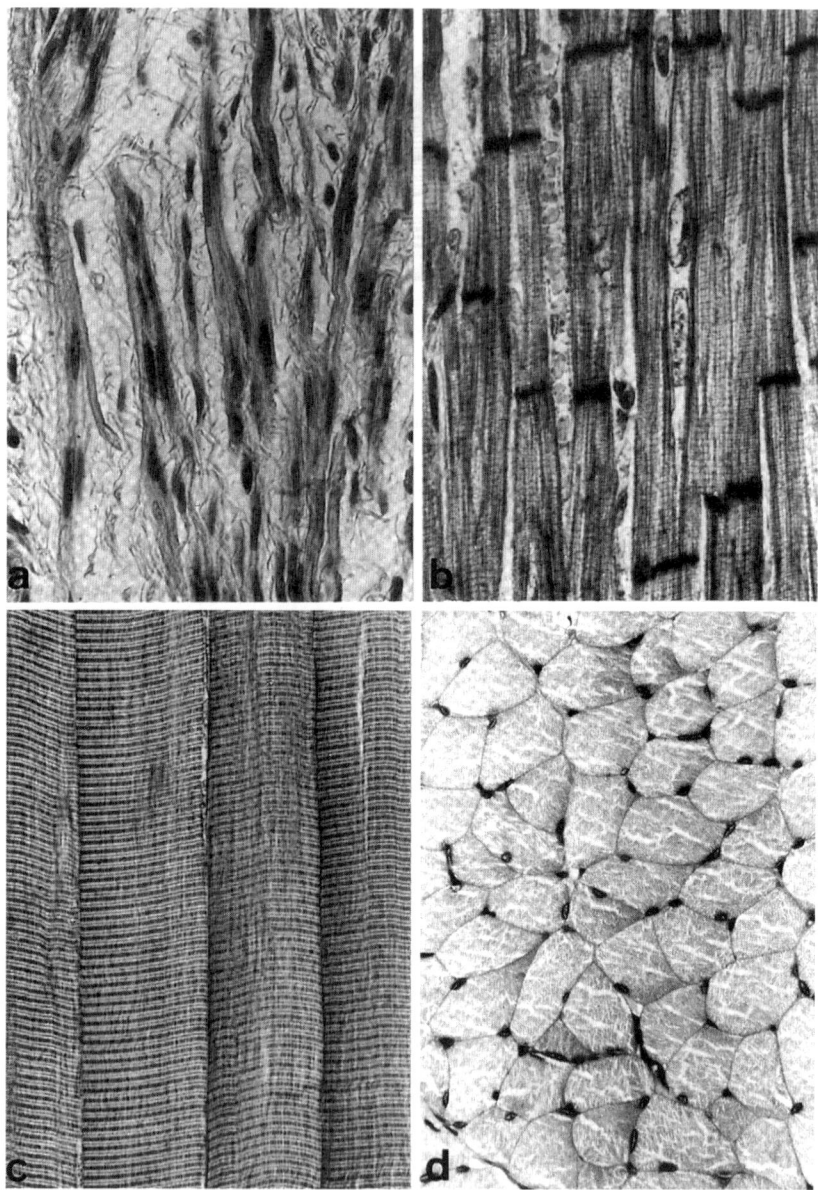

Abb. 63: Muskelgewebe; links oben glatte Muskelzellen in Bindegewebe eingelagert; rechts oben quergestreifte Herzmuskelzellen mit zentral gelegenen Zellkernen; links unten quergestreifte Skelettmuskelfaser im Längsschnitt; rechts unten Skelettmukelfasern quer geschnitten; die Zellkerne der Faser liegen am Rande (aus Betz/Mörike/Mergenthaler 1997).

Struktur und Funktion der Skelettmuskulatur

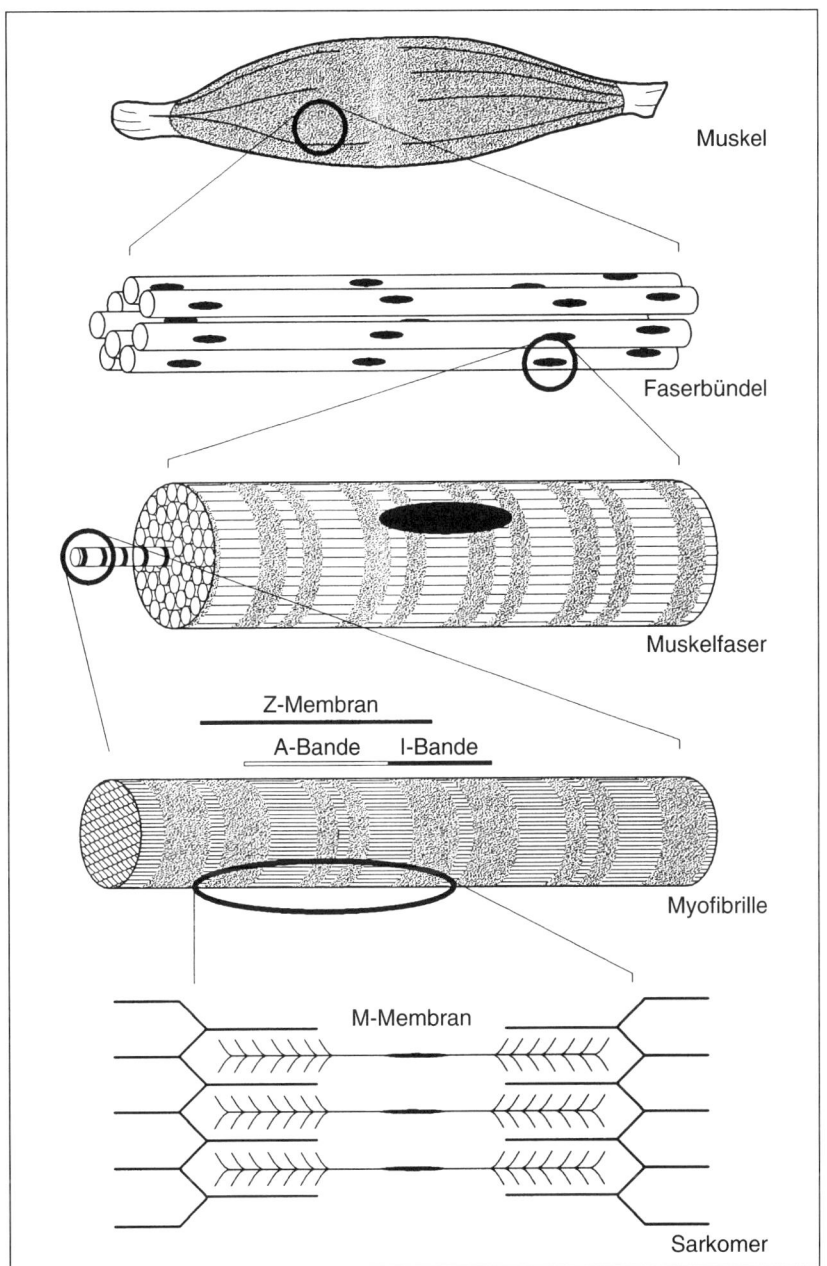

Abb. 64: Aufbau des quergestreiften Muskels.

Der Grundbaustein der Skelettmuskulatur ist die quergestreifte Muskelfaser. Sie enthält als Hauptbestandteil fadenförmige Eiweißstrukturen (Myofibrillen), die zur Kontraktion befähigt sind (Abb. 63, 64). Innerhalb der Myofibrillen kann man dicke und dünne Myofilamente differenzieren, die im lichtmikroskopischen Bild als abwechselnd helle und dunkle Streifen erscheinen und der quergestreiften Muskulatur ihren Namen geben. Diese Streifen bilden die funktionellen Untereinheiten (Sarkomere, Abb. 63, 64, 65), in denen die Kontraktion des Muskels abläuft. Aneinander gereiht bilden sie die Muskelfaser und führen bei simultaner Erregung zu der Verkürzung der Muskelfaser. Umschlossen ist die Muskelfaser vom Sarkolemm, dem Zytoplasma der Muskelzelle; hier finden sich neben den Zellkernen je nach Muskelfasertyp auch zahlreiche Mitochondrien.

Das Sarkomer ist die eigentliche Struktur, in welcher der Verkürzungsprozess der Muskulatur stattfindet. An beiden Seiten des Sarkomers befinden sich etwa 2000 dünne Filamente, die aus Aktin, Troponinkomplex und Tropomyosin bestehen; Troponinkomplex und Tropomyosin wirken als Regulatorproteine. Das Aktin, der Partner des Myosins bei der Muskelkontraktion, ist das Hauptprotein der dünnen Filamente, die sich beim Übergang in das nächste Sarkomer zu den Z-Streifen verdichten.

In der Mitte jedes Sarkomers liegen ca. 1000 (dicke) Myosinfilamente, die eine A-Bande bilden. Die verschiedenen Muskelfasertypen enthalten vor allem unterschiedliche Myosin-Isoproteine, die sich stark in ihrer Funktion unterscheiden. Die Myosinfilamente und Aktinfilamente überlappen sich mehr oder weniger, je nachdem, ob der Muskel sich in Ruhe oder einem Kontraktionszustand befindet (Abb. 65). Daneben gibt es noch eine Reihe von Proteinen, die das Zytoskelett

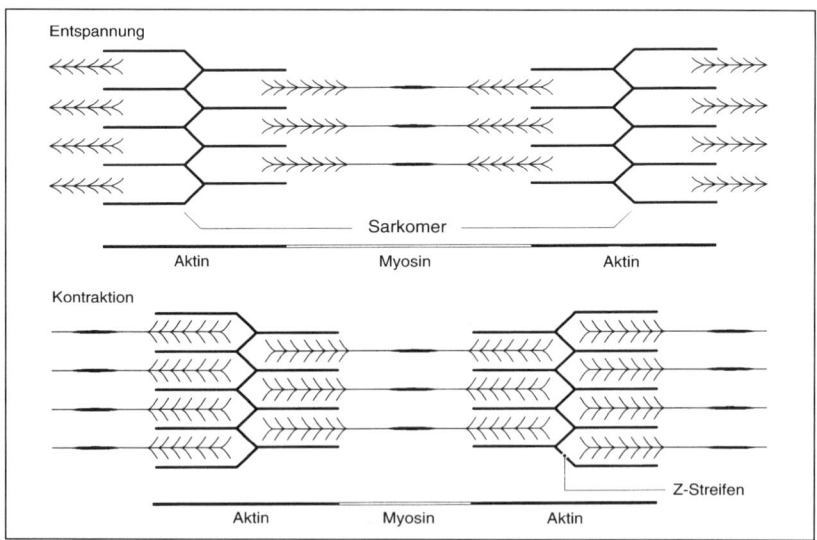

Abb. 65: Gleitmodell der Muskelkontraktion. Durch Auseinandergleiten der dicken und dünnen Myofilamente kommt es zur Verkürzung des Sarkomers.

der Myofibrillen bilden. So sind Titin und Nebulin Proteine innerhalb des Sarkomers, die vor allem für die Skelettmuskelelastizität im Ruhezustand bzw. für die Anordnung von Aktin verantwortlich sind.

Zwischen den Myofibrillen liegen im Sarkoplasma zahlreiche Mitochondrien und ein röhrenförmiges System im Bereich der Z-Abschnitte, welches sich durch Einstülpungen der Plasmamembran der Muskelfaser gebildet hat (transversales Tubulussystem). Es ermöglicht die rasche Ausbreitung des Aktionspotentials von der äußeren Zellmembran in das Innere und zur Nachbarmyofibrille. In derselben Gegend der Z-Abschnitte hat dieses System Berührungsstellen mit einem schlauchförmigen System des endoplasmatischen Retikulums (longitudinales Tubulussystem), welches wesentlich an der Ausschüttung und am Rücktransport von Calciumionen und damit an der Kontraktion beteiligt ist. Im Prinzip handelt es sich bei diesem System um einen in die Muskulatur hineinlaufenden Calciumspeicher.

Muskelfasertypen

Die Skelettmuskulatur des Menschen ist nicht überall gleich aufgebaut. Schon seit dem letzten Jahrhundert ist bekannt, dass es dunkle Fasern gibt, die sich langsam (tonisch) kontrahieren und sehr ausdauernd sind (slow-twitch = ST); auf der anderen Seite gibt es helle Fasern, die schnell (phasisch) kontrahieren können, dafür aber schnell ermüden (fast-twitch = FT). Oft wird aufgrund von Aktivitätsprofilen von Enzymen des oxidativen (O = oxidative) und glykolytischen (G = glycolytic) Stoffwechsels eine weitere Differenzierung vorgenommen, so dass die Fasertypen FG (fast-twitch glycolytic), FOG (fast-twitch oxidative-glycolytic) und SO (slow-twitch oxidative) resultieren.

Die rote oder dunkle Farbe beruht auf einem hohen Anteil an Myoglobin. Beim Menschen gibt es Muskelgruppen, die überwiegend aus den langsam kontrahierenden (ST-fiber) Fasern bestehen. In erster Linie ist dies die Stütz- und Haltemuskulatur, die hauptsächlich Haltearbeit leistet (z. B. Bauchmuskulatur). Die schnell kontrahierende (FT-fiber) Muskulatur findet sich dagegen mehr in Bereichen, die der gezielten Dynamik (Zielmotorik) einer Bewegung dienen (z. B. M. biceps brachii). Tatsächlich sind die FT- und ST-Fasern im gesunden Muskel in der Art eines Mosaikmusters verteilt, allerdings kann der eine oder andere Fasertyp eindeutig überwiegen und im Extremfall bis 80-85% betragen.

Darüber hinaus unterscheiden sich die beiden Muskelfasertypen auch ganz wesentlich in ihrer neuromuskulären Ansteuerung. So werden die weißen Fasern im Gegensatz zu roten Fasern eher über große α-Motoneurone und größere motorische Endplatten als die roten Muskelfasern angesteuert, was höhere Impulsübertragungen und damit auch die Kraft- und Spannungsentwicklung begünstigt (Tab. 15). Weiterhin unterscheiden sie sich in ihrer maximalen Stimulationsfrequenz und in ihrer Reizschwelle, die bei dem ST-Fasertyp deutlich niedriger ist, so dass dieser Muskelfasertyp bei ansteigender Belastung zuerst angesprochen wird.

Stimulationsversuche durch elektrische Dauerreizung und Kreuzinnervationsversuche am Tiermodell, bei denen schnelle Fasern mit einem kleinen α-Motoneuron verbunden wurden und umgekehrt, haben gezeigt, dass die Muskulatur

Tab. 15: Merkmale der wesentlichen Muskelfasertypen; Typ IID (IIX) ist nicht berücksichtigt.

ST-Muskelfasern	FT-Muskelfasern	
	IIa	IIb
Langsam kontrahierend	Schnell kontrahierend	Sehr schnell kontrahierend
Kontraktionsdauer 75 ms	30 ms	20 ms
Wenig Kraft pro Kontraktion	Kräftige Kontraktion	Sehr große Kraft pro Kontraktion
Ermüdungsresistent	Ermüdbar	Schnell ermüdet
Kleine Motoneurone	Große Motoneurone	Große Motoneurone
Kleine mot. Endplatten	Größere mot. Endplatten	Große mot. Endplatten
Reizschwelle niedrig	Höher	Hoch
Impulsentladungsfrequenz $10-20 \cdot s^{-1}$	$30-60 \cdot s^{-1}$	
Sehr viele Mitochondrien	Viele	Wenig
Sehr viel Myoglobin	Mäßig viel	Wenig
Sehr viele Kapillaren	Viele	Wenig
Wenig Phosphagene	Viele	Sehr viele
Myosin-ATPhase Aktivität gering	Hoch	Sehr hoch
Viel Fett Weniger KH gespeichert	Viel KH gespeichert	Viel KH gespeichert

auch nach der vollen Entwicklung weiterhin die Potenz hat, den Muskelfasertyp zu verändern. So wandelt eine niederfrequente Elektrostimulation schnelle Fasern in langsame Faser um, die nach Beendigung der Stimulation wieder rückläufig ist.

Die physiologische unbeeinflusste Ausprägung des Muskelfasertypes scheint sich weitgehend danach zu richten, durch welche genetisch festgelegte Innervation der Muskel versorgt wird. Da diese auch durch Stimulation oder Immobilisation nicht verändert wird, stellt sich auch nach extremer Manipulation immer wieder die annähernd gleiche Muskelfasertypverteilung ein. Dies erklärt auch die hohe Stabilität einer Schnelligkeits- oder Ausdauerbegabung (s. a. S. 140 ff.).

Entsprechend ihrer Eigenschaften gibt es weitere morphologische, elektrophysiologische und biochemische Einteilungen der Muskelfasertypen. So ist die langsame Kontraktionsfähigkeit mit einer niedrigen Aktivität der Myosin-ATPase und der glykolytischen Enzyme gekoppelt (Typ I), beim sogenannten Typ II jedoch mit einer hohen Aktivität und einer entsprechend schnellen Kontraktionsfähigkeit. Dabei entspricht Typ I weitgehend dem ST-Fasertyp und Typ II dem FT-Fasertyp.

Aufgrund biochemischer Eigenschaften kann man eine weitere Differenzierung des Typ II-Muskelfasertyps mit histochemischen und immunologischen Methoden in weitere Subtypen vornehmen (IIA, IIB), wobei der Typ IIB den klassischen weißen Fasertyp mit niedriger aerober und hoher anaerober Enzymausstattung darstellt. Der Typ IIA verfügt dagegen auch über eine relativ hohe oxidative Energiebereitstellung (Enzymaktivität) und ist damit ermüdungsresistenter. Der Typ IIA steht der Typ I-Faser am nächsten und wird deshalb auch als intermediärer Typ angesehen, während ein weiterer Typ IID (IIX) eine Zwischenstellung zwischen IIB und IIA einnimmt, jedoch Typ IIB näher zu stehen scheint.

Diese Subtypendiffenzierung erscheint derzeit noch nicht abgeschlossen und wird sich möglicherweise in Zukunft stärker am strukturellen Aufbau der Muskulatur orientieren. Mit Sicherheit ist aber auch die Subtypendifferenzierung in der Zielmotorik in hohem Maß genetisch festgelegt und damit ein wesentlicher leistungsbestimmender Faktor für Sportdisziplinen, die einseitig schnelligkeits- oder ausdauerbestimmt sind.

2 Molekularer Mechanismus der Muskelkontraktion

Damit sich eine quergestreifte Muskelfaser kontrahiert, muss sie bei einem physiologischen Ablauf einen Reiz von einer Nervenzelle erhalten. Dieser wird an der motorischen Endplatte durch Acetylcholin übertragen und löst an der Muskelmembran ein allseits fortgeleitetes Aktionspotential aus. Normalerweise führt jeder Impuls zu einem Aktionspotential, allerdings kann bei zu schneller Impulsfolge (> 100 Reize/s) die Übertragung ermüden, so dass dann nicht jeder Reizimpuls umgewandelt wird.

Die Aktionspotentiale gelangen bei ihrer Ausbreitung über die Zellmembran entlang des transversalen Tubulussystems in das Innere der Muskelfasern. Der dabei erfolgende Stromfluss setzt aus einem weit verzweigten Netzwerk aus kleinen Bläschen des sarkoplasmatischen Retikulums (longitudinales Retikulum) an dem Berührungspunkt der beiden Systeme (Terminalzysternen) Calcium-Ionen frei, die sich dort in hoher Konzentration befinden. Dadurch steigt die Calcium-Ionenkonzentration im Sarkoplasma in unmittelbarer Nähe der Aktin- und Myosinfilamente deutlich an.

Durch die Erhöhung der Calciumkonzentration läuft nun ein Mechanismus an den Aktin-Myosinfilamenten ab, den man als Gleitfilament-Theorie nach *Huxley* (1957) bezeichnet. Die Calcium-Ionen verändern die Konformation des Aktinfilaments, indem sie sich an eine Eiweißstruktur des Aktins (Troponin) anlagern und so Bindungsstellen für den Kopfteil der Myosinfilamente freilegen. Gleichzeitig sollen die Ca^{2+}-Ionen das Enzym ATPase aktivieren, welches sich am Myosinkopf befindet. Unter Energieverbrauch (Spaltung von ATP) und in Gegenwart von Magnesium kommt es zur Brückenbildung zwischen Myosin und Aktin, die Myosinköpfe knicken ab und ziehen die Aktinfilamente in sich hinein (Abb. 65).

Ein einmaliger Zyklus würde allerdings nicht für einen Verkürzung ausreichen bzw. nur eine minimale Verkürzung bewirken, da die Filamente elastische Eigenschaften haben, die für einen großen Teil der Elastizität des Gesamtmuskels verantwortlich sind. Die bei anhaltendem Reiz stattfindende Verkürzung des Sarkomers ist deshalb nur dadurch möglich, dass sich die Myosinköpfe innerhalb kürzester Zeit (10–100 ms) wieder lösen und an anderer Stelle eine erneute Verbindung eingehen. Man könnte dies mit mehrfachen Ruderschlägen einer Galeere vergleichen, wobei die Ruderschläge allerdings nicht synchron erfolgen.

Klingt die elektrische Erregung ab, so stabilisiert sich die Membran des sarkoplasmatischen Retikulums wieder und es werden über einen energieverbrauchenden Pumpmechanismus die Calcium-Ionen aus dem Sarkoplasma wieder an ihren Ursprungsort transportiert.

Die Brückenbildung und Kontraktion nimmt ab, die Muskelfaser erschlafft. Das Lösen der Querbrücken ist offensichtlich ein energieverbrauchender Prozess, da bei Verarmung des Muskels an ATP eine Muskelstarre eintritt, wie z. B. bei Durchblutungsstörungen (Ischämie) oder der Totenstarre (Rigor mortis) auftritt.

ATP hat deshalb im Muskel zwei Funktionen. Einmal dient es als Energiequelle für die Muskelkontraktion, auf der andern Seite wird es für die Erschlaffung des Muskels benötigt (Weichmacherfunktion). Dies ist auch der Grund, weshalb der Muskel bei mangelnder Blutversorgung und Ischämie (Sauerstoffmangel) hart wird.

3 Energetik der Muskelkontraktion

Muskelarbeit kann nur unter Energieverbrauch geleistet werden. Sie wird bei der Kontraktion ausschließlich durch die Spaltung von ATP in ADP und organisches Phosphat geliefert, wobei die Myosinköpfe als Enzyme wirken. Die ATP-Spaltung läuft mit der Größe der Arbeitsleistung parallel (Fenn-Effekt). Schnell kontrahierende Muskeln verbrauchen dementsprechend mehr ATP als langsame Muskeln, für tonische Haltearbeit sind deshalb langsame Muskeln ökonomischer als schnelle Muskelfasern.

Neben der mechanischen Arbeit (Muskelverkürzung) wird bei den chemischen Prozessen auch Wärme freigesetzt. Der Gesamtenergieumsatz setzt sich also aus mechanischer Energie und Wärmeenergie zusammen. Auch wenn keine physikalisch messbare Arbeit geleistet wird, wie z. B. bei einer isometrischen Kontraktion, wird Energie verbraucht, da das Aufbringen der Muskelspannung ebenfalls zyklische Kontraktionsabläufe im Muskel unter Energieverbrauch bedingt. So steigt die Wärmebildung beim isometrischen Tetanus auf etwa das Zehnfache des Ruhewertes an. Der Muskel stellt damit einen wesentlichen Faktor zum Erhalt der Körpertemperatur dar.

Ein Mol ATP liefert bei seiner Spaltung ca. 48 kJ Energie. Diese Energie kann jedoch nur zu etwa 40–45% in mechanische Arbeit umgewandelt werden, der Rest geht als Wärmeenergie verloren. Allerdings ist die Nettoarbeitsleistung (Wirkungsgrad) des Gesamtmuskels noch geringer und liegt bei etwa 25%, da die Regeneration des verbrauchten ATP und weitere energieverbrauchende Prozesse ablaufen (Ionenpumpe) und zu einer beträchtlichen Erholungswärme führen. Dabei gilt, je höher die Arbeitsleistung, um so höher ist der Wärmeproduktionsanteil und somit auch der Verbrauch an energieliefernden Substraten und Sauerstoff.

Als energieliefernde Prozesse dienen der aerobe Abbau von Fetten und Kohlenhydraten sowie die anaerobe Bereitstellung von ATP aus Glykogen oder Glukose (anaerob laktazid) und Kreatinphosphat (anaerob alaktazid). Auf die allgemeinen Vorgänge des Energiestoffwechsels wird an anderer Stelle gesondert eingegangen (s. S. 174 ff.).

4 Mechanik der Muskelkontraktion

4.1 Muskelkontraktionsformen

Für das Verständnis der Muskelkontraktionsformen sind die mechanischen Eigenschaften des quergestreiften Muskels von Bedeutung. Sie lassen sich durch ein Modell beschreiben, in dem elastische und plastische Elemente parallel und in Serie geschaltet sind.

Elastische Eigenschaften besitzen die Sehnen, das Bindegewebe zwischen den Muskelzellen und die Muskelzellhülle (Sarkolemm), da sie den einwirkenden, dehnenden Kräften einen zunehmenden Widerstand entgegensetzen (serienelastisches und parallelelastisches Element). Bei Wegnahme der Kraft nehmen sie ihre Ausgangsposition ohne Verzögerung wieder ein. Das Bindegewebe und das Sarkolemm sind zum kontraktilen Element parallel, die Sehnen dagegen in Serie geschaltet (Abb. 66).

Plastische Eigenschaften besitzen dagegen die kontraktilen Myofibrillen (kontraktiles Element). Sie setzen einer einwirkenden Kraft keinen bedeutsamen dauernden Widerstand entgegen sondern verformen sich. Bei Wegnahme der Kraft verbleibt ein Verformungsrückstand. Die plastischen Eigenschaften bestimmen

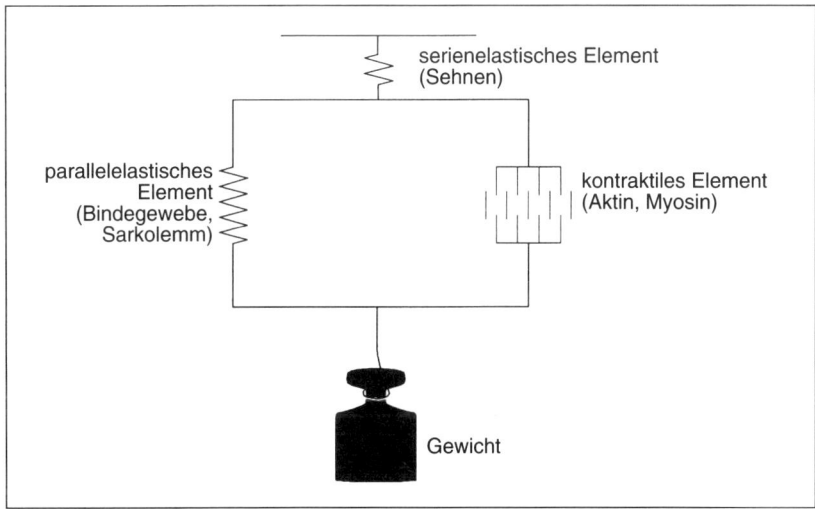

Abb. 66: Schematisches Muskelmodell mit in Serie und parallel geschalteten Elementen.

die Dehnbarkeit im Bereich geringer Muskellängen; bei starken Muskeldehnungen steigt der Dehnungswiderstand dagegen aufgrund der elastischen Eigenschaften rasch an. Die Dehnungskurve des Muskels ist demzufolge nicht linear.
Die Muskulatur kann sich unter verschiedenen Bedingungen kontrahieren, sie sollen im Folgenden beschrieben werden.

Eine einmalige Reizung führt zu einer Einzelzuckung (Kontraktion) mit rascher Zunahme der Kontraktionsspannung, die alsbald rasch wieder abfällt. Wird der Muskel vor Aufhören der letzten Zuckung erneut gereizt, so überlagert sich diese Zuckung mit der vorangegangenen Kontraktion (Superposition), und es kommt zu einer höheren Gesamtspannung als bei einer Einzelzuckung. In Abhängigkeit von der Geschwindigkeit der Impulse erfolgt eine zunehmende Kraftentwicklung bis zum Verschmelzen der Einzelzuckungen; dann spricht man von einer (vollständigen) tetanischen Kontraktion (Abb. 67). Die erzeugte Gesamtkraft ist bezogen auf eine motorische Einheit hauptsächlich abhängig vom Querschnitt der Faser, vom Fasertyp und von der Größe der motorischen Einheit (Zahl der Fasern).

Im menschlichen Körper übertragen die Skelettmuskeln ihre Kraft über die Sehnen auf das Skelett. Bei der Kontraktion werden zunächst die elastischen Strukturen etwas gedehnt, bei einer weiteren Kraftentwicklung verkürzt sich der Muskel unter Annäherung des Ansatzes und Ursprunges. Diese gleichzeitige Änderung der Länge und Spannung bezeichnet man als auxotonische Kontraktion. Sie kommt bei fast allen Körperbewegungen vor.

Wenn dem Muskel bei der Kontraktion keine Möglichkeit der Längenveränderung ermöglicht wird, spricht man von einer isometrischen Kontraktion. Intramuskulär erfolgt allerdings auch bei dieser Kontraktionsform an den Myosinköpfchen,

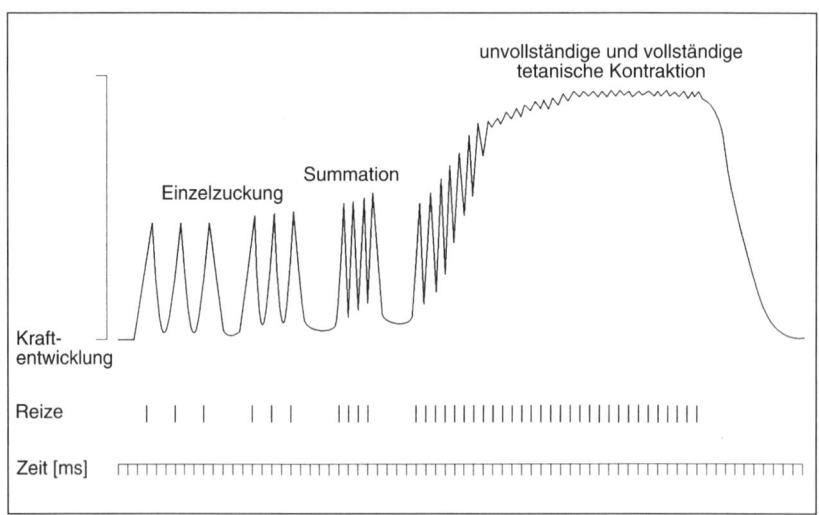

Abb. 67: Kraftentwicklung in Abhängigkeit vom Kontraktionsverhalten.

an den Filamenten und an den Z-Streifen eine Belastung von elastischen Strukturen, da eine Spannungsentwicklung sonst nicht möglich wäre.

Als isotonische Kontraktion wird eine Muskelverkürzung bezeichnet, deren Verlauf auch die Spannung oder Belastung während der Kontraktion nicht ändert. Dies kommt theoretisch bei einem frei zu hebenden Gewicht vor; allerdings muss die Kontraktion so langsam ablaufen, dass keine Beschleunigungsarbeit verrichtet wird.

Bei vielen sportlichen Bewegungsabläufen spielen die rein isometrischen oder isotonischen Kontraktionsformen eine eher untergeordnete Rolle; die meisten Krafteinsätze erfolgen als auxotonische Kontraktion, d. h. aus einer Kombination beider Kontraktionsformen. Da zu Beginn einer Kontraktion oft erst eine Mindestspannung aufgebracht werden muss, bevor sich der Muskel verkürzen kann (z. B. beim Gewichtheben), spricht man hier von einer Unterstützungskontraktion, da am Muskel zuerst ein durch eine Unterlage unterstütztes Gewicht hängt. Weniger häufig ist die umgekehrte Form der Anschlagskontraktion; hierbei wird eine Last zunächst bewegt (isotonisch angehoben) und dann durch einen Anschlag (Arretierung) festgehalten. Jetzt kann nur noch die Spannung erhöht werden. Der Stockeinsatz beim Skifahren oder die Armbewegung beim Rudern oder Paddeln entsprechen annähernd dieser Belastungsform.

Die bisher erwähnten Kontraktionsformen führen alle zu einer Verkürzung oder zumindest zu einer Kraftentwicklung ohne wesentliche Längenänderung des Muskels. Auf das Krafttraining angewendet spricht man auch von einem konzentrisch/überwindenden (positiv-dynamischen) Krafttraining oder entsprechenden Kontraktionsverhalten. Muskelarbeit und Muskelkraft ist aber auch bei den häufig vorkommenden Bewegungsformen erforderlich, bei denen der Muskel gegen seinen Widerstand gedehnt wird (exzentrisch/nachgebendes Kontraktionsverhalten bzw. Krafttraining).

Dieses auch negativ-dynamisch genannte Verhalten kommt bei vielen Alltags- und Sportbewegungen vor. Jeder Sprung, der abgebremst wird oder das Auffangen von Bällen oder Wurfgeräten kann als negativ-dynamisch angesehen werden. Nahezu alle zyklischen Bewegungen wie Gehen oder Laufen enthalten im Wechsel exzentrische und konzentrische Kontraktionsformen (Dehnungs-Verkürzungszyklus) und stellen damit die Grundlage für die Reaktivkraft dar.

4.2 Einflussgrößen der Muskelkontraktion

Kraft-Geschwindigkeits-Relation

Bei der tetanischen Aktivierung eines Muskels hängt die Geschwindigkeit der Verkürzung von der Belastung oder Last ab. Die maximale Geschwindigkeit beim unbelasteten Muskel entspricht dann der maximalen Geschwindigkeit beim Übereinandergleiten der Aktin-Myosinfilamente. Diese wiederum hängt eng mit der ATPase-Aktivität zusammen, da die Geschwindigkeit der ATP-Spaltung den Prozess der Energiebereitstellung bestimmt. Schnelle Muskelfasern zeigen dementsprechend eine hohe ATPase-Aktivität, langsame eine geringe Aktivität.

Wird die Belastung oder die Last eines Muskels kontinuierlich erhöht, so wird die erreichte Geschwindigkeit und Verkürzung bei der maximalen Kraft gegen

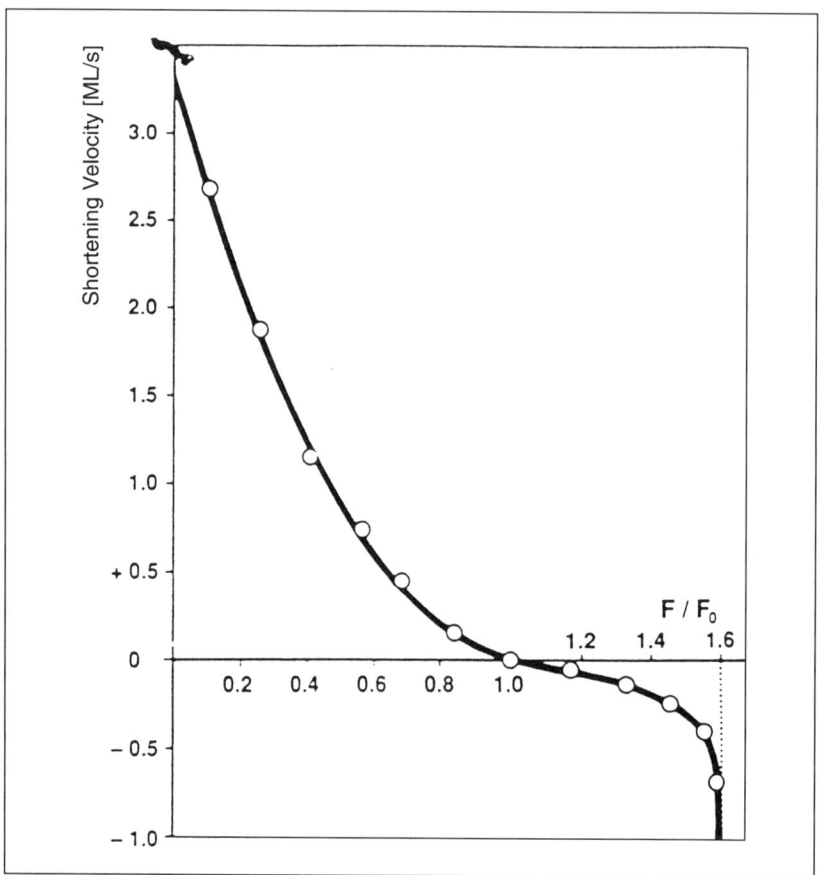

Abb. 68: Kraftgeschwindigkeitsdiagramm einer einzelnen Muskelfaser (Froschmuskel) in Abhängigkeit vom konzentrischen und exzentrischen Modus (n. Gülch 1994).

Null gehen. Diese Kraft-Geschwindigkeits-Relation zeigt einen hyperbolischen Verlauf (Abb. 68) und folgt der Hillschen Gleichung

v = (Po-P) (b : (P+a)

mit v = Verkürzungsgeschwindigkeit, Po = maximale isometrische Kraft, P = Last, a = Kraftkonstante (a/Po = 0,25), b = Muskellängenkonstante (*Hill* 1970). Aus der Gleichung geht hervor, dass bei größerer isometrischer Kraft bei gleicher Last die Bewegungsgeschwindigkeit zunimmt, ebenso bei geringerer Last und gleicher isometrischer Kraft.

Die Hillsche Gleichung gilt für den sich verkürzenden Muskel. Wird die Belastung oder die Last über die Maximalkraft erhöht, so wird der Muskel gegen seinen Widerstand gedehnt. Dies entspricht der exzentrischen Belastungsform.

Struktur und Funktion der Skelettmuskulatur

Interessanterweise nimmt die erzeugte Gegenkraft im Muskel noch über die isometrische Maximalkraft hinaus zu, ohne dass eine erhöhte Innervation oder ein erhöhter Energieverbrauch nachgewiesen werden können. Diese zusätzliche Kraft wird deshalb auf quasielastische Eigenschaften der Muskulatur zurückgeführt und die Differenz der exzentrischen Maximalkraft zur maximalen isometrischen Kraft als Kraftdefizit bezeichnet. Da viele sportliche Bewegungen mit einer exzentrischen Auftaktbewegung beginnen, wird hierin ein reaktiver Impulsgewinn gesehen, der die anschließende Muskelverkürzung begünstigt.

Muskelquerschnitt

Ein großer Faserquerschnitt kann in erster Annäherung mit der Möglichkeit einer großen Kraftentwicklung gleichgesetzt werden. Die Ausprägung des Muskelquerschnitts ist sowohl anlagebedingt als auch trainingsbeeinflusst. Die Kraft, die ein Gesamtmuskel aufbringt, setzt sich aus der Summe der Zugkräfte der Einzelfasern zusammen. So ist der Querschnitt auch eines Gesamtmuskels unter physiologischen Bedingungen seiner Muskelkraft proportional. Quergestreifte Säugermuskeln erreichen etwa 40 N bezogen auf einen Querschnitt von 1 cm^2 mit einer Spannbreite von etwa 20–80 N, Kaltblütler dagegen nur etwa 30 N.

Muskellänge

Jede Muskelfaser und damit auch jeder Muskel hat eine optimale Länge, bei der er die größte mögliche Kraft entwickeln kann. Bei kleinen Muskel- oder Sarkomerlängen (unterhalb der Ruhemuskellänge) ist die entwickelbare Kraft geringer als bei der optimalen Länge, weil sich in diesem Bereich die Aktin- und Myosinfilamente behindern bzw. die elektromechanische Kopplung behindert ist (Abb. 69). Gegenüber ihrer optimalen Länge können sich die Muskeln deshalb auch nicht über ein bestimmtes Maß hinweg verkürzen (50–70%). Werden die Muskeln dagegen über ihre optimale Länge hinaus gedehnt, so nimmt die ent-

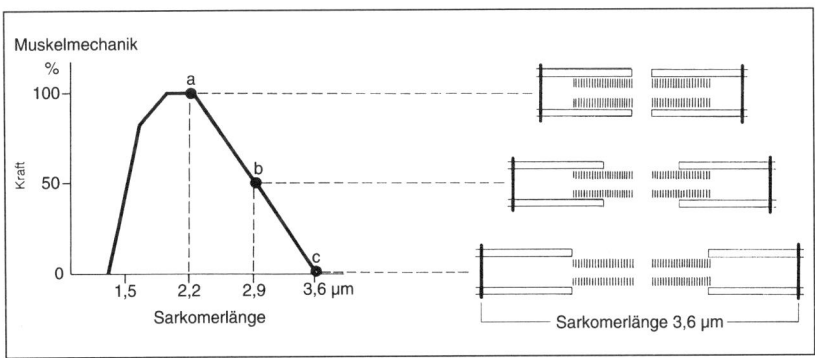

Abb. 69: Beziehung zwischen Kontraktionskraft, Sarkomerlänge und Filamentenüberlappung. Die Kontraktionskraft nimmt bei Verkürzung der optimalen Länge wieder ab (a. Schmidt/Thews 1995).

wickelbare Kraft ebenfalls ab, weil der überlappende Bereich der Aktin- und Myosinfilamente abnimmt; dies ist ein weiterer ganz wesentlicher Beleg, dass die Zahl der Querbrückenbildungen unmittelbar mit der entwickelbaren Kraft korreliert.

Dieser theoretische Hintergrund erklärt, dass es für jeden Muskel einen optimalen Arbeitsbereich (optimale Kraftentwicklung) gibt. Physiologischerweise ändert sich die Muskellänge und der Querschnitt bei den meisten Bewegungen und damit auch bei den sportlichen Bewegungen (z. B. der M. biceps beim Klimmzug). Die aufbringbare Kraft ist deshalb stark von der Winkelstellung eines Gelenkes abhängig. Dadurch ist es auch leicht verständlich, dass chronische Verkürzungen von Muskeln die maximale Funktion und damit die Leistung im Sport beeinflussen können. Da chronisch belastete Muskeln oft zur Verkürzung neigen, ist die Bedeutung konsequenter fortwährender Dehnübungen und Vordehnungen vor Belastungen leicht begründbar.

5 Muskelphysiologie und körperliche (sportliche) Leistungsfähigkeit

Für die Bewertung einer körperlichen (sportlichen) Leistung gibt es keinen einheitlichen Maßstab und somit auch kein allgemein gültiges Kriterium. Die motorischen Beanspruchungsformen Ausdauer, Kraft und Schnelligkeit sind von ganz unterschiedlicher Qualität, so dass man immer nur von einer hohen Leistungsfähigkeit bezogen auf eine einzelne Qualität oder eine Kombination dieser Formen mit ihren Ausdifferenzierungen und sportartspezifischen Anforderungen sprechen kann. So ist ein Sprinter bezogen auf die Anforderung Schnelligkeit leistungsfähig, bezogen auf die Anforderung Ausdauer in der Regel wenig leistungsfähig.

Diese Feststellung scheint trivial, wird dennoch oft kaum wahrgenommen bzw. wird im Trainingsprozess nicht ausreichend berücksichtigt. Ihr kommt aber eine große praktische Bedeutung zu, da geringe Änderungen in dem Anforderungsprofil einer Sportdisziplin (z. B. durch Regeländerungen) die Voraussetzungen für eine hohe Leistung bzw. für die Bewertung erheblich verändern können. Gleichwohl ist ein hohes Leistungsniveau in vielen Sportdisziplinen in hohem Maß von muskelphysiologischen Voraussetzungen abhängig und kann dann auch über muskuläre Fähigkeiten beschrieben werden.

Bedeutung der Genetik

Die Struktur der Muskulatur sowie die äußeren biomechanischen Voraussetzungen (z. B. anthropometrische Verhältnisse), unter denen die Muskelfunktion abläuft, sind weitgehend genetisch determiniert. Die Aussage ergibt sich zwangsläufig dadurch, dass die Gene als Matrize für die verschiedenen Proteine der Muskulatur dienen und auch der Phänotyp weitgehend genetisch bestimmt ist. Es war deshalb nicht überraschend, dass man bestimmten Sportdisziplinen mit einem überwiegenden Ausdauer- oder Schnelligkeitsprofil einen entsprechenden Muskelfasertyp zuordnen konnte (Abb. 70).

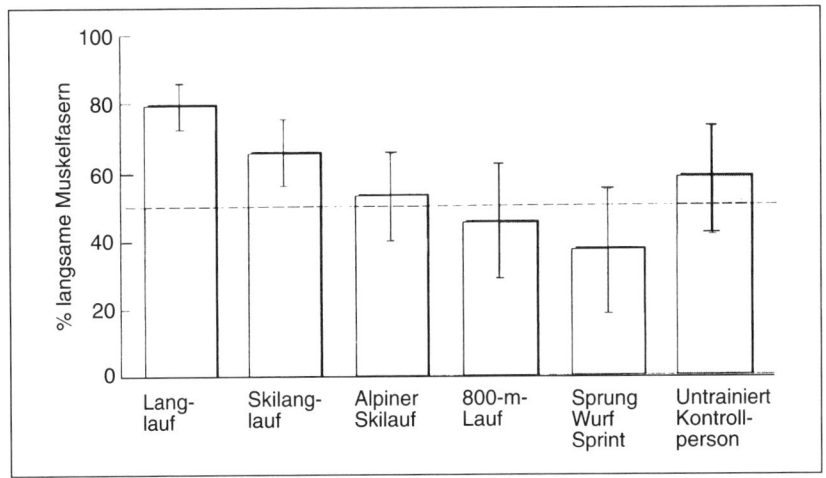

Abb. 70: *Muskelfasertypenverteilung bei Spitzensportlern verschiedenener Sportarten und Untrainierten (n. Komi 1989).*

Die bekannte stabile Eignung für Schnelligkeitsleistungen oder auch Kraft- und Ausdauerleistungen und ihre begrenzte Modifizierbarkeit durch Training ließ schon früh vermuten, dass diese Eigenschaften im Wesentlichen erblich sind. Diese in der Praxis des Trainings und im Wettkampfsport gemachte Erfahrung wurde mit modernen Untersuchungsmethoden, soweit es die Muskelfasertypen betrifft, weitgehend bestätigt.

Der genetische Einfluss bezieht sich aber nicht nur auf die Festlegung der muskulären Struktur. Es hat sich in den letzten Jahren gezeigt, dass auch die Fähigkeit zur Reaktion und Adaptation der Muskulatur und insbesondere ihrer funktionellen Eigenschaften genetischen Einflüssen unterliegt. So führen gleiche Belastungs- oder Trainingsformen bei verschiedenen Genotypen zu ganz unterschiedlichen Anpassungsreaktionen, während identische Genotypen (eineiige Zwillinge) diesbezüglich eine hohe Konkordanz aufweisen. Auch bei formal gleicher muskulärer Ausgangssituation (Muskelfasertypverteilung) kann die Trainingswirkung bei verschiedenen Individuen sehr unterschiedlich sein; sie ist bei dem gleichen Individuum aber immer annähernd mit dem gleichen Effekt verbunden.

Von welchen Faktoren diese Trainierbarkeit im Einzelnen abhängt, ist allerdings bisher unbekannt. Andererseits führt gänzlich unterschiedliches Training bei gleicher genetischer Ausgangssituation durchaus zu einer deutlichen Veränderung des Phänotyps (Abb. 71), wenn auch die gleiche Ausgangsposition erkennbar bleibt.

Training und Muskeladaptation

Während die moderne Genetik zunächst bestätigt hat, dass die Veranlagung einen großen Teil der muskulären Struktur und Funktion festlegt, so ist doch

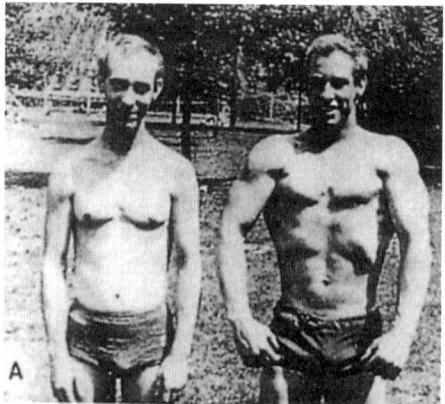

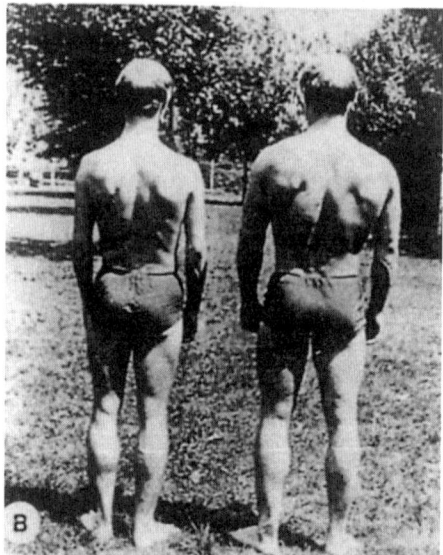

Abb. 71: Eineiige Zwillinge nach jahrelangem Mittelstreckentraining (linker (Zwilling) und Gewichthebertraining (rechter Zwilling) (n. Keul 1981).

unbestritten, dass Trainingseinflüssen eine große Bedeutung im Sport zukommt. Auch wenn die Ausgangssituation individuell sehr unterschiedlich sein kann, so ist eine Leistungsverbesserung der Muskulatur nur durch eine über das alltägliche Maß hinausgehende Beanspruchung zu erreichen. Dabei lassen sich strukturelle und funktionelle Adaptationsbereiche unterscheiden.

Von besonderem Interesse ist seit langem die Frage, ob sich Muskelfasertypen unter dem Einfluss von Training ineinander umwandeln können. Dass dies nicht in hohem Maße der Fall sein kann, ergibt sich aus der bekannten stabilen Eignung für schnelligkeits- oder ausdauerbezogene Beanspruchungsformen. Es scheint bei den zum Teil widersprüchlichen Untersuchungsergebnissen so zu sein, dass unter physiologischen Bedingungen durch Training eine Umwandlung von einem Fasertyp insbesondere von Typ I zu Typ II aber auch umgekehrt nur in ganz begrenztem Umfang möglich ist.

Gleichwohl kann innerhalb der einzelnen Muskelfasertypen durch ein überwiegendes Schnelligkeitstraining oder Ausdauertraining eine erhebliche Modifizierung insbesondere durch eine Zunahme der oxydativen Enzyme und der Kapillarisierung erfolgen, so dass sich die Leistungsfähigkeit in Richtung der Trainingsform individuell unterschiedlich in begrenztem Umfang verändert.

Eine größere Bedeutung hinsichtlich einer Trainingswirkung kommt einer Veränderung des Muskelquerschnitts zu. Wenn die Muskelkraft (-spannung) bei einer Kontraktion eine bestimmte Schwelle überschreitet, kommt es nach anfänglichen koordinativen Adaptationen zum Muskelwachstum (Hypertrophie) und damit zu einer Kraftzunahme. FT-Fasern muss man generell einen höheren

Schwellenreiz zuordnen als ST-Fasern, so dass die Trainingsintensität mitbestimmt, welcher Fasertyp durch Training angesprochen und stimuliert wird. Der genaue Mechanismus, wie die für die Hypertrophie notwendige Eiweißsynthese in Gang gesetzt wird, ist nicht bekannt.

Nicht ganz sicher ist auch die Frage beantwortbar, ob unter physiologischen Bedingungen die Fasern nur hypertrophieren oder ob es auch zu einer Hyperplasie (Faservermehrung) kommt. Am Herzen ist eine solche Hyperplasie nur unter unphysiologischen (pathologischen) Bedingungen nachgewiesen worden; möglicherweise gilt dies auch für die Skelettmuskulatur. Im Allgemeinen betrifft eine Hypertrophie des Muskels hauptsächlich die II-Fasern, deren Querschnitt bis zu 30–45 % zunehmen kann. Dies entspricht der Erfahrung, dass vor allem Krafttraining mit einem Mindestspannungsreiz bzw. hohe Muskelspannungen zu einem Muskelzuwachs führt.

Ausdauertraining mit geringer Spannungsentwicklung stimuliert und vergrößert zwar den Querschnitt der ST-Fasern, von größerer Bedeutung scheint allerdings die Zunahme der Muskelkapillarisierung und der Anstieg der oxidativen Enzymaktivitäten zu sein. Gleichzeitig nehmen der Myoglobingehalt und die Zahl und Größe der Mitochondrien zu; deren innere Oberfläche und damit die Gesamtaktivität an Enzymen wird durch stärkere Fältelung erhöht.

Parallel zur Hypertrophie vergrößert sich auch das endoplasmatische Retikulum und das Tubulussystem, so dass ein annäherndes Gleichgewicht in den funktionellen Strukturen gewahrt bleibt.

Training führt neben den erwähnten Adaptationen auch zu Veränderungen in der Energiebevorratung im Bereich der Substrate Glykogen, Fette, Kreatinphosphat und ATP, wobei meist eine fasertypische Beeinflussung vorliegt. Bei Ausdauertrainierten findet sich ein höherer Glykogengehalt in der Muskulatur (Typ I-Faser) im Vergleich zu Untrainierten; nach isometrischem und isokinetischem Training wurde der Gehalt an ATP und Kreatinphosphat in den Typ II-Fasern erhöht gefunden.

Insgesamt dürften ernährungsbedingte Veränderungen jedoch von größerer Bedeutung sein; dies gilt insbesondere für den Glykogengehalt und den Kreatinphosphatgehalt der Muskulatur, während die intramuskulären Fette (Triacylglyzeride) und die peripheren Fettspeicher ohnehin in großem Ausmaß zur Verfügung stehen (s. S. 217 ff.). Die Bedeutung der trainingsbedingten Veränderungen der muskulären Substratgehalte für die körperliche Leistungsfähigkeit scheint im Einzelnen noch nicht geklärt.

Die beschriebenen Adaptationen sind je nach individueller Veranlagung und Trainingsintensität in der Regel nach 3-6 Wochen nachweisbar. Ein Leistungszuwachs kann jedoch meist deutlich früher nachgewiesen werden. Sie sind in erster Linie auf Verbesserungen im funktionellen Ablauf der muskulären Kontraktion zurückzuführen, wie sie im Kapitel neuromuskuläres System (vgl. S. 111 ff.) beschrieben sind.

Belastung und muskuläre Ermüdungsprozesse

An dieser Stelle sollen nur die Prozesse angesprochen werden, die auf der muskulären Ebene zu einer verminderten Leistungsabgabe des Muskels führen.

Grundsätzlich führt jede Muskelarbeit zu einer reversiblen Störung der Homöostase des Muskelmilieus mit einer Leistungsverminderung, welche eine nachfolgende Wiederherstellung erfordert. Diese Wiederherstellung ist integraler Teil auch der Adaptationsprozesse, die bei wiederholten Belastungen zu einer besseren Kompensation führen.

Diese Belastungs- und Nachbelastungsreaktionen können sich auf der funktionellen Ebene abspielen oder auch zu strukturellen Veränderungen führen. Funktionelle Veränderungen sind Substratverbrauch z. B. von ATP, Kreatinphosphat oder Glykogen. Sie können auch bestimmte Muskelfasern besonders betreffen. So werden bei Schnelligkeitsbelastungen vor allem die FT-Fasern belastet, das zur Verfügung stehende ATP und Kreatinphosphat sowie die einsetzende Azidose begrenzen die Leistung. Letztere beeinflusst auch wesentlich die Fähigkeit zur wiederholten Belastung und damit die Regeneration. Bei langen Ausdauerbelastungen spielt weniger das Ausmaß der Homöostasestörung eine Rolle sondern die Substratbevorratung. So kann die Limitierung des Ausdauertrainings in Umfang und Intensität in einer Depletierung der Glykogenspeicher in den ST-Fasern liegen.

Darüber hinaus kann eine Belastung auch zu strukturellen Veränderungen in der Muskulatur führen, die im Allgemeinen eine längere Zeitdauer zur Wiederherstellung oder Anpassung benötigen.

Ein klassisches Beispiel ist das Auftreten eines Muskelkaters. Ursache ist eine partiell überhöhte Spannungsentwicklung in den Myofibrillen, welche vor allem bei ungewohnten und exzentrischen Belastungen zu Strukturzerstörungen im Bereich der Z-Streifen führt. Während der nachfolgenden entzündlichen Reaktion und den anschließenden Reparationsvorgängen ist die Belastbarkeit und Leistungsfähigkeit vermindert (vrgl. S. 265 ff.).

Zusammenfassung

Die Muskulatur als größtes Organ des Menschen ermöglicht Bewegungen im Organismus und des Organismus. Das Muskelsystem der Skelettmuskulatur ist weitgehend unserem Willen unterworfen und erlaubt dadurch die aufrechte Körperhaltung, die Einnahme bestimmter Körperpositionen und die kontrollierte und zielgerichtete Bewegung des Gesamtkörpers oder von Körperteilen. Die Skelettmuskulatur ist darüber hinaus der wichtigste Wärmeproduzent und damit in die Temperaturregulation mit einbezogen.

Ermöglicht werden diese Funktionen durch die Fähigkeit zur reversiblen Verkürzung durch einen über Nerven geleiteten elektrischen Reiz. Der Grundbaustein der Skelettmuskulatur ist die quergestreifte Muskelfaser mit dem Sarkomer als funktionelle Einheit, in welcher der Verkürzungsprozess abläuft. Das Sarkomer enthält als Hauptbestandteil fadenförmige Eiweißstrukturen (Myofibrillen), die man in dünne Myofilamente mit dem Hauptprotein Aktin und in dicke Filamente mit dem Hauptprotein Myosin differenzieren kann; allerdings sind eine Reihe von weiteren Strukturen für den Kontraktionsablauf erforderlich.

Muskelphysiologie und körperliche (sportliche) Leistungsfähigkeit

Die Skelettmuskulatur des Menschen ist nicht überall gleich aufgebaut. Eine gebräuchliche Unterscheidung differenziert zwischen weißen, schnell zuckenden, schnell ermüdbaren Fasern (FT = fast-twitch) und roten, langsam zuckenden, ausdauernden Fasern (ST = slow-twitch). Eine nach anderen Methoden durchgeführte Differenzierung unterscheidet Typ I- und Typ II-Muskelfasern, wobei Typ I weitgehend der ST-Faser und Typ II der FT-Faser entspricht. Die Subtypendiffernzierung beider Einteilungen sind allerdings nicht vergleichbar.

Der molekulare Mechanismus der Muskelkontraktion ist jedoch in allen Fasertypen identisch. Durch Aktionspotentiale von Nervenfasern wird über ein kompliziertes System Calcium im Bereich der dicken und dünnen Filamente freigesetzt, die unter Energieverbrauch und durch Brückenbildungen aneinander vorbeigleiten und sich dadurch verkürzen (Gleitfilament-Theorie nach *Huxley*). Energiedonator ist ATP, welches sowohl bei der Kontraktion als auch beim Erschlaffen durch Lösen der Brücken verbraucht wird. 40–45% der chemischen Energie wird dabei in mechanische Energie umgewandelt, der Wirkungsgrad des Gesamtmuskels liegt jedoch nur bei 25%.

Eine ausreichende Energieversorgung des Muskels ist erforderlich, um eine Kontraktion des Muskels zu ermöglichen. Eine einmalige Reizung führt zu einer Einzelzuckung; normalerweise erfolgen jedoch laufend Impulse, so dass die sich überlagernden Zuckungen zu einer vollständigen (tetanischen) Kontraktion führen. Muskelarbeit wird dabei sowohl bei den verschiedenen Formen der Kontraktion (isotonisch, isometrisch, auxotonisch) als auch bei Dehnung des Muskels gegen einen Widerstand verrichtet. Die Muskelkontraktion folgt für den sich verkürzenden Muskel der Kraftgeschwindigkeitsrelation nach Hill. Muskelquerschnitt und Muskellänge sind wesentliche Einflussgrößen für die Kraftentwicklung eines Muskels.

Die Struktur der Muskulatur und die biomechanischen Verhältnisse des Körpers, unter denen die Muskelfunktion abläuft, sind weitgehend genetisch determiniert. Die Adaptionsfähigkeit und Reaktionsfähigkeit der Muskulatur auf Training, insbesondere die Modifizierung des Muskelfasertyps, ist begrenzt, und einzelne Strukturen unterliegen selbst wieder einer genetisch beeinflussten Bandbreite. Dies dürfte einer der wesentlichen Gründe für die Stabilität von Spitzenleistungen im Hochleistungssport sein.

IX. Haut und Sinnesorgane

Die wesentlichen und hier dargestellten Funktionen der Haut haben auch bei sportlicher Aktivität eine Bedeutung. Dazu gehören:
- Trennung des internen Organismus vom Außenmilieu
- Regulatorfunktionen für Körpertemperatur und Wasserhaushalt
- Sinnesfunktionen mit Sensoren für Temperatur, Schmerz, Druck und Vibration.

1 Physiologie der Hautfunktion

Die Haut kann ein Gesamtgewicht von 4–10 kg und eine Fläche zwischen 1,5–2 m² aufweisen und ist damit eines der größten Organe des menschlichen Körpers.

Hautschichten

Man kann drei Schichten der Haut differenzieren (Abb. 72). Die Oberhaut (Epidermis) ist die äußerste, gefäßlose und zwischen 0,03–3 mm dicke Hautschicht. Man unterscheidet nochmals 4–5 Schichten der Oberhaut. Die erste Schicht von außen stellt die Hornschicht (Stratum corneum) dar, die aus 20–30 Reihen mit Keratin gefüllten Zellen besteht, die keine Zellorganellen mehr enthalten und nach und nach von der Oberfläche abschilfern. Zwischen den Zellen liegt ein Fettfilm als festigende und wasserabweisende Substanz. Bei starken mechani-

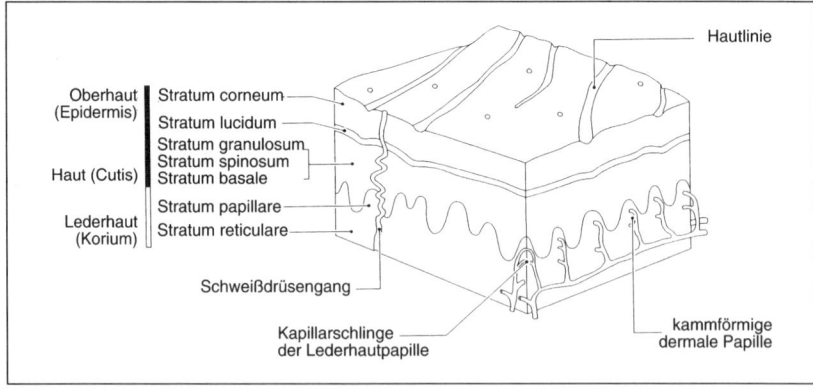

Abb. 72: Übersicht über den Aufbau der unbehaarten Haut mit den verschiedenen Schichten. Stratum lucidum befindet sich nur an Handtellern und Fußsohlen, die Unterhaut ist nicht dargestellt.

schen Belastungen, z. B. an den Händen von Tennisspielern, kann sich diese Schicht deutlich verdicken und diesen Belastungen anpassen.

Darunter befindet sich die Körnerschicht (Stratum granulosum), welche die für die Hornbildung wichtige Substanz Keratohyalin enthält, sowie die Stachelzellschicht (Stratum spinosum) und Basalzellschicht (Stratum basale); letztere ist eine sich ständig teilende, einfache Zellschicht, die die Zellen in die oberen Schichten an die Oberfläche drückt, so dass die übrigen Schichten nach und nach durchlaufen und schließlich abgeschilfert werden. In der Basal- und Stachelzellschicht wird das Melanin, das Hautpigment, gebildet, welches beim Albinismus in allen Zellen genetisch bedingt fehlt.

Unter der Oberhaut liegt die bindegewebige, ca. 1 mm dicke Lederhaut (Corium), die eine besonders große Elastizität besitzt. Die der Oberhaut zugewandte Seite besitzt zapfenartige Vorwölbungen, in denen Gefäßpapillen, aber auch Rezeptoren (Tastpapillen, z. B. an den Fingerbeeren) liegen. Diese Schicht ist auch für die stärkere Faltenbildung im Alter durch Verlust der Elastizität verantwortlich.

Schließlich folgt noch die Unterhaut (Subcutis), welche die großen Gefäße führt und welche die eigentliche Verschiebeschicht zu den darunter liegenden Organen darstellt. Hier werden bei übermäßiger Ernährung die Fettdepots angelegt, allerdings nicht gleichmäßig, sondern insbesondere am Bauch und Gesäß. Bei Frauen ist das Unterhautfettgewebe stärker als bei Männern ausgeprägt. An manchen Stellen dient es auch dem mechanischen Schutz (z. B. an den Fußsohlen). Der Fettanteil am Körpergewicht ist bei Ausdauersportarten auch von leistungsprognostischer Bedeutung und kann mit einfachen Methoden über die Bestimmung der Hautfaltendicke abgeschätzt werden.

Hautanhangsgebilde

Neben den bisher beschriebenen Strukturen besitzt die Haut an verschiedenen Stellen des Körpers Anhangsgebilde, die bestimmte Funktionen erfüllen. Hierzu gehören die Nägel. Es handelt sich um Platten von dicht gepackten harten und verhornten Zellen der Oberhaut. Sie haben sich vor allen an mechanisch belasteten und verletzbaren Stellen der Haut gebildet, sind beim Menschen aber eher rückgebildete Strukturen.

Wichtig sind die unterschiedlichen Formen der Behaarung. Sie können vor Kälte bzw. Strahlung und mechanischer Belastung schützen (Kopfhaare) oder auch Fremdkörper und Schmutz abhalten (Wimpern, Nasenhaare). Jedes Haar besteht aus einem Haarschaft und einer Haarwurzel, die bis in die Lederhaut oder auch Unterhaut hinein reicht. Die Haarwurzel wird durch ein Haarfollikel umschlossen, um welches ein empfindliches Nervengeflecht liegt, welches auch geringe Haarbewegungen registrieren kann. An jedem Haar mündet außerdem der Ausführungsgang einer Talgdrüse, die das Haar und die Haut durch das produzierte Sekret geschmeidig hält.

Durch mechanische Belastungen (Kleidung, Sportausrüstung) kann es bei manchen Sportarten zu gehäuften Entzündungen kommen (z. B. Gesäßregion im Radsport). Eine ausgeprägte Körperbehaarung gilt bei manchen Sportarten als leistungsmindernd (z. B. Schwimmen) oder begünstigt bei Verletzungen die

Infektionsgefahr (Radsport). Sie wird deshalb im Hochleistungssport häufig an bestimmten Stellen entfernt.

Neben den Talgdrüsen, die im Allgemeinen mit den Haarfollikeln vergesellschaftet sind, gibt es noch Duft- und Schweißdrüsen. Über die Haut werden unter Normalbedingungen ca. 500 ml Flüssigkeit abgegeben; durch körperliche Belastung oder bei ungünstigen Umweltbedingungen kann die Menge und die Zusammensetzung wesentlich erhöht oder verändert sein. Das Organ Haut hat deshalb ganz wesentliche Funktionen im Wasser- und Wärmehaushalt (s. S. 212 ff.).

Die Duftdrüsen befinden sich in bestimmten Regionen, insbesondere in den Achselhöhlen und der Schamregion und produzieren ein duftendes Sekret. Die Ausführungsgänge münden an Haarfollikeln, ihre Sekretfunktion beginnt erst in der Pubertät.

Die Schweißdrüsen sind über den ganzen Körper verteilt und haben die größte Dichte im Bereich der Hand- und Fußsohlen. Schweiß ist eine Mischung aus Wasser, Elektrolyten und Stoffwechselendprodukten (Harnstoff, Harnsäure, Ammoniak), aber auch Ascorbinsäure, Milchsäure oder Zuckermoleküle und Aminosäuren werden über die Haut ausgeschieden. Durch das saure Milieu der Schweißdrüsen wird der Säureschutzmantel der Haut gebildet, der einen wesentlichen Schutz vor der Keimbesiedlung der Haut darstellt.

Dennoch kommt es an bestimmten Körperstellen gehäuft zu Infektionen, insbesondere zum Pilzbefall (Dermatomykosen). Meistens handelt es sich um Fadenpilze, die sich in den Zehenzwischenräumen bei geschlossenem Schuhwerk und vermehrter Schweißbildung (feuchte Kammer) besonders wohl fühlen. Auch eine nicht ausreichende Hygiene in Schwimm- und Sportanlagen in Kombination mit einem verminderten Säureschutzmantel durch häufiges Duschen begünstigt Dermatomykosen. Übermäßige mechanische Belastungen sind die Ursache für Nagelmykosen, insbesondere bei Läufern. Die Therapie ist langwierig und oft nur durch die Entfernung des Nagels erfolgreich.

Hautsinne

Von großer Bedeutung für die Kommunikation der Haut mit der Außenwelt sind die Hautsinne. Man unterscheidet eine mechanische Empfindung (Berührung, Druck, Vibration), eine thermische Empfindung (Wärme, Kälte) und eine nozizeptive Empfindung (Schmerz, Jucken). Hierzu dienen verschiedene Formen von Rezeptoren.

Die einfachste Form der Reizaufnahme erfolgt durch freie Nervenendigungen; diese sind also nicht mit einem Sinnesorgan verbunden, sondern enden marklos in den Interzellularspalten. In der Haut reichen sie bis in die verhornende Schicht, im Bindegewebe umspinnen sie häufig die Haarbälge. Bei Verletzungen oder Veränderungen der sie umgebenden Verhältnisse, so auch bei Druck, Kälte oder Hitze, rufen sie Schmerzen hervor.

Andere Nervenendigungen besitzen an ihrem Ende Rezeptoren, d. h. bestimmte in bindegewebigen Hüllen befindliche Zellen, die bevorzugt spezielle Sinnesmodalitäten aufnehmen können. Dazu gehören Merkelsche Scheiben, Ruffini- und Meißner-Körperchen, die Druck- und Tastempfindungen vermitteln.

Physiologie der Hautfunktion

Die Dichte der Meißnerschen Körperchen ist im Bereich der Handfläche und Fußsohle am höchsten, ganz besonders in den Fingerspitzen. Dadurch ist hier das Auflösungsvermögen besonders groß.

Eine weitere Gruppe von Rezeptoren sind die im Unterhautbindegewebe insbesondere auch in der Handfläche gelegenen Vater-Pacinische Lamellenkörperchen, die bevorzugt auf mechanische Reizänderungen reagieren (Differentialfühler) und deshalb auch Vibrationen anzeigen.

Wie schon erwähnt ist die lokale Dichte der Rezeptoren sehr unterschiedlich und den jeweiligen Funktionen von Hautarealen angepasst. So sind Schmerzrezeptoren in der normalen Haut viel häufiger als Temperaturrezeptoren (Abb. 73),

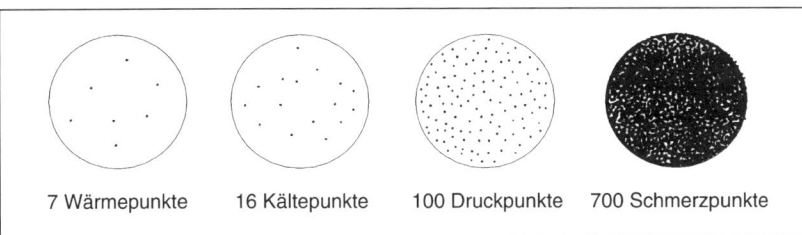

Abb. 73: Anzahl der Rezeptoren auf der Haut (Größenverhältnis 1:1).

in anderen Regionen wie der Hirnsubstanz jedoch nicht vorhanden. Temperaturempfindungen können gut nur in einem Temperaturbereich von –10 bis +50 Grad Celsius differenziert werden, außerhalb überwiegen die Schmerzempfindungen. Für die Temperaturempfindung ist insbesondere bei Änderungen der Hauttemperatur die Ausgangstemperatur, die Geschwindigkeit der Temperaturänderung und auch die Zahl der gereizten Rezeptoren von Bedeutung. So ist bei niedrigen Hauttemperaturen die Empfindlichkeit für eine Warmempfindung klein, für eine Kaltempfindung jedoch groß. Dies erscheint sehr sinnvoll, da ein Abweichen vom normalen Körpertemperaturbereich erhöhte Anforderungen an die Thermoregulation stellt.

Von Bedeutung ist außerdem die unterschiedliche Leitungsfähigkeit der verschiedenen Empfindungsmodalitäten. So werden Kälteempfindungen und helle Schmerzempfindungen meist von schnellen (Aδ-) Fasern, Wärmeempfindungen und dumpfe Schmerzempfindungen meist von langsamen C-Fasern übertragen.

Zusammenfassung

Die Trennung des internen Milieus vom Außenmilieu und damit der Schutz vor Umwelteinflüssen einschließlich Mikrolebewesen erfolgt durch drei unterschiedliche Hautschichten; der gefäßlosen Oberhaut, der rezeptorhaltigen Lederhaut und der gefäßreichen, als Fettdepot dienenden Unterhaut. Daneben besitzt die Haut Anhangsgebilde, die bestimmte Funktionen erfüllen. Nägel findet man an mechanisch belasteten Stellen, Haare mit Talg- und

> Duftdrüsen dienen als mechanischer Schutz und Kälteisolierung, während die Schweißdrüsen für den Säureschutzmantel und die Temperaturregelung wichtig sind. Weiterhin finden sich in der Haut Rezeptoren, die mechanische, thermische und nozizeptive Sinnesmodalitäten aufnehmen. Die lokale Dichte der Rezeptoren ist sehr unterschiedlich und der jeweiligen Funktion der Hautareale angepasst.

2 Physiologie des visuellen Systems

Die Sinnesmodalität des Sehens hat nicht nur allgemein für den Menschen eine Vorrangstellung, sie ist auch in vielen Sportarten von überragender Bedeutung. Beim Sehen werden nicht nur Farben und Helligkeitsunterschiede erfasst. Gerade für den Sport ist das räumliche Bild ebenso wie die hohe zeitliche Auflösung (ca. 15 Bilder pro Sekunde) für das Erlernen von Übungen und zur Kontrolle von Bewegungsabläufen von hoher Bedeutung. Bei diesem ausgeprägten Informationsfluss ist es deshalb nicht verwunderlich, dass zwischen 30–40% des Gehirns für die visuelle Informationsverarbeitung zuständig ist.

Aufbau und Funktion des visuellen Systems

Das Sehorgan besteht aus dem Augapfel, der durch sechs äußere Muskeln in die verschiedenen Bewegungsrichtungen in der Augenhöhle bewegt werden kann, und dem Sehnerv (Nervus opticus). Hinzu kommen die Schutzeinrichtungen des Auges, die Augenlider, die Tränendrüsen und die ableitenden Tränenwege (Abb. 74).

Zum bildentwerfenden System des Auges gehören die Hornhaut, die Linse, die hintere und vordere Augenkammer sowie der Glaskörper mit dem Kammer-

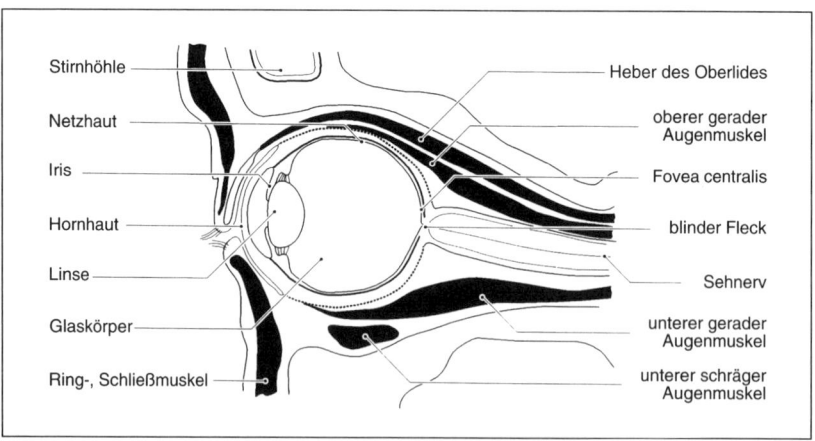

Abb. 74: Senkrechter Längsschnitt durch die Augenhöhle.

wasser und die innere Augenhaut (Netzhaut). Damit ein Bild wahrgenommen werden kann, müssen einfallende Lichtstrahlen so gebündelt werden, dass sie in der Netzhautebene scharf abgebildet werden. Das einfallende Licht passiert auf seinem Weg zur Netzhaut vier verschiedene brechende Medien: Hornhaut, Kammerwasser, Linse und Glaskörper. Es entsteht auf der Netzhaut ein verkleinertes, spiegelbildliches und auf dem Kopf stehendes Bild.

Die Linse hat die Aufgabe durch eine Veränderung des Krümmungsradius die Lichtstrahlen so zu bündeln (Akkommodation), dass jeweils ein scharfes Bild entsteht. Bei der Weitsichtigkeit, die meist im Alter auftritt, ist die Nahakkommodation eingeschränkt. Bei der Kurzsichtigkeit ist die Fernakkommodation nicht ausreichend, meist durch einen zu langen Augapfel oder durch zu starke Linsenkrümmung (eher selten) bedingt.

Als Astigmatismus bezeichnet man eine ungleichmäßig gewölbte Hornhautoberfläche, die keine punktförmige Abbildung der Lichtstrahlen zulässt. Alle Sehfehler sollten durch eine Sehhilfe korrigiert werden.

Die Sehschärfe (Visus) beschreibt die Fähigkeit, zwei Punkte in einer bestimmten Entfernung noch unterscheiden zu können. Unterschieden wird neben der Punktsehschärfe noch die Kontrastsehschärfe, Erkennungssehschärfe und Lokalisationssehschärfe, die jeweils leicht abweichende Fähigkeiten angeben. Bewegen sich das Objekt oder der Beobachter, spricht man von dynamischer Sehschärfe, welche deutlich von der statischen Sehschärfe abweichen kann. Eine eingeschränkte (statische) Sehschärfe (z. B. in 5 m Abstand) ist insbesondere bei Kindern meist durch eine Kurzsichtigkeit bedingt.

Damit das Gehirn Lichtstrahlen als Bilder registrieren kann, müssen diese in Nervenimpulse übersetzt werden. Dies geschieht durch lichtempfindliche Photorezeptoren, die in ihrer Funktion eine Differenzierung erfahren haben. So enthalten die Stäbchen als Photopigment Rhodopsin, welches schon bei geringem Lichteinfall reagiert und deshalb in der Dämmerung dominiert. Allerdings erlauben die Stäbchen nur eine Unterscheidung in hell und dunkel.

Für das Farbensehen sind die Zapfen mit unterschiedlichen Rezeptoren für Gelbrot, Grün- und Blauviolett zuständig, die aber erst bei einem stärkeren Lichteinfall aktiv werden. Dies erklärt, dass in der Dämmerung oder bei zu schwacher Beleuchtung die Farben als erstes nicht mehr erkannt werden können. Die vielen möglichen Farbdifferenzierungen ergeben sich durch additive Farbmischungen, die im Gehirn aufsummiert werden. Fehlt einer der Zapfentypen, so ist das Farbensehen eingeschränkt; am häufigsten ist die vererbbare Rot-Grün-Blindheit, die leicht anhand von Farbtafeln erkannt werden kann.

Stäbchen und Zapfen sind auf der Netzhaut unterschiedlich angeordnet, was auch ihre Funktion mitbestimmt. Im peripheren Bereich befinden sich hauptsächlich Stäbchen, was dem guten Dämmerungssehen in der Peripherie entspricht. Im Bereich der Fovea centralis (Netzhautmitte) überwiegen nach einer Übergangszone mit beiden Rezeptortypen die Zäpfchen. Hier besteht bei ausreichendem Licht das Optimum an Farbendifferenzierung, an räumlicher und zeitlicher Kontrastempfindlichkeit sowie an Sehschärfe.

Die Nervenimpulse aus den Nervenzellschichten der Netzhaut gelangen mit dem Sehnerven zur Sehnervenkreuzung (Chiasma opticum), an der die nasalen

Fasern jeweils kreuzen und die lateralen Fasern in der gleichen Hirnhälfte über die Sehbahn zum Thalamus ziehen. Nach Umschaltung erfolgt die Weiterleitung zur primären und sekundären Sehrinde, in denen die Information verarbeitet und u. a. mit früheren Wahrnehmungen verglichen wird (Erkennen). Ein Teil der Sehbahnfasern vermittelt Pupillen-, Akkommodations- und Stellreflexe.

Als momentanes Gesichtsfeld eines Auges wird dasjenige Gebiet bezeichnet, welches das Auge von der Außenwelt abbildet und erfasst. Es ist auch von anatomischen Strukturen wie Nase, Wangen und Augenbrauen begrenzt. Es beträgt monokular (einäugig) etwa 150 Grad und wird durch das Verfahren der Perimetrie bestimmt. Als Blickfeld wird derjenige Bereich bezeichnet, den man durch Umherblicken der Augen bei festgestelltem Kopf registrieren kann.

Das räumliche Sehen oder Entfernungssehen ist dadurch möglich, dass die Augenachsen auf einen bestimmten Winkel konvergieren. Dadurch werden fixierte Objekte auf beiden Zentralgruben (Fovea centralis) abgebildet. Das Abschätzen der Entfernung ist eine Leistung des Zentralnervensystems. Oberhalb einer Entfernung von 10 m ist hierfür vor allem die Stärke der Innervation der Augenmuskeln relevant, mit abnehmender Entfernung kommt die Stärke der Akkommodation und die Konvergenz der Sehachsen als Kriterium hinzu.

Da die beiden Augen quer zueinander liegen, werden querliegende Objekte bis auf einen Punkt auf verschiedenen Stellen der beiden Netzhäute durch die Netzhaut abgebildet (Querdisparation) (Abb. 75), was vom Zentralnervensystem zu

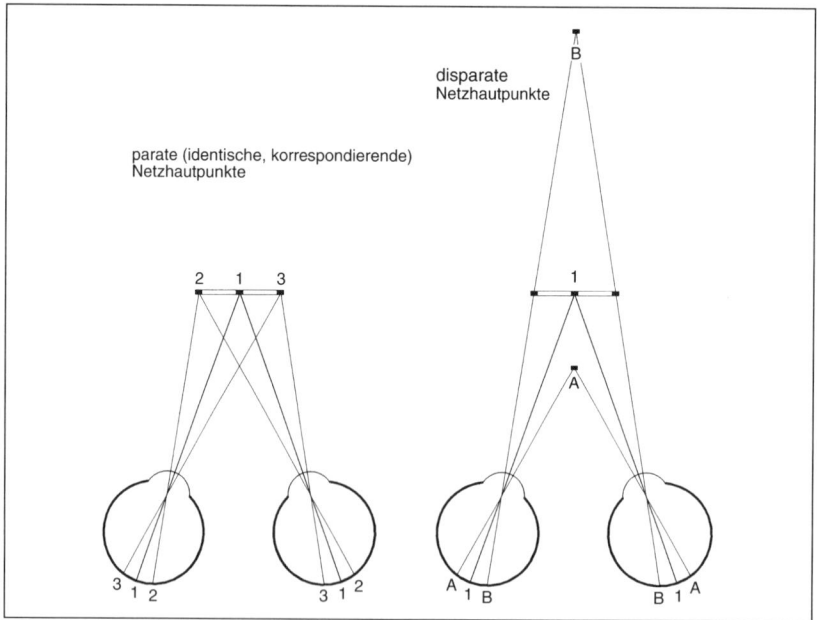

Abb. 75: Schema der identischen paraten (links) und disparaten Netzhautpunkte (rechts) bei der Querdisparation.

Physiologie des visuellen Systems 153

einem räumlichen Eindruck verarbeitet wird; senkrechte Objekte werden insgesamt auf gleichen Netzhautbereichen registriert und erlauben deshalb nur eine sehr eingeschränkte Tiefenwahrnehmung.

Da das Ausmaß der Querdisparation die Tiefensehschärfe bestimmt, wird mit zunehmender Entfernung auch die Wahrnehmung von Bewegungen immer schlechter. Außerdem ist verständlich, dass der Verlust eines Auges zu einer erheblichen Beeinträchtigung des Tiefensehens führen muss, was im Sport, z. B. bei Ballspielsportarten bei der Beurteilung einer antizipatorischen Bewegung oder der Flugbahn eines Balles, sehr leistungseinschränkend sein kann.

Um ein bewegtes Objekt wahrnehmen und verfolgen zu können, muss von einem blickmotorischen Zentrum die Augenbewegung kontrolliert und koordiniert werden. Die Augenbewegungen erfolgen bei schnellen Bewegungen (> 50 Grad/s) dabei nicht gleichmäßig, sondern in kleinen Sprüngen (Sakkaden) mit einem Wechsel von einem Fixpunkt zum anderen. Die Dauer der Sakkaden schwankt zwischen 10 und 100 ms und einer Winkelgeschwindigkeit von 200–600 Grad/s. Sie haben den Nachteil, dass für 100–200 ms das Sehen ausgeschaltet wird und somit Informationslücken entstehen. Bei der Verfolgung eines Objektes wird das Bild durch Kopfwendung und bei hohen Winkelgeschwindigkeiten durch Kopf und Augenbewegungen in der Foveamitte gehalten.

Für die Wahrnehmung eines sich bewegenden Objektes gibt es eine untere und obere Grenze. Bei weniger als 1–2 Winkelminuten/s kann die Bewegung nicht registriert werden. Bei schnelleren Bewegungen wird bis etwa 300–400 Grad/s die Bewegung und die Richtung wahrgenommen, bei Geschwindigkeiten darüber bis 600 Grad/s nur noch die Bewegung. Die zeitliche Auflösung intermittierender Reize hängt vom Helligkeitsgrad und vom Adaptationszustand ab. Die Stäbchen können etwa 16–20 Lichtreize/s trennen, bei dichterer Reizfolge verschmilzt der Lichtreiz (Flimmerverschmelzungsfrequenz). Die Zapfen erreichen eine deutlich höhere Verschmelzungsfrequenz bis 40–60 Hz. Das Überschreiten der Flimmerverschmelzungsfrequenz ist die Voraussetzung für flimmerfreie Film- oder Fernsehbilder.

Visuelles System und Sport

Ein intaktes visuelles System ist in vielen Sportarten die Voraussetzung für deren Ausübung oder die Erbringung von Höchstleistungen. In gewissem Ausmaß können dabei bestimmte Funktionen wie die Reaktionszeit auf optische Reize (0,15–0,2 s) (Tischtennis), die Hell-Dunkel-Adaptation und die Flimmerverschmelzungsfrequenz oder die Akkommodation beim Zielvorgang (Schießsport) trainiert werden.

Wesentlicher ist, dass ein intaktes visuelles System die Voraussetzung für die optimale Entwicklung und Kontrolle von koordinativen Bewegungen ist, da ca. 90% aller Bewegungen über das Auge gesteuert werden. Hierzu gehört auch die Koordination von Kopf- bzw. Körper- und Augenbewegungen. Besonders bewusst wird einem diese Kontrollfunktion, wenn sie aufgrund äußerer Bedingungen, wie Bewegung bei Dunkelheit, Skifahren im dichten Nebel oder Tauchen im getrübten Wasser nicht mehr möglich ist.

Obwohl Farben im Sport keine allzu große Bedeutung haben, so ist ein normales Farbensehen insbesondere bei kontrastarmen Objekten hilfreich. Zudem können (gelb)farbige Brillen das Kontrastsehen (z. B. beim Skifahren) bei normaler Farbsichtigkeit verbessern.

Von großer Bedeutung sind Bewegungsbeobachtungen im Sport; sie dienen der Selbstkontrolle (z. B. über Video) oder auch zur Bewegungsanalyse, z. B. eines gegnerischen Tennisspielers, Mannschaftsspielers oder bei Zweikampfsportarten. Die dynamische Sehschärfe, in diesem Fall die Fähigkeit zur Verfolgung eines bewegten Objektes, ist offensichtlich trainierbar, da es eine sportarttypische Leistungsfähigkeit gibt.

Die Möglichkeit der Antizipation ergibt sich dabei aber nicht nur aus der präzisen Erkennung eines umschriebenen Objektes, sondern auch aus der (z. T. unscharfen) visuellen Information mit ihrer zentralen Verarbeitung, die eine entsprechende schnelle Bewegungsreaktion auch im negativen Sinn (Körpertäuschungsmanöver) auslösen kann.

Auch das periphere Sehen ist bei Ballspielarten von großer Bedeutung, um z. B. auf seitlich laufende Mitspieler oder gegnerische Spieler reagieren zu können, ebenso wie die Fähigkeit der synchronoptischen Beobachtung zweier gleichzeitig bewegter Objekte.

Von praktischer Relevanz ist das Phänomen, dass unter körperlicher Belastung und kurze Zeit danach offenbar durch die Stoffwechselsteigerung die Sehleistung ansteigt. Gezieltes Aufwärmtraining hat also über die Muskelaktivierung auch einen sinnesphysiologischen Effekt. Andererseits können latente Sehfehler (z. B. latentes Schielen), die in Ruhe kompensiert sind, unter Belastung manifest werden.

Es ist deshalb insbesondere im Kindesalter unerlässlich, dass Überprüfungen des visuellen Systems durchgeführt werden. Eine Reihe von Störungen wie Kurz- oder Weitsichtigkeit sind korrekturbedürftig und -fähig, bei manchen Sportarten (z. B. Wasserball) sind Kontaktlinsen hilfreich. Bei nicht behebbaren Beeinträchtigungen wie Verminderung der Sehkraft (z. B. bei degenerativer Netzhautablösung) oder Einschränkung des räumlichen Sehens (Verlust eines Auges) ist die Leistungsfähigkeit und eventuell auch Tauglichkeit für eine Reihe von Sportarten eingeschränkt. Dies gilt in jedem Fall, wenn eine Eigen- oder Fremdgefährdung daraus resultiert.

Sportliche Belastungen können auch zu Erkrankungen des Auges führen. Am häufigsten treten banale Entzündungen der Bindehaut oder des Lidrandes (Schwimmbad-Konjunktivitis, Zugwind) auf; sie können aber meist leicht durch geeignete Maßnahmen ursächlich behoben werden (Schwimmbrille).

In anderen Fällen können Sportunfälle oder direkte Kontaktwirkung (Boxen) die Ursache von akuten oder chronischen Schäden z. B. durch Blutungen oder Netzhautablösungen sein. In einigen Sportarten ist ein Augenschutz deshalb obligat (z. B. Eishockey, Squash, Fechten). Die verwendeten Schutzbrillen müssen dabei bestimmten Mindestanforderungen genügen.

> **Zusammenfassung**
>
> Eine uneingeschränkte Sehleistung ist für viele sportliche Tätigkeiten von außerordentlicher Bedeutung. Das Sehorgan besteht aus Schutzorganen des Auges wie Augenlidern, Tränendrüsen, ableitenden Tränenwegen und dem Augapfel, der durch Muskeln bewegt werden kann. Zum bildentwerfenden System gehört die Hornhaut, die Linse, die Augenkammer und die Netzhaut, die über Photorezeptoren einfallende Lichtstrahlen aufnimmt. Diese werden in Nervenimpulse übersetzt und zur primären und sekundären Sehrinde geleitet, wo die Information zu Bildern zusammengeführt wird und mit früheren Informationen verglichen werden kann (Erkennen).
> Ein intaktes visuelles System ist in vielen Sportarten die Voraussetzung für deren Ausübung oder die Erbringung von Höchstleistungen. Hierzu gehören vor allem ausreichende Sehschärfe, gutes räumliches Sehen, ausreichendes Gesichtsfeld und Bewegungssehen. Bei manchen Sportarten bestehen besondere Anforderungen an das Kontrastsehen, Farbensehen oder an die Fähigkeit der synchronoptischen Beobachtung zweier gleichzeitig bewegter Objekte.
> Zu beachten ist, dass im Sport regelmäßig Überprüfungen des visuellen Systems durchgeführt werden, da viele Beeinträchtigungen z. B. durch Sehhilfen leicht korrigiert werden können.

3 Physiologie des vestibulär-akustischen Systems

Das Hör- und Gleichgewichtsorgan liegt wegen seiner leicht verletzbaren Strukturen gut geschützt in der Felsenbeinpyramide des Schläfenbeines. Die Funktionen sind unterschiedlich. Das Gehör nimmt Schallwellen im Bereich von 20 bis 20 000 Hertz auf, das Gleichgewichtsorgan registriert Körperlage und Körperbewegungen im Raum.

Aufbau und Funktion des akustischen Systems

Beim Ohr unterscheidet man das äußere Ohr, das Mittelohr und das Innenohr (Abb. 76). Zum äußeren Ohr gehören die Ohrmuschel als Schallaufnehmer, der äußere Gehörgang zur Weiterleitung der Schallwellen und das Trommelfell, welches die membranöse Grenze zum Mittelohr bildet. Als Mittelohr bezeichnet man eine kleine luftgefüllte Knochenhöhle (Paukenhöhle), die mit Epithel ausgekleidet ist. Sie enthält als Gehörknöchelchen Hammer, Amboss und Steigbügel. Durch die feste Verbindung des Hammers mit dem Trommelfell werden die Schallwellen in Knochenschwingungen umgewandelt und schließlich vom Steigbügel auf das Innenohr am ovalen Fenster geleitet. Die Anordnung der Gehörknöchelchen kann muskulär modifiziert werden und dämpft starke Schwingungen des Trommelfells und stellt somit auch einen Schutz vor extremen Schwingungen oder Vibrationen dar. Zum Mittelohr gehört auch die Ohrtrompete (Eustachische Röhre), die eine Verbindung zum oberen Rachenraum herstellt. Sie dient dem Druckausgleich und öffnet sich beim Schlucken oder Gähnen.

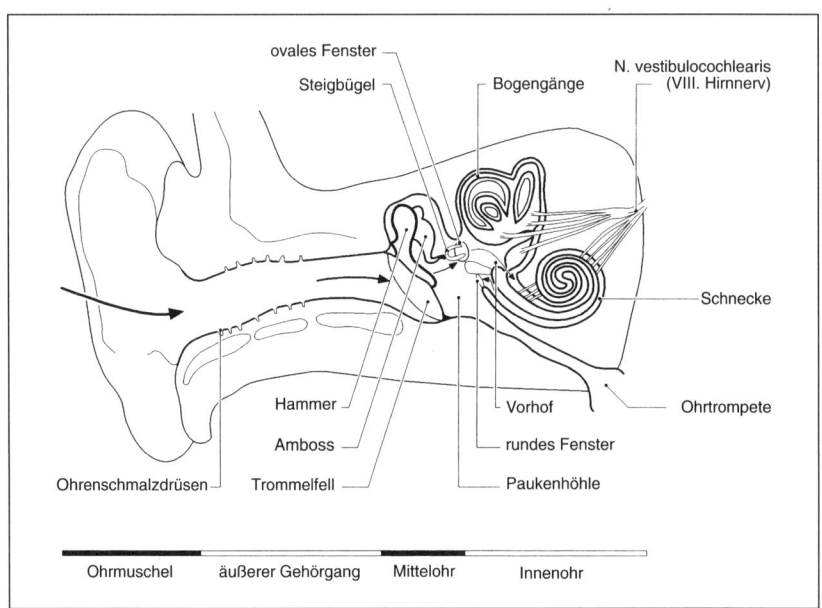

Abb. 76: Übersicht über das äußere Ohr, Mittelohr und Innenohr.

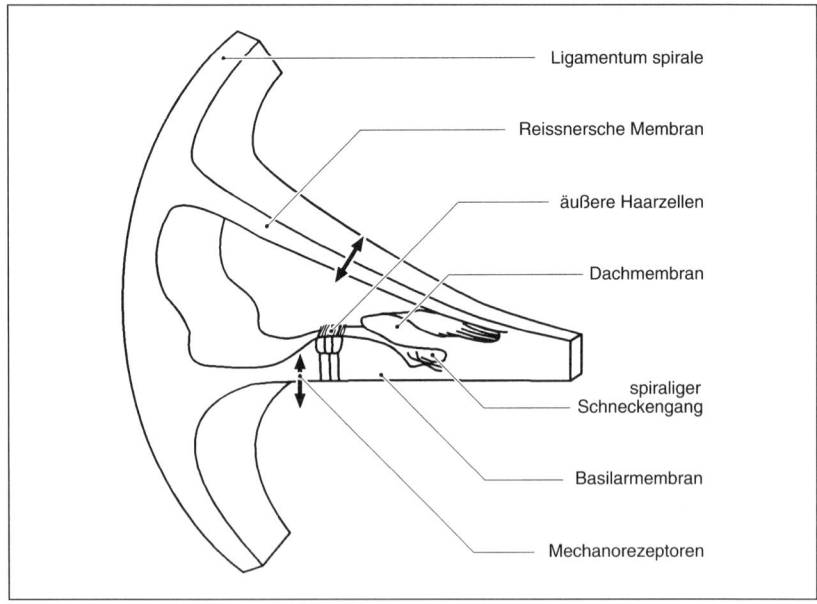

Abb. 77: Schnitt durch die Schnecke mit dem Cortiorgan.

Physiologie des vestibulär-akustischen Systems   **157**

An das Mittelohr schließt sich über das ovale und runde Fenster das Innenohr an. Das Felsenbein bildet ein knöchernes Labyrinth mit den Abschnitten Vorhof, Schnecke und Bogengängen. Die Schnecke ist ein spiralig gedrehter Knochenraum, der mit Perilymphe gefüllt ist. Eine Zwischenwand teilt den Schneckengang in zwei Etagen, zwischen denen sich ein schlauchförmiger, mit Endolymphe gefüllter Hohlraum, die häutige Schnecke, befindet.

In der häutigen Schnecke liegt das Cortiorgan, eine aus Stützzellen und Haarzellen bestehende Struktur (Abb. 77). Die Haarzellen sind die eigentlichen Sinneszellen, die über in die Endolymphe ragende Härchen Schallwellen registrieren und über den VIII. Hirnnerven (Nervus vestibulocochlearis) als Impulse weiterleiten können.

Physiologie des Hörvorganges

Schallwellen breiten sich in der Luft mit einer Geschwindigkeit von 330 m/s und im Wasser mit etwa 1500 m/s aus. Auf das Ohr treffende Schallwellen gelangen durch den äußeren Gehörgang zum Trommelfell, welches entsprechend der Frequenz und Intensität in Schwingungen versetzt wird. Über die Gehörknöchelchen werden die Schwingungen weitergeleitet und dabei ca. 20fach verstärkt gegenüber Luftleitung. Die Steigbügelschwingungen setzen die Perilymphe in der Schnecke in Schwingungen und durchlaufen diese als Wanderwelle, wo sie wiederum die Basilarmembran erregen. Die mechanische Verbiegung der Härchen auf den Sinneszellen führt dann zu einem registrierbaren Reiz.

Aufgrund der Struktur der Basalmembran entspricht ein bestimmter Ort auf der Membran einer bestimmten Schwingungsfrequenz (Tonhöhe). Die Schallintensität wird über das Ausmaß der Auslenkung der Membran empfunden. Das Maß für die Schallintensität ist die Einheit Dezibel (db). Der leiseste noch hörbare Ton bei 1000 Hz (Hörschwelle) erhält die Stärke 0 Dezibel. Die Dezibelskala ist logarithmisch eingeteilt, da zumindest in einem mittleren Intensitätsbereich die Empfindungsstärke dem Logarithmus der Reizstärke proportional ist.

Da das menschliche Ohr Lautstärken als frequenzabhängig empfindet, wurde noch eine weitere (subjektive) Lautstärkenskala eingeführt. Die Maßeinheit Phon entspricht bei 1000 Hz der Dezibelskala, außerhalb dieses Frequenzbereiches sind in der Regel deutlich höhere Dezibelwerte erforderlich, um gleiche Lautstärkenveränderungen zu bewirken.

Die Hörfunktion kann mit der Audiometrie erfasst werden. Bei einer Schwerhörigkeit sind die Hörschwellen, d. h. die Intensitäten, die gerade noch wahrgenommen werden können, erhöht. Die akute Schmerzgrenze für eine Schallintensität liegt bei 120 db, Dauerschallintensitäten von über 90 db können zur Lärmschwerhörigkeit führen. Normale Sprache bewegt sich zwischen 45–60 db, Autobahnlärm (in 25 m Entfernung) liegt bei 80 db, Diskotheken haben teilweise einen Pegel über 100 db.

Akustisches System und Sport

Eine Bedeutung für den Sport hat das Richtungs- und Entfernungshören. Diese Fähigkeit ergibt sich aus der Zeitdifferenzierung ankommender Schallwellen am rechten und linken Ohr. Auf kurze Distanz können Schallquellen dabei sehr genau geortet werden, was bei Spielsportarten, beim Laufsport, Radsport oder Motorsport von Bedeutung sein kann. Unter Wasser kommt es durch die höhere Schallleitungsgeschwindigkeit leicht zu Fehleinschätzungen (Schwimmsport, Tauchsport), wenn keine entsprechende Schulung und Erfahrung besteht.

Akustische Signale werden im Sport häufig zur Rhythmuskontrolle (Laufsport, Radsport, Rudern) eingesetzt oder sind über die Musik Teil der sportlichen Darbietung (Eiskunstlauf, Rhythmische Sportgymnastik). Auch Koordinationsschulung und Bewegungskontrolle können akustisch erfolgen; dies spielt aber gegenüber der visuellen Kontrolle eine eher untergordnete Rolle.

Durch akustische Signale werden häufig Startvorgänge in Gang gesetzt, die somit ein intaktes Gehör voraussetzen. Die Reaktionszeit ist in geringem Ausmaß trainierbar, Sprinter haben kürzere Reaktionszeiten als Normalpersonen. Bestimmte physiologische Grenzen sind jedoch nicht unterschreitbar (0,09–0,1 s) und können deshalb als Kriterium für Fehlreaktionen (Frühstart) genommen werden. Aufgrund der bei acht Bahnen weit auseinander liegenden Startpositionen bei Tiefstarts für 200-m- und 400-m-Läufen werden in der Leichtathletik Lautsprecher eingesetzt, um Läufer auf den äußeren Bahnen nicht zu benachteiligen. Im Behindertensport bei Gehörbeeinträchtigten wird der Start über ein Lichtsignal ausgelöst.

In einigen Sportarten ist das Hörorgan einer erhöhten Belastung mit Schädigungsmöglichkeiten ausgesetzt. So sind beim Ringen und Boxen die Ohrmuscheln durch traumatische Verletzungen, insbesondere Blutungen, gefährdet (Ringerohr), was durch einen Ohrenschutz bzw. Kopfschutz im Training vermieden werden kann. Im Schießsport besteht die Gefahr einer Innenohrschädigung (Knalltrauma), der durch Kapselgehörschützer vorgebeugt werden kann. Erhöhte Infektionsgefahr besteht beim Schwimmsport; für den Tauch- und Schwimmsport ist ein intaktes Trommelfell Voraussetzung.

Anatomie und Physiologie des Gleichgewichtsinnes

Das vestibuäre System, auch Lage und Drehsinn genannt, dient der Orientierung im Raum und der Kontrolle der Kopf- und Hörbewegung in Ruhe und bei Bewegungen. Es arbeitet dabei mit den anderen Sinnesorganen, insbesondere dem Auge und der Tiefensensibilität zusammen.

Zum Gleichgewichtsorgan gehören ein Vorhof (Vestibulum) und die drei Bogengänge (Abb. 76). Im Vestibulum befinden sich zwei sackförmige membranöse Bläschen, das große (Utriculus) und kleine (Sacculus) Vorhofsäckchen. Diese mit Endolymphe gefüllten Säckchen kommunizieren miteinander und enthalten in ihrer Wand Sinneszellen (Macula), die vertikal und horizontal angeordnet sind. Aus ihren Oberflächen ragen kleine Härchen (Cilien) in eine Gallertschicht, die kleine eingelagerte Steinchen (Calciumkarbonatkristalle) enthält. Sie geben der Membran auch den Namen (Statolithen- oder Otolithenmembran). Je nach Stellung des Kopfes (der Macula) ziehen oder drücken die Steinchen in verschiedene Richtungen an der Gallertmembran, was von den Cilien registriert und nach zentral weitergeleitet wird. Hier können dann reflektorische Stellungskorrekturen oder -veränderungen ausgelöst werden.

Physiologie des vestibulär-akustischen Systems **159**

Der adäquate Reiz für die Sinneszellen der Macula sind Linear-beschleunigungen und die Schwerkraft, die durch die Verschiebung der Gallerte mit den Otolithen registriert werden können. Bei Kopfbewegungen werden eine oder beide Maculae gereizt. Da die Otolithenmembranen bei jeder Kopfstellung eine bestimmte Lage zu den darunter liegenden Sinneszellen einnehmen, ist darin die Information über die Stellung des Kopfes im Raum enthalten.

Die drei Bogengänge stehen im rechten Winkel in den drei Raumebenen zueinander und haben alle Kontakt mit dem Vorhofbereich. Jeder Bogengang ist am Ende zu einer Ampulle erweitert, in der sich die Sinneszellen auf einer Leiste (Crista) befinden. Es handelt sich um Haarzellen, die von Stützzellen umgeben sind und in eine gallertartige Masse (Cupula) hineinragen, die wiederum von Endolymphe umgeben ist (Abb. 78).

Die Cupula hat das gleiche spezifische Gewicht wie die umgebende Lymphe, so dass bei Linearbeschleunigungen Cupula, Cilien und Endolymphe in annähernd gleicher Stellung zueinander stehen bleiben. Wird der Kopf aber in der Ebene einer der Bogengänge gedreht, so reagiert die Endolymphe durch die Massenträgheit verzögert, und es kommt zur Auslenkung der Cupula, welche registriert und zentral verarbeitet wird. Sie löst durch das Verschaltungsschema unwillkürliche Ausgleichsbewegungen aus. So kommt es bei einer Rechtsrotation zu einer Kopf-, Rumpf- und Augendrehung nach links und einem Abweichen des ausgestreckten Armes nach links mit einem Absinken nach unten.

Erfolgt gewisse Zeit (>10 s) eine gleichförmige Bewegung, so wird die Endolymphe allmählich von der Drehbewegung miterfasst, die Cupula geht in ihre Ausgangslage zurück. Erfolgt jetzt ein plötzlicher Stopp, so dreht die Endolymphe in der ursprünglichen Ebene weiter und löst eine Auslenkung der Cupula in die andere Richtung aus, was dem Schwindelgefühl nach längeren Drehbewegun-

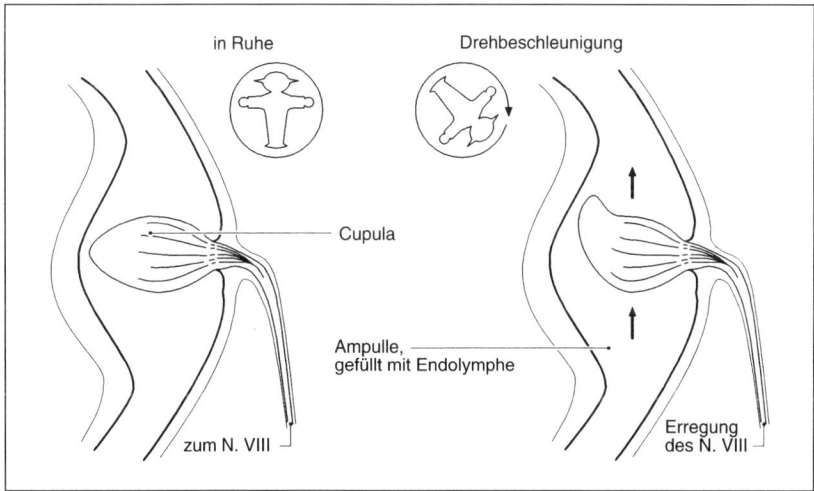

Abb. 78: Ablenkung der Cupula bei einer Drehbewegung.

gen entspricht. Im Sport oder beim Tanz (Ballett) wird dies durch wechselweise Fixierung und ruckartige Drehung bei rotierenden Bewegungen weitgehend vermieden.

Liegt die Bewegung des Kopfes nicht genau in einer Ebene eines Bogenganges, so sind die einzelnen Bogengänge entsprechend ihrem Teilvektor beteiligt, was jeweils verschieden starke Reizungen in den einzelnen Bogengängen ergibt. Die Ableitungen der Sinneszellen werden über den N. vestibularis zu vier Vestibulariskernen geleitet, von denen es Verbindungen zum Rückenmark, insbesondere den Motoneuronen des Halsmarks (Augen- und Halsmuskulatur), zum Kleinhirn, zur Formatio reticularis, zum Thalamus und zur hinteren Windung des Zentralhirns gibt.

Das Gleichgewichtsorgan ist auch mit vegetativen Zentren verknüpft und kann deshalb bei starken Reizungen zu Schwindel, Übelkeit und Erbrechen führen. Eine wichtige Funktion haben die Vestibulariskerne bei der reflektorischen Auslösung des Nystagmus. Es handelt sich um das sprunghafte fixieren von Objekten bei Bewegungen des Kopfes. Das provozierte Auslösen des Nystagmus und dessen Abweichungen von der Norm erlaubt Aussagen über die Funktion des Gleichgewichtsorgans und des Hirnstamms.

Vestibuläres System und Sport

Ein intaktes vestibuläres System ist bei vielen Sportarten die Voraussetzung für ihre Ausübung. Die Gleichgewichtskontrolle ist eine Fähigkeit, die im Kleinkindesalter erlernt wird. Wie die Reaktionen, die das Gleichgewicht regeln, im ZNS gesteuert werden, ist nicht ganz geklärt. Meist sind an den komplizierten Abläufen sowohl reflektorische als auch willkürliche Reaktionen beteiligt.

Sicher ist der Vestibularapparat bei vielen sportlichen Bewegungen nur ein Organ von mehreren, welches an der Körperkontrolle beteiligt ist. Ganz wesentlich ist die Kooperation mit der visuellen Kontrolle und in geringem Ausmaß mit der auditiven Kontrolle. Notfalls kann die Gleichgewichtskontrolle über die visuelle Kontrolle auch bei Verlust des Vestibularapparates aufrechterhalten werden. Beim Segeln kann z. B. durch Fixierung des Horizontes die Bewegungskrankheit unterdrückt werden. Bei der Raumfahrt und beim Tauchen ist ebenfalls die visuelle Raumkontrolle von großer Bedeutung, da die Wirkung der Schwerkraft entfällt oder weitgehend aufgehoben ist.

Für den Sport von Bedeutung ist die Frage, ob sich gleichgewichtserhaltende Reaktionen trainieren (verbessern) bzw. verkürzen lassen. So ist bekannt, dass sich bei Turnern und Trampolinspringern kürzere Nystagmus- und Drehempfindungszeiten einstellen. Die unangenehmen somatischen und vegetativen Reaktionen können abgemildert und die Orientierung im Raum kann verbessert werden. Diese Gewöhnung geht allerdings nach längerer Pause wieder verloren.

Problematisch sind bei einigen Sportarten Defekte im Trommelfell, die durch das Eindringen von Wasser in das Mittelohr zu Störungen der Vestibularisfunktion führen können. So kann bei einem defekten Trommelfell Flüssigkeit in die Paukenhöhle eindringen und durch Konvektion Endolymphströmungen auslösen. Diese Möglichkeit wird in der Medizin auch zu diagnostischen Zwecken genutzt (kalorischer Nystagmus). Ungewollt löst dieser Mechanismus unreelle

Physiologie des vestibulär-akustischen Systems **161**

Raumempfindungen aus, die beim Tauchsport zu falschen und lebensgefährlichen Reaktionen führen können. Aber auch bei Schwimmern oder anderen Wassersportlern ist ein intaktes Trommelfell wichtig, das Eindringen von Wasser in das Mittelohr muss vermieden werden.

> ## Zusammenfassung
>
> Die Funktion des Ohres ist die Aufnahme von Schallwellen im Bereich von 20-20 000 Hertz. Hierzu dient das äußere Ohr mit der Ohrmuschel und äußerem Gehörgang als Schallaufnehmer und -leiter bis zum Trommelfell. Als Mittelohr wird eine kleine luftgefüllte Knochenhöhle bezeichnet, die die Gehörknöchelchen enthält und die Schallwellen als Knochenschwingungen auf das Innenohr am ovalen Fenster leiten. Im Felsenbein des Innenohres werden schließlich in der häutigen Schnecke (Cortiorgan) die Schwingungen als Wanderwelle über Sinneszellen registriert und der Reiz zentral als Hörvorgang verarbeitet.
>
> Die Bedeutung für den Sport ergibt sich aus der Fähigkeit zu Richtungs- und Entfernungshören, was bei Spielsportarten, bei Laufsport, Radsport oder Motorsport von Bedeutung sein kann. Akustische Signale werden außerdem bei Startvorgängen oder zur Rhythmuskontrolle eingesetzt, so dass eine Mindesthörleistung die Voraussetzung für die Ausübung eines Sportes sein kann.
>
> Das vestibuläre System als Lage- und Drehsinn dient der Orientierung im Raum sowie der Kontrolle der Kopf- und Hörbewegung in Ruhe und bei Bewegungen. Sie ist damit ebenfalls in vielen Sportarten die Voraussetzung für deren Ausübung. Anatomisch liegt es im Innenohr und umfasst die drei Bogengänge und einen Vorhof. Die Gleichgewichtskontrolle ist ein komplizierter Ablauf, an dem sowohl reflektorische als auch willkürliche Reaktionen beteiligt sind. Die Körperkontrolle erfolgt dabei im Zusammenspiel mit der visuellen, nozizeptiven und in geringerem Ausmaß mit der auditiven Kontrolle.

X. Hormonsystem

Die zentrale Aufgabe von Hormonen ist die Übertragung von Information, die benötigt wird, um ganz unterschiedliche Funktionsabläufe im Körper zu steuern. Sie regulieren u. a. die Zusammensetzung des inneren Milieus, den Energie- und Baustoffwechsel, steuern die psychischen und physischen Funktionen bei Hunger, Durst, Stress und körperlicher Aktivität sowie bei Wachstum, Entwicklung und bei den Reproduktionsvorgängen.

Es werden ausgewählte Hormondrüsenfunktionen erläutert, ihre Veränderungen durch körperliche Aktivität beschrieben und ihre Bedeutung für die körperliche Leistungsfähigkeit dargestellt.

1 Allgemeine Funktion und Arbeitsweise der Hormone

Hormone im engeren Sinne sind Substanzen, die in endokrinen Drüsen gebildet werden und über den Blutkreislauf zu den Zielzellen gelangen, um dort ihre Wirkung zu erzeugen. Hormone werden aber auch außerhalb der endokrinen Drüsen gebildet (z. B. Gewebshormone) und haben oft nicht nur endokrine Wirkungen. So haben die Hormone Adrenalin und Noradrenalin (Katecholamine) sowohl Hormon- als auch Neurotransmitterfunktion, d. h., sie übertragen Erregungen an den Synapsen im Gehirn und den peripheren Nerven.

Darüber hinaus können Hormone auch autokrine und parakrine Wirkungen entfalten; sie wirken auf die sezernierende Zelle selbst oder auf Zellen in unmittelbarer Nachbarschaft, z. B. als Entzündungsmediatoren. Diese Erkenntnis hat den Hormonbegriff erweitert, und es gibt fließende Übergänge zwischen den klassischen Hormonen, Neurohormonen, Neurotransmittern und Entzündungsmediatoren.

Die meisten Hormone werden von speziellen endokrinen Drüsen gebildet (Abb. 79). Im Gegensatz zu den exokrinen Drüsen (s. S. 83 ff.), die ihre Sekrete z. T. über Ausführungsgänge an die Oberfläche der Haut oder von Schleimhäuten abgeben, diffundieren bei den endokrinen Drüsen die Hormone in den interstitiellen Raum und werden von dort in die vorbeiziehenden Kapillaren abgegeben. Dadurch ist eine schnelle Verteilung mit dem Blutstrom auf den gesamten Körper möglich.

Chemisch gehören die Hormone hauptsächlich zu drei Gruppen von Klassen. Die Peptidhormone sind durch die Aminosäurensequenz in ihrer Wirkung festgelegte Hormone, die wasserlöslich sind. Daneben gibt es Glykoproteine, Steroide und Amine (Tab. 16). Die chemischen Eigenschaften entscheiden mit darüber, wie die Hormone im Blut transportiert werden können. Alle fettlöslichen und einige wasserlösliche Hormone müssen im Blut durch Transportproteine gebun-

Allgemeine Funktion und Arbeitsweise der Hormone　　　　　　　　　　　　**163**

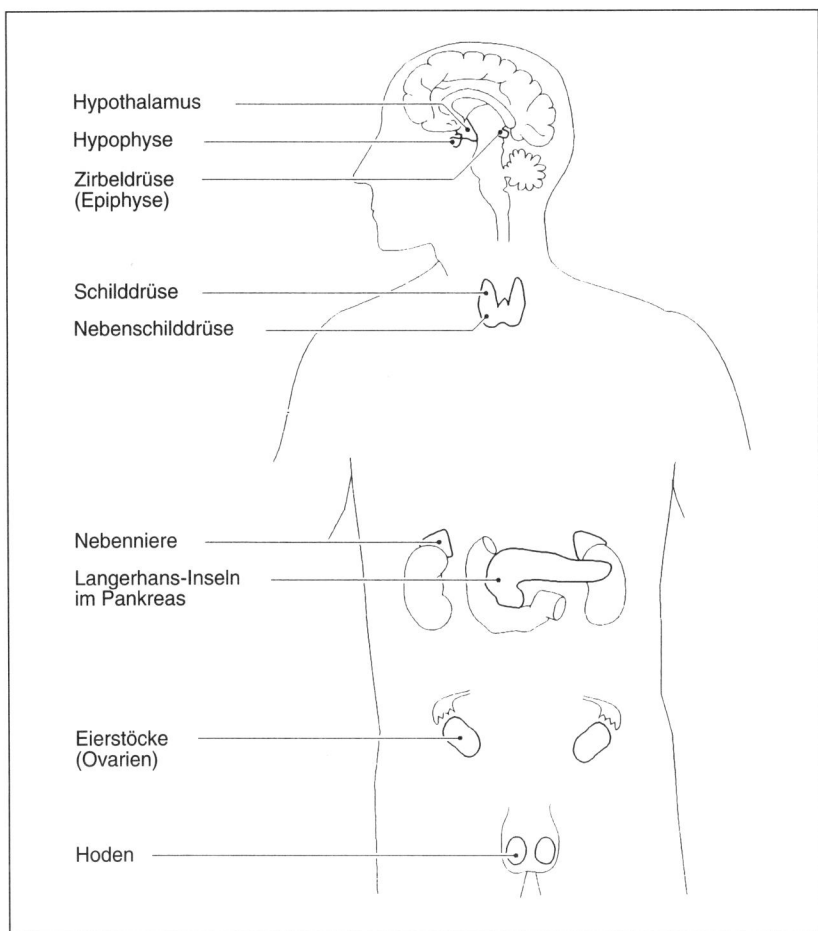

Abb. 79: Wichtige Hormondrüsen des menschlichen Organismus.

den werden, damit sie an den Ort der gewünschten Wirkung gelangen können. So sind die Schilddrüsenhormone und Steroidhormone unspezifisch an Albumine, Cortisol dagegen spezifisch an ein bestimmtes Protein (Transcortin) gebunden. Andere Hormone wie die Katecholamine sind als wasserlösliches Hormon dagegen frei im Blut gelöst.

Eine große Rolle spielt die chemische Struktur auch bei der exogenen Zufuhr von Hormonen. So werden Eiweißhormone im Magendarmtrakt zerlegt und können deshalb nicht oral zugeführt werden (z. B. Wachstumshormon, Erythropoetin). Dagegen werden die Steroidhormone, wie z. B. die Antikonzeptiva, bei der Verdauung nicht abgebaut; allerdings ist Testosteron z. B. oral kaum wirksam,

Tab. 16: Einteilung der Hormone nach ihrer chemischen Struktur; TSH = Thyreoidea-stimulierendes Hormon, ACTH = adrenocorticotropes Hormon, FSH = follikelstimulierendes Hormon, LH = luteinisierendes Hormon.

Klasse	Hormon	Hauptbildungsort
Aminosäure-Abkömmling	– Thyroxin und Trijodhyronin	Schilddrüse
	– Adrenalin und Noradrenalin (Katecholamine)	Nebennierenmark
Peptidhormone	– Oxytocin, Adiuretin – Releasing Hormone (RH) – Inhibiting Hormone (IH)	Hypothalamus
	– Insulin	Bauchspeicheldrüse
	– Wachstumshormon, Prolaktin TSH, ACTH, FSH, LH	Hypophysenvorderlappen
	– Kalzitonin	Schilddrüse
	– Parathormon (PTH)	Nebenschilddrüse
Steroidhormone	– Aldosteron, Cortisol	Nebennierenrinde
	– Testosteron	Hoden Nebennierenrinde
	– Östrogene und Progesteron	Eierstöcke

weil es nach der Resorption anschließend bei der Passage durch die Leber (first pass effect) rasch eliminiert wird.

Die Hormone der Hypophyse, des Nebennierenmarks und der Bauchspeicheldrüse werden gespeichert und bei Bedarf auf einen entsprechenden Reiz hin freigesetzt. Die Speicherkapazität reicht dabei von einigen Monaten (Schilddrüsenhormone) bis zu wenigen Tagen oder Stunden. Die Steroidhormone werden dagegen nicht gespeichert, lediglich die Ausgangssubstanz (Cholesterin) zur Bildung der Hormone liegt in Speicherform vor. Entsprechend hängt hier die Sekretion direkt von der Syntheserate ab.

Damit ein Hormon seine Wirkung entfalten kann, muss es wie ein Schlüssel zum Schloss auf einen Hormonrezeptor treffen. Hormonrezeptoren können sowohl in einer Zellmembran verankert als auch innerhalb einer Zelle lokalisiert sein. Sie sind wesentlich für die Spezifität einer Hormonwirkung verantwortlich, so dass nur dieses Hormon die entsprechende Wirkung erzielen kann. Manche Rezeptoren sind für verschiedene Hormone aber mit unterschiedlicher Affinität empfindlich, wie z. B. die β-Rezeptoren für Adrenalin und Noradrenalin.

Die meisten Zellen besitzen Rezeptoren für die verschiedensten Hormone, andererseits besitzen ganz unterschiedliche Zelltypen die gleichen Rezeptoren. Eine weitere Variation ergibt sich dadurch, dass bestimmte Hormone wie z. B. Adrenalin auf verschiedene Rezeptortypen wirken können, die außerdem noch in ihrer Dichte und Affinität wechseln. So ergibt sich eine Vielzahl von verschiedenen Reaktionsformen, die auch als ganz gegensätzlich erscheinen können.

Die Wirkungsvermittlung der Hormone erfolgt im Wesentlichen über zwei Mechanismen. Die Bindung von Rezeptoren an der Zellmembran löst im Innern der Zelle eine Signalwirkung aus. Diese kann in der Bildung von Signalstoffen (second messenger) wie dem Enzym Adenylatzyklase (cAMP) oder Inositoltriphosphat bestehen, die ihrerseits Enzymaktivitäten oder die Transparenz von Ionenkanälen regulieren. Sie können auch direkt schon vorhandene Proteine chemisch modifizieren und ihre Funktion damit beeinflussen.

Ein weiterer Mechanismus ist die direkte Wirkung von Hormonen auf Rezeptoren ohne Zwischenschaltung eines Second-Messenger-Systems. In der Regel sitzen diese Rezeptoren direkt am Zellkern; deshalb setzt dieses Funktionsprinzip voraus, dass die Hormone die Zellmembran durchdringen können. Die Besetzung des Rezeptors führt zu einer Aktivierung bestimmter DNA-Abschnitte im Zellkern, die über die Bildung von Proteinen (Enzymen) die erwünschte Wirkung entfalten.

Der Abbau der Hormone erfolgt meist durch die Zielzelle. Die Abbauprodukte können selbst oft noch hormonartige Wirkung entfalten. Die meisten Abbauprodukte werden über die Leber oder die Niere eliminiert und ausgeschieden. So ist es bei manchen Hormonen möglich, über das Sammeln von Urin (24-Stunden-Urin) die Aktivität des Hormons über den Nachweis der Abbauprodukte oder das Hormon selbst nachzuweisen.

2 Ausgewählte Hormondrüsenfunktionen

Hypothalamus, Hypophyse, periphere Hormone

Das wichtigste hormonelle Regulations- und Koordinationssystem hat als obersten Regler den Hypothalamus, der das Verbindungsglied von Informationen des Gehirns, insbesondere aus der Zona reticularis, über den Thalamus, das limbische System und die Hirnrinde zur endokrinen Regulation herstellt. Das nächst untergeordnete Hormonsystem befindet sich in der Hypophyse. Die enge Verflechtung des Hypothalamus mit der Hypophyse ist durch direkte anatomische und funktionelle Verbindungen über Nervenbahnen wie auch über ein Kapillargeflecht (hypophysärer Portalkreislauf) gegeben.

Über diesen Portalkreislauf können im Hypothalamus sezernierte Hormone direkt zur Hypophyse transportiert werden und dort die Freisetzung und Hemmung von Hypophysenhormonen regeln. Dies geschieht über sogenannte „releasing hormones", wie dem TRH (Thyreotropin Releasing Hormone), CRH (Corticotropin Releasing Hormone), Gn-RH (Gonadotropin Releasing Hormone), GH-RH (Growth Hormone Releasing Hormone) und PRL-RH (Prolactin Releasing Hormone) (Abb. 80). Inhibitorische Hormone sind das GH-IH (Somatostatin=Growth Hormone Inhibiting Hormone) und PRL-IH (Prolactin Inhibiting Hormone).

In zwei Kerngebieten des Hypothalamus (Nuclei supraoptici et paraventriculares) werden zwei weitere Hormone gebildet, die über Axone in die Hypophyse abgegeben und dort im Hinterlappen gespeichert werden. Auf einen adäquaten Sekretionsreiz werden diese Hypophysenhinterlappenhormone Oxytocin und Adiuretin (ADH) in die Blutbahn abgegeben. Das Oxytocin spielt eine Rolle bei der Wehenauslösung bei der Geburt und der Milchproduktion während der Stillperiode. Das Adiuretin, auch Vasopressin genannt, ist ein Peptidhormon, welches entscheidend an der Regulierung des Wasserhaushaltes beteiligt ist. Es fördert vor allem die osmotisch bedingte Wasserrückresorption aus den Harnkanälchen der Niere ins Blut durch Änderung der Durchlässigkeit der Zellmembran (s. S. 100).

Der wichtigste Rezeptor für die Ausschüttung von Vasopressin befindet sich im Hypothalamus. Es handelt sich um einen Osmorezeptor, der bei Anstieg des osmotischen Druckes, z. B. infolge ungenügender Flüssigkeitszufuhr oder starkem Flüssigkeitsverlust, die Ausschüttung von Vasopressin und damit eine vermehrte Flüssigkeitsrückresorption veranlasst. Die Vasopressin-Ausschüttung wird außerdem noch über Volumenrezeptoren in den Herzvorkammern beeinflusst; eine Aktivierung von Rezeptoren durch eine Dehnung der Vorhofwände führt zu einer vermehrten Wasserausscheidung.

Bei der Hypophyse wird ein Vorderlappen und Hinterlappen unterschieden. Während im Hypophysenhinterlappen die erwähnten Hormone Oxytocin und ADH (antidiuretisches Hormon) aus dem Hypothalamus kommend abgespeichert werden, bildet der Vorderlappen eine Reihe von Peptidhormonen, deren Freisetzung vom Hypothalamus aus gesteuert wird. Zum Teil wirken diese Hormone selbst wieder auf untergeordnete Hormondrüsen wie TSH (Thyreoidea-stimulierendes Hormon), ACTH (adrenokortikotropes Hormon), FSH (follikelstimulierendes Hormon) und LH (luteinisierendes Hormon). Man bezeichnet sie als glandotrope Hormone (Abb. 80). Daneben wirken drei Hormone direkt auf Zielzellen. Dazu gehören STH (Wachstumshormon), Prolaktin und MSH (Melanozyten-stimulierendes Hormon). FSH, LH und Prolactin werden in den Kapiteln VI–3 und VI–4 besprochen.

Das TSH unterliegt der Steuerung durch das Hypothalamushormon TRH (Thyreotropin Releasing Hormone). TSH wiederum führt in der Schilddrüse zur vermehrten Bildung von Schilddrüsenhormonen und zur Freisetzung der Schilddrüsenhormone T_3 und T_4 durch Abspaltung von einem speichernden Eiweißmolekül (Thyreoglobulin). Die stark jodhaltigen Hormone T_3 und T_4 werden im Blut zum großen Teil an Albumin und an ein spezielles Globulin (Thyroxin-bindendes Globulin = TBG) gebunden, die Konzentration an freien Hormonen im Blut ist deshalb sehr niedrig. Diese Konzentration wird sowohl im Hypothalamus als auch in der Hypophyse durch Rezeptoren wahrgenommen und kann dadurch in Form eines Regelkreises beschrieben werden.

Die Schilddrüsenhormone haben eine wesentliche Wirkung auf die Steigerung des Umsatzes von Kohlenhydraten, Fetten und Eiweißen. Die dadurch bedingte Energieumsatzsteigerung erhöht die Körpertemperatur und die Herzfrequenz; gleichzeitig wird der periphere Gefäßwiderstand gesenkt und die Schwelle für die Erregbarkeit im Zentralnervensystem gesenkt.

Bei Kindern hängt vor allem das Längenwachstum und die intellektuelle Entwicklung von einem ausreichenden Hormonspiegel ab. Im Bereich des Stoffwechsels erhöhen sie die Wirkung von Adrenalin auf den Grundumsatz und dessen lipolytische Wirkung; im Zusammenwirken mit Adrenalin und Insulin erfolgt außerdem eine intensivierte Kohlenhydratresorption aus dem Darm und ein erhöhter Glykogen- und Eiweißumsatz. Dabei ist die Wirkung auf den Eiweißstoffwechsel bei niedriger Dosierung anabol, zeigt jedoch bei hoher Dosierung überwiegend katabole Effekte.

Entsprechend führt eine überhöhte Freisetzung oder Gabe von Schilddrüsenhormonen (Hyperthyreose) zu einem pathologisch erhöhten Grundumsatz mit Gewichtsabnahme, Heißhunger, Erhöhung der Körpertemperatur, zu einer beschleunigten Herzfrequenz und erhöhten Kontraktilität. Typisch ist auch eine gesteigerte Hitzeintoleranz und eine damit verbundene verminderte Leistungsfähigkeit. Psychisch finden sich Übererregbarkeit, Schlaflosigkeit und Nervosität mit Störungen der Feinmotorik.

Eine pathologische Verminderung der Schilddrüsenhormone (Hypothyreose) führt zu entgegengesetzten Symptomen. Typisch sind Kälteempfindlichkeit, Gewichtszunahme, Aktivitätsverlust, Müdigkeit und depressive Verstimmung. Bei ausgeprägtem Befund werden auch teigige Verdickungen und Schwellungen der Haut sowie geistige Verlangsamung und muskuläre Schwäche beobachtet. Ursache ist in manchen Gegenden eine zu geringe Zufuhr von Jod in der Ernährung, so dass zu wenig Jod für die Hormonbildung zur Verfügung steht. Gleichzeitig wird die Schilddrüse infolge des Regelkreises maximal stimuliert, was zur Kropfbildung führen kann. Bei Mädchen in der Pubertät ist eine leichte Vergrößerung der Schilddrüse allerdings als physiologisch anzusehen.

In der Schilddrüse wird in den sogenannten parafollikulären C-Cellen mit Calcitonin ein weiteres Hormon gebildet, welches vor allem den Kalziumspiegel im Blut durch Einlagerung von Calcium in den Knochen erniedrigt. Dazu antagonistisch wirkt das Hormon Parathormon, welches in der Nebenschilddrüse gebildet wird. Es kann Calcium und Phosphat aus dem Knochen mobilisieren und den Calciumspiegel im Blut anheben. Parathormon und Calcitonin sind im Zusammenspiel mit dem Vitamin D die wichtigsten Regulatoren für den Calciumhaushalt.

Ein weiterer wichtiger hormoneller Regelkreis ist die Hypothalamus-Hypophysen-Nebennieren-Achse (Abb. 80). Das im Hypothalamus gebildete CRH (Corticotropin Releasing Hormone) wird pulsatil ausgeschüttet und unterliegt einer zirkadianen Rhythmik mit 7–10 Pulsationen pro Tag mit den höchsten Plasmaspiegeln zwischen 3.00–8.00 Uhr. Das CRH bewirkt die ebenfalls pulsatile Freisetzung von ACTH in der Hypophyse. ACTH stammt mit β-LPH und einem weiteren Fragment aus einem gemeinsamen Vorläufermolekül (Propiomelanocortin). Aus β-LPH (lipotropes Hormon) entsteht wiederum β-MSH (Melanozyten-stimulierendes Hormon) und β-Endorphin, so dass enge Beziehungen zu den endogenen Endorphinen bestehen. Die wichtigste Wirkung des ACTH ist die Steigerung der Synthese und Freisetzung von Glukokortikoiden, insbesondere von Cortisol aus der Nebennierenrinde. Daneben wirkt ACTH auch aktivierend auf die Lipolyse.

Cortisol ist das wichtigste Glukokortikoid des menschlichen Organismus. Es wird in der Zona fasciculata der Nebennierenrinde aus Cholesterin gebildet und

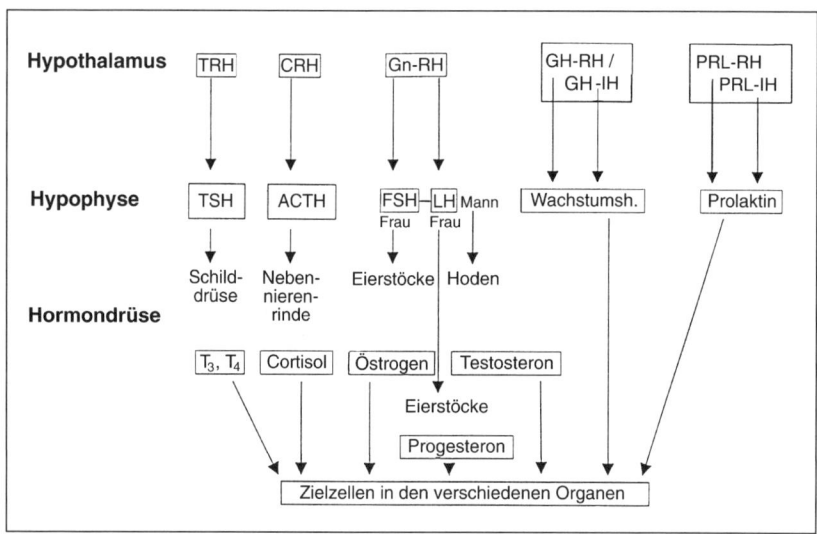

Abb. 80: Stark vereinfachte schematische Darstellung der Regulationsebenen der einzelnen Hormone; TRH = Thyreotropin Releasing Hormone, CRH = Corticotropin Releasing Hormone, Gn-RH = Gonadotropin Releasing Hormone, GH-IH = Growth Hormone Inhibiting Hormone, PRL-RH = Prolactin Releasing Hormone, PRL-IH = Prolactin Inhibiting Hormone, TSH = Thyroidea Stimulating Hormone, ACTH = adrenocorticotropes Hormon, FSH = follikelstimulierendes Hormon, LH = luteinisierendes Hormon, T3 = Trijodthyronin, T4 = Thyroxin.

gelangt unter der Wirkung von ACTH ohne Speicherung in das Blut. Entsprechend der zirkadianen Rhythmik von CRH und ACTH hat auch Cortisol zirkadiane Schwankungen mit einem Maximum zwischen 6.00 und 12.00 und einem Minimum zwischen 22.00 und 3.00 Uhr. Zum Teil wird Cortisol an Eiweiß gebunden, der biologisch wirksame Anteil ist jedoch im Blut physikalisch gelöst. Hohe Cortisolspiegel hemmen über einen Feedback-Mechanismus die Freisetzung von CRH und ACTH.

Cortisol zeigt eine Vielzahl von Wirkungen. Gemeinsam mit anderen Hormonen werden viele Stoffwechselvorgänge im Sinne einer Bereitstellung von Energieträgern beeinflusst. Cortisol gilt deshalb als Stresshormon mit kataboler Wirkung. Die wichtigsten Wirkungen sind:
– Eiweißabbau in Muskulatur, Haut- und Fettgewebe (kataboler Effekt)
– Erhöhung der Glukosekonzentration im Blut (Aktivierung der Glykolyse), Steigerung der Glukoneogenese (diabetogener Effekt)
– Fettabbau des peripheren Fettgewebes (lipolytischer Effekt)
– Hemmung von Entzündungsreaktionen, allergischen Reaktionen und Funktionen der Blutabwehrzellen (antientzündlicher, antiallergischer, immunsuppressiver Effekt)
– Aktivierung des Knochenabbaues (osteoporotischer Effekt).

Weitere wichtige Hormone der Achse Hypothalamus-Hypophyse-periphere Hormondrüse sind die Geschlechtshormone der Testes und der Ovarien. Dazu gehört das Hypophysenvorderlappenhormon Prolaktin, welches das Brustdrüsenwachstum stimuliert und nach der Geburt die Milchsynthese in Gang setzt. Prolaktin wird durch den Prolactin Releasing Factor und den Prolactin Inhibiting Factor des Hypothalamus geregelt und in der Hypophyse freigesetzt. Diese Hormone werden gesondert behandelt (s. S. 107 f., 302).

Ein Hormon, welches ebenfalls in der Hypophyse freigesetzt und durch den Hypothalamus zirkadian gesteuert wird, ist das Wachstumshormon (STH = somatotropes Hormon). Dieses Peptidhormon wird vor allem im Kindes- und Jugendalter vermehrt gebildet. Es wirkt direkt auf das Knochenwachstum, ein Mangel führt zu Minderwuchs und eine Überproduktion zum Gigantismus. Bei Erwachsenen mit geschlossenen Wachstumsfugen vergrößern sich bei einer Überproduktion vor allem der Gesichtsknochen, die Hände und Füße sowie die inneren Organe.

Das Wachstumshormon hat noch weitere wesentliche Wirkungen. Insgesamt fördert es das Zellwachstum und die Zellvermehrung durch Förderung der Eiweißsynthese und zeigt damit anabole Wirkung. Gleichzeitig hemmt es die Lipidsynthese und fördert die Lipolyse. Im Kohlenhydratstoffwechsel wirkt es blutzuckersteigernd. Unter dem Einfluß von STH werden außerdem die Elektrolyte Kalium, Phosphat, Calcium, Natrium und Chlorid vermindert ausgeschieden. Dies führt auch zu einer vermehrten Wasserretention. Eine Reihe dieser Wirkungen werden nicht direkt vom STH erzeugt, sondern durch Freisetzung von in der Leber synthetisierten Proteinen (Insulin-like Growth Factors = IGF) vermittelt.

Weitere hormonelle Regelkreise

Ein wichtiges Regulationssystem ist das Renin-Angiotensin-Aldosteron-System (RAAS). Das Eiweißhormon Renin wird in den Zellen des juxtaglomerulären Apparates der Niere gebildet (s. S. 100). Durch eine verminderte Durchblutung sowie bei einer erniedrigten Natriumkonzentration des Blutes steigt dessen Konzentration. Es spaltet Angiotensinogen in Angiotensin I, welches durch ein Enzym schließlich in Angiotensin II umgewandelt wird. Dadurch steigt der Blutdruck, zusätzlich wird vermehrt Aldosteron aus der Nebennierenrinde freigesetzt, welches wiederum den Serumnatriumspiegel und das Blutvolumen erhöht. Aldosteron fördert die Natrium- und Wasserrückresorption in der Niere und erhöht gleichzeitig die Kaliumausscheidung. Der Regelkreis spielt somit eine bedeutende Rolle bei der Homöostase des Elektrolyt- und Wasserhaushaltes.

Als weiteres Hormon wird in der Niere das Eiweißhormon Erythropoetin freigesetzt. Der adäquate Reiz für die Freisetzung ist ein erniedrigter Sauerstoffpartialdruck im Blut. Erythropoetin bewirkt in erster Linie eine Neubildung von roten Blutkörperchen im Knochenmark (Erythropoese), hat darüber hinaus wie die meisten Peptidhormone auch leicht anabole Wirkung. Gentechnisch hergestellt dient es dem Ersatz von Erythropoetin bei Nierenerkrankungen, da hier die Hormonproduktion erniedrigt sein kann. Es wird auch missbraucht, um das Gesamtblutvolumen in Ausdauersportarten künstlich zu erhöhen und damit die Sauerstoffversorgung der Muskulatur zu verbessern. Ein Reiz zur Freisetzung kann auch durch eine physiologische Hypoxie (Höhenaufenthalt) erzielt werden, allerdings kommt es hier längerfristig auch zu Adaptationsvorgängen im Sinne einer sich normalisierenden Freisetzung.

Eine Vielzahl von hormonellen Regelkreisen ist an der Verdauung und an der Stoffwechselregulation beteiligt. So sind Insulin und Glukagon wichtige Hormone für die Regelung des Blutzuckerstoffwechsels. Beide Hormone werden in der Bauchspeicheldrüse gebildet und wirken antagonistisch (vgl. S. 93). Insulin hat neben der blutzuckersenkenden Wirkung eine Vielzahl von weiteren Stoffwechselwirkungen:
– Steigerung der Durchlässigkeit der Zellmembran für Glukose
– Steigerung der enzymatischen Verwertung von Glukose in der Zelle
– Förderung der Glukoneogenese und Bildung von Glykogen
– Förderung der Durchlässigkeit der Zellmembran für freie Fettsäuren sowie ihrer Speicherung in der Zelle
– Stimulation der Eiweißsynthese (anabole Wirkung).

Insulin spielt deshalb eine so bedeutende Rolle im Energiestoffwechsel, weil es das einzige Hormon ist, welches einen erhöhten Blutzuckerspiegel wieder zu senken vermag. Außerdem ist erst durch Insulin die Glukose als wichtigster Energielieferant im oxidativen Stoffwechsel der Zelle verfügbar. Bei Insulinmangel kommt es entsprechend trotz eines hohen Glukosespiegels im Blut zu einem Energiemangel in der Zelle.

Im weitesten Sinne können auch die Mediatoren (Botenstoffe) als lokal wirkende Hormone (Gewebshormone) bezeichnet werden. Die wichtigsten sind Histamin, Prostaglandine und Kinine. Sie nehmen insofern eine Sonderstellung ein, weil sie sich am Bildungsort ausbreiten und nur eine lokale Wirkung entfalten. Sie spielen eine wichtige Rolle bei der Entzündungsreaktion (vgl. S. 268). Histamin wird insbesondere bei allergisch vermittelten Reaktionen in den Mastzellen freigesetzt und führt zu einer Erweiterung der kleinen Blutgefäße, aktiviert Schmerzrezeptoren und löst einen starken Juckreiz aus. Darüber hinaus wirkt es in hohen Konzentrationen verengend auf die Bronchien.

Die Prostaglandine haben an den verschiedenen Geweben ein komplexes Wirkungsspektrum und verhalten sich in weiten Teilen antagonistisch zu den Katecholaminen. Lokal führen sie zur Gefäßerweiterung, Überwärmung, Erhöhung der Gefäßpermeabilität und Schmerzreaktion und sind bei intensiven Belastungen auch an der Reaktion des Organismus beteiligt. Die Gruppe der Prostaglandine ist nicht einheitlich und hat teilweise gegensätzliche Wirkungsspektren.

3 Hormonelle Regulation und körperliche Aktivität

Mit Beginn einer dynamischen körperlichen Belastung ist die Steigerung der Aktivität des autonomen Nervensystems mit einer entsprechenden Freisetzung von Katecholaminen sowie der Verminderung der Insulinsekretion von großer Bedeutung für die Energiebereitstellung aus dem Kohlenhydrat- und Fettstoffwechsel. Dadurch werden im Rahmen der Glykogenolyse der Abbau von Glykogen im Muskel gefördert und Glukose aus der Leber freigesetzt, außerdem werden Fettsäuren aus dem Fettgewebe und den Muskelzellen mobilisiert. Gleichzeitig bewirkt die Aktivierung des sympathischen Nervensystems die renale Freisetzung von Renin mit Beeinflussung der Regulation des körpereigenen Flüssigkeitshaushaltes.

Eine Reihe weiterer Hormone, die die Umstellung auf die ergotrope Einstellung begünstigen, reagieren in Abhängigkeit von der Intensität und Dauer der Belastung mit einer vermehrten Freisetzung und einem Konzentrationsanstieg (Tab. 17). Lediglich Insulin fällt aufgrund einer sympathischen Blockade der β-Zellen in der Bauchspeicheldrüse ab.

Die Freisetzung der Hormone während körperlicher Arbeit wird dabei sowohl durch die Aktivität motorischer Zentren im Gehirn als auch durch Ergorezeptoren (Feed Back-Regulation) der arbeitenden Muskulatur reguliert. Entsprechend den unterschiedlichen Belastungsformen, der individuellen Veranlagung, der unterschiedlichen Kinetik der einzelnen Hormone und nicht zuletzt durch die komplexe Vernetzung der hormonellen Regulation untereinander ergeben sich sehr variable Reaktionsmuster, deren Bedeutung im Einzelnen oft noch nicht geklärt ist.

In der Regenerationsphase spielen anabole Geschlechtshormone, Schilddrüsenhormone, das Wachstumshormon und auch Wachstumsfaktoren wie das IGF (Insuline-like Growth Factor) eine wesentliche Rolle beim Aufbau von Proteinstrukturen und damit auch für die Muskel- und Bindegewebshypertrophie. Ebenso wird der Wiederaufbau der energetischen Substrate wie Glykogen in der Leber und in der Muskulatur unterstützt.

Wirksames, längerfristig durchgeführtes Training führt im Allgemeinen zu einer Verbreiterung der Regulationsbreite und auch höheren Sekretionsfähigkeit der meisten beanspruchten Hormone. Hierzu gehören insbesondere die Hypophysenhormone ACTH (adrenocorticotropes Hormon), β-Endorphin und GH (Growth Hormone) und auch die Nebennierenhormone Adrenalin, Noradrenalin und Cortisol. Gleichzeitig ist für einige Hormone, wie z. B. Katecholamino und Insulin, in der Muskulatur und im Fettgewebe eine erhöhte Hormonsensitivität

Tab. 17: *Veränderungen der maximalen hormonellen Serumkonzentrationen bei Belastung unterschiedlicher Intensität und Dauer (prozentuale Änderungen im Vergleich zum Basalwert in Ruhe); ACTH = adrenocorticotropes Hormon.*

Hormone		Intensiv, 10 min	Moderat, 60 min
Noradrenalin	↑	1200–1800%	800–1200%
Adrenalin	↑	1200–1800%	500– 800%
Insulin	↓	60– 70%	40– 75%
Glukagon	↑	80%	100– 150%
Wachstumshormon	↑	700– 900%	300– 500%
ACTH/Cortisol	↑	100– 200%	100– 200%
β-Endorphin	↑	300– 500%	100– 200%
Renin	↑	100– 200%	300– 500%

nachgewiesen, so dass dieser Effekt ebenfalls die Wirkung der Hormone beeinflusst.

Dies gilt aber nicht für alle Hormonsysteme. Intensives und häufiges Training führt als Nettoeffekt im Bereich der Geschlechtshormone zu einer Reduktion der Blutkonzentrationen und einer Verminderung der Regulationsspanne. Dies ist im Sinne einer inversen Verschaltung dieser auf die Reproduktion ausgerichteten Hormonsysteme zu den ergotropen Hormonsystemen zu verstehen und erklärbar. Im Grenzbereich der Belastbarkeit sind auch negative Auswirkungen auf den Organismus möglich, wie sie beispielsweise für eine sekundäre Amenorrhoe mit Verminderung des Knochenmineralgehaltes bei Frauen beschrieben worden sind.

Zusammenfassung

Die Hauptaufgabe von Hormonen ist die Übertragung von Information, um unterschiedliche Funktionsabläufe im Organismus zu steuern. Sie spielen deshalb eine wichtige Rolle bei der Regulation des inneren Milieus, beim Energie- und Baustoffwechsel, bei der Aktivierung und Regeneration des Organismus.

Hormone werden von speziellen endokrinen oder exokrinen Drüsen gebildet. Chemisch handelt es sich hauptsächlich um Peptidhormone, Glykoproteine, Steroidhormone und Aminosäurenabkömmlinge, ohne dass man von der chemischen Struktur auf das Wirkungsspektrum schließen kann. Die Wirkungsvermittlung erfolgt in der Regel über Rezeptoren unter Einschaltung eines zweiten Botensystems oder direkt am Zellkern durch Aktivierung von DNA-Abschnitten.

Das wichtigste hormonelle Regulations- und Koordinationssystem hat als obersten Regler den Hypothalamus, der gleichzeitig das Verbindungsglied zum Gehirn darstellt. Das nächst untergeordnete Hormonsystem befindet sich in der Hypophyse. Durch hemmende oder fördernde Hormone des Hypothalamus werden über Regelkreise in der Hypophyse die wichtigen Hormone TSH, ACTH, FSH, LH sowie Wachstumshormon und Prolaktin freigesetzt.

Während Wachstumshormon und Prolaktin direkt auf Zielzellen an den Organen wirken, regeln TSH, ACTH, FSH und LH die Hormonfreisetzung in Hormondrüsen. So kontrolliert TSH die Freisetzung der Schilddrüsenhormone T_3 und T_4; ACTH regelt die Freisetzung der Nebennierenhormone Cortisol und Aldosteron sowie die dortige Testosteronbildung. FSH und LH regeln die Östrogen- und Progesteronfreisetzung in den Eierstöcken bei der Frau und die Testosteronfreisetzung im Hoden des Mannes.

Weitere wichtige Hormonsysteme im Zusammenhang mit körperlicher Aktivität sind das Renin-Angiotensin-Aldosteron-System, welches eine bedeutende Rolle bei der Homöostase des Elektrolyt- und Wasserhaushaltes und bei der Blutdruckregulation spielt; von Bedeutung ist auch das Eiweißhormon Erythropoetin, welches die Blutbildung in Abhängigkeit vom

Sauerstoffpartialdruck im Blut regelt. Diese Hormone ebenso wie die auch an anderer Stelle besprochenen Hormone Insulin und Glukagon, die von herausragender Bedeutung für den Energiestoffwechsel sind, unterliegen eigenen Regelkreisen und komplizierten Interaktionen durch die Vermaschung mit anderen Regelkreisen.

Bei Belastung reagieren die meisten Hormone parallel zur Aktivierung des autonomen Nervensystems mit einer vermehrten Freisetzung und einem Anstieg der Konzentration im Blut, abhängig von der Dauer und Intensität der Belastung. Lediglich Insulin fällt aufgrund der sympathischen Blockade der β-Zellen im Pankreas ab, was die Energiebereitstellung aus dem Kohlenhydrat- und Fettstoffwechsel begünstigt und einem Abfall des Blutzuckerspiegels entgegenwirkt. In der Regenerationsphase spielen anabole Geschlechtshormone, Schilddrüsenhormone, Wachstumshormon und Wachstumsfaktoren eine wesentliche Rolle beim Wiederaufbau der energetischen Substrate und von Proteinstrukturen sowie für eine Muskel- und Bindegewebshypertrophie.

Chronisches Training führt im Allgemeinen zu einer Verbreiterung der Regulationsbreite und höheren Sekretionsfähigkeit der beanspruchten Hormonsysteme. Eine Ausnahme stellen die auf eine optimale Reproduktion ausgerichteten Hormonsysteme insbesondere der Frau dar, die evolutionär bedingt eher eine inverse Verschaltung zu den ergotropen Hormonsystemen aufweisen.

XI. Ausgewählte Aspekte des Energiestoffwechsels

1 Formen der Energiebereitstellung

Organismen können nur leben, wenn ihnen kontinuierlich Energie zur Verfügung steht. Die Schlüsselsubstanz, aus der alle Zellen und damit auch die Muskelzellen Energie beziehen, ist das Adenosintriphosphat (ATP) (Abb. 81). Es besteht aus einer Base Adenin, einem Zuckermolekül Ribose und drei energiereichen Phospatgruppen. Wird eine Phosphatgruppe unter der mit Hilfe von Wasser (hydrolytische Reaktion) abgespalten, so wird Energie nutzbar, aus ATP entsteht ADP (Adenosindiphosphat).

Normalerweise wird ADP durch den Abbau anderer energiereicher Substrate wieder zu ATP resynthetisiert; unter bestimmten Bedingungen kann aber auch die weitere Aufspaltung und Abgabe einer weiteren Phosphatgruppe unter Energieabgabe zum Adenosinmonophosphat (AMP) erfolgen.

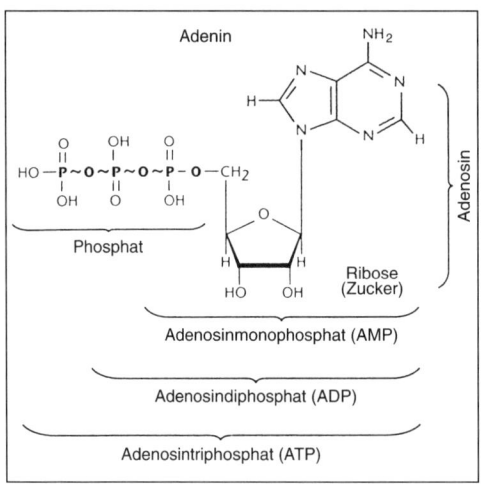

Die Resynthetisierung von ADP kann aerob, d. h. durch Verbrennung von Substraten unter Sauerstoffverbrauch und Entstehung von Kohlendioxyd (CO_2) und Wasser (H_2O), oder anaerob, also ohne Beteiligung von Sauerstoff, erfolgen. Bei der anaeroben Energiebereitstellung unterscheidet man nochmals zwischen den anaerob-laktaziden (anaerobe Glykolyse) und anaerob-alaktaziden energieliefernden Prozessen (Kreatinphosphatspaltung). Zu letzteren wird in der Regel auch die Energiebereitstellung aus dem ATP-Pool gezählt.

Abb. 81: Strukturformel des Adenosintriphosphats (ATP).

1.1 Anaerobe Formen der Energiebereitstellung

Anaerob-alaktazide Energiebereitstellung

Die Muskulatur als eines der größten Organe des Menschen enthält auch die größte Menge ATP; gleichwohl würde die Konzentration von etwa 5 mmol/g

Muskelfeuchtgewicht nur für etwa 2–3 Sekunden bei maximalen Muskelkontraktionen ausreichen. Die Ruhekonzentration von ADP liegt bei 0,13 mmol/g Muskelmasse. Obwohl nahezu immer alle drei energieliefernde Prozesse (alaktazid, laktazid, aerob) gleichzeitig ablaufen, dominiert bei hochintensiven Belastungen und hoher Energieanforderung in der Muskulatur die Resynthetisierung von ATP aus einem energiereichen Phosphatspeicherpool, dem Kreatinphosphat (CrP) (Abb. 82):

$$CrP + ADP = ATP + Cr$$

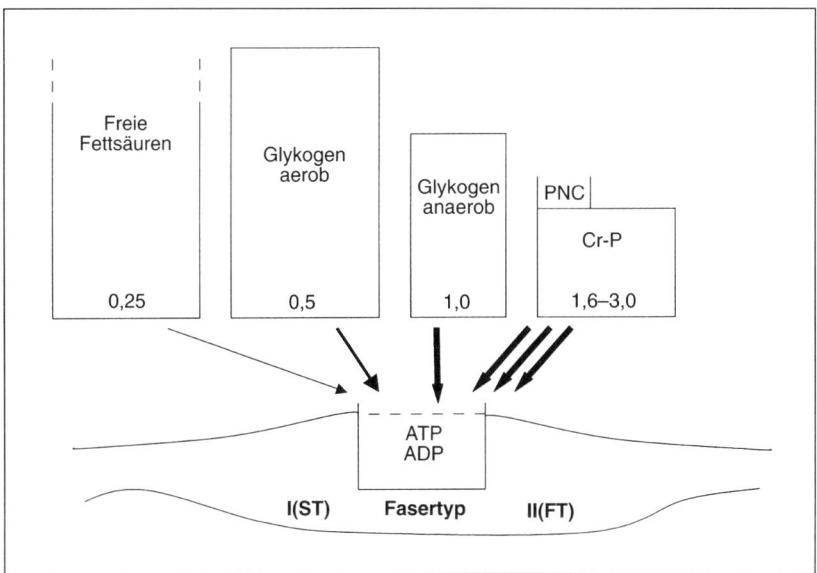

Abb. 82: Resynthetisierung von ATP im Muskel. Die Pfeile charakterisieren die maximal mögliche Energieflussrate (in (mol/g/s), die Blockgröße zeigt den zur Verfügung stehenden relativen Energiegehalt an (PNC = Purinnucleotidcyclus; Cr-P = Creatinphosphat).

Die rasche Resynthetisierung von ADP aus CrP ist deshalb möglich, weil die freie Energie von CrP etwas höher als die von ATP ist, so dass der Energietransfer auf das ADP begünstigt wird. ATP sinkt deshalb in der Muskulatur unter normalen Bedingungen kaum und nur sehr kurzfristig ab. Die Größenordnung des Kreatinphosphatspeichers liegt bei etwa 15–19 mmol Kreatinphosphat pro 1 g Muskulatur. Damit ist erkennbar, dass auch hier die vorhandene Energiemenge bei maximalen Kontraktionen nur einen Zeitraum von etwa 5–8 Sekunden abdecken könnte. Das Enzym, welches die Spaltung von Kreatinphosphat katalysiert, ist die Kreatinkinase (CK), welches außer in der Skelettmuskulatur in einer Isoform vor allem im Herzmuskel und im Gehirn vorkommt.

Das Verhältnis von ATP zu ADP in der Zelle ist ein wichtiger Indikator für die Aktivierung weiterer energieliefernder Prozesse. Eine solche weitere Möglichkeit der anaerob-alaktaziden Energielieferung mit allerdings nur geringer Kapazität stellt der weitere Abbau von AMP zu IMP (Inosin-5-Monophosphat) unter Abspaltung von NH_3 dar (Purinnukleotidzyklus). Bei starker Verschiebung des Qotienten ATP/ADP zu ADP entsteht vermehrt AMP.

$$ADP + ADP = ATP + AMP$$

AMP kann durch die AMP-Desaminase irreversibel desaminiert und damit aus dieser Reaktion entfernt werden und es entsteht durch Hydrolysierung IMP und NH_3 (Ammoniak):

$$AMP + H_2O = IMP + NH_3$$

Dadurch kann die Reaktion weiter in Richtung AMP unter Bildung von ATP laufen. NH_3 und das Abbauprodukt von IMP, Hypoxanthin, können vom Muskel an das Blut abgegeben werden. Diese Reaktion läuft in den weißen Muskelfasern begünstigt ab, da das katabole Enzym AMP-Desaminase seine höchste Aktivität in der weißen Muskelfaser bei einem pH von 6,4–7 hat. Das im Blut leicht zu bestimmende Ammoniak (NH_4^+) erlaubt deshalb bei hohen Belastungsintensitäten Rückschlüsse auf die Belastung vorwiegend der weißen Muskulatur. Bei einer Dauerbelastung können Ammoniak und Hypoxanthin im Laufe der Belastung ebenfalls ansteigen und ein Maß für die metabolische Überforderung sein.

Anaerob-laktazide Energiebereitstellung

Hierunter versteht man den Abbau von Kohlenhydraten (Glykogen, Glukose, Fructose) über zahlreiche Zwischenschritte bis zum Pyruvat und schließlich zum Laktat ohne die Verwendung von Sauerstoff (Abb. 83). Die Glykolyse als anaerobe Energiegewinnung läuft nur im Cytoplasma der Zelle wegen der nur dort vorhandenen Enzyme und wegen der phosphorylisierten Zwischenprodukte ab, die das Cytosol in solcher Form nicht verlassen können. Der Weg von der Glukose bis zum Pyruvat ist identisch mit dem Ablauf bei der aeroben Energiebereitstellung (Abb. 83).

Bei der anaerob-laktaziden Energiebildung steht kein Sauerstoff zur Verfügung oder ist die Pyruvatbildung durch die Energieanforderung so hoch, dass Pyruvat nicht oder nicht ausreichend in das Mitochondrium aufgenommen werden und die Glykolyse nur durch Reduktion von Pyruvat zu Laktat weiterlaufen kann. Bei der letzteren Reaktion entsteht keine Energie, jedoch NAD^+ (Nicotinamidadenin-dinucleotid) aus NADH(+H^+), welches den NAD^+-Pool des Cytosols aufrecht erhält und den weiteren Ablauf der Glykolyse ermöglicht. Kommt es schließlich zu einer Konzentrationszunahme von Laktat in der Muskelzelle und zu einer Abnahme der cytosolischen H^+-Pufferung, so werden zunehmend wichtige Enzyme, insbesondere das Schlüsselsystem Phosphofruktokinase (PFK), durch die pH-Erniedrigung in der Aktivität eingeschränkt, und die Glykolyse nimmt ab.

Laktat, obwohl noch sehr energiereich, kann im arbeitenden Muskel zunächst nicht weiter verwandt werden, sondern wird mit einer gewissen Verzögerung in seiner undissoziierten Form an das Blut abgegeben und kann in anderen Organen (Herz, ruhender Muskel, Niere, Leber) als Energiedonator dienen. Im ruhenden, vor allem roten Muskel und im Herzmuskel wird Laktat über Pyruvat in den

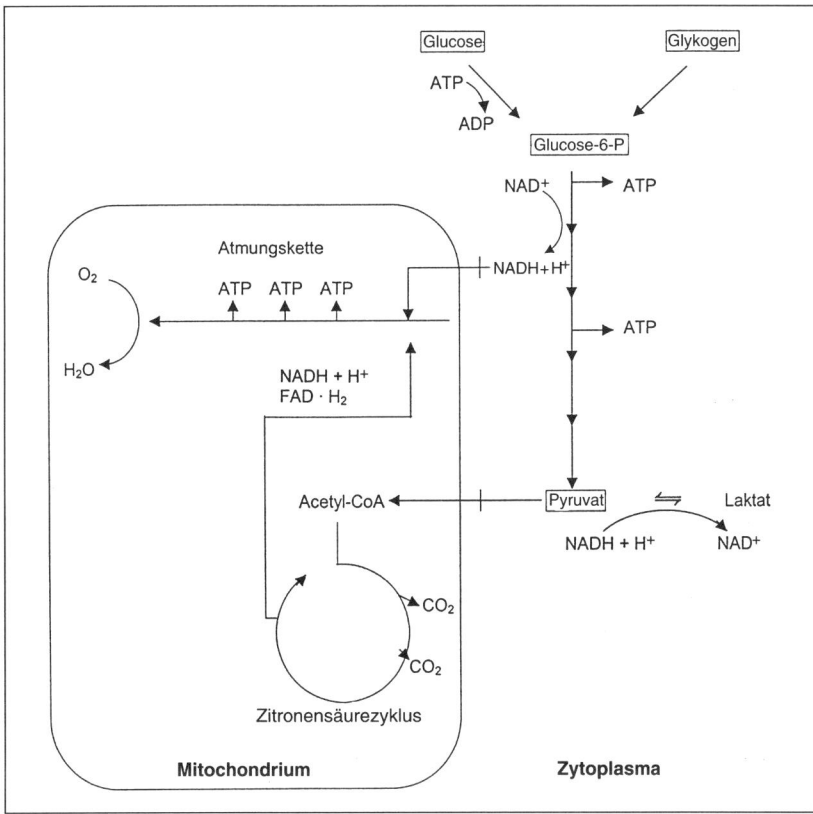

Abb. 83: Vereinfachte Darstellung des energieliefernden Abbaus von Glykogen und Glukose.

Zitratzyklus eingeschleust und stellt damit für diese Organe ein wichtiges Substrat dar.

In der Leber und in der Niere kann aus Laktat und Oxalacetat auch wieder Glukose resynthetisiert werden (Corizyklus). Die Leber ist als einziges Organ in der Lage, Glukose sowohl aus Pyruvat und Oxalacetat als auch aus Alanin (Glukose-Alanin-Zyklus) aufzubauen (Glukoneogenese), Kohlenhydrate als Glykogen in größerem Umfang zu speichern (10–12 g/100 g) und bei Bedarf als Glukose wieder abzugeben. Sie stellt damit einen wichtigen Regulationsfaktor für die Blutzuckerhomöostase dar.

Als Energiebilanz entsteht aus Glykogen (1 Mol Glykosyleinheit) 3 Mol ATP und 2 Moleküle Laktat, wohingegen beim Abbau von 1 Mol Glukose nur 2 Mol ATP gewonnen werden (Tab. 18). Der Grund liegt darin, dass bei der Phosphorylierung von Glukose zu Glukose-6-phosphat, der Ausgangssubstanz der Glykolyse, ein ATP verbraucht wird, während die Mobilisierung einer Glykosyleinheit zu

Glukose-6-phosphat aufgrund der energiereichen Verbindung ohne ATP erfolgt (Abb. 83).

1.2 Aerobe Formen der Energiebereitstellung

Oxidative Energiegewinnung aus Kohlenhydraten

Der oxidative Abbau von Kohlenhydraten ist in den Stoffwechselschritten bis zum Pyruvat mit der Glykolyse identisch. Liegt eine ausreichende ADP-Bereitstellung vor und ist eine entsprechende Sauerstoffversorgung der Mitochondrien gewährleistet, kann das Pyruvat in das Mitochondrium eintreten. Durch Abspaltung von CO_2 und Bildung von $NADH(+H^+)$ aus NAD^+ entsteht in einem komplizierten Reaktionsablauf aktivierte Essigsäure (Acetyl-CoA), ein C_2-Körper (Abb. 83).

Acetyl-CoA ist ein Schlüsselmolekül des oxidativen Stoffwechsels, da hier auch der Fettstoffwechsel und der Eiweißstoffwechsel einmündet und der weitere Abbau aller drei Substrate gemeinsam verläuft. Der Schritt vom Pyruvat zum Acetyl-CoA ist irreversibel, so dass die bis dahin abgebauten Substrate einschließlich der Fette auch nicht in Kohlenhydrate aufgebaut werden können.

Der weitere Abbau des Acetyl-CoA erfolgt in zwei Serien von Reaktionen, die man als Zitronensäurezyklus und Atmungskette bezeichnet. Der Zitronensäurezyklus (1932–1952 von H. A. Krebs aufgeklärt) läuft im Matrixraum der Mitochondrien, einem Reaktionsraum mit speziellen Enzymen ab. Er beginnt mit der Bildung von Zitrat, einem C_6-Körper, aus Oxalacetat, einem C_4-Körper, und Acetyl-CoA. Im Wesentlichen entstehen in diesem Reaktionszyklus 2 Moleküle CO_2, reduzierte Coenzyme (3 x $NADH(+H^+)$, 1 x $FADH_2$ = reduziertes Flavinadenin-dinucleotid), und 1 Molekül GTP (Guanosin-5-triphosphat), welches vom Energiegehalt einem Molekül ATP entspricht und deshalb ADP zu ATP umwandeln kann. Am Ende der Reaktionen liegt wieder Oxalacetat vor, welches erneut eine Reaktion mit einem Acetyl-CoA starten kann.

Die reduzierten Coenzyme aus dem Zitronensäurezyklus und auch aus der anaeroben Glykolyse übertragen dann ihre Elektronen in der Atmungskette in komplizierten Reaktionsschritten auf Sauerstoff, so dass H_2O entsteht. Diese laufen in den Mitochondrien in einem Intermembranraum ab. Dieser Reaktionsablauf, der einer Knallgasreaktion entspricht, setzt Energie frei, die in der Atmungskette zur Phosporylierung von ADP zu ATP genutzt wird (Abb. 83).

Die vorhandene Menge von ADP gilt durch die Art der ATP-Bildung als geschwindigkeitsbestimmender Faktor, wenn genug O_2 zur Verfügung steht. Da die Mitochondrienmembran für ATP und ADP nicht frei permeabel ist, wird das entstandene ATP durch ein Enzym (Adeninnukleotid-Translokase) unter Energieverbrauch in das Cytosol abgegeben und gleichzeitig ADP in das Mitochondrium eingeschleust.

Bei den Reaktionsabläufen in der Atmungskette werden pro Molekül Glukose insgesamt 32 ATP-Moleküle resynthetisiert. Hinzu kommen 2 ATP aus der Glykolyse und 2 ATP (1 ATP pro 1 Acetyl-CoA) aus dem Zitronensäurezyklus, so dass die Gesamtbilanz für ein Molekül Glukose wie folgt aussieht (Tab. 18):

Glukose ($C_6H_{12}O_6$) + 36 ADP + 36 P + 6O_2 = 6 CO_2 + 6 H_2O + 36 ATP

Tab. 18: Energiegehalt von Glykogen, Glukose, Laktat, Pyruvat und freien Fettsäuren in Mol ATP (R. Q. = Respiratorischer Quotient); * gilt auch für Aminosäuren wie Alanin, Serin, Glycin und Cystein.

	R. Q.	pro Mol Substrat	pro g Substrat	pro Mol O_2
Glykogen Glykosylrest → Laktat Glykosylrest → $CO_2 + H_2O$	– 1,0	3 39	0,018 0,24	– 6,5
Glukose, anaerob Glukose, aerob	– 1,0	2 38	0,012 0,21	– 6,34
2 Laktat	1,0	36	0,20	6,0
2 Pyruvat*	1,2	30	0,17	6,0
Freie Fettsäuren (MG: 256,4) → $CO_2 + H_2O$	0,7	129	0,50	5,61

Bei der Oxidation aus Glykosyleinheiten werden 37 ATP produziert, weil die Phosphorylierung zu Glukose-6-phosphat entfällt.

Das Verhältnis von benötigtem O_2 zu entstehendem CO_2 wird als respiratorischer Quotient (RQ) bezeichnet und beträgt 1,0 (s. Tab. 18). 2 Mol Laktat und Pyruvat sind ebenfalls noch sehr energiereich und können bei der Oxidation 36 bzw. 30 mol ATP liefern. Aufgrund der Summenformel von Pyruvat ($C_3O_3H_4$) ergibt sich bei der Oxidation von Pyruvat ein RQ von 1,2.

Werden Kohlenhydrate, insbesondere Glukose, dem Organismus im Übermaß angeboten, so werden diese zunächst die Glykogenspeicher in der Muskulatur und in der Leber wieder auffüllen. Längerfristig führt aber eine überkalorische Versorgung mit Kohlenhydraten insbesondere in der Leber zu einer Umwandlung in Fette, da der überschüssige Anfall von Acetyl-CoA zu einer verstärkten Fettsäuresynthese führt. Diese werden dann als Energiedepot im Fettgewebe abgespeichert.

Oxidative Energiegewinnung aus Fetten

Die Fette, insbesondere die Triglyzeride oder Neutralfette, sind die zweite wichtige Energiequelle für den Organismus. Fette können wesentlich besser gespeichert werden als Kohlenhydrate. Sie stellen normalerweise eine große Energiereserve dar und haben darüber hinaus als subkutanes Fettgewebe auch Isolations- und Schutzfunktion. Fette sind als Triglyzeride im ganzen Körper deponiert, so auch in der Muskulatur, dort allerdings begrenzt. Die Deponierung von Fetten in der Muskulatur hat auch den Vorteil der unmittelbaren Nachbarschaft zu den Oxidationsvorgängen. Dennoch dürften nur etwa 50% der in der Muskulatur verbrannten Fettsäuren aus Depots der Muskulatur selbst stammen (Trialcylglyceriddepots). Der andere Teil stammt aus den übrigen Fettdepots des Körpers.

Die Fettutilisation beginnt mit der Abspaltung der freien Fettsäuren, die von ganz unterschiedlicher Länge und gesättigt oder ungesättigt sein können und somit auch einen etwas unterschiedlichen Energiegehalt besitzen. Im Cytosol erfolgt die Aktivierung der langkettigen Fettsäure zu Alcyl-CoA sowie der Transport durch die Mitochondrienmembran mittels Carnitin (Carnitin-shuttle), da die langkettigen Fettsäuren die Mitochondrienmembran nicht passieren kann. In einem zyklischen Prozess wird Alcyl-CoA durch die sogenannte β-Oxidation schrittweise zu Acetyl-CoA gespalten, welches dann in den Zitronensäurezyklus eingeschleust werden kann (s. o.). Dieser Vorgang wiederholt sich, bis die ganze Fettsäure in Acetyl-CoA abgebaut ist. Bei niedrigem Energieumsatz dominiert die Enegiebereitstellung über die β-Oxidation, da ein hoher Acetyl-CoA/Alcyl-CoA Quotient die Acetyl-CoA-Produktion aus Pyruvat hemmt.

Die Gesamtenergieausbeute aus einer Fettsäure mit 16 C-Atomen, z. B. Palmitinsäure, liegt mit 129 Molekülen ATP wesentlich höher als bei den Kohlenhydraten (Tab. 18). Die Verwendbarkeit der Fette wird allerdings zum einen durch den relativ langsamen Abbauprozess der freien Fettsäuren eingeschränkt, zum anderen wird pro bereitgestelltes ATP etwas mehr Sauerstoff benötigt. Dies ergibt sich am Beispiel der Palmitinsäure aus der Summenformel:

Palmitinsäure ($C_{51}H_{98}O_6$) + 72,5 O_2 + 8 H_2O + 129 ADP + 129 (P) = 51 CO_2 + 49 H_2O + 129 ATP

Wie sich daraus ersehen lässt, wird bei der Fettverbrennung mehr Sauerstoff benötigt, weil die freien Fettsäuren im Vergleich zu den Kohlenhydraten weniger Sauerstoffmoleküle pro C-Atom enthalten (Tab. 19). Der respiratorische Quotient als Verhältnis von aufgenommenem Sauerstoff zum abgegebenen (gebildeten) Kohlendioxid liegt entsprechend bei 0,7.

Werden dem Organismus längerfristig zu viele Fette oder Kohlenhydrate zugeführt, wird die nicht benötigte Energie in Form von Fett gespeichert. Die Glyzerinkomponente der Triglyzeride stammt dabei aus einem Zwischenprodukt der Glykolyse, die Fettsäure kann aus dem überschüssigen Acetyl-CoA synthetisiert werden.

Oxidative Energiegewinnung aus Proteinen

Die Proteine spielen als Energiedonator normalerweise keine große Rolle. Unter bestimmten Konstellationen werden jedoch auch Aminosäuren zur Ener-

Tab. 19: *Energiegehalt von Nährstoffen in kcal (kJ) sowie Energieausbeute pro Liter O_2 (R. Q. = Respiratorischer Quotient).*

	R. Q.	pro g	pro l O_2
Kohlenhydrate	1,0	17,2 (4,1)	21,14 (5,05)
Fette	0,7	28,9 (9,3)	19,47 (4,65)
Eiweiß	0,8	17,2 (4,1)	18,76 (4,48)

gieerzeugung herangezogen, z. B. bei Ernährungsmangelsituationen oder langwährendem, hohem Energieumsatz. Dann kann der Eiweißanteil bis zu 15–20% an der Gesamtenergiebereitstellung betragen. Dies ist nur möglich, wenn zunächst der Stickstoff abgespalten wird.

Der verbleibende Metabolit kann je nach Anzahl der C-Atome in die verschiedenen Bereiche des Kohlenhydratstoffwechsels eintreten und je nach Bedarf zum Abbau zu Acetyl-CoA oder zum Aufbau zu Glukose verwandt werden. Das entstandene giftige Ammoniak wird in der Leber in den ungiftigen Harnstoff überführt und kann über die Niere ausgeschieden werden. Die Bestimmung des Ammoniaks und des Harnstoffes im Blut kann deshalb unter bestimmten Bedingungen als ein Kriterium für die Inanspruchnahme des Eiweißstoffwechsels (Katabolismus) genutzt werden.

2 Regulation der Energiebereitstellung bei körperlicher Belastung

Die Beschreibung der biochemischen Abläufe der Energiegewinnung sagt noch nichts darüber aus, wie hoch die Energieausbeute aus den einzelnen Substraten ist und unter welchen Bedingungen diese möglich ist. Das Ausmaß der ATP-Gewinnung aus einem Molekül Substrat wurde schon beschrieben. Bezieht man den Energiegehalt auf das Gramm des betreffenden Substrates, so ist dieser bei den Fetten mit 38,9 kJ am Höchsten und bei den Kohlenhydraten und Eiweißen mit je 17,2 kJ deutlich niedriger (Tab. 19). Dem Vorteil der hohen Energiedichte der Fette steht der Nachteil eines hohen Sauerstoffverbrauchs zur Energiegewinnung gegenüber, der bei den Kohlenhydraten deutlich günstiger ist.

Ein weiterer Aspekt sind die maximal möglichen Energieflussraten der einzelnen energieliefernden Prozesse und die für die Muskulatur verfügbaren Mengen (Tab. 20). Dabei ist zu beachten, dass dies Durchschnittwerte sind und dass die

Tab. 20: Maximale ATP-Bildungsrate in mol•min^{-1} und verfügbare Menge in mol aus ATP, PCr, Glykogen, Glukose und freie Fettsäuren (mod. n. Keul 1969).

	Maximale ATP-Bildungsrate (mol · min^{-1})	verfügbare Menge (mol)
ATP, PCr → ADP, Cr	4,4	0,67
Glykogen → Laktat	2,35	1,6
Glykogen → CO_2	0,85–1,14	84
Glukose → CO_2	0,37	19
Fettsäuren → CO_2	0,40	4000

genetisch bedingte muskuläre Ausstattung letztlich entscheidet, ob und in welchem Ausmaß die verschiedenen energieliefernden Prozesse in Anspruch genommen werden können.

Die beschriebenen Stoffwechselwege sind bei körperlicher Belastung je nach Belastungsintensität, Muskelfasertyp und Trainingszustand unterschiedlich ansprechbar. Bei vielen sportlichen Belastungen findet außerdem ein permanenter Wechsel der Belastungsintensitäten statt, so dass eine sportartenorientierte Beschreibung und Zuordnung für die grundsätzlichen Abläufe nicht sinnvoll erscheint. Zum besseren Verständnis soll deshalb die Belastungsreaktion unter zwei unterschiedlichen und gegensätzlichen Bedingungen beschrieben werden.

Energiebereitstellung unter sofortiger Maximalbelastung

Wird eine körperliche Belastung mit maximaler Anstrengung wie z. B. bei Sprint begonnen, besteht das Erfordernis einer maximalen Energieflussrate für die belastete Muskulatur. Dies führt entsprechend den oben angegeben Energiebereitstellungsformen zu einem abrupten Anstieg des Umsatzes von ATP und einer raschen Ausschöpfung des Kreatinphosphatspeichers. Nahezu gleichzeitig werden aber bereits die anaerobe Glykolyse und die aerobe Glykolyse aktiviert, ihr Anteil an der Energiebereitstellung ist aber relativ gering.

Der erzielte Energieumsatz ist allerdings nicht in jeder Muskelfaser gleich, sondern hängt u. a. vom Muskelfasertyp und dessen enzymatischer Ausstattung ab. Daraus resultiert auch, dass die erzielte Leistung individuell unterschiedlich ist. Eine ausschließlich ausdauerbegabte Muskulatur wird im Gegensatz zu einer schnelligkeitsbegabten Muskulatur nur einen mäßigen Energieumsatz erreichen und die erzielte Leistung wird niedrig sein.

Ist die Möglichkeit der Resynthetisierung von ATP aus Kreatinphosphat ausgeschöpft, wird bei weiterer maximaler Belastung der Muskulatur die ATP-Resynthese zunehmend über die anaerobe Glykolyse erfolgen. Diese beginnt bereits wenige Sekunden (2–4 s) nach Belastungsbeginn und erreicht ihr Maximum zwischen 15–60 s. Wegen der geringeren Energieflussrate der anaeroben Glykolyse kommt es jedoch zu einer Minderung der Leistungsabgabe der Muskulatur. Die Leistung fällt auch dadurch weiter ab, dass nun Laktat in der Muskulatur angehäuft wird und Schlüsselenzyme der anaeroben Glykolyse zunehmend gehemmt werden.

Im weiteren Verlauf muss die Leistung deshalb weiter reduziert werden, so dass im fließenden Übergang die Energiebereitstellung nach 50–90 s prozentual verstärkt aerob über die Oxidation von Kohlenhydraten erfolgt. Die aerobe Energiebereitstellung läuft also nahezu von Anfang an auch bei maximaler Belastung mit, sie hat nur am hohen Gesamtumsatz anfangs keinen großen Anteil; dieser nimmt erst zu, wenn der Gesamtumsatz durch die Abnahme der anaeroben Energiebereitstellung entsprechend niedriger wird (Abb. 84).

Die überwiegend aerobe Energiebereitstellung über die Kohlenhydrate kann über längere Zeit auf einem hohen Belastungsniveau gehalten werden, erst nach 1,5–2,5 Stunden andauernder Belastung erschöpfen sich die Glykogenvorräte und der Glukosenachschub aus anderen Speichern wie der Leber zunehmend. Der entsprechend zunehmende Anteil des Fettstoffwechsels an der Energielieferung bedeutet eine weitere Verminderung der erbringbaren Leistung, da die Energieflussrate bei der Oxidation von freien Fettsäuren deutlich niedriger als die von Kohlenhydraten liegt.

Der Übergang erfolgt in etwa bei einer Belastungsintensität von 50–60% der maximalen Sauerstoffaufnahme. Ein bestimmter Anteil der aeroben Glykolyse ist allerdings auch bei überwiegender Fettverbrennung erforderlich, da der Prozess der optimalen Fettverbrennung von der Bereitstellung von Metaboliten aus der Glykolyse

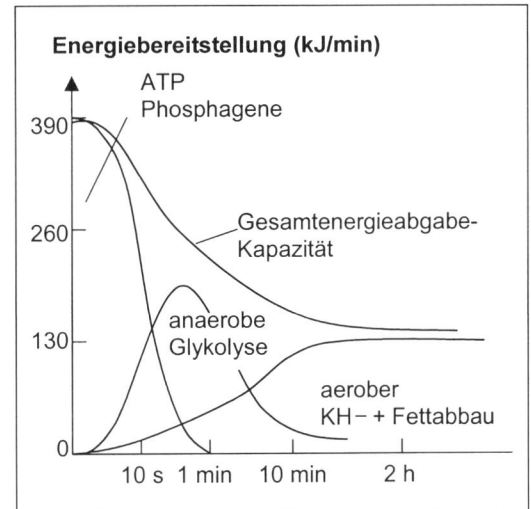

Abb. 84: Energiebereitstellung bei maximaler Belastung in Abhängigkeit von der Belastungszeit.

abhängt (die Fette verbrennen im Feuer der Kohlenhydrate). Wenn dies gewährleistet ist, ist eine Belastung aus energetischer Sicht über viele Stunden möglich.

Bei dieser formalen Beschreibung muss berücksichtigt werden, dass die energieliefernden Prozesse sich weit überlappen und dass bei einseitiger Ausstattung mit einem bestimmten Muskelfasertyp die beschriebenen Stoffwechselvorgänge bei unterschiedlicher objektiver Leistungsabgabe vorliegen. Darüber hinaus müssen die energieliefernden Prozesse nicht der leistungsbegrenzende Faktor sein. Dies kann bei der Schnelligkeit auch die neuromuskuläre Funktion oder bei Ausdauersportarten die vegetativ hormonelle Regulation zum Beispiel des Temperaturhaushaltes sein. Sie sind aber die Voraussetzung für eine zu erbringende körperliche Leistung.

Energiebereitstellung bei ansteigender Belastung

Die Steuerung der energieliefernden Prozesse kann nun auch vom entgegengesetzten Standpunkt betrachtet werden, wenn die Belastung langsam gesteigert und nicht sofort von der maximalen Leistungsabgabe ausgegangen wird. In diesem Fall laufen die energieliefernden Prozesse so ab, dass zunächst ganz überwiegend die ökonomischeren Stoffwechselwege herangezogen werden; die Abb. 84 liest sich dann im Prinzip von rechts nach links, auch wenn bis zu einem gewissen Umfang immer alle energieliefernden Prozesse beteiligt sind.

Bei sehr niedrigen Belastungsintensitäten, die unter 50–60% der maximalen oxidativen Kapazität des Muskels liegen, wird ATP überwiegend über die oxidative Fettverbrennung resynthetisiert, bzw. werden vor allem die Muskelfasern angesprochen, die eine große lipolytische Kapazität haben (Typ I-Muskelfaser). Die aerobe Kohlenhydratverbrennung hat einen geringen Anteil, die anaerobe

Energiebereitstellung spielt eine untergeordnete Rolle. Dass dieser Stoffwechselweg bei niedriger Intensität überwiegt, lässt sich leicht am respiratorischen Quotienten nachweisen, der in dieser Phase mit 0,7 die überwiegende Fettutilisation anzeigt.

Mit der Zunahme der Intensität über 50–60% der maximalen Sauerstoffaufnahme ist eine zunehmende Kohlenhydratverbrennung erforderlich, um den muskulären Energiebedarf zu decken. Obwohl die Fettverbrennung zunächst absolut durchaus noch gesteigert werden kann, nimmt ihr prozentualer Anteil auch durch eine verstärkte Ansprache vorwiegend glykolytisch ausgestatteter Fasern an der Gesamtenergiebereitstellung ab. Dies ist wiederum leicht erkennbar am zunehmenden respiratorischen Quotienten, der sich mit zunehmender Intensität dem Wert 1.0 nähert.

In diesem Stadium lässt sich meist bereits ein leichter Laktatanstieg im Blut nachweisen, was darauf hindeutet, dass mit der zunehmenden aeroben Glykolyse auch die anaerobe Glykolyse zunimmt und eine höhere Laktatproduktion resultiert. Allerdings wird auch die Elimination verstärkt, so dass zwar der Umsatz steigt und die Blutkonzentration angehoben wird, es kommt aber noch nicht zu einer Akkumulation.

Bei einer weiteren Erhöhung der Intensität erreicht die zunehmende Laktatproduktion trotz weiterer Steigerung der Elimination und Pufferung einen Punkt, bei dem sich Produktion und Elimination gerade die Waage halten (maximales Lactate-steady-state). Jede weitere Intensitätssteigerung führt zu einer mehr oder weniger raschen Akkumulation und damit zu einer Laktatazidose, die eine längere Belastungszeit auf diesem Niveau verhindert. Dieser Übergang von einem überwiegend oxidativen Stoffwechsel zu einem zunehmend anaeroben Stoffwechsel wird auch aerob-anaerober Übergang oder im deutschen Sprachraum als anaerobe Schwelle bezeichnet. Wenn die Belastung langsam weiter gesteigert wird, so erfolgt der Abbruch wegen der Azidose; bei einem sehr schnellen weiteren Anstieg ist auch eine teilweise Ausschöpfung der Kreatinphosphatspeicher noch möglich. Im Wettkampfsport entspricht dies der typischen Leistungsmobilisierung am Ende einer Dauerbelastung, wie sie im Rahmen eines Endspurts abläuft.

In vielen Sportdisziplinen sind die energetischen Anforderungen nicht so einseitig schnelligkeits- oder ausdauerorientiert, sondern stellen Mischformen dar. Insbesondere in Spielsportarten oder Kampfsportarten sind sie situationsabhängig oder auch vom Gegner aufgezwungen. Von Bedeutung für die Wettkampfleistung und die Trainingsgestaltung sind dann das gesamte Energieanforderungsprofil einer Sportdisziplin und die Fähigkeit, diesem Anforderungsprofil zu entsprechen.

Zusammenfassung

Organismen können nur leben und aktiv sein, wenn ihnen hierfür Energie zur Verfügung steht. Es werden die verschiedenen energieliefernden Prozesse beschrieben, die in Ruhe und insbesondere bei körperlicher Belastung in der Muskulatur von Bedeutung sind. Die Schlüsselsubstanz, aus der alle Zellen und damit auch die Muskelzellen Energie beziehen, ist das Adenosintriphosphat (ATP) bei der Umwandlung zu Adenosindiphosphat (ADP). Die Resynthetisierung von ADP kann aerob durch Oxidation von Substraten unter Sauerstoffverbrauch und Bildung von CO_2 und H_2O oder anaerob ohne Beteiligung von Sauerstoff erfolgen. Bei der anaeroben Resynthetisierung unterscheidet man zwischen der anaerob-laktaziden (anaerobe Glykolyse) und der anaerob-alaktaziden Energiebereitstellung.

Für die körperliche Belastung sind die unterschiedlichen Energieflussraten und die zur Verfügung stehende Gesamtenergie der einzelnen Energiebereitstellungsformen von großer Bedeutung. Die höchste Energieflussrate weist die anaerob-alaktazide Energiebereitstellung aus dem ATP-Pool und aus Kreatinphosphat auf, allerdings reicht die Gesamtkapazität bei maximaler Belastung nur für wenige Kontraktionen bzw. Sekunden. Eine deutlich höhere Energiemenge kann über die anaerob-laktazide Energiebereitstellung durch Abbau von Glukose oder Glykogen zu Laktat erfolgen; allerdings ist die Energieflussrate bereits deutlich niedriger. Bei maximaler Belastung dominiert dieses System in einem Zeitraum von ca. 10–60 s bei großer individueller Streubreite.

Die aerobe Energiegewinnung erfolgt entweder aus Kohlenhydraten (Glykogen, Glukose) oder aus dem Abbau von freien Fettsäuren. Die nochmals deutlich langsamere aerobe Energiebereitstellung aus Kohlenhydraten im Vergleich zum anaerob-laktaziden Substratabbau hat den Vorteil einer längeren Belastungszeit und erlaubt bei maximaler Belastung eine Belastungsdauer von ca. 1,5–2,5 Stunden. Bei der aeroben Energiebereitstellung aus freien Fettsäuren ist die Belastungszeit theoretisch erst nach Tagen begrenzt, allerdings ist die mögliche Belastungsintensität nochmals deutlich niedriger als bei der maximalen Kohlenhydratoxidation.

Die verschiedenen Energiebereitstellungsformen überlappen sich bei den meisten körperlichen Belastungsformen in Abhängigkeit von der Intensität, der Dauer einer Belastung und der individuellen Veranlagung. Prinzipiell werden bei langsam ansteigender Belastung zunächst die energetisch ökonomischeren aeroben Stoffwechselwege beansprucht, um bei höherer Intensität zunehmend in die anaerobe Energiebereitstellung über zu gehen. Wird mit einer maximalen Belastungsintensität begonnen, so dominiert wegen der erforderlichen Energieflussraten die alaktazide und laktazide anaerobe Energiebereitstellung.

XII. Sportmedizinische Untersuchungsverfahren

1 Allgemeine Vorbemerkungen

Sportmedizinische Untersuchungen, soweit sie sich nicht mit dem Stütz- und Bewegungsapparat beschäftigen, hatten ursprünglich das Ziel, Erkrankungen, die eventuell eine Kontraindikation für eine sportliche Belastung darstellen oder die sportliche Leistungsfähigkeit beeinträchtigen, zu erkennen oder auszuschließen. Hierfür wurden neben der klinischen Untersuchung insbesondere klinische Untersuchungsverfahren aus dem Bereich des pulmokardiovaskulären Systems unter Belastungsbedingungen eingesetzt, da bei vielen sportlichen Belastungen diese Organsysteme am höchsten beansprucht werden und im Falle einer Erkrankung eine Gefährdung für das Individuum darstellen.

Bei bestimmten Fragestellungen wurden aber auch weitere Untersuchungsverfahren oder -parameter aus anderen Fachbereichen, wie z. B. Labormedizin (Blutparameter der Muskelbelastung), Neurologie (Elektromyogramm) oder Endokrinologie (Hormonkonzentrationen), herangezogen. Aus diesen Untersuchungsverfahren hat sich ein gewisser Standard für eine Gesundheitsuntersuchung herausgebildet, die für Leistungssportler ebenso wie für Breitensportler oder für Sporttreibende in der Prävention und Rehabilitation angewandt werden.

Bei einer Reihe von Untersuchungsverfahren hat sich gezeigt, dass sie prinzipiell auch zur Objektivierung des Leistungsvermögens bzw. zum Aufdecken von belastungsbedingten Veränderungen oder Störungen im Rahmen der Trainings- oder Wettkampfbelastung geeignet sind. Dies hat bei einigen Untersuchungsmethoden, insbesondere bei der Ergometrie, zu einer Weiterentwicklung geführt, die bei manchen Sportarten eine spezifische oder semispezifische Leistungserfassung und Trainingsteuerung ermöglicht und die dazu auch eingesetzt wird.

2 Gesundheitsuntersuchungen

2.1 Anamnese, körperliche Untersuchung, Labor

Unter Anamnese versteht man die Vorgeschichte (eigentlich Krankheitsvorgeschichte), eigene Vorerkrankungen und aktuelle Beschwerden, aber auch Erkrankungen in der Familie. Weiterhin gehören der vegetative Status, der soziale Status und bei Frauen die gynäkologische Anamnese dazu. Unabdingbar bei sportlichen Gesundheitsuntersuchungen ist die Sportanamnese mit ausgeübter Sportart, Trainingsinhalten, Umfang, Intensität, Trainingsalter und ggf. den Wettkampfleistungen.

Die körperliche Untersuchung folgt einem üblichen Schema mit Überprüfung der wichtigsten Organfunktionen und des Stütz- und Bewegungsapparates. Auffälligkeiten der Routineuntersuchung ziehen in der Regel spezielle Untersuchungen zur Abklärung und Bewertung nach sich. In Kenntnis des besonderen Anforderungsprofils einer Sportart werden bei bestimmten Sportarten ergänzende Untersuchungen durchgeführt.

Hierzu gehören beispielsweise anthropometrische Daten, Körperkomposition (Körperfettgehalt, Body Mass Index), der Entwicklungsstand bei Kindern (Vergleich biologisch-kalendarisches Alter, s. S. 273 ff.), Sehleistung (z. B. Schießsport). Zusatzuntersuchungen werden auch beim Tauchsport (Atemfunktion, Gleichgewichtsorgan) oder Flugsport gefordert, hierfür sind in einem vorgegebenen Untersuchungsgang besondere Tauglichkeitsnachweise erforderlich.

Die bei Gesundheitsuntersuchungen empfohlenen Laborkontrollen dienen der Überprüfung des Gesundheitsstatus, haben zum Teil aber auch leistungsdiagnostische Relevanz oder können bei der Trainingssteuerung eingesetzt werden. Grundparameter sind die Blutsenkungsgeschwindigkeit, (Infekt-, Entzündungsnachweis), Blutbild (Anämie, Infekthinweis), Elektrolyte, insbesondere Eisen, besser die Ferritinbestimmung als Parameter des Gesamtkörpereisenbestandes (Mangel häufig bei Frauen, vegetarischer Ernährung, vgl. S. 222), Harnstoff als ein Parameter der Nierenfunktion, des Flüssigkeitshaushaltes und des Proteinstoffwechsels sowie die Creatinkinase (CK) als Kriterium der muskulären Beanspruchung und ggf. Überbelastung. Der Urinstatus dient ebenfalls der Überprüfung der Nierenfunktion und des Flüssigkeitshaushaltes.

Die Bewertung des Laborstatus setzt neben der Einordnung nach medizinischen Kriterien die Kenntnis möglicher sportbedingter (physiologischer) Veränderungen voraus, da sonst eine falsche Bewertung möglich ist. Belastungsbedingte oder trainingsbedingte Beeinflussungen von Laborparametern gehen oft weit über den Referenzbereich klinischer Größenordnungen hinaus (z. B. CK, Harnstoff, Leukozytenanzahl), so dass eine Bewertung immer in Kenntnis der Trainingsbelastung erfolgen muss. Unklare bzw. pathologische Werte ziehen eine entsprechende weitere Diagnostik nach sich.

2.2 Apparative Untersuchungsmethoden

2.2.1 Blutdruckmessung

Die Blutdruckkontrolle ist ein unerlässlicher Teil einer Gesundheitsuntersuchung. Das am meisten verbreitete Verfahren ist die indirekte Blutdruckmessung nach *Riva-Rocci* (Abb. 85). Dazu setzt der Untersucher sein Stethoskop auf die A. brachialis und pumpt eine darüber angebrachte Manschette so lange auf, bis keine Töne mehr zu hören sind (s. S. 22 f.). Dann hat die Manschette das Gefäß durch den Druck vollständig verschlossen. Anschließend wird der Druck langsam abgelassen, bis der Manschettendruck unter dem systolischen Spitzendruck liegt. Unterhalb der Manschette sind über der A. brachialis dann pulssynchrone Strömungsgeräusche zu hören, die durch die pulsatile Eröffnung des Gefäßes bedingt sind und damit den systolischen Druck markieren. Bei weiterem Ablassen des Druckes werden die Töne plötzlich leiser oder verschwinden ganz.

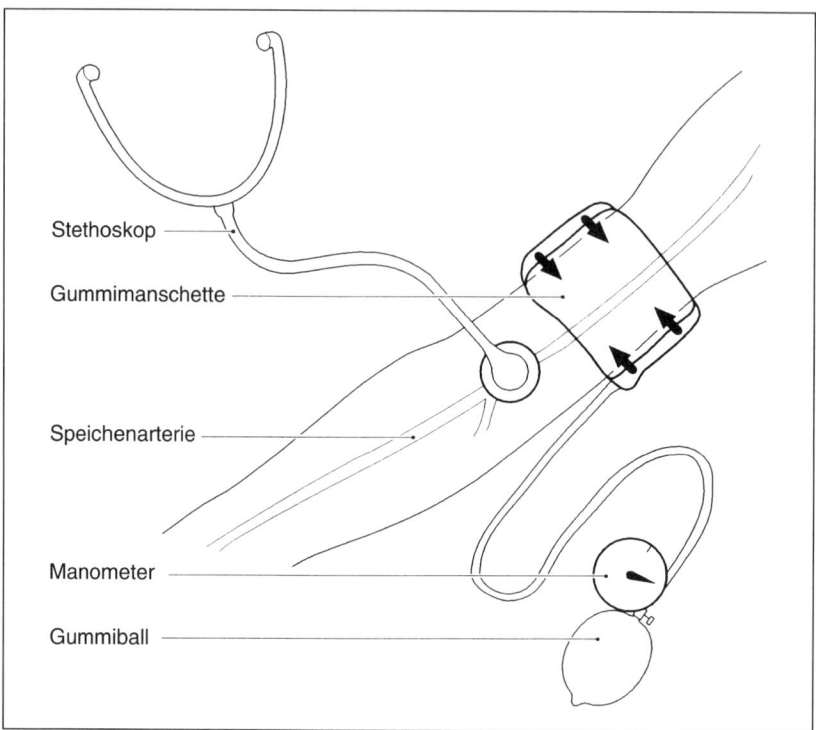

Abb. 85: Bludruckmessung nach Riva-Rocci.

Dieses Phänomen entsteht dadurch, dass das Gefäß jetzt wieder kontinuierlich durchströmt wird und markiert den diastolischen Blutdruck.

Normale Blutdruckwerte liegen bei 120/80 mmHg mit einer Obergrenze von 130–140 mmHg systolisch und 85–90 mmHg diastolisch (Definition der Hypertonie); die Untergrenze liegt bei 90–100 mmHg systolisch und 60–65 mmHg diastolisch (Grenze zur Hypotonie).

Die Blutdruckmessung ist durch viele Faktoren beeinflussbar und erfordert deshalb in ruhiger Umgebung wiederholte Messungen. Darüber hinaus besteht eine Alters- und Geschlechtsabhängigkeit. Durch Ausdauertraining kann die Blutdruckamplitude, also die Differenz zwischen systolischem und diastolischem Blutdruck, vergrößert sein, wenn das Schlagvolumen durch die Bradykardie und Herzvergrößerung angehoben ist. Der mittlere Blutdruck liegt jedoch meist niedriger.

2.2.2 Elektrokardiogramm

Das Elektrokardiogramm erfasst elektrische Phänomene des Herzens, die während der Erregung oder Repolarisation ablaufen. Um ein standardisiertes und vergleichbares Bild der Stromflüsse am Herzen zu erhalten, werden definierte Ableitstellen für die ableitenden Elektroden (Oberflächen-EKG) verwandt und in der Regel 12 Ableitungen durchgeführt (Abb. 86) (s. S. 17 f.). Bei Belastungen insbesondere Laufbelastungen wird dabei ein verkürztes EKG benutzt; dabei werden die normalerweise am Bein und Arm gelegenen Ableitstellen an den Rumpf verlegt.

Das Oberflächen-EKG kann nicht nur die Pulsfrequenz genau erfassen, es ist auch hervorragend geeignet, um Störungen des Herzrhythmus zu beurteilen; ebenso lässt es auch Rückschlüsse auf die Arbeitsmuskulatur des Herzens zu, wenn z. B. typische Veränderungen wie Narbenbildungen oder Durchblutungsstörungen des Herzens vorliegen.

Auch während der Belastung können EKG-Aufzeichnungen durchgeführt werden (Belastungs-EKG), so dass neben der Belastungsherzfrequenz auch Rhythmus- oder Durchblutungsstörungen bei körperlicher Arbeit registriert werden können. Da Ausdauertraining zu adaptativen Veränderungen des Herzens mit

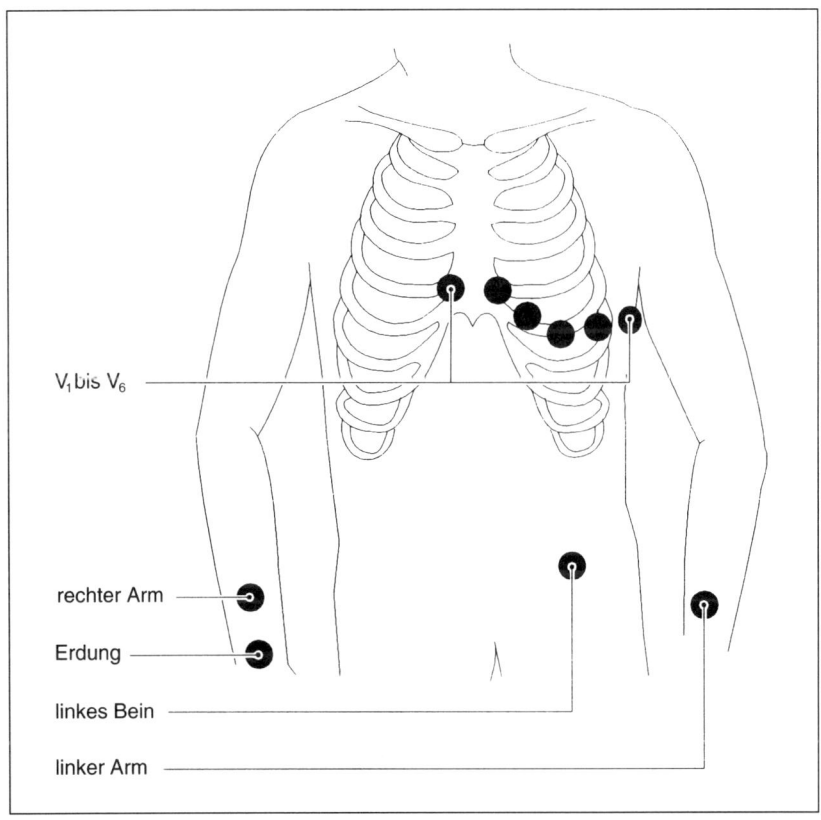

Abb. 86: Elektrodenpositionen beim Belastungs-EKG mit Extremitäten- und Brustwandableitungen.

vagotoner Reaktionslage und Myokardhypertrophie führt, ist es oft schwierig, zwischen sportbedingten und eventuell pathologischen Befunden zu unterscheiden; dies erfordert spezielle Kenntnisse.

Darüber hinaus gibt es EKG-Systeme, die über 24 Stunden, allerdings meist nur mit zwei Ableitungen, die elektrischen Aktivitäten des Herzens registrieren können. Sie werden eingesetzt, um seltene oder nicht bei Belastung auftretende Ereignisse zu erfassen oder auch um beispielsweise die Wirkung von Medikamenten zu überprüfen.

Für den Sport- und Rehabilitationsbereich wurden vereinfachte Pulsmessgeräte entwickelt, die messtechnisch mit dem gleichen Prinzip wie das EKG arbeiten, aber nur den Puls registrieren und keine Analyse von Rhythmusstörungen oder Durchblutungsstörungen zulassen. In der Regel werden dabei über einen Brustgurt die elektrischen Impulse aufgenommen und über einen kleinen Sender auf eine Anzeige gebracht, die am Arm getragen wird. Auch die Speicherung und nachträgliche Auswertung ist bei einigen Geräten möglich.

2.2.3 Echokardiogramm

Zur direkten Beobachtung der Struktur und Funktion des Herzens werden vor allem sonographische Verfahren eingesetzt. Die Funktionsweise entspricht dem Echolotverfahren. Durch Aussenden von hochfrequenten Schallwellen werden die Strukturen des Herzens in Echtzeit abgetastet und auf einem Schirm wiedergegeben. Da es nur ein kleines Fenster an der Brustwand zum Herzen gibt, an dem sich keine für Ultraschall undurchdringbaren Lungenanteile zwischen dem Herz und der Thoraxwand befinden, wird der Schallstrahl wie ein Scheibenwischer hin- und herbewegt. Es können dann sogenannte Schnittbilder durch das Herz gelegt werden, die Größenverhältnisse bestimmt sowie Funktionsanalysen der Myokard- und Herzklappenbewegungen durchgeführt werden (Abb. 87). Auch hier ist die Differenzierung zwischen sportbedingten Veränderungen und pathologischen Veränderungen wichtig und erfordert spezielle Kenntnisse.

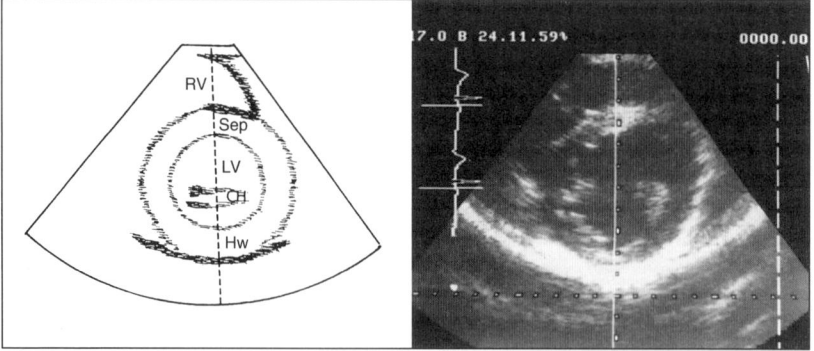

Abb. 87: Echokardiographische zweidimensionale Darstellung des linken Ventrikels im Querschnitt, links schematisch, rechts Originaldarstellung; erkennbar sind Septum (Sep), die Hinterwand (Hw) und der Innenraum des linken (LV) und rechten (RV) Ventrikels.

Von besonderem Interesse ist die Herzgrößenbestimmung, die nach einem bestimmten Verfahren aus den Schnittbildern des linken Ventrikels durchgeführt wird. Die Herzgrößenbestimmung dient bei Sporttreibenden der Beurteilung von physiologischen Anpassungsvorgängen (s. S. 16, 28 ff.) und zur Abgrenzung gegenüber krankhaften Veränderungen. Bei Erkrankungen kann sie zur Verlaufskontrolle eingesetzt werden, da sich bei vielen Herzerkrankungen Herzgröße und Schweregrad der Erkrankung gleichgerichtet verhalten.

Die Größenverhältnisse müssen in Relation zum Körpergewicht oder der Körperoberfläche beurteilt werden. So liegt das linksventrikuläre Volumen bei untrainierten Männern bei 1,6–1,8 ml/kg, bei Frauen bei 1,5–1,7 ml/kg. Bei Kindern sind die Relationen nicht verändert. Maximale Herzvergrößerungen durch Ausdauersport liegen bei Männern bei 3 ml/kg und bei Frauen bei 2,7 ml/kg. Bei der physiologischen Herzvergrößerung besteht ein enger linearer Zusammenhang zwischen der radiologisch bestimmten Gesamtherzgröße und der echokardiographisch bestimmten Größe des linken Ventrikels. Die Zunahme der Wanddicke des linken Ventrikels durch eine physiologische Hypertrophie liegt maximal bei 1–2 mm (10–20%).

2.2.4 Röntgen (Herzvolumenbestimmung)

Die Röntgenthoraxaufnahme dient bei der Gesundheitsuntersuchung vor allem der Beurteilung der Struktur der Lunge und der Form des Herzens und der großen Gefäße (s. Abb. 12). Nach *Reindell* (zit. n. *Reindell* 1988) hat sich daraus ein Verfahren zur Herzgrößenbestimmung mittels einer Röntgenfernaufnahme in zwei Ebenen entwickelt. Hierbei wird das Gesamtherzvolumen mit allen vier Herzhöhlen und dem Myokardanteil bestimmt. Dieses Verfahren wird in der Sportmedizin wegen der Strahlenbelastung und der gleichwertigen Größenbestimmung durch die Echokardiographie immer weniger angewandt, allerdings sind wesentliche Erkenntnisse und insbesondere auch die Normbereiche und die physiologische Adaptationsbreite mit dieser Methode erarbeitet worden.

Die Normwerte für untrainierte Männer liegen bei 10–11,5 ml/kg und 9,5–11,0 ml/kg bei untrainierten Frauen. Maximalwerte bei Ausdauersportlern wurden bei 20,0 ml/kg und bei Ausdauersportlerinnen bei 17,0 ml/kg gemessen. Die radiologische Herzgrößenbestimmung ist in den letzten Jahren weitgehend von der echokardiographischen Methode abgelöst worden, die echokardiographischen Parameter können mittels eines Umrechnungsfaktors auf die Gesamtherzgröße umgerechnet werden, so dass ein Vergleich mit der radiologischen Messung möglich ist.

2.2.5 Lungenfunktion

Lungenfunktionsparameter werden mit Spirometern gemessen, maximale Flussgrößen können auch mit einem einfachen Peakflowmeter überprüft werden. Für Bestimmungen des Atemwegswiderstandes (Resistance) wird in der Regel die Ganzkörperplethysmographie eingesetzt (s. S. 51). Die Lungenfunktion zeigt unter Ruhebedingungen nur schwache Beziehungen zur Leistungsfähigkeit oder zum Trainingszustand. Von Bedeutung für den Sport aus gesundheitlicher Sicht sind vor allem krankhafte Einschränkungen der Lungenfunktion durch obstruktive (atemwegverschließende) oder durch restriktive (den Gasaustausch einschränkende) Veränderungen.

Das Spirometer zeichnet die Atmungskurve einer Person auf. Bei der Bewertung müssen Alter, Körperhöhe, Geschlecht und Mitarbeit berücksichtigt werden. Hierfür liegen Normwerttabellen vor. Die wichtigsten Parameter sind die Vitalkapazität (VK), die sich ergibt, wenn nach maximaler Inspiration maximal ausgeatmet wird, und die Einsekundenkapazität (FEV_1) auch Tiffenau-Test genannt. Beim Tiffenau-Test wird die Fähigkeit beurteilt, welcher Anteil der Vitalkapazität in einer Sekunde bei maximaler Ausatmung erreicht werden kann. Normal sind Werte zwischen 75-85%; vor allem bei Asthma bronchiale und beim Belastungsasthma kann dieser Wert deutlich niedriger sein (Abb. 88).

Mit weiteren Untersuchungen können Totraum, Residualvolumen, sowie inspiratorisches und exspiratorisches Reservevolumen erfasst werden. Es gibt außerdem eine Reihe von weiteren Messgrößen, die aber nur eine begrenzte Bedeutung haben. Auf wichtige Parameter unter Belastung wird bei der Spiroergometrie eingegangen.

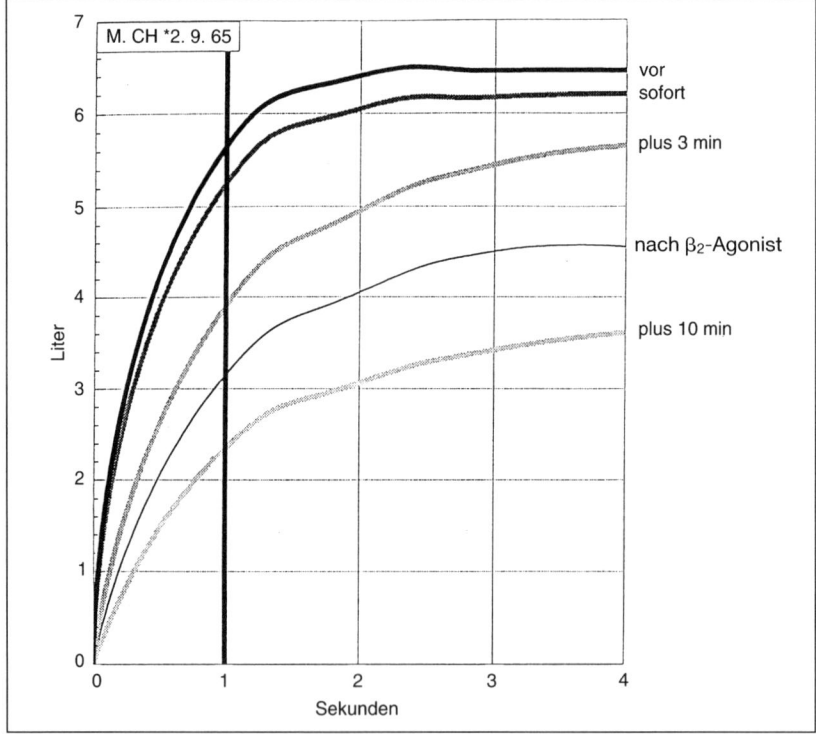

Abb. 88: *Einschränkung der Ausatmung 3 min und 10 min nach Belastung bei belastungsinduzierter Obstruktion (pathologischer Tiffeneautest). Nach Inhalation eines β_2-Rezeptorenstimulators (β_2-Agonist) Verbesserung der Lungenfunktion.*

2.3 Belastungsuntersuchungen

Zur Beurteilung der Leistungsfähigkeit und insbesondere zur Überprüfung der kardiopulmonalen Funktion werden häufig Belastungstests herangezogen. So können bestimmte Parameter in Ruhe noch normal sein, während unter Belastung die Funktionseinschränkung erkennbar wird. Dies spielt insbesondere für die sportliche Belastbarkeit eine bedeutende Rolle. Bei klinischen Belastungstests unterscheidet man statische Belastungen (z. B. Handgrip), dynamische Belastungen (z. B. Laufband, Fahrrad), pharmakologische Belastungen (durch Medikamente) und weitere Provokationstests (z. B. Hypoxietest). Im Folgenden soll nur auf dynamische und statische Belastungsformen eingegangen werden, da sich von diesen auch die Leistungstests zur Trainingsgestaltung abgeleitet haben.

Dynamische Belastungsformen werden heute in der Regel auf einem Ergometer durchgeführt, wobei die Wahl des Ergometers und die Form der Belastung von der Fragestellung abhängt. Die Indikationen aus medizinischer Sicht sind in Tab. 21 aufgeführt. Die gebräuchlichsten Ergometrieformen sind die Fahradergometrie (liegend, sitzend), die Lauf-(Geh-) bandergometrie, die Handkurbelergometrie und seltener die Ruderergometrie oder speziellere Ergometrieformen, die z. T. sehr sportartspezifisch ausgerichtet sind.

Das Grundprinzip der Ergometrie besteht darin, dass der belasteten Person eine physikalisch genau definierte Leistung abverlangt wird, die es erlaubt, messbare Funktionsparameter einer objektiven Bewertung zu unterziehen. Üblicherweise werden im klinischen Bereich langsam ansteigende Belastungstests mit rampenartigem Verlauf gewählt, die bis zum Erreichen von subjektiven oder objektiven Abbruchkriterien führen. Die Belastungszeiten auf den einzelnen Stufen schwanken zwischen 2–6 Minuten, am häufigsten werden 3-minütige Rampen verwandt. Ein einheitliches und standardisiertes Vorgehen gibt es bisher nicht.

Tab. 21: Medizinische Indikationen zur Durchführung einer Belastungsuntersuchung.

Diagnostische Indikation

Beurteilung des Funktionszustandes
(eingeschränkte Funktion, Trainingsmangel, krank; gesteigerte Funktion, trainiert)

Diagnose latenter Erkrankungen

Therapiekontrolle

Erfolgskontrolle einer Behandlung mit
- Medikamenten
- Physikalische Maßnahmen
- Operative Maßnahmen

Prognostische Indikation

Abschätzung
- Krankheitsverlauf
- Neueintreten einer Erkrankung oder von Komplikationen
- Auswirkungen von Interventionen

2.3.1 Fahrradergometrie

Für den medizinischen Bereich werden hauptsächlich die liegende und sitzende Fahrradergometrie eingesetzt. Die modernen Ergometer sind meist elektromagnetisch gebremst und drehzahlunabhängig; die eingestellte Last ist hierbei in einem weiten Bereich unabhängig von der durch den Probanden gewählten Umdrehungszahl. Die liegende Fahrradergometrie spielt vor allem dann eine Rolle, wenn gleichzeitig Untersuchungen wie Herzkatheter, Echokardiographie oder Szintigraphie durchgeführt werden sollen oder die Gefahr eines Kreislaufkollapses besteht.

Der Wirkungsgrad und damit die maximale Leistungsfähigkeit ist bei der liegenden Fahrradergometrie in der Regel geringer als im Sitzen. Üblicherweise wird deshalb die natürlichere sitzende Position bevorzugt. Die zu erbringende Leistung wird in Watt angegeben, die Bewertung der maximalen Leistung in Watt/kg. Dies ist erforderlich, da ein annähernd linearer Zusammenhang zwischen dem Körpergewicht und der maximalen Leistung unabhängig vom Trainingszustand besteht.

Das am häufigsten durchgeführte Belastungsprotokoll einer Fahrradergometrie, wie es sitzend, liegend oder halbliegend zur Anwendung kommt, ist in Tab. 22 dargestellt. Üblich sind 50 Watt Belastungsstufen und 3 Minuten Stufendauer. Bei Kindern, leichten Personen oder Patienten mit eingeschränkter Leistungsfähigkeit wird mit einer geringen Anfangsbelastung begonnen und die Belastungserhöhung in 25 Wattschritten vorgenommen, auch kürzere Belastungszeiten von 2 Minuten sind üblich. Bei sehr leistungsfähigen Athleten kann die Eingangsstufe dagegen 125–150 Watt betragen (s. a. Kapitel Leistungsdiagnostik S. 199 ff.).

Tab. 22: Die am häufigsten angewandten Belastungsformen bei der Fahrradergometrie.

Fahrradergometrie – liegend – sitzend – halbliegend	
Dauer einer Belastungsstufe	3 min
Anfangsbelastung	25–50 Watt
Höhe einer Belastungsstufe	25 Watt (Patienten) 50 Watt (Gesunde, Steigerung um 25 Watt bei Ausbelastung)
Vorphase	5 min
Nachphase	5 min

2.3.2 Geh- und Laufbandergometrie

Während beim Fahrradergometer die absolute Leistung direkt eingestellt und abgelesen werden kann, geht beim Laufband bzw. Gehband die Geschwindigkeit, der Steigungswinkel und das Körpergewicht des Probanden in die Belastung ein. Die Leistung auf dem Laufband errechnet sich aus:

$$W = G \cdot v \cdot \sin a$$

mit G = Körpergewicht, v = Laufbandgeschwindigkeit und a = Steigungswinkel. Deshalb sind verschiedene Belastungsprotokolle schwieriger zu vergleichen. Unter praktischen Gesichtspunkten können am einfachsten über die relative Sauerstoffaufnahme (ml $O_2 \cdot$ kg^{-1} Körpergewicht $\cdot$ min^{-1}) eines gesunden Kollektivs Umrechnungsfaktoren erstellt werden, die eine Vergleichbarkeit zulassen.

Eine Gehbandbelastung wird bei Patienten durchgeführt, die nicht Fahrrad fahren (z. B. bei Gelenkversteifungen) oder die nicht laufen können, bei denen andererseits aber eine möglichst alltagsnahe Belastung durchgeführt werden soll. Ein typisches Protokoll, welches insbesondere auch für Herzpatienten eingesetzt wird, ist in Tab. 23 aufgeführt. Meist erfolgt eine Steigerung bis zu einer Geschwindigkeit, die gerade noch gegangen werden kann; anschließend wird die Steigung angehoben, die Stufendauer wird meist über 3 Minuten durchgeführt.

Tab. 23: *Typisches Gehbandprotokoll, wie es bei der Belastung von Herzpatienten eingesetzt wird.*

– 3 min	3 km/h	
– 3 min	6 km/h	
– 3 min	6 km/h	bei 2,5% Steigung
– 3 min	6 km/h	bei 5,0% Steigung
– 3 min	6 km/h	bei 7,5% Steigung
– 3 min	6 km/h	bei 10,0% Steigung
usw.		

Bei Laufbandergometrien wird in der Regel keine oder eine nur sehr geringe Steigung verwandt (0–5%) und die Belastung über die Anhebung der Geschwindigkeit erhöht. Typischerweise wird eine Eingangsgeschwindigkeit bei 6 oder 8 km/h (bzw. 2–2,5 m/s) und eine Steigerung von 2 km/h (bzw. 0,5 m/s) pro Belastungsstufe gewählt. Die erbrachte Leistung wird bei der Laufbandergometrie üb-licherweise als maximal erreichte Geschwindigkeit angegeben, wobei eine möglicherweise eingestellte Steigung berücksichtigt werden muss. Hierbei ist das Körpergewicht automatisch berücksichtigt, da im Gegensatz zur Fahrradergometrie das Körpergewicht in die abgeforderte Leistung eingeht. Die Vor- und Nachteile der Fahrrad- und Laufbandergometrie sind in Tab. 24 dargestellt.

2.3.3 Statische Belastungsformen

Die klinisch wichtigste Form der statischen Belastung ist die isometrische Belastung, bei der eine Muskelkontraktion gegen einen Widerstand ohne Verkürzung des Muskels erfolgt. Wird eine isometrische Belastung z. B. der Unterarmmuskulatur (Handgrip) oder der Oberschenkelstreckmuskulatur mit mehr als 30% der jeweiligen Maximalkraft über 2–5 Minuten durchgeführt, so kommt es über Ergorezeptoren zu einer starken Stresshormonausschüttung mit deutli-

Tab. 24: Vor- und Nachteile der verschiedenen Belastungsformen.

	Fahrradergometer		Laufband
	sitzend	liegend	
Gewohnte Belastungsart	++	–	++ (+)
Ausbelastung möglich	++ (+)	+	+++
Messmöglichkeit der physikalischen Leistung	+++	+++	++
Gute Registriermöglichkeit			
Für EKG	++	+++	+
Blutdruck	++	+++	(–)
Blutgase	++	+++	+
Gaswechsel	++	+++	+
Kontinuierlich ansteigende Belastung möglich	+++	+++	++
Geschicklichkeit erforderlich	(+)	–	++
Geschicklichkeit bei hoher Belastung	(+)	–	–
Geringe Kosten	+	–	–

chem Blutdruck- und Pulsanstieg. Solche Belastungsformen werden vor allem dann eingesetzt, wenn eine dynamische Belastung nicht möglich ist, z. B. während eines invasiven Eingriffes (Linksherzkatheter) oder bei körperlicher Behinderung (Gelenkversteifungen). Diese Belastungsform ist allerdings nur eingeschränkt reproduzierbar, andererseits oft die einzige Möglichkeit, eine ausreichende Herzkreislaufbelastung zu provozieren.

2.3.4 Durchführungshinweise und Messgrößen

Es sollen nur diejenigen Größen besprochen werden, die für die Gesundheitsbeurteilung und Sporttauglichkeit eine Rolle spielen. Bei einer Abweichung vom Normbereich werden sich in der Regel gezielte diagnostische Untersuchungen anschließen, die neben der Klärung der Ursache und Therapiebedürftigkeit auch eine Beurteilung der Sporttauglichkeit nach sich ziehen sollten. Die Bewertung der sportlichen Leistungsfähigkeit und der für die Trainingssteuerung relevanten Parameter werden an anderer Stelle besprochen (vrgl. S. 199 ff.). Dies schließt allerdings nicht aus, dass gesundheitsrelevante Parameter und leistungsrelevante Messgrößen mit der gleichen Methodik bzw. während der gleichen Belastungsform erhoben werden.

Ausbelastungskriterien

Bei allen ergometrischen Belastungstests ist die Angabe wesentlich, ob eine submaximale Belastung oder Ausbelastung stattgefunden hat. Es gibt subjektive und objektive Kriterien. Unter subjektiven Ausbelastungskriterien versteht man Angaben der belasteten Person, dass sie sich so hoch belastet fühlt, dass die Belastung abgebrochen werden muss. Meist wird ein Übersäuerungsgefühl

Tab. 25: Objektive Kriterien zur Beurteilung der Ausbelastung bei ansteigender, erschöpfender Ergometerarbeit (Sollleistung = alters- und geschlechtsnormierter tabellarischer Wert; Atemäquivalent = VE/VO$_2$).

Leistung (Watt)	mindestens > 75% der Sollleistung, möglichst > 90% der Sollleistung
Herzfrequenz	> 200-Alter (mindestens) > 220-Alter (sicher)
Basenexzess	$\leq$ -9mmol/l (Normalperson) $\leq$ -5mmol/l (Patienten)
Blutlaktat	$\geq$ 5 mmol/l (mindestens) $\geq$ 9 mmol/l (sicher)
pH	< 7,25
Leistungsempfinden	> 16 (Borgskala 1–20)
Resp. Quotient	$\geq$ 1
Atemäquivalent	$\geq$ 30 (mindestens) $\geq$ 35 (sicher)

der Muskulatur oder eine zunehmende Atemnot (Dyspnoe) angegeben. Diese Parameter sind eng mit dem Leistungsempfinden gekoppelt.

Objektive Kriterien richten sich meist nach dem Pulsfrequenzverhalten, nach der Azidose bzw. der erreichten Laktatkonzentration, nach Atemfunktionsgrößen oder nach der errechneten Sollleistung (Tab. 25). Unter Sollleistung versteht man die alters-, geschlechts- und körpergewichtsbezogene Durchschnittsleistungsfähigkeit, die erreicht werden sollte und die man aus Tabellen ersehen kann. Auch die objektiven Kriterien liefern nur Anhaltspunkte für eine Ausbelastung. Im Einzelfall können erhebliche Abweichungen von einer tatsächlichen Ausbelastung vorkommen. Präziser, aber meist nicht obligatorisch mitbestimmt, sind die Blutparameter pH, Laktat oder Basenexzess.

Ein vorzeitiger Abbruch der Belastung kann ebenfalls aus subjektiven oder objektiven Gründen erfolgen. Als subjektiv bezeichnet man eine Symptomatik, die nur vom Probanden angegeben werden kann (z. B. Angina pectoris, Schwindel, orthopädische Beschwerden); als objektive Kriterien gelten bestimmte Veränderungen des Belastungs-EKGs, des Blutdruckverhaltens oder der klinischen Einschätzung wie Dyspnoe oder Zyanose.

Leistung

Die im Belastungstest erzielte Leistung stellt eine einfache und zuverlässige Messgröße dar, vorausgesetzt, dass eine subjektive oder objektive Ausbelastung stattgefunden hat. Auf einem Fahrradergometer oder auch Ruderergometer kann sie leicht als absolute Größe in Watt abgelesen und angegeben werden, auf dem Laufband muss sie entweder in Watt umgerechnet werden oder sie wird bei komplizierten Belastungsprotokollen mit zuvor erstellten Umrechnungstabellen verglichen. Die Absolutwerte einer Leistung sind allerdings nicht allzu aussagekräftig, da beispielsweise erreichte 200 Watt verständlicherweise bei einer 100 kg schweren Person anders bewertet werden müssen als bei einer 50 kg schweren Person.

Eine Reihe von Einflussgrößen gehen deshalb in die Bewertung einer absoluten Leistung ein; dazu gehören Größe, Gewicht, Alter, Geschlecht, aber auch Belastungsform und Umgebungsbedingungen. Bei einer Umrechnung in Watt liegt die maximale Leistungsfähigkeit bei 80–90% der untrainierten Normalbevölkerung bei 2,5–3,5 Watt/kg bei den Männern und 2,0–3,0 Watt/kg bei den Frauen, abzüglich 5% pro Lebensdekade oberhalb von 30 Jahren. Liegt der Wert darüber, besteht eine erhöhte Leistungsfähigkeit, die angeboren oder antrainiert sein kann. Liegt der Wert darunter, kann die Abweichung in seltenen Fällen genetisch oder durch hochgradigen Trainingsmangel bedingt sein, oder aber sie hat krankhafte Ursachen. Eine korrekte Bewertung kann nur unter Berücksichtigung aller Einflussgrößen erfolgen.

Relativ unabhängig von der Belastungsart und somit annähernd vergleichbar sind Leistungen, die durch die maximale Sauerstoffaufnahme/kg Körpergewicht angegeben werden. Wenn eine ausreichend große Muskelmasse (20–30% der Gesamtmuskelmasse) eingesetzt wird, charakterisiert diese Größe relativ unabhängig von den anthropometrischen Voraussetzungen die körperliche Leistungsfähigkeit; nach einer genaueren sportphysiologischen Definition handelt es sich um die aerobe Arbeitskapazität, die weitgehend der Ausdauerleistungsfähigkeit entspricht.

Diese Annahme ist deshalb möglich, weil der Wirkungsgrad der Muskelarbeit relativ unabhängig von der Belastungsform ist und der verbrauchte Sauerstoff eng mit der erbrachten Leistung korreliert. Ähnlich wie bei der Angabe der Leistung in Watt/kg wird die Sauerstoffaufnahme pro kg Körpergewicht für eine Belastungsminute angegeben. Bei der gesunden untrainierten Normalbevölkerung werden 80–90% der Werte bei 30–50 ml $\cdot$ kg^{-1} $\cdot$ min^{-1} (Männer) und 25–45 ml $\cdot$ kg^{-1} $\cdot$ min^{-1} (Frauen) gefunden.

Die Bewertung niedrigerer und höherer Werte erfolgt analog zur Beurteilung der Leistung in Watt/kg. Die Angabe Sauerstoffaufnahme/kg Körpergewicht/min erfordert allerdings die Messung der Sauerstoffaufnahme (Spiroergometrie) und entsprechende Umrechnung. Häufig werden auch Tabellen bei bestimmten Belastungsformen genutzt, aus denen die Sauerstoffaufnahme angenähert abgeschätzt werden kann. Eine differenziertere Betrachtung erfolgt ebenso wie die Bewertung der Laktatbestimmung auf S. 205 ff.

Belastungs-EKG

Im Rahmen einer Gesundheitsuntersuchung erfüllt das EKG unter Belastung mehrere Aufgaben. Es ermöglicht eine genaue Bestimmung der Pulsfrequenz und erlaubt die Beurteilung von möglichen Rhythmusstörungen und Durchblutungsstörungen des Herzens. Das Herzfrequenzverhalten in Ruhe und unter Belastung zeigt eine große physiologische Variabilität, zusätzlich eine Abhängigkeit vom Alter und Geschlecht sowie vom Leistungs- und Trainingszustand und den Umgebungsbedingungen.

Für die Gesundheitsbeurteilung kommt der Herzfrequenz isoliert außer bei Herzrhythmusstörungen keine große Bedeutung zu, das Verhalten ist immer in

Bezug zu möglichen weiteren Einflussgrößen zu sehen. Wichtig ist, dass im submaximalen Arbeitsbereich eine annähernd lineare und direkt proportionale Beziehung zwischen der Herzfrequenz und der Leistung besteht. Das Herzfrequenzverhalten ist dabei deutlich von der Belastungsform beeinflusst. So werden in aufrechter Position (z. B. Laufen) in der Regel höhere Frequenzen als in liegender oder sitzender Position bei vergleichbarer absoluter Leistung erreicht. Die maximal erreichbare Herzfrequenz kann annähernd aus der Formel: Maximale HF = 220-Lebensalter (Jahre) abgeschätzt werden. Bei Kindern werden aber auch physiologisch Herzfrequenzen über 220 Schlägen/min gefunden.

Blutdruckverhalten

Das Blutdruckverhalten unter Belastung ist bei der Gesundheitsuntersuchung von hoher Relevanz. Der Blutdruck steigt als physiologische Reaktion insbesondere systolisch an, diastolisch verändert er sich dagegen kaum. Im Gegensatz zur Ruheblutdruckbestimmung werden insbesondere psychische Einflüsse (z. B. Weißkittelhochdruck) normalisiert und geben deshalb ein präziseres Bild einer möglichen Blutdruckregulationsstörung. Bei Berücksichtigung, dass eine Altersabhängigkeit besteht, dass im Liegen etwas höhere Blutdruckwerte als im Stehen oder Sitzen gemessen werden und dass bei der Fahrradergometrie das Körpergewicht mit in die Belastung eingeht, ist die erhöhte Blutdruckregulation unter Belastung ein eindeutiger Indikator einer Hypertonie.

Als Faustformel für die oberste Grenze bei Belastung gelten bei 100 Watt (besser 1,5 Watt/kg) 200/90–100 mmHg, bei 200 Watt (besser 3,0 Watt/kg) 220/90–100 mmHg. Der diastolische Wert hat möglicherweise eine höhere Aussagekraft. Bei aufrechter Position (Laufband) liegen die diastolischen Werte und damit auch die Grenzwerte niedriger, die Blutdruckamplitude ist höher. Liegen die Werte im oberen Grenzbereich (in Ruhe oder während Belastung) spricht man von Grenzwerthypertonie (borderline hypertension).

3 Verfahren zur Leistungsdiagnostik und Trainingssteuerung

Sportmedizinische Verfahren zur Leistungsdiagnostik und Trainingssteuerung haben sich aus physiologischen oder klinischen Untersuchungsverfahren entwickelt. Zum Teil wurde diese Weiterentwicklung in spezielle klinische Untersuchungsverfahren wieder reintegriert. Die von den klinischen Untersuchungsmethoden abgeleiteten Tests sind zunächst überwiegend im Labor entwickelt und angewandt worden. Es hat sich aber bald gezeigt, dass bestimmte Verfahren auch als Feldtest geeignet sind und angewandt werden können.

Wesentlich dazu beigetragen hat die technische Entwicklung und Vereinfachung der Bestimmung von Messgrößen; außerdem ist bei einer Reihe von Sportarten eine ausreichend sportartspezifische Belastung im Labor nicht möglich, so dass immer schon eine Analyse der Belastung unter Feldbedingungen angestrebt wurde. Trotz der sich teilweise ähnelnden Vorgehensweisen wird im

Folgenden an der Trennung von Labortests und Feldtests aus Gründen der Übersichtlichkeit festgehalten.

3.1 Labortestverfahren

Das Ziel leistungsdiagnostischer Untersuchungen ist nicht die Gesundheitsüberprüfung, die zum Teil miterfasst werden kann, sondern die Erfassung der Gesamtleistung oder Teilkomponenten der Gesamtleistung zur Optimierung des Trainingsprozesses. Da sich historisch gesehen die leistungsdiagnostischen Untersuchungen hauptsächlich aus ergometrischen Gesundheitsuntersuchungen abgeleitet haben, ist dieser Bereich auch am weitesten entwickelt worden.

Von besonderer Bedeutung ist für viele Sportarten die Bestimmung der aeroben Leistungsfähigkeit. In Ausdauersportarten ist sie die wesentliche leistungsbestimmende Komponente. In vielen Sportdisziplinen, insbesondere auch Spielsportarten, bildet sie eine Grundlage für die sportartspezifische Leistung. Viele Sportarten stellen allerdings energetisch gesehen Mischformen der aeroben und anaeroben Energiebereitstellung dar (Tab. 26), so dass die Erfassung dieser beiden Größen ein vorrangiges Interesse galt.

Tab. 26: *Mittelwerte von Kenngrößen der Leistungsfähigkeit bei maximaler Belastung in Abhängigkeit von der Belastungsdauer.*

	Kurzzeitausdauer	Mittelzeitausdauer		Langzeitausdauer		
		I	II	I	II	III
Belastungsdauer	35 s–2 min	2–5 min	5–10 min	bis 30 min	bis 90 min	über 90 min
Herzfrequenz	~180–210	~180–200		~180	~170	~160
Anteil VO_2 max in %	~100	~90–100		~90	~80	~unter 70
Max. Laktat in $mmol \cdot l^{-1}$	~10–15	~12–20		~10	~4–8	~6
Hauptsächliche energieliefernde Substrate	ATP, Glykogen, Kreatinphosphat	Glykogen, Kreatinphosphat	Glykogen	Glykogen	Glykogen (Muskel- und Leber) Fette	Glykogen (Muskel und Leber) Fette
Abbauweg						
Alactacid	15–30 %	3–5 %	–	–	–	–
Anaerob/lactacid	50%	60%	40%	10%	–	–
Aerob (KH)	20–25%	40%	60%	70–80%	80%	30–50%
Aerob (Fette)	–	–	< 5%	10%	20%	50–70%

3.1.1 Ergometrische Bestimmung der aeroben Leistungsfähigkeit

Prinzipell kann die aerobe Leistungsfähigkeit (maximale Sauerstoffaufnahmefähigkeit pro Zeiteinheit) oder aerobe Arbeitskapazität durch einen Belastungstest abgeschätzt werden, der kontinuierlich von einer niedrigen Intensität zu einer maximalen Intensität ansteigt. Dabei spielt die Schnelligkeit, mit der die Belastung gesteigert wird, eine Rolle.

Bei einem zu schnellen Belastungsanstieg (< $1/2$–1 min bis zur maximalen Leistungsfähigkeit) sind die sauerstofftransportierenden Systeme in der Regel noch nicht optimal aktiviert, so dass vorzeitig und übermäßig anaerobe energieliefernde Prozesse aktiviert werden. Dadurch muss die Belastung abgebrochen werden, bevor die maximale Sauerstoffaufnahmefähigkeit erreicht wird, die somit unterschätzt würde.

Wird die Belastung zu langsam gesteigert (> 20–30 min bis zur maximalen Leistungsfähigkeit), so bestimmen andere Faktoren, insbesondere die langsam steigende und nicht mehr kompensierbare Laktatazidose, den Abbruch der Belastung und die maximale Sauerstoffaufnahme wird ebenfalls nicht erreicht.

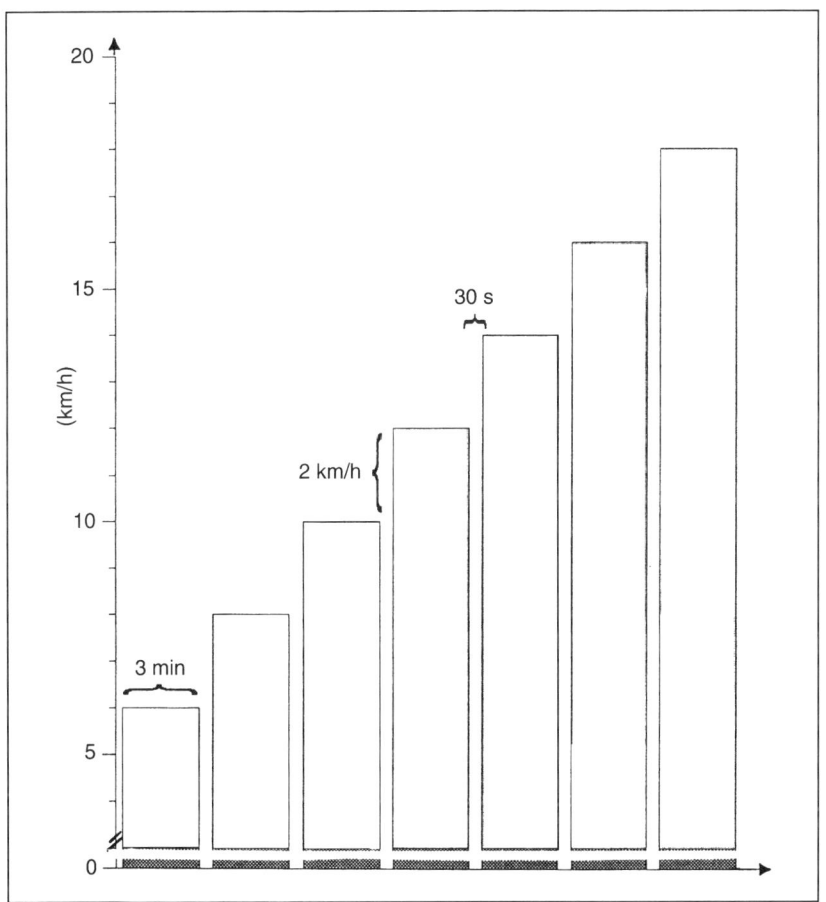

Abb. 89: Rampenartige Steigerung der Belastung in 2 km/h-Schritten nach jeweils 3 min.

Üblicherweise werden zur Bestimmung der aeroben Kapazität deshalb Belastungszeiten zwischen 10–20 min oder kürzer gewählt.

Im Leistungssport interessiert aber oft nicht die maximale aerobe Kapazität sondern die Dauerleistungsgrenze, welche angibt, bis zu welcher maximalen Belastungsintensität ein annäherndes Gleichgewicht (steady state) der Belastungsreaktion vom Organismus geregelt werden kann. In diesem Fall ist eher eine längere Belastungsdauer von über 20 Minuten wünschenswert, um den reagierenden Parametern insbesondere des Metabolismus (z. B. Laktat) oder des Gasstoffwechsels, aber auch der Herzfrequenz, eine ausreichende Einstellzeit zu geben.

Die Steigerung der Belastungsintensität wird bei allen Belastungsformen dadurch erreicht, dass eine durchgehende lineare Erhöhung erfolgt, z. B. eine Belastungssteigerung von ca. 0,2–0,3 Watt $\cdot$ kg$^{-1}\cdot$ min^{-1}, oder es werden rampenartige Testverfahren gewählt, die stufenweise alle 2–6 min eine Belastungserhöhung zwischen 0,4–1,0 Watt/kg/Stufe vornehmen. Bei Laufbandbelastungen ist die Größenordnung vergleichbar, meist wird hier die Belastungssteigerung in Geschwindigkeit (m/s oder km/h) angegeben.

Am häufigsten werden rampenartige Belastungsprotokolle mit Stufenzeiten zwischen 3–5 min verwandt, da dies die Erhebung und Beurteilung von Messgrößen erleichtert. Eine typische Belastung auf dem Laufband ist in Abb. 89 dargestellt. Stufenhöhe und Stufendauer werden allerdings vielfach variiert, oft durch kleine Modifikationen des Untersuchungsziels bedingt. Eine einheitliche Festlegung gibt es bisher nicht. Deshalb sollen auch nur die Grundparameter und deren Beurteilung dargestellt werden.

Spiroergometrische Messgrößen

Zur Messung der Gaskonzentration in der Atmungsluft stehen verschiedenen Verfahren zur Verfügung. Mit modernen Methoden können die Gaskonzentrationen von O_2 und CO_2 eines jeden Atemzuges analysiert werden (breath by breath). Dies hat die Auswertung stark beeinflusst. Lange Zeit galt die maximale Sauerstoffaufnahme (bezogen auf das Körpergewicht) als der wichtigste Parameter, da sie leicht zu messen war und eine gute Korrelation zur Leistungsfähigkeit im aeroben Bereich zeigte.

Es hat sich aber gezeigt, dass nicht so sehr die maximale Sauerstoffaufnahmefähigkeit, sondern mehr die Gaskinetik auf submaximalen Belastungsstufen im Sinne der Bestimmung einer Dauerleistungsgrenze für die Beurteilung der aeroben Leistungsfähigkeit bei körperlicher Belastung eine Rolle spielt. So kommt es bei ansteigender Belastung ab einer bestimmten – für jeden Einzelnen typischen Belastungsintensität – zu einem Übergang zur anaeroben Energiebereitstellung mit Inanspruchnahme der Pufferung (Abfall des Basenexzess), Zunahme der Laktatkonzentration und Ansäuerung des Blutes. Dies führt zu einer vermehrten Stimulierung der Atmung mit Abfall der CO_2-Konzentration (Abb. 90).

Dieser Punkt wird im angloamerikanischen Sprachraum der respiratorische Kompensationspunkt (RCP) genannt und entspricht der subjektiven Symptomatik einer beginnenden, deutlich verstärkten Atmung. Der RCP gibt nicht den

Bereich der maximalen Sauerstoffaufnahme an, sondern einen submaximalen Bereich, der einer Belastungsintensität entspricht, die ca. 60–120 min aufrechterhalten werden kann. Er charakterisiert damit die Langzeitausdauer oder Dauerleistungsgrenze.

Die Dauerleistungsgrenze zeigt zwar enge Korrelationen zur maximalen relativen Sauerstoffaufnahme (ml · kg^{-1} · min^{-1}) und damit zur maximalen aeroben Kapazität, berücksichtigt aber auch mögliche Kompensationsmechanismen und Einflussgrößen wie die Pufferkapazität, den Laktatmetabolismus und die vegetative hormonelle Reaktion. Erkennbar wird dies am Verhalten des Stresshormons Noradrenalin (Abb. 90), wobei der zunehmende Anstieg die innere objektive Belastung des Organismus wieder gibt. Zwischen Dauerleistungsgrenze und Wettkampfleistung bestehen deshalb in Langzeitausdauersportarten engere Beziehungen als zur maximalen Sauerstoffaufnahmefähigkeit (*Röcker* et al. 1999).

Metabolische Größen

Aufgrund seiner zentralen Stellung beim Übergang von der Glykolyse zum oxidativen Stoffwechsel hat die Bestimmung des Laktats im Serum eine besondere Bedeutung erlangt. Dazu beigetragen hat die leichte Bestimmbarkeit im kapillär-arteriellen Blut z. B. am Ohrläppchen oder an der Fingerbeere. Eine Basislaktatkonzentration ist im Blut und Serum immer vorhanden. Sie liegt bei etwa 1 mmol/l. Bei der

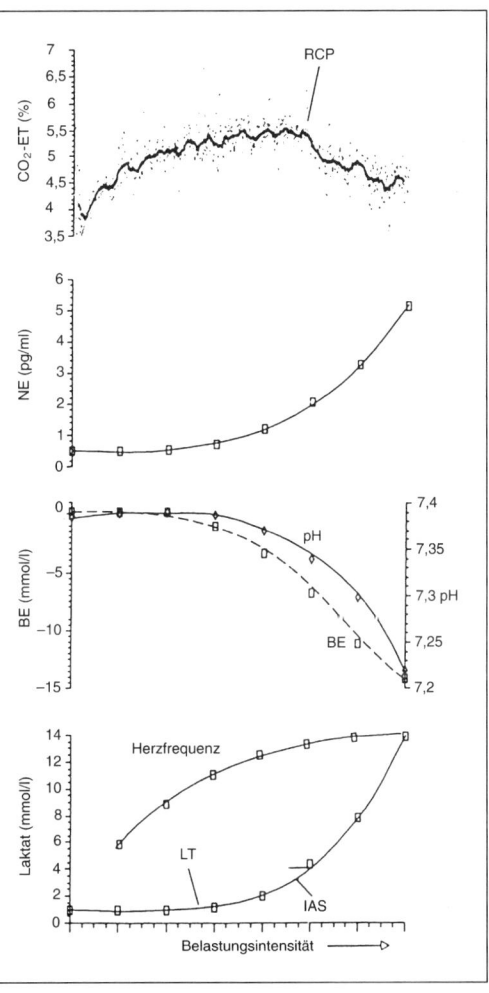

Abb. 90: Verhalten von Herzfrequenz, Basenexzess (BE) und pH, Noradrenalin (NE) und alveolärer CO_2-Konzentration (CO_2-ET) bei ansteigender Belastung; LT = aerobe Schwelle, IAS = individuelle anaerobe Schwelle, RCP = respiratorischer Kompensationspunkt.

ansteigenden ergometrischen Belastung kommt es beim Übergang von der überwiegend aeroben zur anaeroben Energiebereitstellung zu einem Anstieg der Laktatproduktion und Konzentration zunächst im Muskel und durch rasche Diffusion auch im Blut.

Dieser erste Anstieg von der normalen Basalkonzentration wird aus dem englischen Sprachraum kommend als „lactate threshold" bezeichnet (LT) (s. Abb. 90), da ab dieser Belastungsintensität die anaerobe Energiebereitstellung erkennbar zunimmt; die anteilige Energiebereitstellung über die Fette hat in diesem Bereich nahezu ihr Maximum erreicht (s. S. 182 f., 218).

Bei dieser Belastungsintensität beginnt ebenfalls ein erkennbarer Stresshormonanstieg und ein Abfall des Basenexzess als Hinweis einer Pufferung von sauren Valenzen und schließlich ein Absinken des pH. Es werden also zunehmend überproportional Regulationsmechanismen zur Stabilisierung bzw. zum erreichen einer weiteren Steigerung der Belastungsintensität erforderlich.

Für eine gewisse Spanne ist dieser Bereich noch durch eine nahezu vollständige Kompensation gekennzeichnet. Die maximale kompensierbare Belastungsintensität (maximales steady state) wird aber bei einem weiteren Anstieg der Belastung bei einer individuellen Laktatkonzentration überschritten; dieser Bereich wird als individuelle anaerobe Schwelle bezeichnet (IAS).

Die individuelle anaerobe Schwelle zeigt eine sehr enge Beziehung zum respiratorisch bestimmten RCP und zum pH-Verlauf. Sie kann allerdings nicht bei einem fixen absoluten Laktatwert, z. B. 4 mmol/l, angegeben werden, wie ursprünglich angenommen, sondern zeigt Abhängigkeiten von der Höhe des Basislaktats, von der Belastungsstufendauer (Geschwindigkeit des Belastungsanstiegs), von der Masse der eingesetzten Muskulatur sowie von weiteren Faktoren.

Ein typisches Beispiel einer Ergometrie eines Hochleistungssportlers mit Laktat- und Herzfrequenzbestimmung findet sich in Abb. 91. Es sind Belastungsstufen von 2 km/h gewählt, die Zeitdauer/Stufe beträgt 3 Minuten. Ein erster Laktatanstieg erfolgt bei 14 km/h (LT), auch als Minimum des Quotienten von Laktat/Leistung (Laktatäquivalent) definiert (*Berg* et al. 1990). Bei dieser Belastungsform wird die individuelle anaerobe Schwelle bei einer Laktatkonzentration von 1,5 mmol oberhalb des Basislaktats erreicht, dies entspricht einem absoluten Wert knapp über 2 mmol/l. Im Prinzip ist auch die Bestimmung der Azidose durch die pH-Messung im Blut zur Angabe der anaeroben Schwelle geeignet. Sie ist allerdings methodisch etwas aufwendiger und weniger gut reproduzierbar, so dass sie sich nicht durchgesetzt hat.

Herzfrequenz

Begleitend zu respiratorischen und metabolischen Messgrößen wird üblicherweise immer die Herzfrequenz mitbestimmt. Dies kann durch ein normales EKG oder durch besonders geeignete Pulsmessgeräte erfolgen. Die Herzfrequenz zeigt ab der ersten Belastungsstufe meist einen mehr oder weniger linearen Anstieg, der individuell allerdings sehr unterschiedlich sein kann. Die Belastungsherzfrequenz ist nur sehr vage mit der aeroben Leistungsfähigkeit korreliert, so dass sich aufgrund des Verhaltens der Belastungsherzfrequenz bei einer bestimmten Belastungsstufe kaum eine Aussage über die aerobe Leistungsfähigkeit bzw. Dauerleistungsgrenze treffen lässt.

Oberhalb der individuellen anaeroben Schwelle mit zunehmender Azidose und im Bereich der metabolischen Ausbelastung kommt es meist zu einem geringeren Anstieg der Herzfrequenz, was wahrscheinlich an dem weniger wirksamen Antrieb der Stresshormone bei stärkerer Azidose liegt. Die klassischen Ausbelastungskriterien für die Herzfrequenz (220 Schläge/min – Lebensalter) sind bei leistungsdiagnostischen Ergometrien kaum anwendbar, da dieser Parameter aufgrund seiner physiologischen Streubreite keinen sicheren Bezug zur aeroben Leistungsfähigkeit oder zur Dauerleistungsgrenze hat.

3.1.2 Ergometrische Bestimmung der anaeroben Leistungsfähigkeit

Die Erfassung der anaeroben Leistungsfähigkeit bzw. Arbeitskapazität ist viel schwieriger und problematischer als die der aeroben Leistungsfähigkeit. Die Belastungsintensität muss so hoch gewählt werden, dass die aerobe Energieversorgung keine wesentliche Rolle spielen kann. Die maximal mögliche Belastungszeit sollte deshalb 30–35 s nicht überschreiten (s. Tab. 26). Dies ist auf Laufbändern wegen der hohen Beschleunigung nur mit größerem Aufwand möglich, besser kann dies z. B. auf Fahrradergometern oder Ruderergometern durchgeführt werden.

Im Prinzip muss eine Belastungsintensität deutlich über der Dauerleistungsgrenze oder besser über der maximalen Sauerstoffaufnahme gewählt werden, um den aeroben Anteil an der Energiebereitstellung so gering wie möglich zu halten. Die dann erbringbare Leistung pro Zeit wird als anaerobe Arbeitskapazität gewertet (z. B. Wingate-Fahrradergometertest). Eine Vereinheitlichung dieser Testformen besteht derzeit allerdings nicht, außerdem kann im Routinetest die anaerob-alaktzide nicht von der anaerob-laktaziden Leistungsfähigkeit bzw. Kapazität getrennt werden.

Herzfrequenzbestimmungen, aber auch Laktatmessungen, spielen bei diesen Testformen keine bedeutende Rolle, da sie bei diesen kurzen und hohen Belastungsintensitäten keine lineare und ausreichend reproduzierbare Beziehung zur anaeroben Beanspruchung aufweisen. Anaerobe Testverfahren sind zudem auf die maximale Mitarbeit der zu testenden Person angewiesen und sind somit nicht motivationsunabhängig.

3.2 Feldtest

Unter Feldtests versteht man Untersuchungen, die in der Regel beim Training oder Wettkampf außerhalb der definierten Bedingungen eines Labors durchgeführt werden. Der Vorteil liegt in der meist gegebenen vollständigen Sportartspezifität; dies bedeutet eine hohe Validität von Messgrößen hinsichtlich der leistungsbestimmenden und leistungsbegrenzenden Größen. Feldtests spielen dann eine besonders große Rolle, wenn sich eine sportartspezifische Belastung im Labor nicht oder nicht ausreichend simulieren lässt. Dies gilt beispielsweise für Disziplinen wie Skilanglauf, Eisschnelllauf, aber auch für Rudern, Schwimmen oder Kampf- und Spielsportarten.

Der Nachteil sind die oft nicht konstant zu haltenden Randbedingungen, bei Nichthallensportarten beispielsweise Wetter (Temperatur, Wind, Luftfeuchtigkeit) oder Streckenprofil. Der Vorteil der Sportartspezifität kann durch die fehlende Reliabilität von Messgrößen im Feldtest vollkommen aufgehoben sein, so dass Vorteile und Nachteile gegeneinander abgewogen werden müssen.

Grundsätzlich können Feldtests mit der gleichen Fragestellung wie bei einem Labortest durchgeführt werden. Allerdings kann der technisch-organisatorische Aufwand beträchtlich höher werden. So sind zwar Laktatbestimmungen bei Feldtests mit ansteigender Belastung nahezu unkompliziert durchzuführen, spirometrische Größen sind aber z. B. beim Straßenradsport, Rudersport oder Schwimmsport an ein besonderes Equipment gebunden. Am unkompliziertesten ist in der Regel die Herzfrequenzbestimmung, die deshalb trotz ihrer eingeschränkten Aussagekraft oft favorisiert und angewendet wird.

Eine typische Anwendung der herzfrequenzorientierten Bestimmung der aeroben Leistungsfähigkeit ist der Conconi-Test. Dem Conconi-Test liegt die Beobachtung zugrunde, dass bei schneller Steigerung der Belastungsintensität die Herzfrequenz zunächst einen linearen Anstieg zeigt, sich aber größenordnungsmäßig im Bereich der anaeroben Schwelle abflacht und dadurch einen Knickpunkt erkennen lässt. Bei der Laufbelastung wird in der Regel jeweils nach 200 m die Geschwindigkeit um 0,5 km/h gesteigert, was allerdings bedeutet, dass die einzelnen Belastungsstufen zeitlich nicht gleich sind, sondern sich verkürzen. Bei Radbelastungen, Rudern oder Schwimmen ist auch eine Steigerung jeweils alle 30 Sekunden beschrieben.

Der Bezug auf die einfach zu messende Größe Herzfrequenz erscheint dabei zunächst ein großer Vorteil sei; Einwände gegen den Conconi-Test ergeben sich aber aus der mäßigen Reproduzierbarkeit, und nur bei ca. 80% aller Personen lässt sich ein Herzfrequenzknick nachweisen. Insbesondere bei Feldtests ist außerdem die genaue Kontrolle der vorgegebenen Belastung in den verschiedenen Sportarten relativ aufwendig, so dass dieses Testverfahren sich deshalb bisher kaum durchgesetzt hat.

Feldtests zur Bestimmung der anaeroben Leistungsfähigkeit sind bisher wegen der oben angegeben Schwierigkeiten nicht zu Routineverfahren geworden.

3.3 Sportmedizinische Trainingssteuerung

Die sportmedizinische Leistungsdiagnostik dient nicht nur der Bestimmung der Gesamtleistungsfähigkeit oder von Teilaspekten der Gesamtleistungsfähigkeit. Sie ist auch die Voraussetzung, um sinnvoll in die Steuerung der Trainingsmittel und damit den Trainingsprozess einzugreifen. Da bei Ausdauersportarten die innere (Stress-)Belastung eine enge Beziehung zur aeroben Kapazität bzw. Dauerleistungsgrenze aufweist, eignet sich die Festlegung der anaeroben Schwelle zur Definition der Belastungsintensitäten.

Abb. 91 und Abb. 92 stellen die Leistungsdiagnostik eines Weltklasseläufers dar, die die genaue Einteilung der Bereiche für intensive und extensive aerobe und anaerobe Belastungen ermöglicht. Die Vorgaben für die Trainingsbelastung

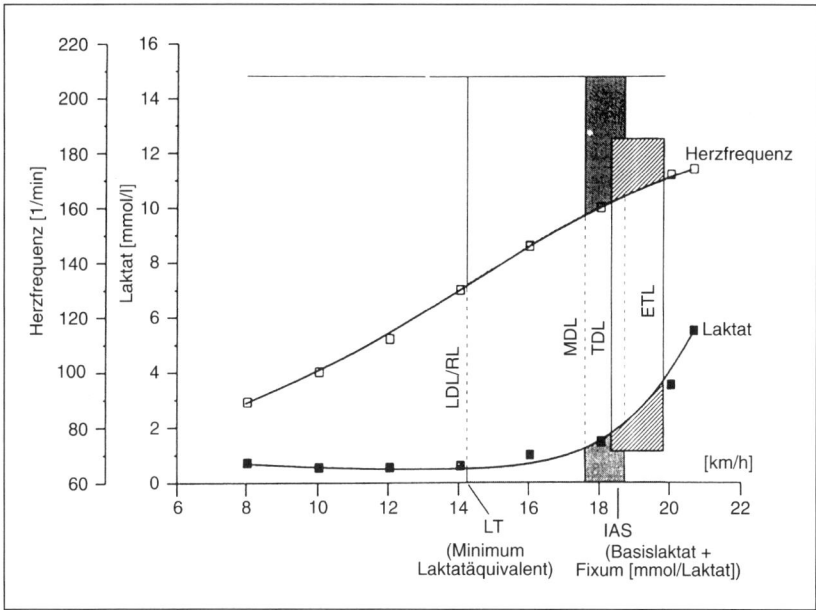

Abb. 91: Herzfrequenz und Laktatleistungskurve eines Hochleistungssportlers mit ableitbaren Trainingsintensitäten; LDL = langsamer Dauerlauf, RL = regenerativer Dauerlauf, MDL = mittlerer Dauerlauf, TDL = Tempodauerlauf, ETL = extensiver Tempolauf.

können als prozentualer Anteil der anaeroben Schwelle definiert werden und als Geschwindigkeit (Zeit/1000m), Herzfrequenz/min oder auch in Form einer zu erreichenden Laktatkonzentration erfolgen.

In der Praxis wird eine Belastungsintensität vorgegeben und das Einhalten anhand des Laktatverhaltens oder der Herzfrequenz überprüft. Dabei eignet sich die Herzfrequenz zur Überprüfung (Differenzierung) der Belastungsintensität vor allem unterhalb und im Bereich der anaeroben Schwelle, während die gemessene Laktatkonzentration im Bereich und oberhalb der anaeroben Schwelle eine bessere Diskriminierung zulässt. Gerade in diesen intensiven Bereichen kann eine Feineinstellung von großer Bedeutung sein, da hier aufgrund der hohen inneren Belastung immer auch die Gefahr der chronischen Überlastung oder des Übertrainings besteht. Abb. 93 zeigt eine Kontrolle von extensiven Tempoläufen im Bereich der anaeroben Schwelle mittels Herzfrequenz und Abb. 94 von verschiedenen Trainingsintensitäten mittels Laktat von Spitzenlangstreckenläufern.

Die beschriebenen trainingssteuernden Untersuchungen sind vor allem in Ausdauersportarten (Radsport, Laufsport, Rudern, Triathlon, Skilanglauf) weit verbreitet und werden dort analog dem beschriebenen Vorgehen angewandt. Sie sind für andere Sportarten, insbesondere Spielsportarten, ebenfalls dann geeignet, wenn das Training Elemente enthält, die eine Trainingssteuerung möglich machen und sinnvoll erscheinen lassen. So wird in vielen Sportarten wie Fußball,

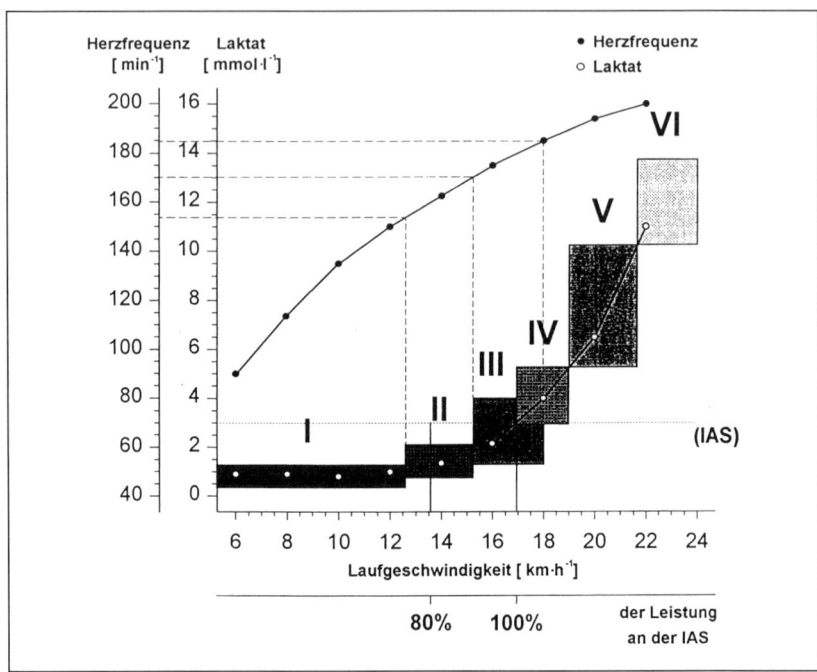

Abb. 92: Intensitätskategorien, abgeleitet aus einer Laufbandergometrie (s. a. Abb. 91). Die Leistung an der individuellen anaeroben Schwelle (IAS) ist gleich 100% gesetzt; I = langsamer Dauerlauf, II = mittlerer Dauerlauf, III = Tempodauerlauf, IV = extensiver Tempolauf, V = intensiver Tempolauf, VI = hochintensiver Tempolauf.

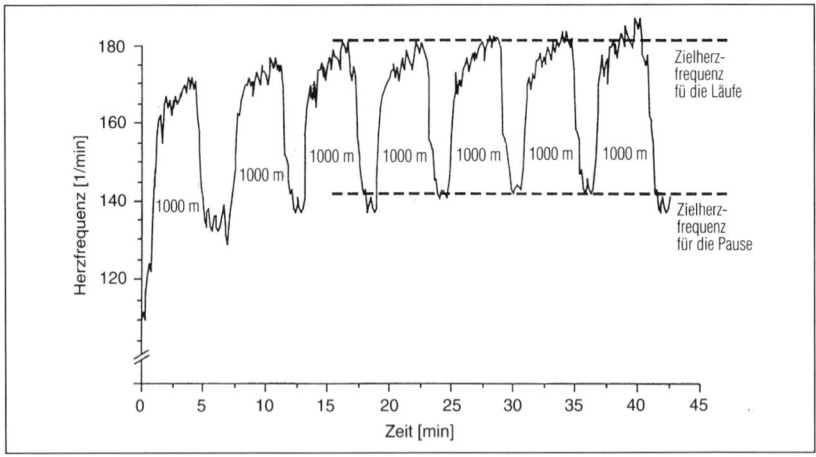

Abb. 93: Kontrolle von extensiven, wiederholten Belastungen mittels der Herzfrequenz im Bereich der anaeroben Schwelle.

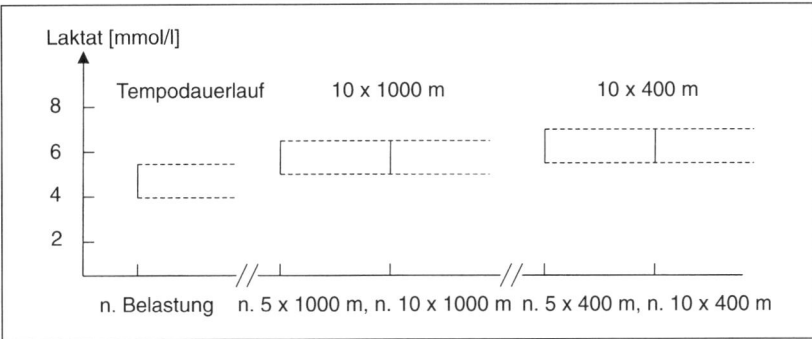

Abb. 94: *Kontrolle eines Tempodauerlaufes (8–10 km) sowie von extensiven Tempoläufen (10 x 1000 m) und intensiven Tempoläufen (10 x 400 m) bei 10 Spitzenlangstreckenläufern.*

Tennis, Basketball oder Handball isoliert Lauftraining als Konditionstraining durchgeführt.

Um ein effektives aber auch möglichst schonendes Konditionstraining durchführen zu können, ist eine Orientierung an leistungsdiagnostischen Daten sinnvoll. Bei Mannschaften können dadurch gleichstarke Gruppen zusammengestellt werden, so dass keine Unter- oder Überforderung entsteht. Andere Sportarten benutzen eher eine Fahrradbelastung (Eisschnellläufer, Ski alpin), da diese der sportartspezifischen Belastung näher kommt.

Zunehmend werden leistungsdiagnostische Untersuchungen auch im Rehabilitationsbereich genutzt. Sie kehren damit in modifizierter Form zu ihrem medizinischen Ausgangspunkt zurück. Bei einer Reihe von Erkrankungen ist es wünschenswert, dass die Ausdauerleistungsgrenze nicht überschritten wird, da die Trainingsbelastung sich sonst negativ auf den Krankheitsverlauf auswirken könnte. Insbesondere bei Risikokonstellationen für das kardiopulmonale System (Hypertonie, Koronare Herzkrankheit, Herzinsuffizienz, Lungenemphysem, Asthma), aber auch bei anderen chronischen Erkrankungen in der Rehabilitation (Diabetes mellitus, chronische Niereninsuffizienz), bei gutachterlichen Fragen oder in der Arbeitsmedizin kann die exakte Erfassung der aeroben Leistungsfähigkeit sinnvoll sein.

Wenn auch die beschriebenen Verfahren und insbesondere die Trainingssteuerung über die Herzfrequenz und das Laktat bereits eine weite Verbreitung erfahren haben, so sind grundsätzlich auch andere Parameter anwendbar. Als Prototyp gelten die Harnstoffbestimmung sowie die Kreatinkinasebestimmung im Blut. Da hierfür entsprechende Analyseverfahren erforderlich sind, beschränkt sich die Anwendung weitgehend auf den Leistungssport.

Über den Harnstoff wird das aus den Aminosäuren freigesetzte Ammoniak ausgeschieden (s. S. 176). Bei Einhaltung bestimmter Randbedingungen (gleiche Flüssigkeits- und Eiweißzufuhr, morgendliche Nüchternbestimmung) kann ein längerfristiger Anstieg eine katabole Stoffwechselsituation anzeigen und damit als Kennzeichen einer zu hohen metabolischen Belastung gelten. Als oberer Normwert gilt eine Konzentration von 45–50 mg/dl. Allerdings gibt es deutliche individuelle Unterschiede der Absolutkonzentrationen, so dass der Ausgangswert immer berücksichtigt werden muss.

Die Creatinkinase (CK) korreliert dagegen in gewissem Maße mit der muskulären Belastung und Überlastung. Ein CK-Anstieg erfolgt bei erhöhter Zellmembranpermeabilität, wie sie im Rahmen einer intensiven Dauerbelastung oder bei hochintensiven Schnell(kraft)belastungen vorkommt. Besonders empfindlich reagiert die Muskulatur auf exzentrische Belastungen mit hohen Muskelspannungen, die leicht zu Mikrotraumen (Muskelkater) führen. Dementsprechend werden hier auch die höchsten CK-Werte gefunden. Die normale maximale Konzentration liegt bei 60–80 U/l, im chronischen Trainingsprozess werden Anstiege bis zu 200–400 als normal angesehen, aber auch gelegentlich bis etwa 1000 U/l beobachtet, ohne dass klinische Hinweise für eine Funktionsstörung bestehen. Bei ausgeprägten Überlastungen in Abhängigkeit von der betroffenen Muskelmasse kann die Konzentration bis auf über 20000–40000 U/l ansteigen. Wie auch beim Harnstoff ist insbesondere der Verlauf zur Belastungssteuerung geeignet.

Zusammenfassung

Sportmedizinische Untersuchungsverfahren werden entweder zur Überprüfung der Gesundheit, zur Leistungsdiagnose oder zur Steuerung der Belastung im Trainings- oder Rehabilitationsprozess eingesetzt. Die sportmedizinisch orientierte Gesundheitsuntersuchung bezieht sich neben der Beurteilung des Stütz- und Bewegungsapparates und der Kontrolle wesentlicher Laborparameter hauptsächlich auf den kardiopulmonalen Status, da von diesem Bereich die vitale Gefährdung bzw. Einschränkung der Tauglichkeit hauptsächlich ausgeht.

Es hat sich gezeigt, dass neben der Beurteilung des Gesundheitsstatus und von Adaptationsvorgängen durch Trainining ergometrische Untersuchungen auch zur Leistungsbeurteilung in bestimmten Sportdisziplinen herangezogen werden können. Das Grundprinzip der Ergometrie besteht darin, dass der belasteten Person eine physikalisch genau definierte Leistung unter standardisierten Bedingungen meist mit ansteigender Belastung abverlangt wird. Während der Belastung und in der Nachbelastungsphase können dann Funktionsparameter gemessen werden, die je nach Fagestellung objektive Aussagen über den Leistungsstand erlauben.

Zur Beurteilung der aeroben Leistungsfähigkeit werden als wichtigste Funktionsparameter die erbrachte physikalische Leistung, der Stoffwechselmetabolismus, die Herzfrequenzregulation und die Atemgasanalyse herangezogen. Bei der Beurteilung der anaeroben Leistungsfähigkeit spielen außer der erbrachten physikalischen Leistung sportmedizinische Funktionsgrößen keine wesentliche Rolle. Voraussetzung für eine hohe Aussagekraft ist eine möglichst sportartspezifische Belastungsform, wie sie die Fahrradergometrie, Laufbandergometrie oder Ruderergometrie für die entsprechenden Sportarten darstellen.

Hingegen sind sportartunspezifische Untersuchungen hinsichtlich der Leistungsbeurteilung nicht oder nur wenig geeignet. So erlaubt die Fahrradergometrie für Schwimmer nur eine allgemeine Aussage über den konditionellen Zustand, jedoch keine sportartspezifische Aussage über die aerobe Leistungsfähigkeit.

Solche sportartspezifischen Bedingungen können wiederhergestellt werden, wenn die Belastungsuntersuchungen unter Feldbedingungen, z. B. in der Loipe beim Skilanglauf oder auf dem Eis beim Eisschnelllauf erfolgen. Der Nachteil ist die meist nicht mögliche völlige Standardisierung der Untersuchungsbedingungen, wodurch die Aussage eingeschränkt werden kann. Vor- und Nachteile von Labortests und Feldtests müssen deshalb gegeneinander abgewogen werden.

Die sportmedizinische Leistungsdiagnostik dient nicht nur der Bestimmung der Gesamtleistungsfähigkeit oder deren Teilaspekten in einer Sportdisziplin. Sie ist auch die Voraussetzung, um Vorgaben machen zu können und gezielt in die Steuerung des Trainingsprozesses einzugreifen. Neben der Leistung können sportmedizinische Funktionsparameter wie Herzfrequenz, Laktatkonzentration oder auch respiratorische Parameter herangezogen werden, um Intensitäten im Trainingsprozess zu überwachen und zu steuern. Dies gilt neben dem Leistungssport auch zunehmend für den Rehabilitationssport.

XIII. Ernährung, Wärme-, Wasser-, Elektrolythaushalt und körperliche Aktivität

Die Ernährung eines Organismus dient dem Aufbau, dem Erhalt und der Wiederherstellung von Strukturen und Funktionen sowie der Deckung des laufenden Energiebedarfs. Die Energiebedarfsdeckung erfolgt durch drei Gruppen von Nährstoffen: den Kohlenhydraten, den Fetten und den Eiweißen. Darüber hinaus spielt in unserer Gesellschaft auch die Kalorienzufuhr über den Alkohol eine Rolle, der nicht direkt einer dieser Nährstoffgruppen zugeordnet werden kann. Im Zusammenhang mit körperlicher Aktivität weitere wichtige Nahrungsbestandteile sind Vitamine, Mineralien und Wasser.

1 Ernährung und körperliche Aktivität

Kohlenhydrate

Kohlenhydrate liegen als Monosaccharide (Glukose, Fruktose, Galaktose), als Disaccharide (Lactose, Maltose, Saccharose) oder Polysaccharide (z. B. Stärke, Glykogen, Zellulose) vor (Abb. 95, Tab. 27). Vom Menschen können neben den

Tab. 27: Einige in Nahrungsmitteln vorkommende Kohlenhydrate.

Art des Kohlenhydrates	Vorkommen
1. Monosaccharide	
– Glucose	Bestandteil der Stärke, des Glykogens und der Zellulose, Blut, alle Organe
– Galaktose	Bestandteil der Laktose
– Fruktose	Bestandteil der Saccharose, des Inulins; Früchte
2. Disaccharide	
– Saccharose (Glukose + Fruktose)	Zuckerrohr, Zuckerrübe und andere Pflanzen
– Maltose (Glukose + Glukose)	Biermaische, verschiedene Pflanzen
– Laktose (Glukose + Galaktose)	Milch
3. Trisaccharid	
– Raffinose (Fruktose + Glukose + Galaktose)	Melasse, Zuckerrübe, viele Pflanzensamen
4. Polysaccharid	
– Stärke (Polymer der Glukose)	Stärkehaltige Pflanzenteile
– Glykogen (Polymer der Glukose)	Leber, Blut, Muskel
– Inulin (Polymer der Fruktose)	Topinambur, verschiedene Pflanzen, in vielen Pflanzenteilen
– Pektine (Polymere der Galakturonsäure)	Unverdaulich, als Balaststoffe von Bedeutung
– Zellulose (Polymer der Glukose)	Verholzte Pflanzenteile

Monosacchariden nur die α-glykosidisch verbundenen Kohlenhydrate wie pflanzliche Stärke oder tierische Stärke (Glykogen) aufgespalten und verwandt werden. Die Menge der täglich aufgenommenen Kohlenhydrate schwankt zwischen 250–800 g/Tag in Abhängigkeit von Größe, Gewicht, Alter, Geschlecht und der körperlichen Aktivität. Sie stellen mit 30–40% einen Hauptbestandteil der Energiezufuhr in unserer Nahrung dar. Die hauptsächlichen Kohlenhydratquellen in der menschlichen Nahrung sind Brot (ca. 40%), Süßwaren (15%), Backwaren (10–12%), Kartoffeln (10%) und Obst (5–7%).

Die Aufspaltung erfolgt durch polysaccharidspaltene Enzyme (α-Amylasen), beginnend im Mundbereich, überwiegend jedoch im Darmkanal. Die bis auf die einfachen Zucker abgebauten Moleküle (Galaktose, Glukose, Fruktose) werden in der Darmwand aktiv absorbiert und auf dem Blutweg zum Ort der Oxidation oder der Speicherung (Glykogen) transportiert. Hauptspeicherorte sind die Muskulatur als größter Energieverbraucher mit etwa 1-1,5 g Glykogen pro 100 g Muskelfeuchtgewicht; extramuskulär beträgt die Konzentration 0,1-0,2 g/100 g.

Eine besonders hohe Konzentration befindet sich noch in der Leber mit 10–20 g pro 100 g Leberfeuchtgewicht. Das Leberglykogen dient vor allem der Homöostase des Blutzuckerspiegels, wobei das Gehirn mit reiner Kohlenhydratoxidation besonders empfindlich auf ein Absinken des Blutzuckers (Hypoglykämie) reagiert. Die Blutkonzentration wird deshalb außerordentlich konstant gehalten und schwankt auch bei schwerer Körperarbeit physiologisch nur in einem Bereich von 70–120 mg/dl. Hauptsächliche regulatorische Hormone sind Insulin und Glukagon.

Fette

Fette können tierischer wie pflanzlicher Herkunft sein (Tab. 28), zusammen mit fettähnlichen Stoffen (z. B. Cholesterinester, Phospholipide) werden sie auch

Tab. 28: Hauptsächliche Fettquellen der Nahrung (n. Ketz 1972; Deutsch. Ges. f. Ernähr. 1996).

	Fett insgesamt	Gesättigte Fettsäuren	Mehrfach ungesättigte Fettsäuren	Cholesterin
Bereich des täglichen Verzehrs je Person	125–170 g	50–70 g	8–11 g	520–680 mg
Anteil von Lebensmitteln daran:				
Fleisch/Wurst	39%	30%	44–47%	30%
Streichfette	38%	44%	31%	22–24%
Milch und Milchprodukte	9%	16%	3%	11–12%
Eier	3%	–	–	27–29%
Backwaren	6%	6%	6%	8%

als Lipide bezeichnet. Die bedeutendsten Fette für die Energiebereitstellung sind die langkettigen Triglyzeride, die aus einem dreiwertigen Alkohol Glyzerin und aus drei Fettsäuren bestehen (Abb. 95). Die aufgenommenen Fette werden durch Lipasen im Darm gespalten und in Anwesenheit von Gallensäuren als Mizellen in die Darmwand aufgenommen. Noch in den Darmzellen werden die Triglyzeride wieder resynthetisiert und in der Lymphe als Chylomikronen unter Umgehung der Leber abtransportiert.

Über das Blut gelangen die Fette in die Depots bzw. an den Ort der Oxidation, z. B. in die Muskulatur. Ein geringer Teil von kurzkettigen und vor allem ungesättigten Fettsäuren wird ungespalten direkt in die Kapillaren des Darmes aufgenommen und gelangt so zunächst direkt zur Leber. Die Unterscheidung der gesättigten von den ungesättigten Fettsäuren (Doppelbindung zwischen zwei C-Atomen) ist von Bedeutung, da einige benötigte ungesättigte Fettsäuren nicht vom menschlichen Organismus synthetisiert werden können. Sie werden deshalb auch essentiell genannt und müssen in der Ernährung zugeführt werden.

Fette sind wegen ihres hohen Brennwertes ein idealer Depotstoff, der im Gegensatz zu den Kohlenhydraten oder den Eiweißen nahezu unbegrenzt gespeichert werden kann. Während übermäßig zugeführte Kohlenhydrate in Fette umgewandelt und gespeichert werden, ist eine Rückverwandlung von Fetten in Kohlenhydrate nicht möglich (s. S. 174 ff.). Die tägliche Aufnahme aller Lipide liegt zwischen 70–150 g/Tag, wobei die fettähnlichen Stoffe für den Energiestoffwechsel keine große Rolle spielen, sondern vor allem dem Aufbau von Zellmembranen oder Hormonen dienen. Ein gewisser Anteil von Fetten muss in der Nahrung enthalten sein, weil nur über die Fette die fettlöslichen Vitamine oder deren Vorstufen aufgenommen werden können.

Die Fette werden hauptsächlich im Unterhautfettgewebe, in bindegewebigen Strukturen (abdominelle Fettschürze), aber auch in einigen Organen (Leber, Niere) als Depotfett gespeichert. Bei Ausdauersportlern stellt sich aufgrund des hohen Kalorienverbrauches und wegen des günstigeren Kraft/Lastverhältnisses meist ein sehr geringer Körperfettanteil ein. Er kann mit einfachen Methoden abgeschätzt werden, jedoch nur mit großem Aufwand genau bestimmt werden.

Häufig wird die Hautfaltenmessung an verschiedenen Körperstellen genutzt, um den Gesamtkörperfettanteil abzuschätzen. Er liegt normalerweise bei 12–20%, bei hochtrainierten Ausdauersportlern zwischen 6–12% des Körpergewichtes. Der Körperfettanteil beeinflusst auch die Produktion von Hormonen. So findet hier bei Frauen eine extragonadale Östrogenproduktion statt. Mit dem Körperfettanteil hängt auch die Produktion des Hormons Leptin zusammen, welches Hungergefühl beeinflusst und dadurch körpergewichtsregulierend wirkt; weiterhin werden auch die fettlöslichen Vitamine im Fettgewebe gespeichert, so dass dem Fettgewebe nicht nur eine Energiedepotfunktion zukommt.

Eiweiße

Eiweiße (Proteine) sind großmolekulare Verbindungen, die aus ca. 20 verschiedenen Aminosäuren bestehen (Abb. 95). Eine kontinuierliche Eiweißzufuhr ist unumgänglich, weil Proteine nicht aus Fetten und Kohlenhydraten gewonnen werden können. Der menschliche Organismus kann von den 20 Aminosäuren

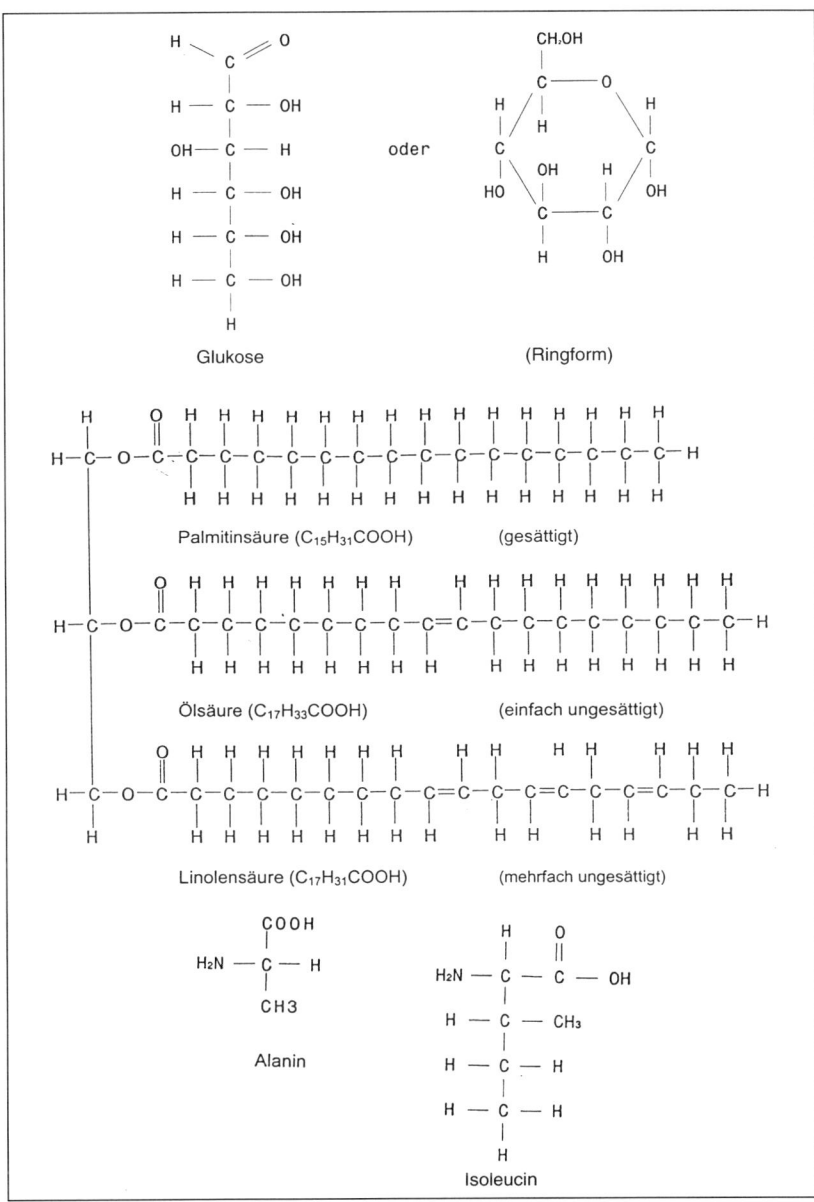

Abb. 95: Oben: Strukturformeln von Glukose, links schematisch, rechts in der typischen vorliegenden Ringform. – Mitte: Beispiel eines Triglyzerids mit ungesättigter und gesättigter Fettsäure. – Unten: Strukturformeln der für den Nährstoffwechsel wichtigen Aminosäure Alanin und der essentiellen Aminosäure Isoleucin.

Tab. 29: Biologische Wertigkeit von tierischem und pflanzlichem Eiweiß und von Kombinationen.

Protein bzw. Proteingemisch	biologische Wertigkeit
Weizen	59
Bohnen	73
Reis	83
Rindfleisch	83
Soja	84
Milch	84
Kartoffel	90
Vollei	100
Bohnen und Mais (52%/48%)	101
Milch und Weizen (75%/25%)	105
Vollei und Weizen (68%/32%)	118
Vollei und Milch (71%/29%)	122
Vollei und Kartoffel (35%/65%)	137

etwa die Hälfte aus einfacheren Bausteinen synthetisieren. Vom Körper nicht synthetisierbare Aminosäueren werden essentielle Aminosäuren genannt und müssen mit der Nahrung zugeführt werden. Man erfasst dies durch den Begriff der biologischen Wertigkeit (Tab. 29). Sie wird bestimmt durch den absoluten Gehalt an essentiellen Aminosäuren und durch das Verhältnis der essentiellen Aminosäuren zueinander.

Ein Nahrungseiweiß hat die Wertigkeit 100, wenn 100 g so viele essentielle Aminosäuren enthalten, dass die gleiche Menge (100 g) menschliches Eiweiß aufgebaut werden kann. Pflanzliche Nahrungsmittel enthalten deutlich weniger essentielle Aminosäuren und liegen in ihrer Wertigkeit niedriger, können aber bei geeigneter Kombination Werte über 100 erreichen; besonders günstig ist das tierische Eiweiß Casein (Milcheiweiß).

Die tägliche Aufnahme liegt bei 70–90 g Eiweiß (1–1,5 g/kg); die Hauptnahrungsquellen sind Fleisch bzw. Wurst (ca. 34%), Milch (20%), Brot (18%), Eier, Fisch (14%). Die mit der Nahrung aufgenommenen Proteine werden im Magen durch das saure Milieu denaturiert und durch Pepsin bzw. im Darm durch die Pankreaspeptidasen über Oligopeptide zu Aminosäuren abgebaut und aktiv absorbiert.

Im Körper werden aus den Aminosäuren (Aminosäurenpool) ständig körpereigene Proteine, die wichtige Funktionen im Körper erfüllen (Enzyme, Immunproteine, Transportproteine, Strukturproteine, Hormone), aufgebaut und wieder abgebaut. Ein Teil der Aminosäuren wird zur Energiegewinnung über die Gluconeogenese (Wiederaufbau von Glucose) oder über die direkte Oxidation herangezogen; der dabei freigesetzte Ammoniak (NH_3) wird mit Kohlendioxid (CO_2) zu Harnstoff umgesetzt und über die Niere ausgeschieden. Unter bestimmten Bedingungen kann deshalb der gebildete Harnstoff einen vermehrten bzw. übermäßigen Eiweißabbau anzeigen (Katabolismus).

Alkohol

Alkohol hat einen nahezu doppelt so hohen Energiegehalt wie die Kohlenhydrate und spielt deshalb auch bei Sporttreibenden in der Energiebilanzierung eine Rolle; er soll deshalb an dieser Stelle mit abgehandelt werden. Ebenso wie die Kohlenhydrate kann Alkohol bei überkalorischer Zufuhr in Fette umgewandelt werden und führt dann zu einer Gewichtszunahme. So enthält Bier in der Regel einen Alkoholanteil von 4–5%, Wein von 9–12%, Schnaps, Whisky oder

Rum zwischen 30–75%. Bei einem Viertel Wein werden also zwischen 160–200 kcal aufgenommen, bei hochprozentigem Alkohol entsprechend mehr.

Alkohol hat auf den Sport bezogen zu berücksichtigende Wirkungen. So führt er in geringen Mengen zu einer psychischen und physischen Entspannung und kann durch seine beruhigende Wirkung zu einer Verbesserung des Wohlbefindens beitragen. Andererseits ist bekannt, dass Alkohol in größeren Mengen die Freisetzung des männlichen Geschlechtshormons (Testosteron) hemmt, was in fast allen Sportdisziplinen wegen der reduzierten anabolen Wirkung unerwünscht ist. Eine einmalige Zufuhr hat eine nachweisbare Wirkung von bis zu 2–3 Tagen.

Nährstoffe und Energieumsatz

Kohlenhydrate, Fette und Alkohol werden vollständig zu H_2O und CO_2 abgebaut, beim Eiweißabbau entsteht außerdem noch der energiehaltige Harnstoff, welcher den anfallenden Stickstoff über die Niere eliminiert. Die Energiemenge, die pro Gramm eines Nährstoffes freigesetzt werden kann, entspricht dem biologischen Brennwert, diejenige, die pro Liter O_2 entstehen kann, dem Energieäquivalent.

Für Fette ergibt sich ein biologischer Brennwert von 9,34 kcal/g, für Eiweiße und Kohlenhydrate von 4,2 kcal/g und für Äthylalkohol von 7,13 kcal/g. Das Energieäquivalent beträgt dagegen für Fette 4,6 kcal/l O_2, für Eiweiße 4,5 kcal/l O_2, für Kohlenhydrate 5,1 kcal/l O_2 und für Äthylalkohol 5,4 kcal/l O_2. Aus Kohlenhydraten kann also mit der gleichen Sauerstoffmenge etwas mehr Energie gewonnen werden, wobei 80–90% der Energie der Nährstoffe in Wärme umgewandelt werden.

Wegen der essentiellen Anteile in den Nährstoffen können sie sich gegenseitig nicht vollständig ersetzen; es müssen langfristig alle Nährstoffe mit einem Minimum in der Ernährung vertreten sein. Körperliche Arbeit und damit auch sportliche Belastungen erhöhen den Nährstoffbedarf durch zusätzlichen Kalorienverbrauch zum Freizeitumsatz, welcher dem Grundumsatz plus Energieumsatz des nicht arbeitenden Menschen entspricht (Tab. 30 links).

Tab. 30: Links: Energieverbrauch (kcal/h) bei Alltags- und Sportbelastungen zusätzlich zum Grundumsatz. – Rechts: Energieverbrauch (kcal/kg/h) bei sportlichen Belastungen in Abhängigkeit von der Geschwindigkeit und bezogen auf das Körpergewicht (n. Donath u. Schüler 1979).

Gehen	180	Laufen 3,3 m/sec	10,8
Gartenarbeit	120–300	Laufen 6,6 m/sec	85,0
Tanzen	300–400	Schwimmen 0,33 m/sec	4,4
Rad fahren	400	Schwimmen 0,8 m/sec	10,3
Laufen (9 km/h)	600	Rad fahren 15 km/h	21,0
Laufen (15 km/h)	800	Rad fahren 30 km/h	12,0
Brustschwimmen (50 m/sec)	680		
Kraulen (50 m/min)	840		
Rennrad fahren	1200		
Rennrudern	1200		

Daraus ergibt sich ungefähr ein Anhalt, welche maximalen Energieumsätze bei lang andauernden Wettkämpfen, z. B. beim Radrennen oder Triathlon, zu erwarten sind. In den meisten Sportarten spielt das Körpergewicht, welches mitgetragen oder zumindest beschleunigt werden muss, eine wesentliche Rolle, so dass eine Angabe bezogen auf das Körpergewicht sinnvoll ist (Tab. 30 rechts).

Aus dem Energieäquivalent ergibt sich, dass Kohlenhydrate die meiste Energie pro verbranntem Sauerstoff liefern können. Weiterhin ist die Geschwindigkeit der maximalen Energiebereitstellung aerob über die Kohlenhydrate nahezu doppelt so schnell wie durch die Fette (s. S. 178 f.). Dies hat zur Folge, dass bis etwa zu einer Belastungsintensität von 60% der individuellen maximalen Sauerstoffaufnahme überwiegend Fette für die Energiebereitstellung herangezogen werden, kenntlich am respiratorischen Quotienten von unter 0,8 (s. S. 180).

Bei zunehmend höheren Intensitäten erfolgt ein höherer Anteil der Energiebereitstellung über die Kohlenhydrate, entsprechend lässt sich ein Anstieg des respiratorischen Quotienten nachweisen. Allerdings ist der Kohlenhydratgehalt der Muskulatur limitiert und kann sich bei langdauernden intensiven Belastungen erschöpfen. In klassischer Weise wurde dies erstmals bei Skilangläufern untersucht (Abb. 96). Durch unterschiedliche Nahrungszufuhr mit gleichem

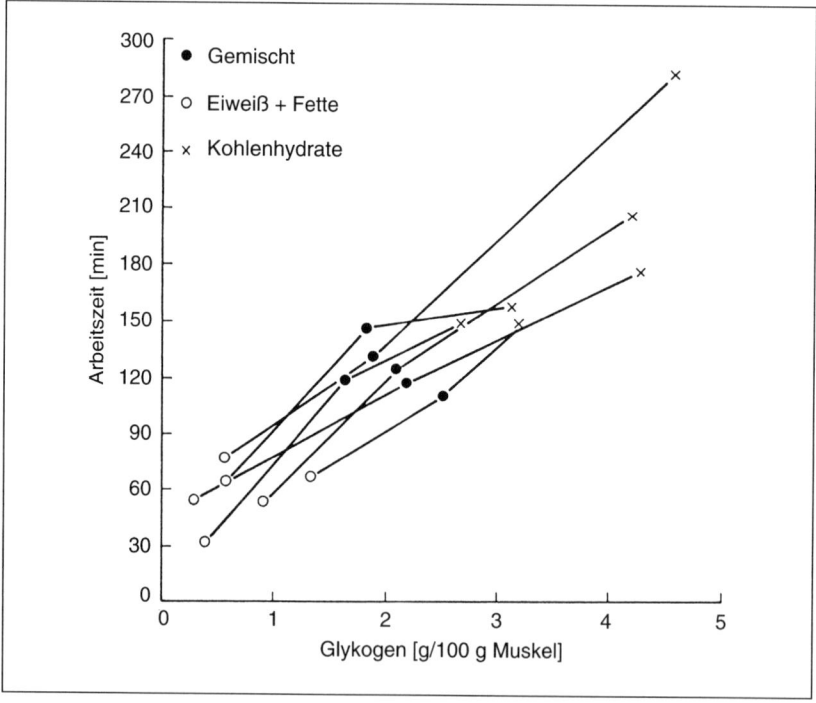

Abb. 96: *Glykogengehalt und Arbeitszeit der belasteten Muskulatur in Abhängigkeit von der Nahrungszufuhr (n. Bergström 1967).*

Ernährung und körperliche Aktivität

Kaloriengehalt wurde der Glykogengehalt in der Muskulatur verändert und anschließend die erbrachte Arbeitszeit bei gleich hoher Intensität gemessen.

Es zeigte sich eine eindeutige Abhängigkeit zwischen dem Muskelglykogengehalt der arbeitenden Muskulatur und der erbrachten Arbeitszeit. Das gilt allerdings nur, wenn die Belastung so hoch ist, dass überwiegend Kohlenhydrate verbrannt werden, auf niedrigerem Intensitätsniveau mit überwiegender Fettoxidation ist eine weitere Körperarbeit möglich.

Welche Nährstoffe als Energielieferanten herangezogen werden, hängt deshalb sowohl von der Belastungsintensität wie von der Verfügbarkeit des Substrates ab. Da es eine große Anzahl ganz unterschiedlicher Beanspruchungen in den verschiedenen Sportarten gibt, variiert auch der Belastungsstoffwechsel in weiten Bereichen. Dennoch soll anhand der klassischen Beanspruchungsformen Ausdauer, Kraft und Schnelligkeit auf die Grundprinzipien eingegangen werden, um das Verständnis für bestimmte Arten des Ernährungsverhaltens zu ermöglichen.

Ausdauersportarten

Für die Ausdauersportarten sind unter dem Gesichtspunkt der Energiezufuhr zwei physiologische Aspekte wesentlich. Bei Belastungsformen, die über zwei bis drei Stunden im Bereich der Dauerleistungsgrenze durchgeführt werden, wie z. B. Radrennfahren, Marathon, Ultralangstreckenlauf oder Skilanglauf, ist der Glykogengehalt der belasteten Muskulatur und eventuell der Leber ein limitierender Faktor (s. a. Tab. 26). Dies kann auch für Sportarten mit zeitweise hochintensiven Belastungen und kürzerer Gesamtbelastungsdauer gelten, wie z. B. Fußball oder Eishockey.

Insbesondere in Vorbereitung auf den Wettkampf aber auch während der intensiven Trainingsphasen wird deshalb versucht, durch einen hohen Kohlenhydratanteil in der Ernährung (50–65%) den Glykogengehalt der Muskulatur hoch zu halten. Die früher häufiger durchgeführten Trickdiäten, die zunächst eine vollständige Entleerung der Glykogenspeicher anstreben, um dann eine Superkompensation zu erreichen, sind hierzu nicht erforderlich. Sie wirken sich oft eher nachteilig aus, da sie zu Verdauungsunverträglichkeiten und Schwächegefühl führen können.

Bei sehr hohen Kalorienumsätzen (> 6000–8000 kcal/Tag), wie sie im Triathlon oder beim Radsport insbesondere bei den Langstrecken vorkommen, interferiert dies mit dem Problem, dass hier auf eine ausreichende Fettzufuhr wegen der höheren Energiedichte nicht verzichtet werden kann. So erhöht sich bei diesen Belastungsformen wieder der Fettanteil. Auch der Eiweißanteil nimmt eher wieder zu, da bei sehr langen Belastungen auch vermehrt Eiweiße zur Energiegewinnung herangezogen werden und außerdem der Umsatz der Strukturproteine deutlich höher ist, so dass zur Vermeidung oder Verminderung eines katabolen Zustandes der Eiweißanteil nicht zu stark verringert werden darf. Bei Wettkampfzeiten unterhalb von $1\frac{1}{2}$ Stunden ist in der Regel die Nährstoffverteilung ohne wesentliche Bedeutung.

Während einer Wettkampfbelastung kann eine Kohlenhydratzufuhr bei einer Belastungsdauer von $1\frac{1}{2}$ bis $2\frac{1}{2}$ Stunden individuell leistungsfördernd sein, bei längeren Wettkampfzeiten ist eine Nahrungskarenz leistungsmindernd bzw. eine intermittierende Nährstoffzufuhr für eine optimale Leistung erforderlich. Vor allem durch leicht resorbierbare Kohlenhydrate wird der Blutzuckerspiegel angehoben und eine Unterzuckerung (Hungerrast) insbesondere mit zentralnervöser Leistungsminderung vermieden.

Häufigkeit und Art der Kohlenhydratzufuhr müssen so gewählt werden, dass eine überschießende Gegenregulation durch das Hormon Insulin vermieden wird; in der Regel wird deshalb eine Mischung aus Einfach- und Mehrfachzuckern zu empfehlen sein. Da es meist gleichzeitig zu deutlichen Flüssigkeitsverlusten kommt, können die Kohlenhydrate auch bei der Flüssigkeitszufuhr zugesetzt werden (4–8%).

Kraftsportarten

Reine Kraftsportarten oder Sportarten mit einem hohen Kraftanteil und eventuell hohem Körpergewicht mit meist sehr kurzen oder unterbrochenen Wettkampfzeiten sind bezüglich der als Minimum aufzunehmenden Kalorienmenge unproblematisch. Eher werden zu viele Kalorien zugeführt, der überkalorische Anteil wird dann als Depotfett abgelagert, und die optimale sportliche Leistung kann möglicherweise nicht erreicht werden. Der erforderliche Aufbau der Muskulatur macht es nur scheinbar nahe liegend, auch eine hohe Eiweißzufuhr durchzuführen bzw. den Eiweißanteil prozentual zu den Kohlenhydraten und Fetten bezogen auf das Körpergewicht zu erhöhen.

Diese frühere Ansicht ist noch nicht bei allen Leistungssportlern korrigiert. Tatsächlich ist der Eiweißbedarf auch bei einseitigem Kraftsport kaum höher als bei Ausdauer- oder Schnellkraftsportlern. Praktische Versuche und theoretische Überlegungen zeigten, dass in der Regel mit einer Eiweißzufuhr von 1,5–2,0 g/kg Körpergewicht eine vollständige Deckung des Bedarfs erreicht ist bzw. eine höhere Zufuhr keinen weiteren Effekt hat. Bei der nicht leistungssporttreibenden Bevölkerung wird eine Zufuhr von 1,0–1,5 g/kg Körpergewicht als ausreichend angesehen.

Eine übermäßige Proteinzufuhr insbesondere durch Fleisch ist auch aus gesundheitlichen Gründen nicht wünschenswert, da sie zu einer vermehrten Cholesterinaufnahme und Purinzufuhr führt und damit die Neigung zur Hypercholesterinämie und Hyperurikämie mit möglicher Gichterkrankung verstärkt wird. Allerdings ist zu berücksichtigen, dass das zugeführte Eiweiß von hoher biologischer Wertigkeit sein sollte. Insbesondere die pflanzliche Nahrung bei Vegetariern oder Veganern enthält in bestimmten Zusammensetzungen oft nicht biologisch gleichwertige Proteine wie bei der Zufuhr von tierischem Eiweiß.

Schnellkraftsportarten

Sportdisziplinen mit hohen Schnellkraftanteilen im Training und Wettkampf sind in erster Linie auf einen ausreichenden Eiweißanteil und eine betonte Kohlenhydratzufuhr angewiesen. Während die Eiweißzufuhr ähnlich wie bei den Kraftsportarten zu bewerten ist, sind hohe Glykogenspeicher aufgrund der vorwiegend anaeroben Belastung mit Ansprache der schnellen Muskelfasern sinnvoll, insbesondere um wiederholte schnelle Belastungen zu ermöglichen.

Dies gilt dementsprechend auch für Spielsportarten, bei denen wiederholte kurze und hohe Belastungsspitzen typisch sind, die allerdings gleichzeitig über einen längeren Zeitraum erbracht werden müssen. Hier kann der Glykogenverbrauch in den schnellen Muskelfasern so hoch sein, dass z. B. beim Fußball, Handball oder Eishockey die Abnahme des Glykogengehaltes stark leistungsmindernd wirkt.

Vitamine

Stoffe, die lebensnotwendig aber ohne wesentlichen Energieinhalt sind, die der menschliche Körper jedoch nicht selbst synthetisieren kann, haben den Namen Vitamine erhalten. Die Bezeichnung rührt von den ersten gefundenen Vitaminen her, die Stickstoff enthielten (Thiamin = Vitamin B_1). Mittlerweile ist der Name irreführend, weil die inzwischen 13 bekannten Vitamine ganz unterschiedlichen Stoffgruppen zuzuordnen sind und keineswegs alle eine Amin-Gruppe enthalten.

Man unterscheidet heute die fettlöslichen Vitamine A, D, E, K von den wasserlöslichen Vitaminen der B-Gruppe, der Folsäure, dem Niacin, der Pantothensäure und der Ascorbinsäure (s. Tab. 31). Dies hat praktische Bedeutung, da die fettlöslichen Vitamine besser gespeichert werden können und deshalb auch bei unterbrochener Zufuhr Mangelzustände nur sehr verzögert auftreten. Bei den wasserlöslichen Vitaminen ist dagegen eine relativ kontinuierliche Zufuhr erforderlich; eine übermäßige Zufuhr wird meist über die Nieren sofort wieder ausgeschieden.

Tab. 31: *Die wichtigsten fett- und wasserlöslichen Vitamine.*

Fettlösliche Vitamine	Wasserlösliche Vitamine
Vitamin A Vitamin D Vitamin E Vitamin K (Vitamin F)	Die B-Vitamine: – Thiamin (B_1) – Riboflavin (B_2) – Niacin – Pyridoxol (B_6) – Pantothensäure – Biotin (H) – Folsäuregruppe – Cobalamine (B_{12}) Ascorbinsäure (C)

Die komplexe Wirkungsweise der Vitamine kann hier nicht dargestellt werden, es soll nur kurz auf die für den Sport wesentlichen Vitamine eingegangen werden. Bei den Vitaminen A (Hauptfunktion: Bestandteil des Sehpurpurs), Vitamin D (Hauptfunktion: Knochen- und Zahnbildung) und Vitamin K (Hauptfunktion: Blutgerinnung) ist ein Zusammenhang zur körperlichen Leistungsfähigkeit bisher nicht beschrieben worden.

Das Vitamin E (Tokopherol) hat eine besondere Bedeutung bei der antioxidativen Funktion, eine Rolle spielt es außerdem bei der Senkung des Blutfettspiegels; es stabilisiert weiterhin die Zellmembran und beeinflusst die Elastizität des Bindegewebes. Eine Wirkung auf die Dauerleistungsfähigkeit durch verminderten Sauerstoffbedarf unter Belastung und Verminderung des Laktatspiegels wurde immer wieder angenommen und beschrieben, letztlich jedoch nicht sicher bewiesen. Falls ein Effekt da ist, kann er sicher als sehr gering angenommen werden. Hohe Dosierungen (500–1000 mg/d) sind bezüglich der Leistungsbeeinflussung sicher eher negativ zu bewerten.

Bei den wasserlöslichen Vitaminen, besonders bei denen der B-Gruppe, wurde aufgrund ihrer vielfältigen Funktionen im Energiestoffwechsel, insbesondere hinsichtlich der Funktionsfähigkeit von Enzymen und der blutbildenden Organe, eine Bedeutung für die körperliche Leistungsfähigkeit angenommen. Einzelne nachgewiesene Effekte, wie die Senkung der freien Fettsäuren nach Gabe von Niacin, sind zwar dokumentiert, ohne dass damit sicher eine Leistungssteigerung verbunden ist. Auch für die Vitamine B_{12}, Pantothensäure und Folsäure steht der Nachweis einer Leistungsbeeinflussung aus.

Die allgemeine Auffassung geht derzeit dahin, dass nur bei einer vorher deutlich erniedrigten Vitaminzufuhr eine zusätzliche Gabe von Vitaminen leistungsfördernd sein kann. Dies gilt auch für das am besten untersuchte Vitamin, die Ascorbinsäure (Vitamin C). Vitamin C wirkt als Antioxidans, fördert die Eisenabsorption und wirkt beim Aufbau des Bindegewebes mit. Möglich erscheint eine bessere Verwertung des Sauerstoffes unter erhöhter Vitamingabe. Ein eindeutiger Nachweis einer Leistungsverbesserung durch hohe Vitamin C-Gabe ist aber bisher nicht gelungen. Lediglich bei nachgewiesenem Mangel ist mit einer Wirksamkeit zu rechnen.

Letztlich ist die Frage, ob eine zusätzliche Vitaminzufuhr bei der normalen mitteleuropäischen Ernährung in irgendeiner Form leistungssteigernd wirkt, nicht entschieden; mit Sicherheit sind die Effekte jedoch klein. Es ist ohnehin zu bedenken, dass bei hohen Kalorienumsätzen im Sport durch die größere Nahrungsaufnahme auch vermehrt Vitamine zugeführt werden, so dass auch das oft angeführte Argument eines erhöhten Vitaminbedarfs des Sporttreibenden keinen überzeugenden Grund für eine zusätzliche Vitaminzufuhr darstellt. Allerdings sollte man nicht vergessen, dass durch unsachgemäße Lagerung oder Zubereitung (Kochverlust) der Vitamingehalt in den Nahrungsmitteln drastisch vermindert sein kann. Dies mag die berechtigte Begründung für manchen Sporttreibenden sein, zur Sicherheit regelmäßig ein Multivitaminpräparat zu sich zu nehmen.

Besondere Probleme der Ernährung und Sport

Der Glaube, dass durch ein spezielles Ernährungsverhalten die körperliche Leistungsfähigkeit gesteigert werden kann, ist in der Bevölkerung und insbesondere bei Sporttreibenden weit verbreitet. Dies macht die letztere Gruppe auch anfällig für extreme Empfehlungen und einseitiges Ernährungsverhalten. Tatsächlich werden aber die meisten Weltklasseleistungen im Sport mit einer ganz normalen, ausgewogenen Kost erreicht. Eher erscheint es wahrscheinlich, dass man durch eine einseitige Kost Ernährungsfehler begeht oder Verhaltensweisen in Gang gesetzt werden, die die Leistung vermindern.

Ein Beispiel sind die verschiedenen empfohlenen Diäten, die auf die Trennung bestimmter energieliefernder Substrate Wert legen. Ihre propagierte Wirksamkeit konnte bisher nicht wirklich belegt werden. Nicht selten führt auch strenge vegetarische Kost zu Defiziten im Eiweißbereich oder bei den Elektrolyten Magnesium und Eisen (s. S. 233 f.). Besonders gefährdet sind hierbei Frauen. Bei Laktovegetariern, die zwar kein Fleisch, aber Eier und Milch zu sich nehmen, ist diese Gefahr deutlich geringer. Dennoch ist eine mehr oder weniger strenge vegetarische Kost für Leistungssportler ungeeignet, da hohe Eiweißumsätze und ein erhöhter Bedarf auch bei Ausdauersportlern vorkommen, den die vegetarische Kost insbesondere auch bezüglich der Wertigkeit des Eiweißes oft nicht erfüllt.

Ein weiteres Problem sind Abmagerungskuren und Gewichtsverminderungen. Sie werden im Sport häufig durchgeführt, da sie bei erhöhtem Gewicht vor allem in Ausdauersportarten leistungssteigernd wirken. Bei bestimmten Sportarten wird ein niedriges Gewicht (Körperfettanteil < 10%) aus ästhetischen Gründen (Sportgymnastik, Turnen) oder wegen Einteilungen nach Gewichtsklassen angestrebt. Bei Gewichtsverminderungen durch eine verminderte Kalorienzufuhr muss die Ausgewogenheit der Kost ganz besonders beachtet werden, da die Gefahr einer Unterversorgung mit essentiellen Nährstoffen erhöht ist. Außerdem muss hierbei immer eine ausreichende Flüssigkeitszufuhr erfolgen.

Nicht selten verselbständigt sich die Gewichtsabnahme insbesondere bei Mädchen in der Pubertät oder jungen Frauen. Das optimale individuelle Verhältnis zwischen Gewicht und Leistung wird unterschritten und es beginnt die Gefahr einer gesundheitlichen Störung (Anorexie).

Man unterscheidet bei den Anorexien das klassische Krankheitsbild einer Anorexia nervosa von einer Anorexia athletica. Letztere ist eine bewusste Verringerung des Körpergewichtes bis zur Grenze des Untergewichtes, um eine bestimmte sportliche Leistung zu erreichen. Bei der Anorexia athletica ist die betreffende Athletin – seltener Athlet – jedoch noch in der Lage, jederzeit selbstbestimmt einen Anstieg des Körpergewichtes wieder herbeizuführen.

Bei der Anorexia nervosa handelt es sich dagegen um eine schwere psychosomatische Erkrankung, bei der die Selbsteinschätzung der Körperrelationen gestört ist und der Gewichtsverlust zum Inhalt des Denkens und Handelns wird. Diese beim weiblichen Geschlecht in zehnfacher Häufigkeit im Vergleich zum männlichen Geschlecht vorkommende Erkrankung kann unbehandelt bis zum Tod führen.

Zusammenfassung

Die Energiebedarfdeckung des menschlichen Organismus erfolgt hauptsächlich über die Aufnahme von Kohlenhydraten, Fetten, Eiweißen und z. T. durch Alkohol. Aufgrund ihres Energiegehaltes, der maximal möglichen Energieflussraten und der differierenden Speichermöglichkeit und auch biologischen Funktion kommt den verschiedenen Substraten im Belastungsstoffwechsel der Muskulatur eine unterschiedliche Bedeutung zu.

Die Kohlenhydrate werden als Mono-, Di- oder Polysaccharide und als pflanzliche oder tierische Stärke mit der Nahrung aufgenommen und stellen mit 30-40% einen Hauptbestandteil unserer Nahrung dar. Sie werden als Glykogen gespeichert; Hauptspeicherorte sind die Muskulatur mit 1–1,5 g/100 g Muskelfeuchtgewicht und die Leber mit 10-20 g/100 g Leberfeuchtgewicht. Der zur Verfügung stehende Glykogengehalt bei intensiver körperlicher Belastung ist damit begrenzt.

Fette sind ebenfalls tierischer oder pflanzlicher Herkunft. Für die Energiebereitstellung sind vor allem die Triglyzeride, bestehend aus drei Fettsäuren und Glyzerin, von Bedeutung. Sie können begrenzt im Muskel und nahezu unbegrenzt im Fettgewebe gespeichert werden. Übermäßig zugeführte Kohlenhydrate werden ebenfalls in Fette umgewandelt und gespeichert; eine Rückverwandlung in Kohlenhydrate ist nicht möglich. Einige ungesättigte Fettsäuren können nicht vom Körper synthetisiert werden und müssen deshalb mit der Nahrung zugeführt werden.

Eiweiße sind großmolekulare und z. T. komplexe Verbindungen, die aus ca. 20 verschiedenen Aminosäuren bestehen. Eine kontinuierliche Eiweißzufuhr ist erforderlich, da Proteine nicht aus Fetten und Kohlenhydraten gebildet und einige Aminosäuren nicht synthetisiert werden können und auch deshalb mit der Nahrung zugeführt werden müssen. Hauptnahrungsquellen sind Fleisch, Milch und Teigwaren. Nur ein geringer Teil der Eiweiße dient der Energiegewinnung, der Hauptteil wird für den Aufbau körpereigener Proteine benötigt.

Alkohol hat einen doppelt so hohen Energiegehalt wie die Kohlenhydrate und kann ebenfalls bei überkalorischer Zufuhr in Fette umgewandelt werden. Alkohol spielt deshalb bei regelmäßigem Konsum in der Energiebilanz eine wichtige Rolle.

Kohlenhydrate, Fette und Alkohol werden vollständig zu H_2O und CO_2 abgebaut, beim Eiweißabbau entsteht zusätzlich noch Harnstoff. Physische Belastungen erhöhen den Nährstoffbedarf in Abhängigkeit von der Intensität und der Dauer der Belastung. Längerfristig müssen alle Nährstoffe mit einem Minimum in der Ernährung enthalten sein, da sie sich wegen der essentiellen Anteile nicht vollständig vertreten können.

Spezielle Ernährungsregime zeigen bei ausreichend kalorischer Zufuhr nur einen geringen Einfluss auf die Leistung; extrem einseitige Kost hat häufig eher einen negativen Effekt. Gesichert scheint, dass bei Ausdauersportarten eine möglichst hohe Kohlenhydratzufuhr sinnvoll ist, um eine maximale Glykogenspeicherung zu erreichen, während bei Kraft- und Schnellkraftsportarten die Eiweißzufuhr ausreichend – orientiert an einer hohen biologischen Wertigkeit – sein sollte.

Vitamine sind Stoffe, die lebensnotwendig sind und sehr unterschiedliche und komplexe Wirkungen im Bau- und Energiestoffwechsel haben. Dennoch darf davon nicht abgeleitet werden, dass einen zusätzliche Vitaminzufuhr zur normalen mitteleuropäischen Ernährung leistungssteigernd wirkt, da bei hohen Energieumsätzen auch die Vitaminaufnahme mit der Nahrung gesteigert ist. Sicher erscheint derzeit nur, dass Vitaminmangel zur Leistungsminderung führen kann. Solch ein Mangel kann bei einseitiger Ernährung oder speziellen Ernährungsverhalten nicht immer ausgeschlossen werden.

2 Thermoregulation und körperliche Aktivität

Wärmehaushalt und körperliche Aktivität

Der Mensch gehört zu den Lebewesen, die ihre Körpertemperatur weitgehend konstant halten und nur in engen Grenzen Temperaturschwankungen zulassen (homoiotherm=gleich warm). Das setzt voraus, dass bei Änderung der Umgebungstemperatur oder vermehrter Wärmeproduktion, z. B. durch Muskelarbeit, die Faktoren Wärmeproduktion und Wärmeabgabe so geregelt werden, dass die Temperatur annähernd gleich bleibt. Streng genommen trifft die Homoiostase nur für den Körperkernbereich zu, der das Innere des Rumpfes und des Kopfes umfasst (Abb. 97). Deshalb muss die Körpertemperatur rektal, sublingual (unter der Zunge), im Ohr oder axillär gemessen werden; sie liegt normalerweise zwischen 36,4–37,4 Grad Celsius.

Die Körperschale ist in die Temperaturregulation mit einbezogen und als wechselwarm zu bezeichnen. Bei niedrigen Außentemperaturen kann die Temperatur an den Extremitäten und der äußeren Körperschale ohne Schaden bis zu 20 Grad absinken und vermindert dadurch die Wärmeabgabe. Die Körpertemperatur weist tagesrhythmische Schwankungen mit einem Minimum am Morgen und einem Maximum am frühen Abend auf, die Differenz kann bis zu 1,5 Grad Celsius

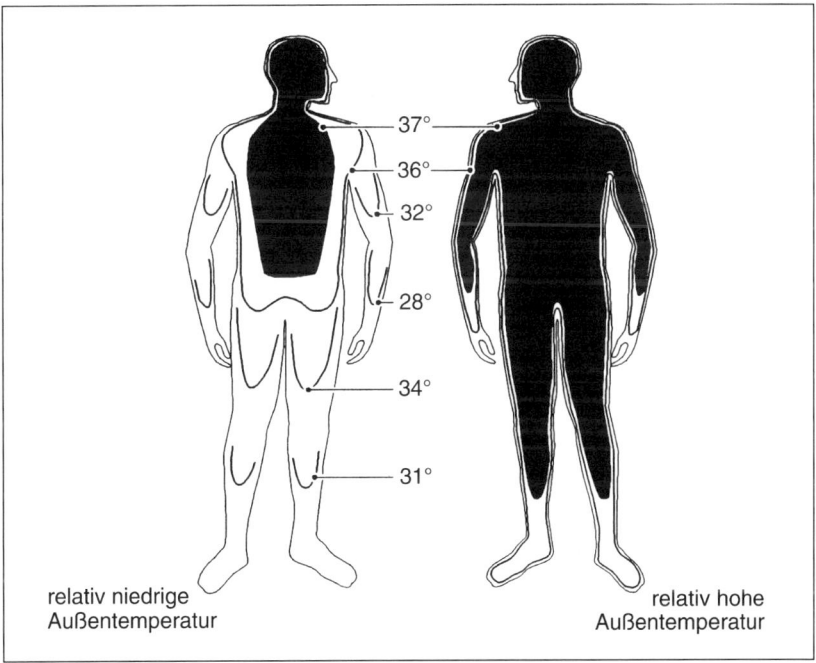

Abb. 97: *Unterschiedliche Ausdehnung der Temperatur im Körper in Abhängigkeit von der Außentemperatur.*

betragen. Darüber hinaus gibt es bei der Frau einen hormonellen Einfluss; mit der Ovulation kommt es zu einen Anstieg der Durchschnittstemperatur um 0,5 Grad Celsius bis zum Eintritt der nächsten Menstruation.

Die Temperaturregelung erfolgt beim Menschen im Zwischenhirn, wo sich auch der Temperaturfühler befindet. Den geringsten Regelungsbedarf und damit auch die geringste Wärmebildung erfährt der unbekleidete und ruhende Mensch bei einer Außentemperatur von 27–29 Grad Celsius (Behaglichkeitstemperatur) und einer Luftfeuchtigkeit von ca. 50%. Im Wasser mit seiner höheren Wärmeleitfähigkeit liegt diese Temperatur bei etwa 30–35 Grad, in Abhängigkeit von der Dicke des Unterhautfettgewebes.

Bei Körperarbeit sinkt die Behaglichkeitstemperatur durch die Wärmeproduktion in Abhängigkeit von der Schwere der Körperarbeit ab. Bei Abkühlung mobilisiert der Organismus die Wärmebildung durch einen erhöhten Energieumsatz infolge der Aktivierung des Sympathikus. Auch bei Erhöhung der Außentemperatur muss der Organismus vermehrt Energie aufbringen, um durch vermehrte Schweißproduktion und eventuell vermehrte Ventilation die Wärmeabgabe zu verstärken.

Körperarbeit und sportliche Belastungen erzeugen in der Regel mehr Wärme auch bei niedrigen äußeren Temperaturen als für die Homoiostase benötigt wird. Während ein Anstieg der muskulären Temperatur bis auf 38–39 Grad noch als leistungsfördernd angesehen werden kann, da sich nach der Reaktions-Geschwindigkeit-Temperaturregel die Stoffwechselabläufe beschleunigen, elastische und visköse Widerstände der Muskulatur vermindert werden und sich die neuromuskuläre Funktion verbessert, führt eine darüber hinausgehende Temperatursteigerung wieder zu einer Leistungsminderung. Der Organismus ist deshalb bestrebt, die optimale Betriebstemperatur durch eine vermehrte Wärmeabgabe zu erhalten.

Die Wärmeabgabe erfolgt über die Haut und Exspirationsluft und kann grundsätzlich über vier verschiedene Mechanismen erfolgen. Dazu gehören Wärmeleitung (Konduktion), Wärmetransport (Konvektion), Wärmestrahlung und Wärmeabgabe durch Verdunstung. Beim Sport haben der Wärmetransport, d. h. die Wärmeabgabe durch Berührung mit einem umgebenden Medium (Wasser, Luft), und insbesondere die Verdunstung, die größte Bedeutung.

Die Wärmeabgabe durch Konvektion ist deutlich erhöht, wenn das umgebende Medium in Bewegung ist. So wird die Wärmeabgabe bei einer Luftbewegung (Wind, Fahrtwind) von etwa 15 km/h auf das Doppelte erhöht. Umgekehrt beschleunigt die Bewegung von kaltem Wasser auf der Haut die Auskühlung.

Die effektivste Wärmeabgabe erfolgt durch die Verdampfung von Flüssigkeit (Schweiß), welche der Haut und dem Körper Wärme entzieht. Ein Liter verdunsteter Schweiß entzieht dem Körper ca. 580 kcal, abtropfender Schweiß hat dagegen keinen Kühlungseffekt. Eine hohe Luftfeuchtigkeit vermindert die Verdunstungsrate und erhöht den nicht wirksamen Schweißverlust, so dass die Ausdauerleistungsfähigkeit durch eine verschlechterte Thermoregulation abnimmt.

Regelmäßiges Training verbessert die Thermoregulation insbesondere durch eine Erhöhung der Schweißmenge. Bei niedriger Luftfeuchtigkeit können so pro

Stunde 1,5–2,5 Liter Schweiß verdunstet werden, was eine deutliche Verstärkung des Abkühlungseffektes bedeutet. Die Adaptationsfähigkeit der Thermoregulation zeigt allerdings große individuelle, vermutlich genetisch bedingte Unterschiede, was der Erfahrung einer sehr unterschiedlichen Hitzetoleranz bei Ausdauersportarten entspricht.

Sport unter Hitzebedingungen

Bei ständigem Aufenthalt in einer Umgebung mit erhöhten Temperaturen kommt es zu einer Adaptation. Diese wird verstärkt, wenn unter diesen Bedingungen auch trainiert wird. Bereits einmalige Exposition führt zu einer Adaptation, die vollständige Anpassung benötigt allerdings Zeit. Nachweisbare Anpassungserscheinungen sind verstärktes Schwitzen, elektrolytärmerer Schweiß, Abnahme der Herzfrequenz und niedrigere Rektal- und Hauttemperatur bei gleicher Belastung. Bei extremer körperlicher Belastung unter Hitzebedingungen sind bis zu 12–15 Liter/Tag Schweißverlust gemessen worden. Eine hohe Luftfeuchtigkeit erhöht die Schweißverluste und verschlechtert die Leistungsbedingungen.

Allgemein gilt für die Adaptation, dass nach 3 Tagen 40%, nach 5 Tagen 80% und nach 7 Tagen 90–95% der Anpassung erfolgt ist. Die optimale Anpassung wird erst nach 10 bis 14 Tagen angenommen. Eine optimale Anpassung bedeutet nicht, dass unter Hitzebedingungen insbesondere im Ausdauersport die gleichen Leistungen wie unter normalen Bedingungen erbracht werden können. Grundsätzlich regulieren Kinder, insbesondere kleine Kinder, ältere Menschen und Frauen im Vergleich zu Männern die Körpertemperatur schlechter und sind auch gegen Flüssigkeitsverluste empfindlicher.

Pathologische Erscheinungen bei Überschreiten der Hitzetoleranz

Wenn die selbst produzierte Wärme oder auch die von außen zugeführte Wärme nicht mehr in ausreichendem Maße abgegeben werden kann, kommt es zu einer zunehmenden Überwärmung des Organismus (Hyperthermie). Die Mechanismen der Wärmeabgabe – Hautdurchblutung und Schweißproduktion – sind maximal aktiviert. Ein gleichzeitiger Wasserverlust verschlechtert die Wärmeregulation zusätzlich.

Hitzschlag

Am gefürchtetsten ist der Hitzschlag. Ab einer Körperkerntemperatur von 40,5–41,0 Grad Celsius kommt es durch eine direkte Funktionsstörung des Gehirns zu einer Störung der Thermoregulation, so dass die Schweißproduktion vermindert oder eingestellt wird, was zu einem weiteren Anstieg der Körperkerntemperatur führen kann. Dabei scheint eine allgemeine inflammatorische Reaktion beteiligt zu sein. Ohne Behandlung kann nach einem Vorstadium mit Gereiztheit, Desorientierung, Koordinationsstörungen und Verwirrtheit ein Kollaps und Bewusstlosigkeit resultieren. In besonders schweren Fällen können Krämpfe, vorübergehende Lähmungserscheinungen und schließlich auch der Tod eintreten.

Starke Sonneneinstrahlung (Sonnenstich), Wasserverlust, hohe Luftfeuchtigkeit und mangelnde Kohlenhydratzufuhr begünstigen den Hitzschlag; bei vorangegangenen starken Belastungen wird häufig auch eine begleitende Hypoglykämie (Unterzuckerung) gefunden. Therapeutische Erstmaßnahmen bestehen in einer Lagerung in einer kühleren Umgebung, in kühlenden Maßnahmen durch feuchte Umschläge und Luftbewegung, und – wenn möglich – in einer Flüssigkeits- und Elektrolytzufuhr, eventuell mit Kohlenhydraten (Vorsicht bei Bewusstseinsstörungen). In der Regel ist eine ärztliche Behandlung und Überwachung unter stationären Bedingungen erforderlich.

Hitzekollaps

Ein weniger schweres Krankheitsbild und vom Hitzschlag zu unterscheiden ist der Hitzekollaps. Hier handelt es sich um ein Missverhältnis von erweiterter Gefäßkapazität bei hochgeregelter Hautdurchblutung und nicht ausreichendem Herzminutenvolumen. Ursache ist in der Regel eine ungenügende Flüssigkeitszufuhr bei hohen Außentemperaturen. Der Kollaps – eventuell mit Bewusstlosigkeit – beruht dabei auf einem Blutdruckabfall und nicht auf einer direkten Einwirkung und Schädigung des Gehirns.

Der Hitzekollaps tritt weniger häufig direkt bei körperlicher Belastung sondern eher direkt nach einer Hitzebelastung auf. Auch bereits längeres Stehen in größerer Hitze kann zum Kollaps führen (Soldaten in Formation). Im Gegensatz zum Hitzschlag ist die Körperkerntemperatur nicht pathologisch erhöht. Hier besteht die Therapie vor allem in einer Flachlagerung, Flüssigkeitszufuhr und Kühlung.

Hitzekrämpfe

Relativ harmlos sind hitzebedingte Muskelkrämpfe während oder nach längeren, hohen Belastungen, bei denen ein hoher Wasser- und Elektrolytverlust vorwiegend durch die hohen Außentemperaturen mitbedingt ist. Auf diese wird nochmals im Kapitel Wasser- und Elektrolythaushalt eingegangen (s. S. 230 ff.).

Pathologische Erscheinungen bei Überschreiten der Kältetoleranz

Bei Ausdauersportarten wie Langlauf, Radsport, Triathlon oder auch bei Spielsportarten mit langen Belastungszeiten wie im Fußball oder Tennis werden die besten absoluten Leistungen in einem Temperaturkorridor von etwa 5–20 Grad Celsius erbracht, weil hier die thermische Belastung am geringsten ist. Bei tieferen Temperaturen können bei Landsportarten zwar weite Bereiche des Körpers vor Wärmeverlust geschützt werden, es können jedoch lokale Unterkühlungen oder Erfrierungen an exponierten Stellen (Nase, Ohren, Hände) auftreten. Wintersportarten mit hohen Ausdaueranteilen werden deshalb bei Temperaturen unter –15 Grad Celsius in der Regel nicht durchgeführt, weil die Auskühlung und die Wasserverluste über die Atemwege insbesondere bei starken Windbewegungen zu Atemfunktionsstörungen mit nachfolgenden Erkrankungen führen können.

Eine Besonderheit stellen Sportarten im Wasser dar. Aufgrund der hohen Wärmeleitfähigkeit des Wassers kann es schon bei geringfügig erniedrigten Wassertemperaturen unterhalb der Behaglichkeitstemperatur rasch zu einer Auskühlung kommen. Bei Bewegungen durch das Wasser oder bei Strömung verstärkt sich der Wärmeverlust. Dabei bestehen große individuelle Unterschiede, insbesondere die subkutane Schicht stellt einen wirksamen Schutz dar.

Kommt es zu einer allgemeinen Auskühlung, führt dies zu einer peripheren Gefäßverengung und Zentralisation des Kreislaufes. Unterhalb einer Körperkerntemperatur von 30 Grad Celsius tritt Bewusstlosigkeit auf, bei noch tieferen Temperaturen kann der Tod durch Kammerflimmern des Herzens eintreten. Infolgedessen werden Wettbewerbe im Langstreckenschwimmen oder Triathlonwettkämpfe in der Regel mit einem Schutzanzug durchgeführt. Stadionschwimmwettkämpfe erfolgen meist bei einer fest geregelten Temperatur. Bei Kindern und Kleinkindern, insbesondere wenn sie wenig Unterhautfettgewebe haben, ist wegen der verminderten Fähigkeit zur Thermoregulation eine ausreichende Wassertemperatur (27–32 Grad Celsius) von besonderer Bedeutung.

Therapiert werden Unterkühlungen durch langsames und vorsichtiges Wiederaufwärmen, bei Bewusstlosigkeit oder starken Unterkühlungen immer unter ärztlicher Kontrolle, da jederzeit eine Kreislaufinstabilität durch einen zu raschen Temperaturausgleich zwischen kalter Körperschale und Körperkern eintreten kann.

Zusammenfassung

Der menschliche Organismus ist darauf angewiesen, die Körperkerntemperatur konstant zu halten. Dies erfordert bei Änderung der Umgebungstemperatur oder bei veränderter Wärmeproduktion eine exakte Regelung der Wärmeabgabe. Körperarbeit und sportliche Belastungen erzeugen in der Regel auch bei niedrigen äußeren Temperaturen überschüssige Wärme. Sie wird hauptsächlich über die Haut und Exspirationsluft mittels Verdunstung, Wärmeleitung, Wärmetransport und Wärmestrahlung abgegeben.

Unter Hitzebedingungen, insbesondere bei hoher Luftfeuchtigkeit, ist die Wärmeabgabe erschwert und führt bei Ausdauerbelastungen, auch wenn eine Adaptation stattgefunden hat, zur Leistungsminderung. Kann die Wärme nicht mehr in ausreichendem Maße abgegeben werden, kommt es zur Überwärmung. Die Folge kann ein lebensbedrohender Hitzschlag mit zentralnervöser Funktionsstörung sein. Weniger gefährlich ist ein Hitzekollaps, bei dem infolge der Gefäßweitstellung zur Wärmeabgabe der Blutdruck nicht mehr aufrecht erhalten werden kann.

Die Kältetoleranz mit allgemeiner Auskühlung wird hauptsächlich bei extremen Witterungsbedingungen bei unzureichendem Kälteschutz überschritten. Bei den Wintersportarten kann es zu Erfrierungen an exponierten Körperteilen kommen; in der Regel werden deshalb Wettkämpfe bei Temperaturen unter –15 Grad Celsius nicht durchgeführt.

3 Wasser- und Elektrolythaushalt und körperliche Aktivität

Wie bereits bei der Thermoregulation erwähnt und erkennbar, sind der Wasser- und Elektrolythaushalt bei körperlicher Belastung eng mit dem Wärmehaushalt gekoppelt. Der menschliche Organismus besteht je nach Fettanteil zu ca. 65–70% aus Wasser, bei hohem Körperfettanteil ist der prozentuale Wasseranteil geringer, da Fettgewebe nur wenig Wasser enthält.

Die Wasseraufnahme erfolgt unter physiologischen Bedingungen über Trinkwasser (ca. 1,5 l/Tag) und über die Ernährung (ca. 0,7 l/Tag), ca. 300–500 ml Oxidationswasser entstehen aus dem Stoffwechsel. Die Ausfuhr von Wasser erfolgt über den Urin (1,3–1,5 l/Tag), den Stuhl (ca. 200–300 ml), die Atemwege (500 ml) und die Haut (500 ml). Ein minimaler Wasserwechsel von etwa 1,5 l/Tag ist in jedem Fall erforderlich, um Stoffwechselprodukte, hauptsächlich Harnstoff und Salze auszuscheiden.

Der Anteil des Wasserumsatzes über die Atmung und über die Haut nimmt bei regelmäßiger körperlicher Betätigung in Abhängigkeit vom Körpergewicht, Trainingszustand und den äußeren Bedingungen entsprechend zu (Abb. 98) und kann bei ausreichender Flüssigkeitszufuhr maximal bis zu 10 l/Tag und mehr betragen.

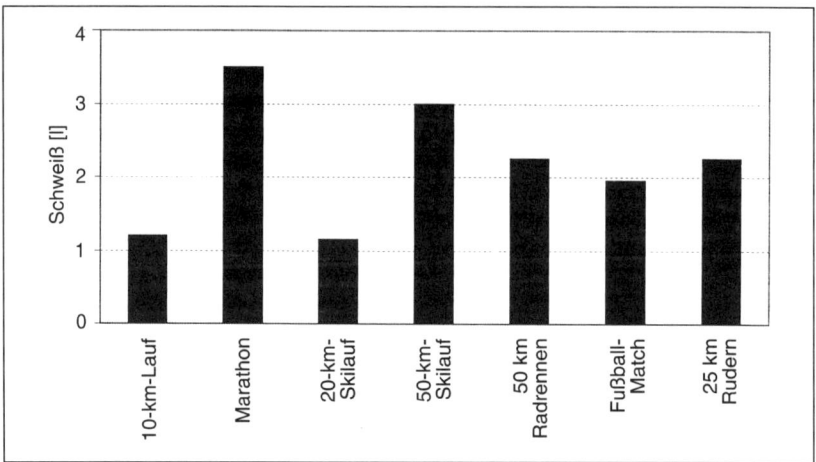

Abb. 98: Mittlere Schweißverluste bei Ausdauer- und Spielsportarten.

Vom Wasserumsatz muss das Wasserdefizit unterschieden werden. Hierunter versteht man den Wasserverlust im Vergleich zur Ausgangssituation in Ruhe. Je größer das Wasserdefizit ist, um so schlechter kann die Körpertemperatur geregelt werden (Abb. 99). Ab einem Wasserdefizit von 5–7% des Körpergewichtes muss mit gesundheitlichen Schäden, z. B. durch Hitzschlag oder Hitzekollaps gerechnet werden.

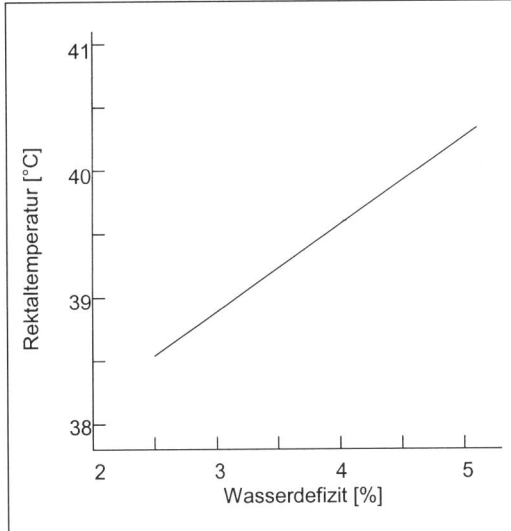

Abb. 99: Beziehung zwischen Rektaltemperatur und Wasserdefizit beim Marathonlauf (mod. n. Wyndham 1977).

Wenn die Wasserverluste des Körpers z. B. durch Schweißabgabe nicht ausreichend ersetzt werden, so steigt außerdem die Osmolalität (Anzahl der gelösten Teilchen pro kg Wasser) und damit der osmotische Druck vor allem im Extrazellulärraum an. Umgekehrt führt ein Wasserüberschuss zu einem Absinken der Osmolalität, wobei unter physiologischen Bedingungen durch Volumenrezeptoren und das antidiuretische Hormon (Adiuretin) die Homöostase durch Wasserausscheidung über den Urin wieder hergestellt wird (s. S. 100, 227).

Die verschiedenen Körperflüssigkeitsräume enthalten nie reines Wasser sondern weisen immer bestimmte Konzentrationen von Ionen auf, die sich aber z. T. erheblich unterscheiden können. Von der Ionenzusammensetzung des Plasmas kann deshalb keineswegs auf diejenige im Intra- oder Extrazellulärraum geschlossen werden.

Eine wesentliche Rolle spielt dabei die Verteilung der Elektrolyte. So werden Verbindungen genannt, die als Salze in wässriger Lösung in Ionen zerfallen.

Der wesentlichste Elektrolyt im Blutplasma ist das positiv geladene (Kation) Natrium; innerhalb von Zellen ist das Hauptkation das Kalium. Die Hauptanionen (negativ geladen) sind im extrazellulären Raum Chlorid, Bicarbonat und die Proteine (Tab. 32). Zwischen Blutplasma und interstitieller Flüssigkeit besteht Elektroneutralität; durch die andersartige Zusammensetzung der Elektrolyte intrazellulär bauen sich an den Zellmembranen die für die Zellfunktionen wichtigen elektrischen Potentiale auf. Die unterschiedlichen Konzentrationen werden durch Ionenpumpen aufrecht erhalten bzw. bei kurzzeitigem Ausgleich bei Membranerregungen wieder hergestellt.

Natrium hat zusammmen mit Chlorid (NaCl = Kochsalz) eine wesentliche Funktion im Wasserhaushalt. Der Tagesbedarf liegt bei etwa 5 g, häufig wird aber deutlich mehr aufgenommen. Liegt eine hohe Konzentration von Natrium im Blut vor oder wird viel Natrium in Form von Kochsalz aufgenommen, so entsteht Durstgefühl, und der Organismus versucht akut durch Zufuhr von Wasser eine Verdünnung zu erreichen. Gleichzeitig wird durch die Aus-schüttung von Adiuretin die Wasserausscheidung über die Niere vermindert.

Tab. 32: Elektrolytkonzentration im Blutplasma und in der intrazellulären Flüssigkeit (Plasma mit Variation der Normwerte).

	Plasma (mmol/l)	Zelle (mmol/l)
Na^+	142 (130–155)	10
K^+	4 (3,2–5,5)	155
Ca^{2+}	2,5 (2,1–2,9)	< 0,001
Mg^{2+}	0,9 (0,7–1,5)	15
Cl^-	102 (96–110)	8
HCO_3^-	25 (23–28)	10
HPO_4^{2-}	1 (0,7–1,6)	65
SO_4^{2-}	0,5 (0,3–0,9)	10
Organische Säuren	4	2
Proteine	2	6

Dadurch vergrößert sich das Volumen des Extrazellulärraumes und das Plasmavolumen, so dass durch die Hemmung der Aldosteronkonzentration gleichzeitig die NaCl-Ausscheidung verstärkt wird. Eine zu geringe Aufnahme von Salz oder erhöhte Verluste z. B. über den Schweiß führt zu einer vermehrten Wasserausscheidung mit Anstieg von Angiotensin und Aldosteron, so dass die Na^+-Ausscheidung vermindert oder gehemmt wird. Durch vermehrtes Trinken wird der Flüssigkeitshaushalt wieder normalisiert.

Bei Aufnahme von Flüssigkeit während oder nach einer körperlichen Belastung muss aufgrund der Elektrolytverteilung im Blut darauf geachtet werden, dass keine zu große Abweichung von der Isotonie (normaler osmotischer Druck) vorliegt. So ist die früher praktizierte Zufuhr von Flüssigkeiten mit hoher Salzkonzentration oder gar Salztabletten zum Ausgleich der Natriumverluste nicht sinnvoll, da diese zunächst zu einem Ausstrom von Wasser in das Darmlumen aufgrund der osmotischen Differenz mit einer Verstärkung des Wasserverlustes führt.

Auch das Gegenteil, eine Zufuhr von reinem Wasser in größeren Mengen, kann problematisch sein. Sie führt zu einer Verdünnung und eventuell Hyponatriämie, im Extremfall mit Wassereinlagerungen ins Gehirn (Hirnödem) oder in die Lunge (Lungenödem). In der Regel werden heute weitgehend annähernd isotone Getränkeformen mit mehreren Elektrolyten und oft zusätzlich mit einem geringen Kohlenhydratanteil verwandt, wobei allerdings auch die Aufnahmefähigkeit des Magendarmtraktes (maximal 0,8–1,2 l/min) und das besondere Verhalten einzelner Elektrolyte unter Belastung mit berücksichtigt werden muss.

Kalium hat als vorwiegend intrazellulär liegender Elektrolyt und Bestandteil zahlreicher intrazellulär gelegener Enzyme ein besonderes Verhalten. Der Kaliumgehalt des Körpers ist eng mit dem Glykogengehalt vor allem in der Muskulatur gekoppelt. Der tägliche Bedarf liegt bei etwa 3–4 g und wird im Allgemeinen von der üblichen Ernährung gut abgedeckt. Bei körperlicher Belastung mit

Abbau von Glykogen wird Kalium vermehrt ins Blut abgegeben und führt zunächst zu einer ansteigenden Blutkonzentration. Dadurch kann es zu erheblichen Verlusten über den Schweiß kommen, da die Konzentration von Kalium im Schweiß derjenigen im Blut entspricht.

In der Regenerationsphase wird für den Wiederaufbau der Glykogenspeicher eine entsprechende Menge Kalium benötigt, und die häufig niedrigen Kaliumspiegel bei hoch Ausdauertrainierten vor allem in der Regenerationsphase sind dadurch erklärbar. Eine Zufuhr von Kalium ist deshalb weniger während der Belastung sondern insbesondere nach einer Belastung oder bei sehr langen Belastungen erforderlich, da ein intrazellulärer Kaliummangel die Leistungsfähigkeit der Muskulatur vermindern kann.

Magnesium ist ein Elektrolyt mit vielen Funktionen vor allem im Stoffwechsel der Zellen. Drei der wichtigsten Aufgaben sind die Aktivierung einer großen Anzahl von Enzymen, die Regelung von Transportprozessen an der Zellmembran und die Beteiligung an der Steuerung der Eiweißsynthese. Der Gesamtgehalt des menschlichen Körpers liegt bei 25 g Magnesium, der Tagesbedarf bei etwa 0,5 g, der vorwiegend über Obst, Gemüse und Mineralwasser zugeführt wird.

Bei Sporttreibenden mit großen Schweißverlusten erhöht sich der Tagesbedarf deutlich, da aufgrund einer höheren Magnesiumkonzentration im Schweiß als im Blut beträchtliche Mengen an Magnesium neben der Ausscheidung über den Urin und Stuhl verloren gehen können. Allerdings ist zu berücksichtigen, dass der Blutmagnesiumspiegel nicht unbedingt repräsentativ für den Gesamtmagnesiumgehalt sein muss, da nur ein sehr geringer Teil des Gesamtmagnesiums im Blut vorliegt.

Ein Mangel an Magnesium kann zu Störungen der Nerven- und Muskelfunktion, insbesondere zu einer Übererregbarkeit an der Muskelmembran, führen. Dies kann einer der Gründe für Muskelkrämpfe bei hohen Belastungen bzw. erschöpfender körperlicher Aktivität in großer Hitze mit hohen Flüssigkeits- und Magnesiumverlusten sein. Dementsprechend kann durch Zufuhr von Magnesium das Beschwerdebild gemindert oder behoben werden. Bei hohen Dosierungen (> 500–600 mg/Tag) wirkt Magnesium auch als Muskelrelaxans, senkt den Muskeltonus und stabilisiert die Muskelmembran; dieser Effekt wird therapeutisch z. B. in der Gynäkologie zur Uterusrelaxation oder in der Kardiologie zur Behandlung von Rhythmusstörungen ausgenutzt.

Kalzium ist mit nahezu 1000–1500 g der im Körper am häufigsten vorkommende Mineralstoff und liegt mit Phospat bis zu 90% im Knochen vor. Es bildet außerdem einen wichtigen Baustoff für die Zähne, nur einen geringen Anteil macht dagegen das gelöste Blutkalzium aus. Die Konzentration im Blut wird relativ unabhängig von der Zufuhr durch Austausch mit dem nicht gelösten Kalzium konstant gehalten.

Bedeutsam ist Kalzium außerdem als Auslöser der Muskelkontraktion (s. S. 133 f.), als Bestandteil vieler Enzyme und im Ablauf der Gerinnungskaskade. Kalzium ist vor allem in Milch und Milchprodukten, Getreide, Obst und Gemüse enthalten. Die Aufnahme im Darm und in den Knochen wird u. a. vom Vitamin D geregelt; ein Mangel an Vitamin D kann deshalb zur Knochenweichheit (Rachitis) und Osteoporose führen. Die Aufnahme im Darm erfolgt z. T. konkurrierend mit

Magnesium, so dass diese beiden Mineralstoffe im Falle einer Substitution zeitlich getrennt zugeführt werden sollten.

Phosphat ist nicht nur mit Kalzium zusammen ein wichtiger Bestandteil des Knochens, sondern auch Bestandteil lebenswichtiger organischer Verbindungen. Insbesondere in Form der energiereichen Phosphate ATP, GTP und Kreatinphosphat spielt es für den Energiestoffwechsel eine überragende Rolle. Darüber hinaus bilden Phosphate auch einen Teil des DNA-Gerüstes, in der unser Erbgut verankert liegt.

Eisen und weitere Spurenelemente

Als Spurenelemente werden chemische Elemente verstanden, die für den Körper bereits in geringen Mengen von Bedeutung sind und in höheren Konzentrationen oft ausgesprochen toxisch sind. Dazu gehören viele Schwermetalle. Eisen ist in Zusammenhang mit körperlicher Aktivität am wichtigsten und mit einer Gesamtmenge im Körper von etwa 5 g eigentlich mehr als ein Spurenelement, wird aber zu diesen gezählt.

Hauptfunktion des Eisens ist sein Bestandteil im Hämoglobin und Myoglobin (ca. 25% des Gesamteisens). Außerdem ist es in Enzymen insbesondere der Atmungskette vorhanden, die bei der Übertragung von Wasserstoff auf Sauerstoff in den Mitochondrien beteiligt sind. Vor allem durch den ständigen Abbau von roten Blutkörperchen werden täglich ca. 25-30 mg Eisen freigesetzt, aber auch nahezu vollständig für den Wiederaufbau verwandt. Da Eisen sehr toxisch ist, wird es im Organismus meist an Eiweiß gebunden. Über die Bestimmung des Speichereiweißes Ferritin kann man heute zuverlässige Informationen über den Gesamtkörpereisenbestand und damit über den Eisenhaushalt erhalten.

Als Eisenquelle in der Ernährung dienen vor allem Fleisch, Eigelb, auch Vollkornprodukte und Hülsenfrüchte. Da das in pflanzlicher Nahrung enthaltene Eisen jedoch schlechter resorbiert wird, findet man bei strengen Vegetariern gehäuft einen manifesten Eisenmangel. Besonders betroffen sind Frauen, wenn sie Ausdauersport betreiben (bis zu 25%), da neben dem Verlust über den Schweiß auch noch Eisen über die monatliche Blutung verloren geht. Auch ein beschleunigter Blutumsatz könnte eine Rolle spielen.

Eisenmangel wirkt spätestens bei einem Abfall des roten Blutbildes in den meisten Sportarten, besonders bei den Ausdauersportarten, leistungsmindernd, da dadurch die Sauerstofftransportkapazität des Organismus sinkt (Abb. 100). Dann können Müdigkeit, erhöhter Puls, schlechte Regeneration, Rückgang der maximalen Sauerstoffaufnahme und Appetitlosigkeit auftreten. Wahrscheinlich tritt ein Leistungsverlust schon deutlich vorher ein, der oft schwer zu erkennen ist. Therapeutisch wird in der Regel ein Eisenpräparat verordnet, zur besseren Resorption meist in Kombination mit Vitamin C und B. Die Wiederauffüllung der Eisenspeicher dauert in jedem Fall mehrere Wochen.

In Zusammenhang mit Sport und körperlicher Belastung sind noch weitere Spurenelemente interessant, da sie bereits in geringen Mengen im Organismus essentielle Bedeutung haben bzw. es zu Störungen von Funktionen kommt, wenn sie fehlen oder in der Konzentration erniedrigt sind. Wie hoch die optimale Zufuhr im Einzelnen insbesondere bei Sporttreibenden ist und ob eventuell eine

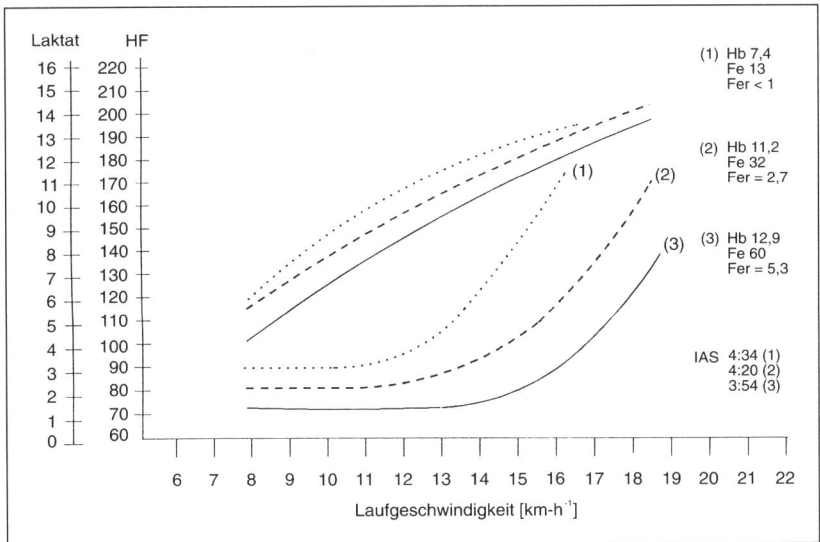

Abb. 100: Puls- und Laktatverhalten bei Eisenmangelanämie. Die Zunahme des Körpereisenbestandes und des Hämoglobins senkt die Herzfrequenz und verbessert die Laktatleistungskurve (von 1 nach 3) (Hb = Hämoglobin (g/dl); Fe = Serumeisen (µg/ml); Fe = Ferritin (ng/ml); IAS = individuelle anaerobe Schwelle (1000 m – Zeit); HF = Herzfrequenz; Laktat in mmol/l.

Substitution sinnvoll ist, bleibt umstritten und ist Gegenstand von kontroversen Diskussionen.

Zu den Spurenelementen gehört *Kupfer* als Bestandteil wichtiger Enzyme. Es spielt außerdem bei der Blutbildung eine Rolle. Die Gesamtmenge im Körper beträgt 100–150 mg, davon befinden sich 45% in der Muskulatur. Täglich werden 2–5 mg aufgenommen, vorwiegend aus Fleisch, Ei, Kartoffeln, und Hülsenfrüchten.

Zink fungiert als Enzymaktivator und Oxidationsschutz und wirkt beim Aufbau des Insulins mit. Zinkmangel kann zu Wachstumsstörungen, Appetitstörungen und Störungen der Infektabwehr führen. Der Gesamtkörperbestand liegt bei 1–2 g, davon befinden sich 90% in den Erythrozyten. Zink wird vor allem durch Fleisch, Leber, in geringerem Maß durch Erbsen und Getreide aufgenommen.

Jod ist ein wichtiges Spurenelement und hauptsächlich Bestandteil der Schilddrüsenhormone (99%). Jodmangel führt zu einem unkontrollierten Wachstum der Schilddrüse in Form eines Kropfes (Struma) und bei ungenügender Hormonproduktion zu einer Einschränkung der Leistungsfähigkeit. Eine übermäßige Jodzufuhr kann eine Schilddrüsenüberfunktion auslösen. Folge sind eine Überaktivierung des Stoffwechsels mit verstärkter Fettverbrennung und einem vermehrten Antrieb des Vegetativums und damit der kardiozirkulatorischen Regulation. Schilddrüsenhormone werden deshalb auch missbräuchlich zur Gewichtsreduktion im Sport eingesetzt.

Andere Spurenelemente wie *Selen, Kobalt, Cadmium* oder *Mangan* sind nur in wenigen Milligramm im menschlichen Körper enthalten. Einige dieser Elemente sind Bestandteil von wichtigen Enzymen oder wirken zusammen mit Vitaminen, ohne dass daraus eine besondere Bedeutung für die körperliche Leistungsfähigkeit abgeleitet werden kann. Im Allgemeinen geht man davon aus, dass in der normalen mitteleuropäischen Mischkost ein Defizit, auch im Hochleistungssport, nicht besteht.

> **Zusammenfassung**
>
> Die Regelung des Wasser- und Elektrolythaushalts ist eng mit dem Wärmehaushalt verbunden. Unter normalen Bedingungen erfolgt eine tägliche Wasseraufnahme von mindestens 1,5 l über das Trinkwasser, über die Nahrung und aus dem Stoffwechsel. Die Wasserabgabe geschieht durch den Urin, den Stuhl, über die Atemwege und über die Haut.
>
> Die Wasseraufnahme und der Wasserumsatz nehmen bei körperlicher Aktivität in Abhängigkeit vom Gewicht, vom Trainingszustand, von äußeren Bedingungen und vom Ausmaß der Belastung zu und können bis zu 10 l/Tag betragen. Kommt es zu einem Wasserdefizit, so muss ab 2% des Körpergewichtes mit einer Leistungsminderung und ab 5–7% mit einer gesundheitlichen Gefährdung gerechnet werden.
>
> Bei Belastung kommt es zusammen mit Flüssigkeitsverlusten auch zu Elektrolytverlusten, die bei Trainierten allerdings weniger ausgeprägt sind. Dennoch ist beim Flüssigkeitsersatz immer auch auf einen Elektrolytersatz zu achten. Wesentliche Elektrolyte sind Natrium zusammen mit Chlorid (Kochsalz), Kalium, Magnesium, Kalzium und Phospat. Bei der Flüssigkeits- und Elektrolytzufuhr sind isotone Getränkeformen mit geringer osmotischer Differenz zum Blut zu bevorzugen, um einen raschen und adäquaten Ersatz zu ermöglichen.
>
> Neben den Elektrolyten sind auch Spurenelemente in Zusammenhang mit körperlicher Leistung und Sport interessant. Es handelt sich um Elemente, die für den Körper bereits in geringen Mengen von Bedeutung sind. Das wichtigste Spurenelement ist Eisen als Bestandteil des Hämoglobins und des Myoglobins sowie wichtiger Enzyme der Atmungskette. Ein latenter und manifester Eisenmangel, der eine Therapie erfordert, ist nicht selten. Außer bei Jod ist bei den anderen Spurenelementen wie Kupfer, Zink oder Selen ein Mangel ungewöhnlich und nur selten nachweisbar.

XIV. Substitution und Doping

Die Unterscheidung einer Substitution von einer Dopingmaßnahme ist im pragmatischen Sinn erst durch die genaue Definition der Substanzen möglich. Dies weist darauf hin, dass es – nach medizinischen Kriterien – Bereiche gibt, die sich nicht eindeutig der Substitution oder dem Doping zuordnen lassen.

1 Substitution

Unter Substitution versteht man den Ersatz von erlaubten, für den Körper notwendigen Substanzen (den Bau- und Energiestoffwechsel betreffend), die vom Körper nicht oder nicht ausreichend synthetisiert werden können (z. B. Nährstoffe, Vitamine, Spurenelemente, Elektrolyte) und deren ungenügende Zufuhr die sportliche Leistungsfähigkeit beeinträchtigt (Deutscher Sportbund 1983 in *Clasing* 1992).

Diese Definition ist von großer praktischer Bedeutung, da sie eine klare Unterscheidung zum Einsatz von nicht erlaubten Substanzen angibt, die durch die Dopingdefinition und Dopingliste gekennzeichnet sind (s. Dopingdefinition S. 239). Tatsächlich werden in der Praxis immer wieder neue Substanzen als Substitution eingeführt, die aufgrund ihres Wirkungsspektrums eine gewisse Nähe zu Dopingmitteln aufweisen können. Zu solchen werden sie aber erst durch die Aufnahme in die Dopingliste.

Danach ist auch die Zufuhr von Substanzen, die von einem gesunden Organismus selbst synthetisiert werden können, insbesondere Hormone oder Sauerstoffträger (rote Blutkörperchen) keine Substitution und nicht erlaubt. Sollte hier von einem gesunden Organismus für bestimmte sportliche Höchstleistungen kein Optimum erreicht werden, so ist dieses als physiologische Grenze der individuellen Leistungsfähigkeit zu sehen. Daraus folgt auch, dass die Zufuhr von Vitaminen, Elektrolyten oder Spurenelementen auch in überhöhter Dosis nicht als Doping angesehen wird, zumal es keinen Hinweis gibt, dass unphysiologisch hohe Dosierungen leistungssteigernd wirken; eher ist eine gesundheitsschädliche Wirkung zu befürchten.

Ebenso ist die Zufuhr von Nährstoffen oder energieliefernden Substanzen gleich welchem Verhältnis, in welchen Mengen und in welcher Applikationsform im Sport erlaubt bzw. nicht verboten. Hierunter zählen spezielle Diätformen genauso wie Konzentratnahrung (z. B. Eiweiß) oder spezielle Zubereitungen. Generell erscheint die Gefahr einer Leistungsbeeinträchtigung bei speziellen Ernährungsregimen höher als ein denkbarer Nutzen im Sinne einer sinnvollen Substitution mit Leistungssteigerung.

Nicht bei allen Substanzen, die zum Zwecke der Leistungssteigerung eingenommen werden, ist die Zuordnung zur Substitution oder eventuell zum Doping eindeutig. Als Beispiel seien die Substanzen Carnitin und Kreatin aufgeführt. L-Carnitin ist ein quarternäres Amin, das hauptsächlich in der Leber und in der Niere aus den Aminosäuren Lysin und Methionin synthetisiert wird. L-Carnitin wird aber auch mit der Nahrung bei Verzehr von Fleisch aufgenommen. Da es als Transportprotein für langkettige Fettsäuren durch die Mitochondrienmembran dient, wurde vermutet, dass eine erhöhte Zufuhr die β-Oxidation begünstigt und damit die Ausdauerleistungsfähigkeit verbessert. Da sich letztlich auch bei Aufnahme exzessiver Dosen kein sicherer Leistungszuwachs nachweisen ließ und auch keine Gesundheitsgefährdung erkennbar war, wurde jedoch nicht weiter in Erwägung gezogen, diese Substanz auf die Dopingliste zu setzen.

Etwas unterschiedlich stellt sich die Situation beim Kreatin dar. Kreatin hat als Kreatinphospat eine physiologische Funktion im Energiestoffwechsel des Muskels (s. Energiestoffwechsel S. 174 ff.). Zur Hälfte wird der Kreatinbedarf über die Ernährung gedeckt, zur anderen Hälfte im Körper selbst synthetisiert. Durch eine künstliche Kreatinsupplementierung über mehrere Tage kann das muskuläre Gesamtkreatin bis zu 20% erhöht werden. Aufgrund der vorliegenden Erfahrungen und Untersuchungen könnte dies zu einer verbesserten Ermüdungswiderstandsfähigkeit bei kurzdauernden Maximalbelastungen führen.

Nach der obigen Definition handelt es sich somit nicht mehr um eine Substitution, sondern eher um eine Ernährungsmanipulation. Die Einschätzung wird noch komplizierter, wenn man berücksichtigt, dass die künstliche Kreatinsupplementierung offensichtlich zu einer vermehrten Wassereinlagerung in den Muskel, zu einem erhöhten Muskeltonus und auch zu einer höheren Verletzungsanfälligkeit führt. Da die Substanz bzw. die Einnahme von Kreatin bisher nicht zu den unerlaubten Wirkstoffen oder zu der Anwendung unerlaubter Methoden gezählt wird, liegt – unabhängig vom Problem der Kontrolle – ein Dopingvergehen nicht vor.

2 Doping

Der Begriff Doping stammt ursprünglich aus dem (englischen) Pferdesport mit einer sprachlichen Wurzel im südöstlichen Afrika. Er bezog sich zunächst vorwiegend auf Substanzen mit stimulierender Wirkung und wurde in den sechziger Jahren auch auf andere Substanzen übertragen. Wie im Abschnitt Substitution (s. S. 237) angedeutet, ist eine klare medizinisch-physiologisch begründete Definition von Doping schwierig, da insbesondere die Zuordnung von Substanzen – gleichgültig wie Doping definiert wird – nicht immer eindeutig sein muss. Es hat deshalb in der Vergangenheit immer wieder Veränderungen der Definition gegeben (s. a. BGBL, 1994 II, S. 334).

Der Deutsche Sportbund hat zuletzt 1991 in den Rahmenrichtlinien eine umfangreiche Definition versucht:
1. Doping ist der Versuch der Leistungssteigerung durch die Anwendung (Einnahme, Injektion oder Verabreichung) von Substanzen der verbotenen Wirk-

Doping

stoffgruppen oder durch die Anwendung verbotener Methoden (z. B. Blutdoping, Urinmanipulation).
2. Die Liste der verbotenen Wirkstoffgruppen umfasst z. B. Stimulantien, Narkotika, anabole Substanzen, Diuretika, Peptidhormone und Verbindungen, die chemisch, pharmakologisch oder von der angestrebten Wirkung her verwandt sind.
3. Sportartspezifisch können weitere Substanzen und Wirkgruppen, z. B. Alkohol, Sedativa, Psychopharmaka, Betablocker, unter den Dopingsubstanzen aufgeführt werden.

Diese in mancher Hinsicht unscharfen Formulierungen und die Schwierigkeit, eine allgemeine, ethisch begründete Definition des Dopings zu geben, hat die Medizinische Kommission des Internationalen Olympischen Komitees (IOC) dazu bewogen, eine ausschließlich pragmatische und eindeutige Feststellung zu treffen:

„Doping ist die Verwendung von Substanzen aus den verbotenen Wirkstoffgruppen und die Anwendung verbotener Methoden".

Damit verpflichtet sich die Medizinische Kommission des IOC, genau festzulegen, was sie unter verbotenen Wirkstoffgruppen und Methoden versteht und diese Liste evtl. zu erweitern bzw. zu verändern (Abb. 101).

I. **Verbotene Wirkstoffgruppen**
  A. Stimulantien
  B. Narkotika
  C. Anabole Wirkstoffe
  D. Diuretika
  E. Peptid- und Glycoproteinhormone und Analoge

II. **Verbotene Methoden**
  A. Blutdoping
  B. Pharmakologische, chemische und physikalische Manipulation

III. **Wirkstoffgruppen, zugelassen nur mit gewissen Einschränkungen**
  A. Alkohol
  B. Marihuana
  C. Lokalanästhetika
  D. Kortikosteriode
  E. Beta-Blocker

Abb. 101: *Dopingdefinition der Medizinischen Kommission des IOC 1996. Liste der verbotenen Wirkstoffgruppen und Methoden.*

2.1 Verbotene Wirkstoffgruppen

Stimulantien

Die Stimulantien waren die ursprünglich gemeinten Medikamente, wenn von Doping gesprochen wurde. Die klassischen Medikamente dieser Gruppe sind die Phenyläthylaminabkömmlinge, die strukturmäßig den körpereigenen Katecholaminen verwandt sind. Heute finden sich darunter teilweise ganz unterschiedliche pharmakologische Substanzen, die als gemeinsames gewünschtes Wirkungsspektrum die Steigerung der Aufmerksamkeit, der Leistungsbereitschaft, Unterdrückung der Ermüdung, aber auch Zunahme der Agressivität haben.

Unerwünschte Effekte in Abhängigkeit von der Dosierung sind ein überhöhter vegetativer Antrieb (Pulssteigerung, Blutdrucksteigerung), Unruhe, Angstzustände, Koordinations- und Kontrollverlust. Der Verlust der Selbstkontrolle und der Wahrnehmung von Körpersignalen dürfte auch einer der Gründe für Todesfälle nach der Stimulantieneinnahme gewesen seien. Insbesondere Hyperthermie, Dehydrierung und Hypoxie werden im erschöpften Zustand oft nicht wahrgenommen und können ein Kreislaufversagen begünstigen.

Andere Medikamente, die in diese Gruppe gehören, z. T. aber ein anderes Nebenwirkungsspektrum haben, sind *Kokain, Koffein* und *Ephedrin*. Kokain hat vor allem zentral sympathikomimetische Effekte, wirkt deshalb euphorisierend und suchtauslösend. Koffein hat als Stimulans vorwiegend zentrale Wirkungen im Sinne eines höheren Wachheitsgrades, die Denk- und Merkleistung nimmt zu. Der Effekt ist umso ausgeprägter, je größer der Ermüdungszustand vor der Einnahme ist. Bei individuell zu hohen Dosierungen kommt es zu Nervosität, Tremor, Unruhe, Ein- und Durchschlafstörungen. Ob Koffein direkt positive Wirkungen auf die Leistungsfähigkeit durch Stoffwechselwirkungen hat, ist unklar.

Da Koffein in vielen Genussmitteln und in Medikamenten enthalten ist (Cola, Kaffee, Schmerzmittel), ist bei Dopingkontrollen ein Wert von 12 (g/ml im Urin erlaubt, der normalerweise bei der üblichen Zufuhr nicht erreicht wird; allerdings bestehen individuell große Unterschiede. Bei Ephedrin (Norepinephrin) besteht ein ähnliches Problem, da dieses Sympathikomimetikum vor allem bei rezeptfreien Grippemitteln und antiasthmatischen und antiallergischen Medikamenten enthalten ist und dadurch in der Vergangenheit zu unbeabsichtigtem Doping geführt hat. Für die Behandlung des Asthmas sind ausdrücklich nur drei Wirkstoffe aus der Gruppe der β_2-Agonisten zulässig und können auch während des Wettkampfes eingenommen werden.

Narkotika

Die Wirkstoffklasse umfasst Morphin und seine chemischen und pharmakologischen Verwandten. Hauptwirkung ist die schmerzstillende Wirkung; wichtige Nebenwirkungen sind die Neigung zur Obstipation und die atemdepressive Wirkung. Deshalb werden Morphin oder seine Derivate häufiger bei Medikamenten gegen Erkältungskrankheiten und Husten gefunden, was von den Sportlern und Sportlerinnen beachtet werden muss.

Anabole Wirkstoffe

Diese Wirkstoffgruppe hat sicher mit die größte Bedeutung für das Doping im Leistungssport, aber auch im Breitensport (z. B. Bodybuilding). Es war bis Ende der siebziger Jahre umstritten, ob überhaupt eine Leistungssteigerung durch Anabolika erzielt werden kann; mittlerweile hat sich ein großes Spektrum von nicht erlaubten Einsatzmöglichkeiten gezeigt, die die Einnahme für den Leistungssport attraktiv machen.

Prinzipiell wirken Anabolika im engeren Sinne (anabole Steroide) ähnlich wie das männliche Keimdrüsenhormon Testosteron (s. S. 268, 297 f.), welches ebenfalls als Dopingmittel gilt. Entscheidend ist die Stimulation der Eiweißsynthese über einen Rezeptor mittels Genaktivierung im Zellkern. Dies induziert aber nicht nur ein vermehrtes Muskelwachstum; auch die Erythropoese, die Bildung von Serum- und Gewebseiweiß sowie die Retention von Stickstoff (positive Stickstoffbilanz), Calcium, Phosphor, Kalium und Wasser wird gefördert. Darüber hinaus kommt es zu einer veränderten Fettverteilung, die Unterfraktionen des Cholesterins mit Absenkung des HDL- und Anstieg des LDL-Cholesterins werden beeinflusst.

Dieses weite Wirkungsspektrum erklärt auch, dass Leistungssteigerungen nicht nur bei Kraft- und Schnelligkeitssportarten sondern auch in Ausdauersportarten nachgewiesen wurden. Dies gilt insbesondere für Frauen, bei denen aber auch die erkennbaren Nebenwirkungen besonders deutlich sind und vorwiegend im Bereich der sekundären Geschlechtsmerkmale bei Überschreiten einer individuell schwankenden Gesamtdosis irreversible Veränderungen hervorrufen können (Tab. 33).

Tab. 33: Unerwünschte Nebenwirkungen bei der Einnahme von anabolen Steroiden.

- Bei Frauen Virilisierung, Zyklusstörungen
- Bei Männern Hodenschrumpfung, Hypospermie, Gynäkomastie
- Bei Kindern vorzeitiger Epiphysenschluss
- Hormon- und Fettstoffwechselstörungen
- Myopathie (Rhabdomyolyse)
- Hypertone Kreislaureguation?
- Psychovegetative Veränderungen?

Eine Besonderheit der anabolen Steroide ist, dass ihre Einnahme während des Trainingsprozesses erfolgt und sie in der Regel so rechtzeitig vor einem Wettkampf abgesetzt werden, dass sie am Wettkampftag nicht mehr nachgewiesen werden können. Dies erzwang den Aufbau eines Trainingskontrollsystems, welches unangemeldete Kontrollen nach einem bestimmten festgelegten Procedere erlaubt.

Eine weitere Schwierigkeit ergibt sich dadurch, dass trotz einer höheren Nebenwirkungsrate auf das körpereigene Testosteron zurückgegriffen wird, welches dadurch nicht direkt als Doping erkennbar ist. Allerdings ändern sich dadurch bestimmte Hormonkonstellationen im Blut und Urin (z. B. Quotient Testosteron/Epitestosteron), so dass indirekte Parameter herangezogen werden können.

Bestimmte nicht detektierbare Peptid- und Glykoproteinhormone haben ebenfalls anabole Wirkungen und werden z. T. als Ausweichdroge oder zur Verlängerung einer anabolen Wirkung benutzt. Unter Anabolika bzw. Medikamenten mit anabolem Wirkanteil werden seit mehreren Jahren auch bestimmte β_2-Mimetika geführt und deshalb kontrolliert, da diese, wie man aus der Tiermast weiß, in hohen Dosierungen ebenfalls anabole Wirkungen entfalten. Ihre Wirkung am Menschen ist allerdings nicht unumstritten.

Diuretika

Diuretika sind Wirkstoffe aus verschiedenen chemischen Substanzklassen, die durch Effekte an der Niere die Ausscheidung von Wasser zusammen mit Natriumchlorid oder Natriumbikarbonat verursachen. Sie haben in der Medizin ein weites Indikationsspektrum und werden hauptsächlich zur Therapie von Wassereinlagerungen (Ödemen) und des Bluthochdruckes verwandt. Im Leistungssport werden sie missbräuchlich eingesetzt, um schnell Gewicht zu machen (Sportarten mit Gewichtsklassen) und um eine Verdünnung des Urins zu erreichen. Dadurch soll die Konzentration von nicht erlaubten Mitteln unter die Nachweisgrenze herabgesetzt werden. Im Bodybuilding wird darüber hinaus durch die Entwässerung eine prägnantere Darstellung des Muskelreliefs angestrebt. Die insbesondere hochdosierte (Selbst)Medikation ist nicht ungefährlich, da es zu starken Elektrolytverschiebungen (Hypokaliämie) mit Kreislaufschwäche, Rhythmusstörungen und Muskelkrämpfen kommen kann.

Peptid- und Glycoproteinhormone und Analoge

Die größte Bedeutung aus dieser Substanzgruppe hat vermutlich *Erythropoetin*, ein Glykoprotein, welches in der Niere gebildet wird und die Neubildung von Erythrozyten und damit die Erhöhung des Hämatokrit stimuliert. Die medizinische Indikation besteht in der Behandlung der renalen Anämie bei Dialysepatienten. Seit Ende der achtziger Jahre wird Erythropoetin gentechnisch hergestellt und seit dieser Zeit in der Therapie vermehrt angewendet.

Die Erhöhung der Blutmenge um mehr als 10% Liter verbessert die Sauerstofftransportkapazität des Kreislaufes signifikant, so dass auch in Ausdauersportarten mit einer Leistungsverbesserung gerechnet werden kann. Die Nebenwirkungen sind bisher vor allem bei Patienten beschrieben. Am häufigsten traten allergische Reaktionen, grippeähnliche Symptome und Durchblutungsstörungen als Folge einer erhöhten Viskosität des Blutes auf.

Gentechnisch hergestelltes Erythropoetin kann derzeit nur mit sehr großem Aufwand vom körpereigenen Erythropoetin unterschieden werden, so dass ein missbräuchlicher Einsatz bisher nur indirekt über die Bestimmung des Hämatokrits im Verlauf vermutet werden kann. Dies setzt ebenso wie die Kontrolle auf Blutdoping eine Blutabnahme voraus, die bisher nicht von allen Verbänden verbindlich vorgesehen oder akzeptiert ist (Stand 1999).

Die Peptidhormone *HCG (Choriogonadotropin)* und *ACTH (Corticotropin)* dienen dazu, über eine Stimulation die Blutspiegel von endogenen androgen Steroiden bzw. endogenen Kortikosteroiden zu erhöhen und die damit verbundenen Effekte zu erzielen (s.a. S. 168). Auch die Applikation von *STH (Wachstumshormon)* oder nachgeordneter Hormone *(IGF = Insulin-like Growth Factor)* soll direkte oder indirekte anabole Effekte ausnutzen, wobei beträchtliche Nebenwirkungen bekannt sind.

Theoretisch besteht auch die Möglichkeit, noch ein Glied vorher im hormonellen Regelkreis durch Applikation von Releasing Faktoren zu beginnen (s. S. 168), was selbstverständlich ebenfalls unter Doping fällt. Man muss annehmen, dass der Einsatz von Peptid- und Glycoproteinhormonen eine Ausweichmedikation für die anabolen Steroide darstellt, da sie wesentlich schwieriger und z. T. gar nicht nachzuweisen sind.

Verbotene Methoden

Darunter versteht man die Manipulation des Blutes und des Urins. Die Manipulation des Blutes erfolgt meist durch die Verabreichung von Vollblut aus früheren eigenen Abnahmen oder die Zufuhr von Fremdblut (Blutdoping). Ziel ist wie bei der Behandlung mit Erythropoetin die Erhöhung der Gesamtblutmenge und damit der Sauerstofftransportkapazität zur Verbesserung der Ausdauerleistungsfähigkeit.

Insbesondere die Fremdblutübertragung hat bei nicht korrekter Handhabung ein beträchtliches gesundheitliches Risiko, u. a. Unverträglichkeitsreaktion, Hämolyse oder Übertragung von Infektionskrankheiten. Diese Maßnahmen werden im Sinne der medizinischen und sportlichen Ethik als nicht zulässig angesehen und fallen deshalb unter das Doping.

Ebenfalls unzulässig im Sinne eines Dopingvergehens ist die pharmakologische, chemische oder physikalische Manipulation einer Urinprobe zum Zwecke der Verschleierung einer korrekten Analyse. Dazu gehört der Urinaustausch, die pharmakologische Verdünnung oder die Applikation von Epitestosteron, um ein verändertes Verhältnis von Testosteron zu Epitestosteron im Sinne einer Normalisierung zu manipulieren.

Eingeschränkt zugelassene Wirkstoffgruppen

Eine Reihe von Substanzen sind medizinisch wertvoll oder unbedenklich und haben nur in ganz bestimmten Sportarten oder bei bestimmten Anwendungen eine leistungssteigernde Wirkung. Hierzu gehören vor allem Kortikosteroide, Lokalanästhetika und β-Blocker. Kortikosteroide sind in der systemischen Anwendung, d. h. oral oder intravenös, verboten, da sie entzündungshemmende, schmerzstillende und euphorisierende Effekte haben. Wegen ihrer großen medizinischen Bedeutung ist die äußere und inhalative Anwendung sowie die lokale und intraartikuläre Injektion erlaubt. Diese Behandlungen erzeugen in der Regel keine systemischen Effekte.

In der gleichen Form dürfen Lokalanästhetika angewandt werden. Für beide Substanzen gilt, dass die Behandlung schriftlich dokumentiert werden muss. β-Blocker können aufgrund der stressabmildernden Wirkung leistungssteigernd vor allem in konzentrativ-koordinativen Sportarten wirken (z. B. Schießen, Bob- und Schlittensport, Skispringen). Bei diesen Sportarten ist die Einnahme verboten.

Ebenfalls nur mit gewissen Einschränkungen zugelassen sind Alkohol und Marihuana. Der Grund ist weniger die Möglichkeit der allgemeinen Leistungssteigerung im Sport, sondern eher eine mögliche Fremd- oder Selbstgefährdung in bestimmten Sportarten (z. B. Schießen). Außerdem verträgt sich die Einnahme von Rauschmitteln während des Wettkampfes nicht mit den allgemeinen Regeln des Wettkampfsportes. Eine Kontrolle wird aber nur von wenigen Fachverbänden durchgeführt.

Allgemeine Bemerkungen zum Doping

Hier muss man unterscheiden zwischen den Dopingregeln, wie sie vom IOC und daran angelehnt von allen Nationalen Verbänden und dem Deutschen Sportbund aufgestellt wurden, und dem Dopingverhalten außerhalb dieses Geltungsbereich. Innerhalb des Geltungsbereiches des organisierten Sports und insbesondere des olympischen Sportes können Sportler und Sportlerinnen, Ärzte, Funktionäre, Betreuer und Trainer nach den dafür geltenden Regeln und Maßnahmen bestraft werden (z. B. lebenslange Sperre, Entzug der Akkreditierung).

Neben der medizinisch-gesundheitlichen Problematik hat das Doping allgemeine juristische und ethisch-moralische Aspekte. Juristisch (Strafgesetzbuch) gesehen kann die Verabreichung von Dopingmitteln mit gesundheitlichen Folgen den Tatbestand einer Körperverletzung oder fahrlässigen Tötung erfüllen. Dies ist zweifellos der Fall, wenn Trainer oder Betreuer einem Sportler oder Sportlerin ohne deren Wissen Dopingsubstanzen verabreichen. Aber auch dann, wenn die Gabe von Dopingmitteln in Kenntnis der Selbstschädigungsmöglichkeit mit Einwilligung des Sportlers geschieht, kommt die Erfüllung eines Strafrechtsbestandes in Frage, da die Einwilligung des Sportlers als sittenwidrig und damit nichtig angesehen wird.

Ausdrücklich gilt dies nicht nur für das medizinische Personal, sondern auch für Betreuer, Trainer und Funktionäre, da von diesen Personen die Sorgfaltspflicht erfordert, sich qualifizierten (medizinischen) Rat einzuholen. Hingegen ist die eigenverantwortliche Selbstschädigung des Sportlers durch die Einnahme von Dopingsubstanzen im Sinne des Strafgesetzbuches straffrei und unterliegt gegebenenfalls nur einer sportrechtlichen Ahndung.

Die Sportler könnten allerdings mit dem Arzneimittelgesetz oder Betäubungsmittelgesetz in Konflikt geraten, wonach die Abgabe von bestimmten Medikamenten (ohne ärztliche Verordnung) verboten ist bzw. Betäubungsmittel nicht hergestellt, gehandelt oder erworben werden dürfen. Auch außerhalb der sportrechtlichen Ahndung, also im nicht verbandsorganisierten Sport, können sich somit Betreuer von Sportlern wegen Körperverletzungs- oder Tötungsdelikten wie auch die Sportler selbst wegen Verstoßes gegen das Arznei- und Betäubungsmittelgesetz strafbar machen. Darüber hinaus können sich insbesondere für Ärzte und Angehörige anderer Heilberufe zusätzlich berufrechtliche Konsequenzen ergeben.

Wenn auch bei der Definition des Dopings aus pragmatischen Gesichtspunkten auf eine ethisch-moralische Begründung verzichtet wurde, bedeutet dies nicht, dass es eine solche nicht gibt. Neben der medizinisch-ethischen Begründung, aufgrund der Nebenwirkungen von Medikamenten und der Manipulation, Doping nicht zuzulassen, gibt es auch eine allgemeingültige Sicht, da Doping und Leistungsmanipulationen das pädagogische Vertrauen in den Sport und seine erzieherische Glaubwürdigkeit zerstören (*Grupe*, in *Clasing* 1992).

So wird das Prinzip der Fairness verletzt, da die sportliche Leistung nicht mehr sicher nur auf die eigenen Fähigkeiten und das investierte Training zurückgeführt werden kann. Die gerechte Bewertung einer Leistung mit den im Leistungssport oft erheblichen wirtschaftlichen Folgen wird in Frage gestellt, einwandfrei

Doping

erbrachte Leistungen eventuell zu Unrecht in Zweifel gezogen. Die Verquickung des Leistungssportes mit einem wirtschaftlichen, medialen und letztlich gesellschaftlichen Umfeld erschwert die konsequente Bekämpfung und Ächtung von Doping und wird deshalb wohl weiter ein Begleiter der sportlichen (körperlichen) Leistungsfähigkeit bleiben.

Zusammenfassung

Unter Substitution versteht man den Ersatz von erlaubten, für den Körper notwendigen Substanzen, die vom Körper nicht oder nicht ausreichend synthetisiert werden können, deren ungenügende Zufuhr jedoch die sportliche Leistung beeinträchtigen. Zu den notwendigen Substanzen werden hauptsächlich Nährstoffe, Vitamine, Elektrolyte und Spurenelemente gerechnet. Soweit Substanzen auch normalerweise mit der Ernährung aufgenommen werden, ist auch eine Verabreichung in Konzentratform erlaubt und möglich.

Doping ist dagegen der Versuch der Leistungssteigerung durch die Anwendung von Substanzen verbotener Wirkstoffgruppen oder durch die Anwendung verbotener Methoden. Die Liste der verbotenen Wirkstoffgruppen umfasst Stimulantien, Narkotika, anabole Substanzen, Diuretika, Peptidhormone und alle Verbindungen, die chemisch, pharmakologisch oder von der Wirkung her verwandt sind. Weitere Substanzen und Wirkgruppen können auch sportartspezifisch aufgeführt werden.

Durch diese Definition bedingt, müssen die verbotenen Wirkstoffgruppen und Methoden genau angegeben werden. Andererseits sind neue Verbindungen, wenn sie zu den verbotenen Wirkstoffgruppen gehören, eindeutig als Doping anzusehen, auch wenn sie nicht ausdrücklich aufgeführt werden. So sind alle Medikamente, auch wenn sie eine anabole Wirkung nur als Nebenwirkung und nicht als Hauptwirkung haben, verboten.

Doping hat neben der medizinisch-gesundheitlichen Problematik auch pädagogische, ethisch-moralische und insbesondere juristische Aspekte. Zwar ist die eigenverantwortliche Selbstschädigung eines Sportlers durch Doping straffrei und unterliegt nur einer sportrechtlichen Ahndung; für medizinisches Personal, Betreuer, Trainer und Funktionäre erfüllt Doping mit gesundheitlichen Folgen jedoch einen Strafrechtstatbestand und kann strafrechtlich geahndet werden.

XV. Allgemeine medizinische Trainingslehre

1 Physiologische Grundlagen von Training

1.1 Einführung

Der allgemeine Trainingsbegriff versteht unter Training alle längerfristig planbaren Maßnahmen, die ein bestimmtes körperliches Ausgangsniveau in allen Altersstufen auf eine höhere Stufe zu heben vermögen, sie erhalten, wiederherstellen oder einen altersbedingten Rückschritt verhindern. In der Sportmedizin wird Training häufiger enger definiert, nämlich als die Summe aller Maßnahmen, die zur Steigerung der körperlichen Leistungsfähigkeit führt.

In der Rehabilitation wird oft noch Übung vom eigentlichen Training als unterschiedlich angesehen. Übung wird hier als systematische Wiederholung von definierten Reizen oder Bewegungsabläufen mit dem Ziel der Leistungsverbesserung definiert, ohne dass es – im Gegensatz zum Training – zu morphologischen Adaptationen kommt. Diese Definition erscheint wegen der fließenden Übergänge eher akademisch und am Ziel orientiert, da Übung hier nicht den Leistungsaspekt, sondern die Funktionsverbesserung hin zur Normalisierung in den Vordergrund stellt.

Erschwert wird eine einheitliche Betrachtungsweise außerdem durch ganz unterschiedliche biologische Mechanismen bei den einzelnen motorischen Hauptbeanspruchungsformen. Deshalb werden neben den allgemeinen biologischen Gesetzmäßigkeiten die speziellen Aspekte bei den einzelnen Beanspruchungsformen dargestellt. Darauf beziehend lassen sich das Problem der Ermüdung, Regeneration und Überlastung und auch die Grenzen der menschlichen Leistungsfähigkeit beschreiben.

1.2 Allgemeine biologische Gesetzmäßigkeiten

Aufgrund der übergreifenden Sichtweise der Trainingswissenschaft und wegen der z. T. parallel, historisch aber z. T. unabhängig verlaufenden Entwicklung von Leistungsphysiologie und Trainingswissenschaft, werden gleiche Begriffe häufig etwas unterschiedlich definiert und verwandt oder haben in der (Sport)Medizin andere Bedeutung. Ersteres gilt für den Begriff Training; völlig unterschiedliche Bedeutung hat dagegen der Begriff Reiz. Darauf wird immer wieder hingewiesen werden müssen (s. *Frey* 1994).

Die biologisch-physiologische Betrachtungsweise von Training und von Trainingswirkungen kann aufgrund der Komplexität auch nur Teilerklärungen und -verständnisse liefern; darüber hinaus sind bei trainingswissenschaftlich sinnvollen Parametern häufig eine ganze Reihe physiologischer Mechanismen involviert, deren Interaktionen außerordentlich komplex sein können. So ist die Fähig-

Physiologische Grundlagen von Training

keit Mittelzeitausdauer als Leistung über eine bestimmte Zeitdauer gut definiert, physiologisch ist sie aber nur durch die Leistungsfähigkeit sowohl der anaeroben als auch der aeroben Energiebereitstellung erklärbar, deren Verhältnis trotz gleicher Leistungsabgabe erheblich variieren kann.

Andererseits kann die biologisch-physiologische Betrachtungsweise wertvolle Informationen über das Verhalten auf bestimmte Trainingsreize liefern. So kann z. B. bei einer Verbesserung der Mittelzeitausdauer durch ein bestimmtes Trainingsverhalten mit bestimmten Verfahren erkannt werden, ob dies an einer stärkeren Adaptation im anaeroben oder aeroben Stoffwechselbereich liegt, was wiederum das Trainingsverhalten wesentlich beeinflussen kann.

Homöostase und Trainingsreiz

Homöostase ist die Konstanz und Aufrechterhaltung des inneren Milieus und der Funktionen des Körpers mit Hilfe von Regelsystemen, mitbestimmt durch das Leistungsvermögen und durch die Anforderungen der Umwelt. Bezogen auf sportliche Leistungsfähigkeiten wird durch körperliche Belastungen im Sinne eines Trainingsreizes eine Auslenkung bewirkt, die in der Regel zu einer anschließenden Funktionsminderung (Ermüdung) und Restitution (Wiederherstellung) führt, die allerdings in verschiedenen Systemen unterschiedliche Zeitverläufe haben kann (Abb. 102).

Trainingsreiz, Ermüdung und Dauer der Restitution stehen zwar in einem direkten, jedoch keineswegs linearen Zusammenhang. Auch nur für wenige Trainingsreizformen darf man eine Reizschwelle annehmen, die überschritten werden muss, um wirksam zu werden, wie sie oft in Trainingslehren angenommen

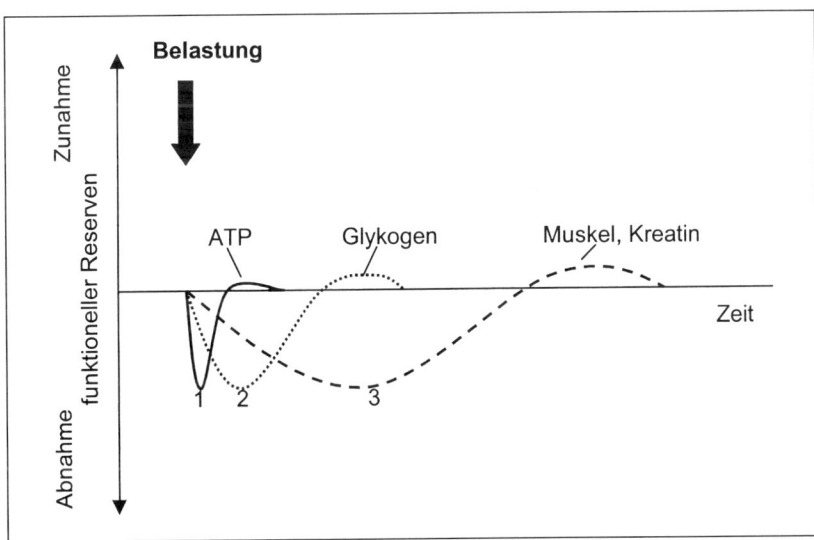

Abb. 102: Unterschiedliche Zeitverläufe der Restitution nach einmaliger Trainingsbelastung des Skelettmuskels.

wird. Dies wird meist mit der mangelnden Sensitivität verwechselt, weil die Veränderungen messtechnisch nicht mehr erfasst werden können.

Im Gegensatz zu dem oft in trainingswissenschaftlichen Büchern angegebenen einheitlichen Zeitverlauf der Wiederherstellung reagieren tatsächlich die einzelnen biologischen Systeme sehr unterschiedlich. So werden die ATP- und CrP-Speicher nach einem Tempolauftraining in wenigen Sekunden wiederhergestellt, die Glykogenspeicher jedoch erst in ca. 24 Stunden, und die Muskelenzymregeneration kann mehrere Tage dauern.

Die Regenerationszeit und auch Adaptationszeit sogenannter bradytropher Gewebe (Bindegewebe, Knochen) geht z. T. über Wochen und Monate; dies ist andererseits auch die Grundlage dafür, dass es Ermüdungsfrakturen oder degenerative Veränderungen an Muskeln und Sehnen gibt, die durch chronische lokale Überlastung langsam reagierender Gewebe bedingt sind. Bei manchen Systemen findet anschließend an die Restitution eine positive Anpassung statt; dies ist eine der Voraussetzungen, um sich durch Training auf ein geändertes Homöostaseniveau und damit auch auf eine geänderte Leistungsfähigkeit zu bewegen (Abb. 103). Auch hier können die Zeitverläufe – und was für das Training bedeutsam ist – die Phasen der Belastbarkeit sehr unterschiedlich sein.

Wie bereits erwähnt, stehen Trainingsreiz und Reaktion keineswegs in einem linearen Zusammenhang. Dies gilt insbesondere, wenn es im Verlaufe eines effektiven Trainingsprozesses zu funktionellen oder strukturellen Adaptationen kommt. Wenn funktionelle Anpassungsreserven bestehen, werden diese bei den meisten Systemen als erste aktiviert und genutzt. Typisch dafür ist z. B. nach Krafttraining die anfängliche Zunahme der Muskelkraft durch Verbesserung der intramuskulären Koordination, bevor es zu einer Muskelhypertrophie kommt.

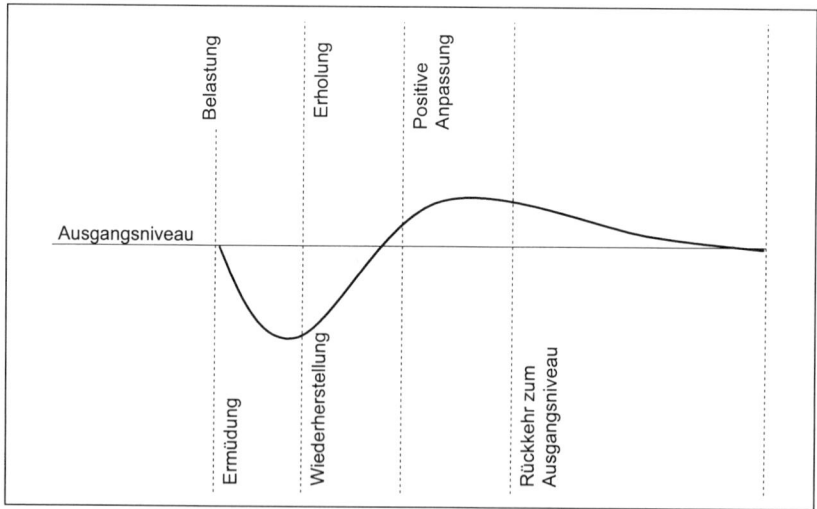

Abb. 103: *Schematischer Verlauf der Reaktion eines biologischen Systems an Belastung und Anpassung.*

Physiologische Grundlagen von Training **249**

Unter dem Prinzip der *progressiven Belastung* versteht man, dass die Reizstärke zum Erhalt oder zur weiteren Steigerung der Leistungsfähigkeit erhöht werden muss. Auch hier ist die Beachtung unterschiedlicher Zeitverläufe wichtig. Während z. B. der Kraftzuwachs bei gleicher Trainingsbelastung nach wenigen Wochen Training abnimmt oder stagniert, kann die Stabilisierung und die Anpassung im Knochen oder Bindegewebe weitergehen und die sportliche Leistungsfähigkeit durchaus verbessern.

Für die *Trainingshäufigkeit*, d. h. die Anzahl der Belastungseinheiten pro Woche, lässt sich deshalb kein allgemein gültiges Schema erstellen. Generell scheint ein möglichst großes Splitting der Trainingsbelastung günstiger, und es ist auch besser steuerbar. Die Frage bleibt allerdings zu beantworten, welches System oder welche Funktion man trainieren will und welche Schwingungscharakteristika dieses System aufweist, wobei individuell und in Abhängigkeit von äußeren Faktoren und vom Trainingszustand erhebliche Unterschiede bestehen können.

Ein intensives Ausdauertraining jeden zweiten Tag mag für die Wiederauffüllung der Glykogenspeicher eine ausreichende Pause darstellen, die ausgelöste Belastungsreaktion und die vegetative-hormonelle Beanspruchung muss aber durchaus noch nicht kompensiert sein. Die *Trainingsoptimierung* hinsichtlich des Trainingsziels ist eine der schwierigsten Aufgaben innerhalb der Steuerung des Trainingsprozesses.

Weitere Variablen in diesem Prozess sind *Trainingsreizintensität, -dichte, -dauer und -umfang* (bzgl. der Nomenklatur *Frey* 1994). Die Veränderung eines jeden einzelnen Parameters kann vor allem beim Training im Grenzbereich, wie sie beim Hochleistungssport üblich sind, zu Störungen der beabsichtigten Entwicklung führen. Eine in gewissen Grenzen annähernd lineare Leistungssteigerung wird nur erreicht, wenn die Belastung progressiv gesteigert werden kann. Typischer ist die lineare Belastungssteigerung mit einem abnehmenden Zuwachs an Leistungsfähigkeit oder eine Mischform (Abb. 104).

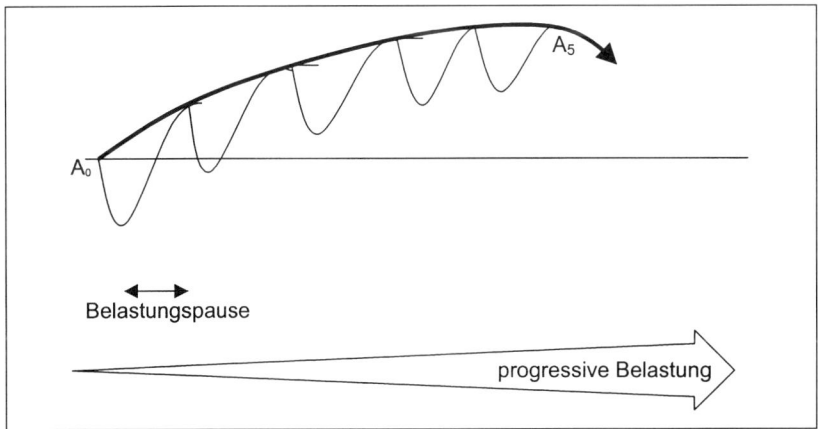

Abb. 104: Adaptationsverlauf bei progressiver Belastung.

Innerhalb eines Systems gilt somit, dass sich der Leistungszuwachs bei gleichen Belastungsquanten umgekehrt proportional zum Trainingszustand verhält. Der Grund liegt darin, dass jedes Adaptationsniveau eines adäquaten Erhaltungsaufwandes bedarf, der der Höhe des Adaptationszustandes proportional ist. Diese Gesetzmäßigkeiten gelten nur in einem bestimmten Bereich der individuellen Leistungsfähigkeit und Belastbarkeit. Im Grenzbelastungsbereich und bei Überlastung können zunächst einzelne Systeme oder auch der gesamte Organismus mit *negativer Anpassung* reagieren (Maladaptation), so dass eine Leistungsverschlechterung resultiert.

Eine Erhöhung des Gesamttrainingspensums und damit auch die Adaptation bestimmter Funktionen und Systeme kann eventuell dadurch erreicht werden, dass ein Wechsel in den Beanspruchungsformen vorgenommen wird. So kann das Armmuskel- und Beinmuskeltraining beim Skilanglauf gut getrennt werden; in beiden Fällen ist aber das Herzkreislaufsystem gefordert und kann adaptieren. Die vegetativ-hormonelle Regulation ist aber ebenfalls doppelt belastet und kann jetzt möglicherweise überfordert werden, d. h., es kommt zu Verschiebungen, die individuell unterschiedlich kompensiert werden können. Gleich welche Belastungsformen gewählt werden, die Entwicklungsmöglichkeit stößt bei Progression der Belastung immer an individuelle Grenzen, die bei Überschreitung eine Leistungsstagnation oder auch ein Leistungsrückgang nach sich ziehen (s. S. 265 ff.).

Aufgrund der unterschiedlich involvierten Systeme beim Training ist es nicht verwunderlich, dass die Anpassungserscheinungen bei Abbruch oder Verminderung des Trainings auch unterschiedlich rückläufig sind. Prinzipiell gilt, dass funktionelle Adaptationen schneller als strukturelle Anpassungen erreichbar sind. Ein Beispiel ist die Kraftzunahme durch neuronale Anpassung und intra- und intermuskuläre Koordinationsverbesserung, bevor das Muskelwachstum zur Leistungsverbesserung einsetzt. Gleichermaßen gilt dies für die Herzfrequenzadaptation an Ausdauertraining, die deutlich vor der Herzhypertrophie einsetzt.

Ebenso wie strukturelle Veränderungen längere Zeit benötigen, bis sie aufgebaut sind, wird auch längere Zeit benötigt, bis sie wieder rückgebildet werden (s. S. 32 f.). Diese strukturelle Adaptation ist eine der wesentlichen Ursachen, dass ein langfristiger Trainingsaufbau eine höhere Stabilität (Trainingsfestigkeit) und auch geringere Störanfälligkeit hat. Die maximalen Anpassungsreaktionen können im Hochleistungssport bis zu 5–7 Jahre benötigen, um das individuelle Leistungsmaximum zu erreichen. Darüber hinaus sind einmal erreichte Adaptationen nach einer Trainingspause auch bei zwischenzeitig vollständiger Rückbildung rascher wieder aufbaubar.

Andererseits erfolgt bei sehr langsam reagierenden Strukturen wie dem Knochen zum Teil trotz vollständiger Trainingsabstinenz keine vollständige Rückbildung. So bleibt die Armverlängerung und die Umfangdifferenz des Schlagarmes bei Tennisprofispielern in der Regel bestehen. Auch Organveränderungen wie die Herzgröße scheinen sich nach jahrelangem Ausdauertraining nicht immer vollständig zurückzubilden, ohne dass dies eine gesundheitliche Gefährdung bedeutet.

Physiologische Grundlagen von Training

Eine besondere Bedeutung im Trainingsprozess hat die *Trainierbarkeit*. Die Trainierbarkeit gibt die Anpassungsfähigkeit und Zunahme der Leistungsfähigkeit durch Trainingsbelastungen oder -reize wieder. Sie kann bei ein und demselben Individuum bei den verschiedenen Organ- und Funktionssystemen unterschiedlich sein. Nach neueren Untersuchungen ist nicht nur die Leistungsfähigkeit sondern auch die Trainierbarkeit in hohem Maße genetisch determiniert (Bouchard 1992). Dies entspricht der praktischen Erfahrung, dass gleiche Trainingsreize bei verschiedenen Individuen unterschiedliche, aber gut reproduzierbare Trainingseffekte auslösen können. Die Grundlagen der genetisch determinierten Trainierbarkeit sind bisher nicht geklärt, dürften aber multifaktoriell bedingt sein.

1.3 Ausdauer und Ausdauertraining

Unter physiologischen Gesichtspunkten lässt sich die Ausdauer als Fähigkeit definieren, eine physische Leistung über einen bestimmten Zeitraum erbringen zu können *(Ermüdungswiderstand).* In der Trainingswissenschaft und Sportmedizin sind verschiedene Unterteilungen üblich, jeweils abhängig, von welcher Betrachtungsweise ausgegangen wird (vgl. *Frey* 1994, *Weineck* 1983, *Hollmann* 1991) (Abb. 105, Abb. 106). In Verbindung mit anderen motorischen Anforderun-

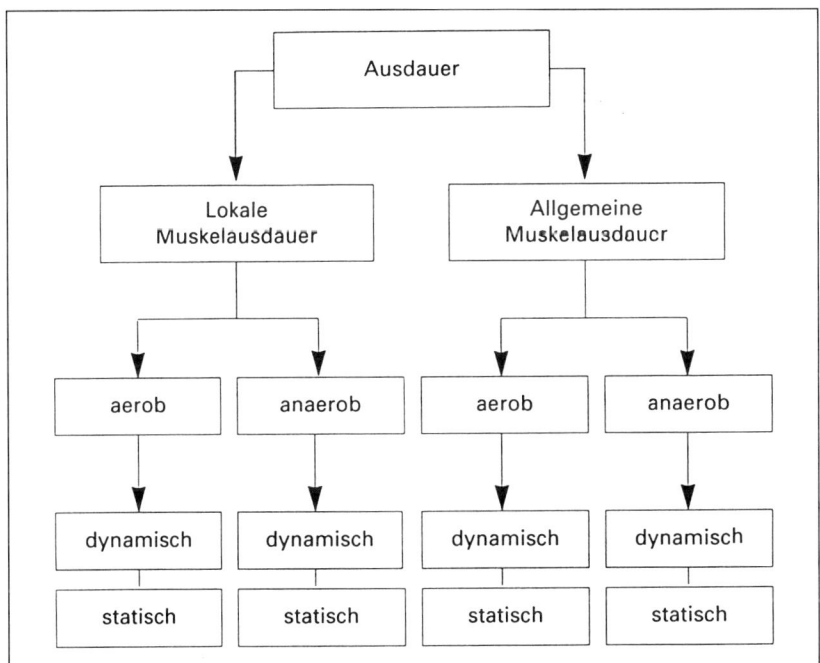

Abb. 105: Schematische Darstellung der verschiedenen Formen von Ausdauerleistungsfähigkeit (Hollmann/Hettinger 1990).

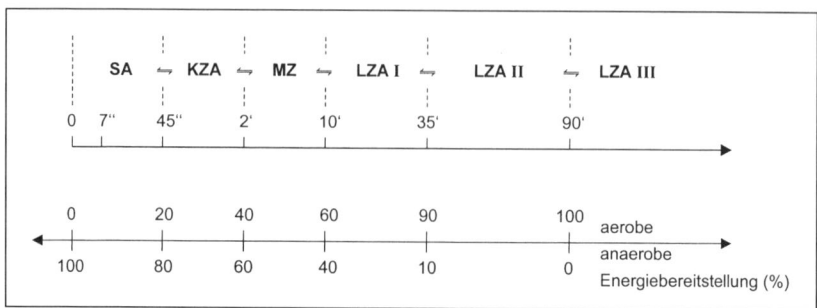

Abb. 106: Einteilung der Ausdauer nach der Belastungszeit sowie der Energiebeanspruchungsform bei maximaler Belastung (SA = Schnelligkeitsausdauer, KZA = Kurzzeitausdauer, MZ = Mittelzeitausdauer, LZA = Langzeitausdauer).

gen werden auch die Begriffe *Kraftausdauer und Schnelligkeitsausdauer* verwandt, die den Ermüdungswiderstand dieser Beanspruchungsform charakterisieren sollen.

Für das Verständnis aus physiologischer trainingspraktischer Sicht ist eine Einteilung nach der Zeitdauer der Belastung am sinnvollsten, weil sie sich der Energiebereitstellung zuordnen lässt und die zeitliche Struktur von Trainingsprogrammen vorgibt (Abb. 106). Die Kategorien bei der Einteilung nach *Hollmann* sind zwar für das Verständnis hilfreich, kommen so isoliert in der Realität oder praktisch nicht vor. Der Übergang von der statischen zur dynamischen Ausdauer ist fast immer fließend; beide sind in fast allen sportlichen Bewegung enthalten.

Gleichermaßen geht die lokale Muskelausdauer bei zunehmendem Einsatz größerer Muskelgruppen in die allgemeine Ausdauer über. Letzten Endes ist die Fähigkeit der Energiebereitstellung unter den jeweils speziellen Bedingungen einer Muskelarbeit immer dafür verantwortlich, wie intensiv und wie lange eine Belastung durchgeführt werden kann. Worin sich die verschiedenen Belastungsformen und die verschiedenen Individuen unterscheiden, sind die Limitierungen, die sie durch die beteiligten Systeme erfahren (s. Tab. 26).

Für sehr hohe Leistungen im Bereich der allgemeinen Langzeitausdauer ist ein dominierender ST-Fasertyp mit den entsprechenden Eigenschaften für einen hohen aeroben Stoffwechsel notwendige Vorraussetzung. Alle in den Transport des Sauerstoffs involvierten Systeme können leistungshemmende oder -limitierende Faktoren sein. Im Einzelnen sind dies die Lungendiffusionskapazität, das maximale Herzzeitvolumen, die Sauerstofftransportkapazität des Blutes sowie die Kapillarisierung der belasteten Muskulatur. Im Idealfall sind diese Systeme phänotypisch so ausgestattet und durch Training so adaptiert, dass trotz ausreichendem O_2-Angebot die oxidativen Stoffwechselprozesse in den Mitochondrien den begrenzenden Faktor darstellen (s. S. 178 ff.).

Bei Belastungszeiten über 90 Minuten *(Langzeitausdauer III)* kommt neben der Lipolyse und der aeroben Glykolyse als wesentliche limitierende Größe der begrenzte Glykogengehalt der Muskulatur und der Leber hinzu. Die maximal erzielbare Sauerstoffaufnahme scheint allein nicht der begrenzende Faktor zu

Physiologische Grundlagen von Training **253**

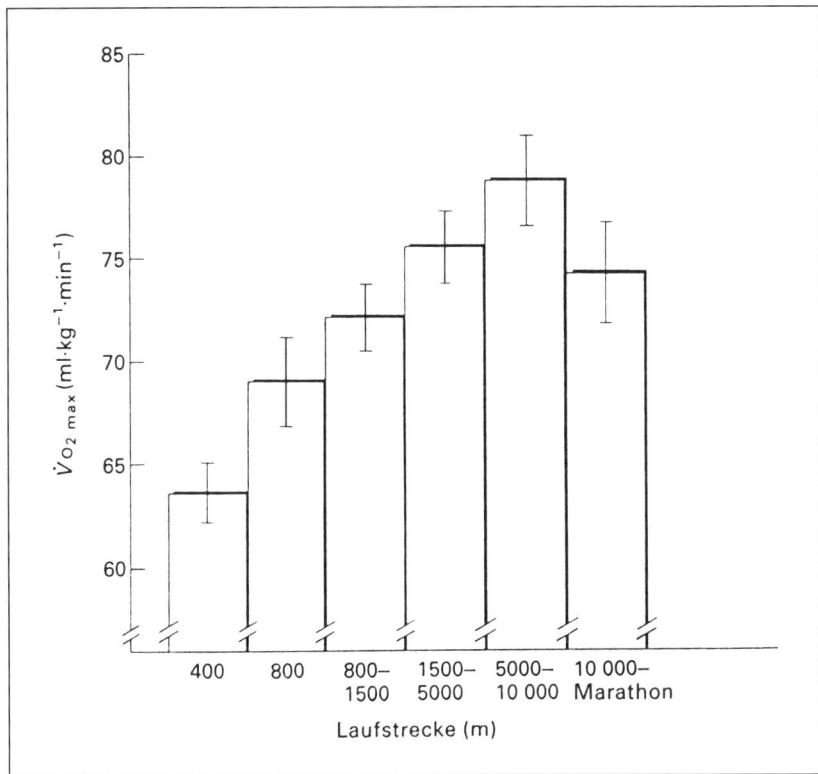

Abb. 107: Maximale Sauerstoffaufnahme pro kg Körpergewicht von Spitzenathleten in Abhängigkeit von der Laufstrecke bzw. Wettkampfzeit (n. Astrand 1993).

sein (s. Tab. 26). Werden die Zeiten der sportlichen Belastung kürzer, verschieben sich die begrenzenden Faktoren. Bei Belastungszeiten von 10–30 Minuten (Langzeitausdauer I) dominiert die aerobe Glykolyse, mit Verkürzung der Wettkampfzeit zunehmend auch die anaerobe Glykolyse. Unter physiologisch-organischen Kriterien sind hier die sauerstofftransportierenden Systeme am stärksten gefordert; es werden die ausgeprägtesten Anpassungsreaktionen (s. S. 26 ff.) und die höchsten relativen Sauerstoffaufnahmen gefunden (Abb. 107). Die anaerobe Schwelle (Ausdauerleistungsgrenze, Abb. 91) liegt bei den maximal möglichen Belastungsintensitäten.

Im Bereich der *Mittelzeitausdauer* nimmt die Bedeutung und der Anteil der anaeroben Energiebereitstellung zu, entsprechend findet man einen Rückgang der Dauerleistungsgrenze und eine Zunahme der maximalen Laktatproduktion und des Laktatflusses. Die Grundvoraussetzung für Höchstleistungen in diesem Wettkampfbereich ist auch eine geänderte Muskelfasertypenverteilung; damit geht eine höhere Pufferkapazität mit verbesserter Laktattoleranz einher. Zunehmend spielt auch die Fähigkeit zur neuromusklären Umsetzung der koordinativen Anforderungen eine Rolle.

Die *Kurzzeitausdauer* mit Belastungszeiten zwischen 30 und 120 Sekunden hat ein heterogenes Anforderungsprofil. Leistungen mit Belastungszeiten von 1-2 Minuten sind noch stark von der glykolytisch aeroben und laktazid anaeroben Energiebereitstellung dominiert. Bei 30 Sekunden Belastungsdauer spielt bereits die anaerob alaktazide Energiebereitstellung eine große Rolle, während die aerobe Kapazität in den Hintergrund tritt. Hier beginnt auch der Übergang zur Schnelligkeitsausdauer bzw. zur Kraftausdauer mit hohen Anforderungen an das neuromuskuläre System.

Aus den unterschiedlichen physiologischen Anforderungsprofilen bei den verschiedenen Formen der Ausdauer lässt sich leicht erklären, dass auch ein differenziertes Training in Abhängigkeit vom Trainingziel erfolgen muss. Bekannt sind aus der Trainingslehre die Dauermethode, Intervallmethode oder auch kombinierte Methoden (s. *Frey* 1994, *Weineck* 1983). Intensität und Umfang in den einzelnen Trainingsbereichen hängen von vielen Faktoren ab; wesentlich vom Leistungsvermögen, vom Trainingszustand, von der Wettkampfdisziplin, vom Periodisierungszeitpunkt und von der persönlichen Neigung. Keineswegs erzeugen gleiche Schemata auch immer gleiche Trainingswirkungen.

Die sportmedizinisch orientierte Trainingssteuerung bei Ausdauersportarten nutzt insbesondere die Bestimmung der Laktatkonzentration und der Herzfrequenz, um die

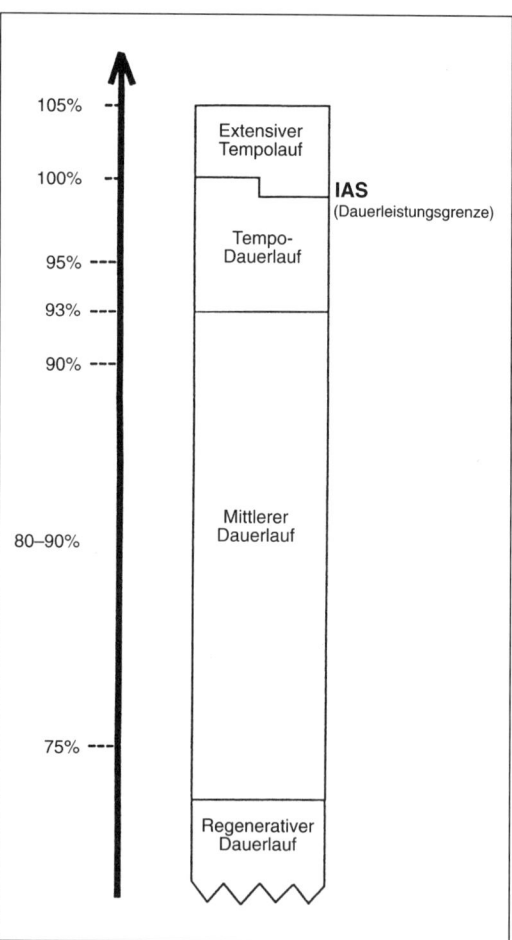

Abb. 108: Definition der Trainingsintensitätsbereiche in Prozent der IAS für den Mittel- und Langstreckenlauf (n. Dickhuth u. Röcker).

beabsichtigte Intensität zu erreichen und zu kontrollieren (s. Abb. 92). Ein besonders wichtiger Bereich ist dabei die Kenntnis des aerob-anaeroben Überganges der Energiebereitstellung, weil ab dieser Intensität die innere Belastung überproportional bei weiterer Steigerung der Belastungsintensität zunimmt und die Gefahr der Überlastung wächst.

Allerdings sind sowohl absolute Herzfrequenzbereiche wie absolute Laktatkonzentrationen für die individuelle Trainingssteuerung ungeeignet, da sie nicht die hohe interindividuelle Varianz berücksichtigen. Hierin liegt auch die Begründung und das Erfordernis einer individuellen Leistungsdiagnostik. Die Hilfen zur Trainingsteuerung, die sich aus einer sportmedizinischen Leistungsdiagnostik ergeben, lassen sich deshalb am besten in Form von prozentualen Angaben zur individuellen Dauerleistungsgrenze (Abb. 108) oder auch zur individuellen maximalen Sauerstoffaufnahme definieren.

1.4 Kraft und Krafttraining

Physikalisch lässt sich die Kraft als Ursache von Beschleunigungen frei beweglicher Körper oder als Deformation unbeweglicher Körper definieren. Physiologisch kann die Kraft als Fähigkeit des Muskels beschrieben werden, sich zu kontrahieren und dabei Zugspannung und Längenänderung zu entwickeln. Aus praktischen Gründen beschreibt die Trainingsterminologie verschiedene Erscheinungsformen der Kraft: die Maximalkraft, die Explosivkraft (Schnellkraft) und die Ausdauerkraft (Kraftausdauer). Darüber hinaus ist die Arbeitsweise der Kraftanwendung von praktischer Bedeutung. Bei der statischen Arbeitsweise kontrahiert der Muskel ohne äußere Verkürzung, bei der dynamischen Arbeitsweise wird eine konzentrische (positiv-dynamische) oder exzentrische (negativ-dynamische) Arbeit verrichtet. Zur Beschreibung des Wechsels beider Arbeitsweisen wird der Begriff der Reaktivkraft herangezogen.

Physiologische Grundlage für die Entwicklung von Kraft ist die Fähigkeit der Verkürzung der Muskulatur durch eine entsprechende Aktivierung. Die Kraft, die ein Muskel entwickeln kann, ist vor allem von seiner physiologischen Querschnittsfläche abhängig, die nicht unbedingt mit der anatomischen Querschnittsfäche identisch sein muss, sondern insbesondere bei gefiederten Muskeln deutlich größer ist (*Roy* 1994). Bei gefiederten Muskeln wird die maximale Kontraktionskraft und auch die Kontraktionsgeschwindigkeit zusätzlich durch den Winkel beeinflusst, den seine Fasern mit der Zugrichtung der Sehne bilden (Abb. 109). Die maximale Kraft, die vom menschlichen Skelettmuskel pro Querschnitt entwickelt werden kann, liegt im Bereich von 23–42 N · cm^{-2} und ist damit anderen Säugetieren vergleichbar. Sie ist unabhängig vom Muskelfasertyp.

Die muskuläre Kraftentwicklung kann durch zwei Mechanismen abgestuft werden. Einerseits steigt durch eine Zunahme der Entladungsfrequenz der zuständigen motorischen Einheit die Kontraktionskraft durch die Summation der Einzelimpulse während des unvollständigen Tetanus. Weiterhin wird durch die zunehmende Rekrutierung von motorischen Einheiten mit höherer Reizschwelle die Kraftentwicklung gesteigert, bis alle Einheiten aktiv sind.

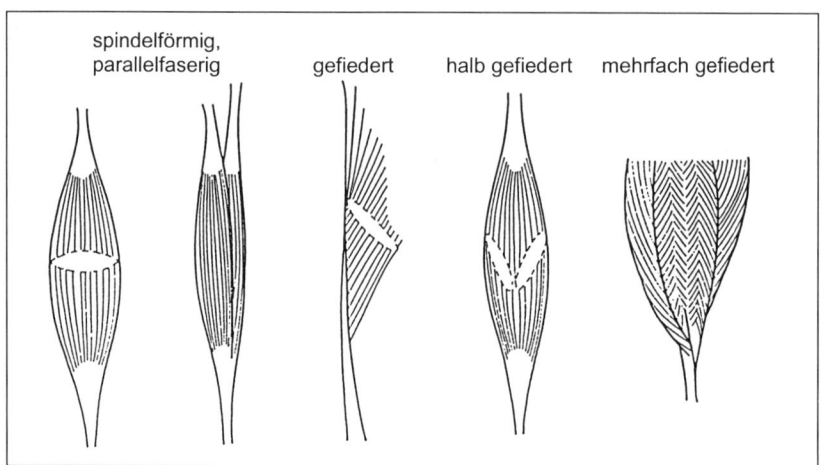

Abb. 109: Unterschiedliche Anordnung von Muskelfasern.

Diese Rekrutierung erfolgt nach dem sogenannten *„Größenordnungsprinzip".* Es besagt innerhalb gewisser Grenzen, dass die Motoneuronen mit den kleinsten Entladungsamplituden (kleinsten Zellen) die niedrigsten Reizschwellen besitzen und umgekehrt, dass die größten Zellen die höchsten Schwellenwerte aufweisen. Motoneuronen mit kleinen Spikes innervieren deshalb in der Regel motorische Einheiten mit geringer Kraftentwicklung, Motoneuronen mit großen Spikes aktivieren dagegen motorische Einheiten, die eine große Spannungsentwicklung ermöglichen.

Diesen Motoneuronen sind auch Muskelfasereigenschaften zugeordnet. So innervieren kleine Motoneuronen ermüdungsresistente Muskelfasern (s. S. 111 ff.) und große Motoneuronen Muskelfasern mit hoher Ermüdbarkeit. Die Verteilung und Zuordnung ist weitgehend genetisch determiniert und ist eine Erklärung dafür, weshalb das Innervationsschema eine so große Bedeutung für die Muskelfaserstruktur hat. Durch äußere Elektrostimulation kann dieses Prinzip durchbrochen werden und der Muskelfasertyp sich deutlich verändern, um bei Beendigung der Stimulation wieder zum alten Muster zurückzukehren.

Eine Modifizierung der Faserstruktur durch Training scheint in geringem Ausmaß möglich, ist aber bezüglich des Ausmaßes derzeit noch in der Diskussion. Auch die Tendenz der Muskulatur bei Nichtgebrauch oder Immobilisation in Richtung Fasertyp II zu shiften, unterstützt diese Auffassung. Sie findet ihre Erklärung u. a. darin, dass die fehlende körpereigene Stimulation vor allem die kleinen Motoneuronen zuerst und in größeren Ausmaß trifft.

Krafttraining

Mit der Aufnahme von Krafttraining kommt es rasch zu einer Kraftleistungsverbesserung, ohne dass zunächst eine Muskelhypertrophie erkennbar wird. Diese Leistungsverbesserung wird auf neurale Effekte auf verschiedenen Ebenen des Nervensystems zurückgeführt. Wichtige Veränderungen sind die Synchronisation von motorischen Einheiten, die Steigerung der neuromotorischen Aktivierung und die Abschwächung hemmender nervaler Einflüsse. Dies erklärt auch den Effekt von kontralateralen Trainingswirkungen; durch Training der einen Seite kann auch auf der nichttrainierenden Gegenseite ein Kraftgewinn erzielt wird. Wie groß der neuronale Effekt ist, wird unterschiedlich beurteilt; bis zu 40% des Kraftzuwachs durch Training werden hierauf zurückgeführt.

Weitergeführtes regelmäßiges Krafttraining führt schließlich gesetzmäßig nach vier bis sechs Wochen in Abhängigkeit vom Umfang und von der Intensität sowie der individuellen Veranlagung zu einer Hypertrophie der beanspruchten Muskelfaser, d. h. zur Zunahme der Querschnittfläche der Skelettmuskelfaser durch Zunahme der Myofibrillenfläche und Myofibrillenzahl. Auch das interstitielle Bindegewebe reagiert mit einer Verstärkung. Umstritten ist, ob auch eine Zunahme der Muskelfaserzahl möglich ist. Insbesondere bei einer Schädigung der Muskulatur scheint dies möglich zu sein, da die Skelettmuskulatur eine Reserve an Satellitenzellen besitzt, die diese Potenz haben. Unter physiologischen Bedingungen ist dies bisher jedoch nicht nachgewiesen. Das Muskelfaserverhältnis in einem Muskel scheint durch das Krafttraining nicht verändert zu werden.

Obwohl durch ein Krafttraining grundsätzlich alle Muskelfasern angesprochen werden, wird in den meisten Studien eine vermehrte Hypertrophie der Typ II-Einheiten angegeben. Dies könnte durch die verstärkte Aktivierung bei den durch eine hohe Reizschwelle gekennzeichneten Fasertypen bedingt sein. Nur geringe oder gar keine Veränderungen werden auf der metabolischen Ebene der Musku-

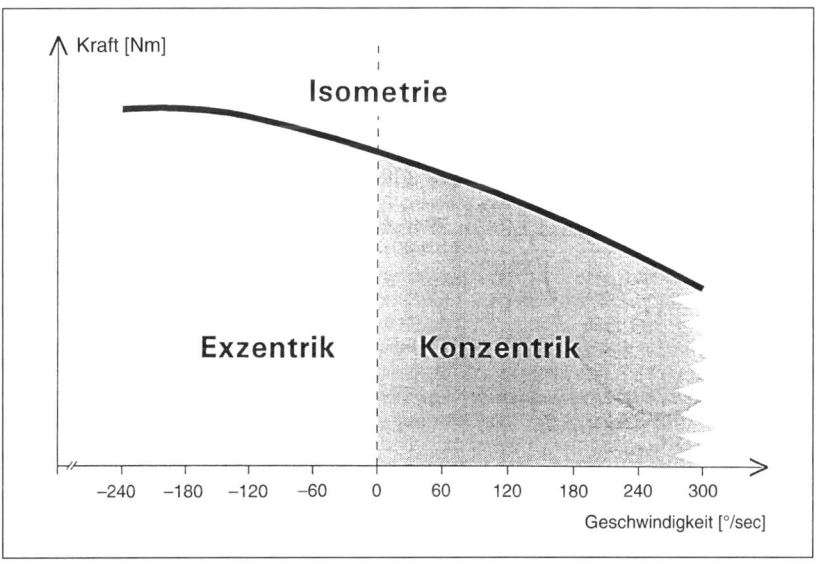

Abb. 110: Maximale Drehkraft (Drehmoment) in Abhängigkeit von Bewegungsgeschwindigkeit und dem Arbeitsmodus (n. Mayer 1994).

latur durch Krafttraining gefunden. Dies gilt für die Mitochondriendichte, die Enzymausstattung und die muskuläre Substratkonzentration. Ein Teil der unterschiedlichen Ergebnisse, die in der Literatur hierzu zu finden sind, dürfte auf die unterschiedliche Form der Applikation von Krafttraining zurückzuführen sein.

Eine Besonderheit stellt das *exzentrische Krafttraining* dar. Bei der exzentrischen Arbeitsweise werden höhere Maximalkräfte und Muskelspannungen als bei der Isometrie oder der konzentrischen Arbeitsweise erzielt (Abb. 110). Der Grund wird in der Beteiligung passiv-elastischer Strukturen gesehen. Allerdings führt diese Trainingsform zu hohen und ungleichmäßig verteilten Spannungsspitzen mit der größeren Gefahr von Strukturstörungen in der Muskulatur. Das gehäufte Auftreten von „Muskelkater", zumindest bei Aufnahme von exzentrischen Belastungen, ist typisch dafür. Der große Vorteil von exzentrischem gegenüber konzentrischem Krafttraining ist die deutlich geringere metabolische und kardiozirkulatorische Aktivierung bei vergleichbarer Belastung.

Der Rückgang der Kraftleistungsfähigkeit bei Trainingskarenz oder Immobilisation erfolgt in der gleichen Reihenfolge wie der Aufbau. Die funktionellen neuralen Adaptationen gehen zuerst zurück, die strukturellen Adaptationen benötigen eine deutlich längere Zeit. Kurze Trainingspausen können deshalb zwar zu einem erheblichen Kraftverlust führen, sind aber rasch wieder aufzuholen, solange die strukturellen Anpassungen noch vorhanden sind.

Kraftausdauer

Die Kraftausdauer kann als Ermüdungswiderstand bei langandauernden Kraftleistungen verstanden werden. Sie ist dadurch als absolute Größe oder mit Bezug zu anthropometrischen Daten nur schwer zu definieren. Am häufigsten bezieht man sich auf den prozentualen Kraftabfall nach einer Minute Belastungswiederholungen. Nach dieser Definition ist die Kraftausdauer dann am größten, wenn nach einer Minute eine möglichst hohe Kraftleistung im Vergleich zur maximalen Anfangskraft erbracht werden kann. Dies bedeutet aber auch, dass die Maximalkraft deutlich in diesen Parameter eingeht und das absolute Kraftniveau nach einer Minute Belastung unberücksichtigt bleibt, welche für sportliche Leistungen aber durchaus relevant ist.

Günstiger wäre deshalb eine Definition, die das noch erreichbare absolute Kraftniveau nach einer bestimmten Anzahl von maximalen Wiederholungen miteinbezieht. Ein weiteres Problem besteht in der starken Abhängigkeit von der Motivation desjenigen, der die Kraftausdauerleistung zu erbringen hat. Motivationsunabhängige Verfahren wie z. B. eine äußere elektrische Stimulation haben sich bisher nicht durchsetzen können.

Die Kraftausdauer stellt den Übergang zur lokalen Muskelausdauer dar, da zumindest bei Kraftbelastungen oberhalb von 40–50% der Maximalkraft die Blutzufuhr unterbunden ist und keine weitere Sauerstoffzufuhr erfolgen kann. Unterhalb von 40–50% der Maximalbelastung wird auch von Ausdauerkraft gesprochen (s. *Frey* 1994), ein Parameter, der in vielen Sportarten eine große Rolle spielt. Man erkennt daran auch, dass die Übergänge fließend sind und bei Trainingswirkungen von Krafttraining genau definiert werden muss, unter welchen Bedingungen dieses durchgeführt worden ist.

Physiologische Grundlagen von Training 259

Für die Maximalkraftausdauer wird eine intensive Intervallmethode mit ausreichend hoher Reizintensität empfohlen (> 50% der Maximalkraft), das Training der Ausdauerkraft orientiert sich an der extensiven Intervallarbeit mit Belastungen von 30–50% der Maximalkraft. Maximalkraft und Kraftausdauer sowie Schnellkraft und Kraftausdauer beeinflussen sich je nach Definition nicht oder sind eher invers miteinander verbunden.

Schnellkraft

Die Schnellkraft stellt die Fähigkeit des Nerv-Muskel-Systems dar, Widerstände mit höchstmöglicher Kontraktionsgeschwindigkeit zu überwinden. Entsprechend der Hillschen Beziehung nimmt die Bedeutung der Maximalkraft für die Geschwindigkeit der Bewegung bei Vergrößerung der Last zu. Neben der Maximalkraft sind die physiologischen Fähigkeiten der inter- und intramuskulären Koordination eine wichtige Kenngröße für die Schnellkraft. Die Schnellkraft scheint keine generelle Eigenschaft eines Individuums zu sein, sondern kann offensichtlich zwischen verschiedenen Muskelgruppen, z. B. oberer und unterer Extremität, deutlich differieren.

Das Training der Schnellkraft zielt dementsprechend neben der Verbesserung der Maximalkraft vor allem auf die Steigerung der neuromuskulären Koordination. Typisch sind maximale, explosive Krafteinsätze mit ausreichenden Pausen und Wiederholungen ohne Ermüdungsrückstände. Ein explosives Training verstärkt die Muskelaktivierung während sehr schneller konzentrischer Kontraktionen, bei denen hohe Geschwindigkeiten zur Anwendung kommen. Die zu Grunde liegenden Mechanismen sind eine schnellere Rekrutierung von motorischen Einheiten sowie eine Steigerung der Toleranz der Motoneuronen für hohe nervale Aktivierungsfrequenzen. Die Schnellkraft stellt damit den Übergang zur Beanspruchungsform Schnelligkeit dar.

1.5 Schnelligkeit und Schnelligkeitstraining

Die Schnelligkeit ist als Fähigkeit definiert, zyklische oder azyklische Bewegungen bei unterschiedlichen Bedingungen mit höchster Geschwindigkeit durchzuführen. Unterschieden wird eine Reaktionsschnelligkeit von einer Bewegungsschnelligkeit. Die physiologische Grundlage der Reaktionsschnelligkeit ist die Reizleitung und Verarbeitung des sensomotorischen Systems bis zum Beginn der motorischen Beantwortung des Reizes. Die Leistungsfähigkeit bei Einfachreaktionen ist in hohem Maße genetisch determiniert, während Auswahlreaktionen stärker gelernt werden können. Hier liegt der genetische Vorteil bei einer höheren Trainierbarkeit.

Die komplexe Größe Bewegungsschnelligkeit hat kein eindeutiges physiologisches Korrelat; sie hängt von einer ganzen Reihe von Faktoren ab. Unzweifelhaft muss für eine hohe Bewegungsschnelligkeit eine entsprechende neuromuskuläre Voraussetzung bestehen, die – wie die Reaktionsschnelligkeit – nur begrenzt trainierbar ist. Das bedeutet, dass für eine hohe Schnelligkeit eine hohe Ausgangsleistungsfähigkeit vorliegen muss. Bei komplexen Bewegungsabläufen besteht hier ein Zusammenhang zur Beanspruchungsform Koordination, deren Ausprägung eine wichtige Voraussetzung für schnelle Bewegungsabläufe ist.

Sowohl bei der azyklischen Schnelligkeit (z. B. Tischtennis, Speerwurf) wie bei der zyklischen Schnelligkeit (z. B. Sprint, Radsprint) kommt der (Schnell)Kraft mit Zunahme der zu überwindenden Widerstände eine zunehmende Bedeutung zu, so dass hier Übergänge zur Beanspruchungsform Kraft bestehen und die Schnelligkeit auch wesentlich von der Kraftleistungsfähigkeit bestimmt wird.

Dadurch wird auch verständlich, dass in der beanspruchten Muskulatur vorwiegend der schnelle Typ II-Muskelfasertyp dominiert, der hohe Spannungen und einen schnellen Metabolismus zulässt. Es ist auch nicht überraschend, dass Sprinter in der Regel körpergewichtsbezogen gute Kraftleistungen erbringen können und Gewichtheber und Kraftathleten zumindest eine hohe Anfangsschnelligkeit bei bestimmten Bewegungsabläufen aufweisen.

Die Schnelligkeit zeigt auch mit der Beanspruchungsform Ausdauer gewisse Wechselwirkungen, obwohl der aus der Trainingsterminologie stammende Begriff „Schnelligkeitsausdauer" etwas missverständlich ist. Aufgrund der unterschiedlichen genetisch bedingten strukturellen Voraussetzungen schließen sich extreme Schnelligkeitsleistung und hohe Ausdauerleistungsfähigkeit der gleichen Muskelgruppe aus; so ist niemals bekannt geworden, dass ein sehr guter Sprinter exzellente Marathonzeiten gelaufen ist und umgekehrt.

Für sehr gute Wettkampfleistungen mit Belastungszeiten von über 8–10 s bis hin zu 50–70 s ist aber neben der Schnelligkeit ein zunehmender Ermüdungswiderstand gegen den Schnelligkeitsverlust erforderlich. Diese Stabilität der Schnelligkeit ist mit zunehmender Wettkampfzeitdauer nur bei gleichzeitigem Verlust der maximalen Schnelligkeit realisierbar. So sind die schnellsten 200-m-Läufer keine ganz überragenden Kurzsprinter und die schnellsten 400-m-Läufer keine ganz überragenden 100-m-Läufer.

Bei der Energiebereitstellung lässt sich zeigen, dass die Fähigkeit der aeroben Energiebereitstellung bereits beim Vergleich vom 100-m-Läufer zum 400-m-Läufer deutlich zugenommen hat. Allerdings erfolgt die Energiebereitstellung auch beim 400-m-Läufer ganz überwiegend anaerob. Die Schnelligkeitsausdauer ist somit in erster Linie eine muskelbiochemische Eigenschaft der Toleranz einer langen und hohen anaeroben Belastung; erst in zweiter Linie dürfte eine stabile neuromuskuläre Ansteuerung eine Rolle spielen.

Schnelligkeitstraining

Das Schnelligkeitstraining muss sich danach ausrichten, welche Anforderungen in der jeweiligen Sportdisziplin dominieren und wo gemessen an diesen Anforderungen die größten Defizite bestehen. Ein reines Schnelligkeitstraining – am ehesten mit dem Frequenztraining identisch – ist in der Praxis kaum möglich und auch nicht erforderlich. Die neuromuskuläre Ansteuerung scheint nur wenig durch Training modifizierbar, offensichtlich durch die strukturellen Vorgaben des Reizleitungssystems bedingt. Durch technische Hilfen können zwar supramaximale Bewegungsgeschwindigkeiten erzielt, in der Regel jedoch kaum als Stereotyp fixiert werden.

Effektiver scheint das Krafttraining insbesondere bei Überwindung größerer Widerstände oder zur Beschleunigung des eigenen Körpergewichtes zu sein.

Physiologische Grundlagen von Training

Die bekannte Wirkung von Krafttraining in Zusammenhang mit anabolen Wirkstoffen bei Schnelligkeitsleistungen unterstützt diese Auffassung. Allerdings muss die koordinative Umsetzung der erhöhten Kraftleistung möglich sein, so dass meist ein ausgeprägtes Techniktraining der Begleiter sein muss. Geht die Anforderung einer Sportdisziplin in Richtung Schnelligkeitsausdauer, wird in der Regel versucht, anteilig Ausdauerelemente in das Training hineinzunehmen, z. B. durch Überdistanzbelastungen bei Sprintern oder Radsprintern. Dies bedarf einer genauen und individuellen Steuerung, da die Trainingswirkungen zum Teil gegenläufig sein können.

1.6 Koordination und Koordinationstraining

Koordination (Gewandtheit) beschreibt die Fähigkeit, gezielte Bewegungsabläufe unter den verschiedensten Anforderungen durchführen zu können. Bezieht man die Koordination auf die physiologische Ebene, so wird sie wesentlich vom Zusammenwirken des Zentralnervensystems mit der Skelettmuskulatur bestimmt. Tatsächlich spielt aber für die konkrete Leistung auch die Einordnung in übergeordnete Handlungsprogramme (z. B. Erfahrung, Emotion) eine wesentliche Rolle, was an anderer Stelle diskutiert wird (s. S. 120 ff.).

Die koordinative Leistungsfähigkeit kann anhand der Bewegungspräzision und Bewegungsökonomie bewertet werden, die Trainierbarkeit der Koordination anhand der Verbesserung dieser Parameter. Es können allgemeine koordinative Fähigkeiten von speziellen unterschieden werden. Die allgemeinen koordinativen Fähigkeiten beschreiben das Vermögen, unterschiedliche Bewegungsaufgaben auf einem bestimmten Niveau zu lösen. So erweisen sich Talente in Ballspielarten wie Fußball in der Regel auch begabt für Tennis oder Golf.

Die speziellen koordinativen Fähigkeiten beziehen sich auf eine bestimmte, meist sportartspezifische Bewegungsausführung. Zwischen beiden Formen besteht ein fließender Übergang, dennoch kann eine spezielle Koordination sehr selektiv sein. Ein hervorragender Sprinter kann z. B. für die koordinativen Anforderungen eines Speerwurfablaufes ungeeignet sein, und auch die koordinative Leistungsfähigkeit eines begabten Pianisten muss keineswegs mit einem hochkoordinierten Ablauf einer Wurfbewegung einhergehen.

Die Koordination als Leistung des Zentralnervensystems kann nicht durch eine direkte Ableitung an einem Substrat beurteilt werden und unterliegt auch keiner direkten Zuordnung zu organischen Strukturen (Abb. 111). Beteiligt an der Steuerung sind je nach Anforderung schwerpunktmäßig verschiedene Strukturen und Programme, die mehr oder weniger automatisiert oder bewusst (willkürlich) ablaufen.

Von Bedeutung ist die Kenntnis der zeitlichen Entwicklung und der Reaktionsfähigkeit der zentralnervösen Plastizität (s. S. 123 f., 279). In Übereinstimmung mit der organischen Entwicklung ist eine hohe Lernfähigkeit koordinativer Abläufe im Kindes- und Jugendalter, die offensichtlich zu einer Stabilisierung dieser Abläufe im Erwachsenenalter führt. Dies könnte dadurch bedingt sein, dass im Kindesalter leichter strukturelle Verknüpfungen durch erlernte Bewegungsabläufe geschaffen und durch geringen Aufwand erhalten werden können.

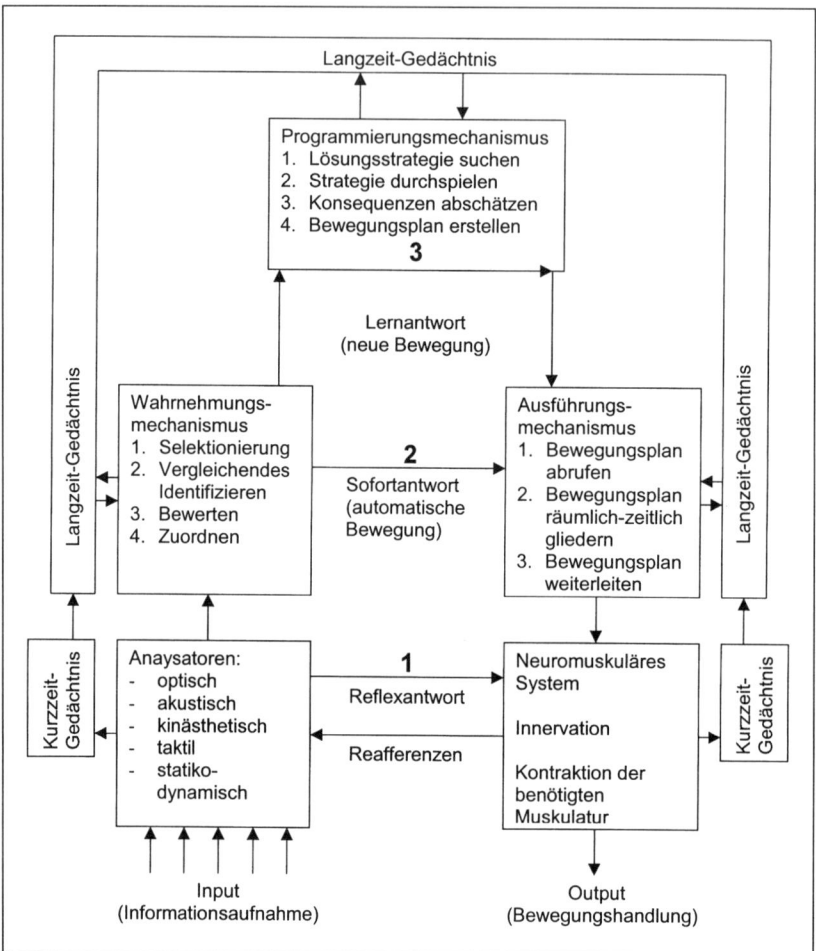

Abb. 111: Anatomisch-physiologische Abläufe bei der Bewegungssteuerung (mod. n. Weineck 1988).

Allerdings hat sich in den letzten Jahren gezeigt, dass die Plastizität des Gehirns in viel stärkerem Maß im Alter erhalten bleibt als bisher angenommen. Die Trainierbarkeit bzw. das Erlernen eines koordinativ anspruchsvollen Bewegungsablaufes scheint wie andere motorische Beanspruchungsformen einer erheblichen genetischen Determination zu unterliegen. Das Sprichwort *„Was Hänschen nicht lernt, lernt Hans nimmermehr"* unterstellt Hänschen ein Versäumnis, wenn er etwas im höherem Alter nicht kann. Zutreffender wäre wahrscheinlich die Aussage: *„Was Hänschen schon nicht lernen konnte, wird auch Hans nicht lernen können".*

1.7 Flexibilität und Flexibilitätstraining

Die Flexibilität oder Beweglichkeit beschreibt die Fähigkeit, Bewegungen mit einer bestimmten Schwingungsweite ausführen zu können. Sinnvoll ist aus physiologischer Sicht die Unterscheidung in eine aktive Beweglichkeit, d. h. die Bewegungsamplitude, die durch die Person selbst ausgeführt werden kann, und die passive Beweglichkeit als diejenige Amplitude, die maximal – durch äußere Kräfte unterstützt – erreicht werden kann. Die allgemeine Beweglichkeit kann als Summe der speziellen Beweglichkeit der einzelnen Gelenke gesehen werden.

Die Flexibilität hat ein direktes anatomisches Korrelat in der Gestalt und Führung der Gelenke, der Weite der Gelenkkapsel und der stabilisierenden Bänder sowie in der auf das Gelenk wirkenden Muskulatur mit den Sehnen und Bändern. Die Flexibilität ist dadurch in weitem Ausmaß, zumindest was die passiven Strukturen betrifft, vom Phänotyp festgelegt. Dementsprechend weist die physiologische Bandbreite auf der einen Seite eine geringe Flexibilität (Hypoflexibilität) auf, auf der andere Seite kann auch eine Hyperflexibilität bestehen.

Ausdruck einer genetischen Ausprägung ist die im Mittel höhere Flexibilität von Frauen gegenüber Männern und die höhere Flexibilität im Kindes- und Jugendalter gegenüber dem Erwachsenenalter. Die Flexibilität ist die einzige Hauptbeanspruchungsform, die auf das Individuum bezogen ihre Maximalwerte im Kindes- und Jugendalter erreicht, und durch Training im Erwachsenenalter im günstigsten Fall aufrecht erhalten werden kann.

Ob eine hohe Beweglichkeit erforderlich ist, hängt von der jeweiligen Sportart ab. Im Turnen oder in der Rhythmischen Sportgymnastik ist sie eine Voraussetzung für eine hohe Leistungsfähigkeit. Sie muss bei den Sportlern dann in Abhängigkeit von der Ausgangslage mehr oder weniger trainiert werden. Umgekehrt gibt es Sportarten, bei denen eine hohe Gelenkstabilität erforderlich ist. Dies bedeutet bei einer Hyperflexibilität als Ausgangslage, dass über Muskeltraining versucht werden muss, diese Hyperflexibilität zu kompensieren.

Eine sehr häufige Konstellation ist die Anforderung einer sehr hohen muskulären Sicherung eines Gelenkes in Kombination mit einer ausreichenden Beweglichkeit (z. B. Schultergelenk des Turners). Von dieser Situation wird in den meisten Büchern der Trainingslehre ausgegangen. Meist führt der Aufbau der Muskulatur durch die sportarttypische Belastung oder gezieltes Training zu einer Verkürzung und Einschränkung der Beweglichkeit. Diese ist dann überwiegend durch die Dehnfähigkeit der Muskulatur bedingt. Ziel ist es deshalb meistens, diese Dehnfähigkeit zu verbessern.

Die Dehnfähigkeit des Muskels hängt von mehreren Faktoren ab. Wichtig ist der Muskeltonus und die Entspannungsfähigkeit, die u. a. über die Muskelspindeln und Sehnenspindeln eingestellt werden. Muskelquerschnitt, Muskeltemperatur (Viskosität) und auch Elektrolytverschiebungen oder Stoffwechselüberlastungen können den Muskeltonus beeinflussen. Pathologisch können überschießende Innervationen von gestörten oder gereizten übergeordneten Strukturen für einen erhöhten Muskeltonus verantwortlich sein. So können Nervenwurzelirritationen im Wirbelsäulenbereich Muskeltonuserhöhungen bei weit in der Peripherie liegenden Muskeln verursachen.

Beweglichkeitstraining

Nach den bisherigen Ausführungen ist es verständlich, dass die Flexibilität nur so weit verbessert werden sollte, wie zur Erlangung eines optimalen Bewegungsablaufes und zur optimalen Nutzung der motorischen Fähigkeiten eines Individuums erforderlich ist. Dabei ist es wichtig zu wissen, dass bestimmte Muskelgruppen durch hohe Belastungen oder auch Immobilität bevorzugt zur Verkürzung neigen (Abb. 112). Das Ausmaß der Verkürzung lässt sich mit einfachen Test prüfen, ebenso die Verbesserung nach einem entsprechenden Training. Andere Muskelgruppen neigen vor allem im Alter zur Abschwächung. Die daraus resultierenden muskulären Dysbalancen können Muskelverkürzungen

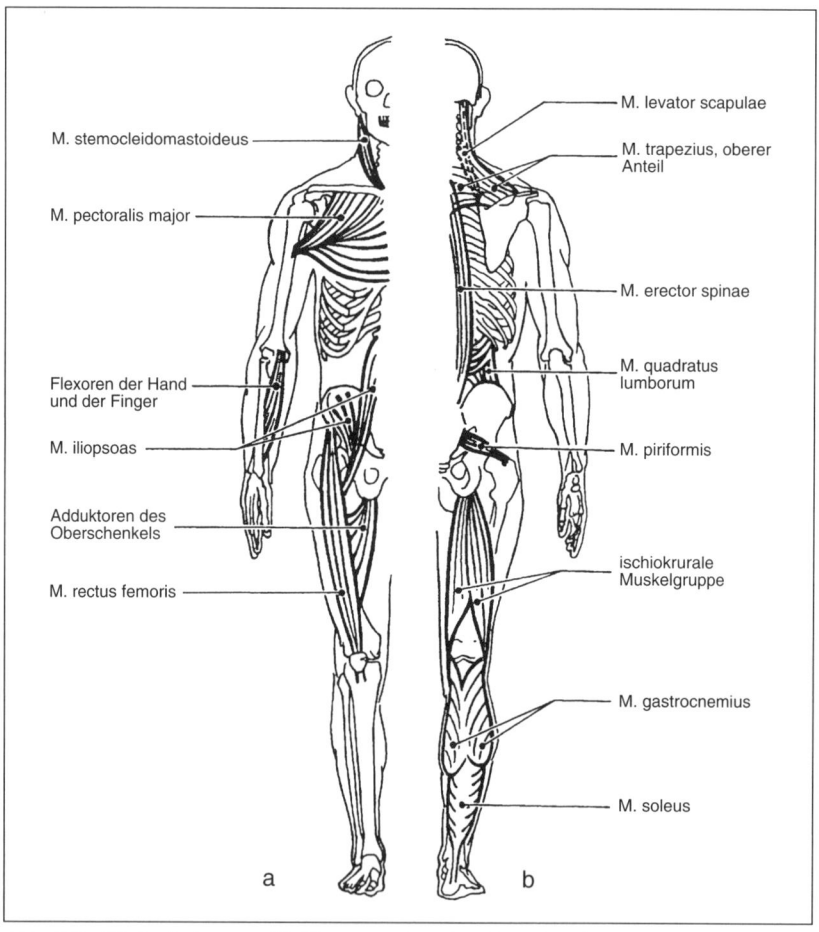

Abb. 112: Die tonischen, zur Verkürzung neigenden Muskeln; a) von vorne; b) von hinten (n. Janda 1994).

und eine Einschränkung der Flexibilität begünstigen, so dass oft nur ein komplexes Training mit Dehnung z. B. des Agonisten und Kräftigung des Antagonisten die gewünschte Beweglichkeit herstellen kann.

Methodisch kann ein aktives Dehnen oder passives Dehnen zur Verbesserung der Flexibilität angewandt werden. Bei aktiven Dehnungsübungen wird die Beweglichkeit durch Kontraktion des Agonisten bei gleichzeitiger Dehnung des Antagonisten trainiert. Bei passiven Dehnungsübungen wird durch äußere Einwirkung der Antagonist gedehnt ohne Kräftigung des Agonisten. Die Bewegungsamplitude ist bei passiven Dehnungsübungen größer, nach aktiven Bewegungsübungen soll die erreichte Flexibilität länger anhalten.

Darüber hinaus können die Übungen entweder mehr statisch (stretching) oder dynamisch durchgeführt werden. Bei der statischen gehaltenen Dehnung, die vor allem im angloamerikanischen Sport und in der Physiotherapie propagiert wird, kann durch ein kurzes isometrisches Anspannen (ca. 5 s) eine Sollwertverstellung der längenempfindlichen Muskelspindel erreicht werden; anschließend wird der Muskel umso leichter für ca. 10 s in gedehnter Stellung gehalten. Diese Form der Dehnung umgeht vor allem reflektorische Einflüsse aus den Muskelspindeln, wie sie bei den schnellen dynamischen Dehnübungen nicht immer vermieden werden können.

Dynamische Dehnübungen sind am ehesten sinnvoll, wenn sie einem sportlichen Bewegungsablauf nachgehen und somit auch koordinative Aspekte haben. Sie sollten dann aber gleichmäßig mit geringer Bewegungsgeschwindigkeit durchgeführt werden. Zu beachten ist, dass das Beweglichkeitstraining ein ausreichendes Aufwärmen voraussetzt und dass außerdem die Beweglichkeit und ihre Trainierbarkeit auch von der Vorbelastung und der Tageszeit abhängt. Vorsicht insbesondere mit dem intensiven Stretching ist auch vor Schnellkraftleistungen angebracht, da eine zu starke Muskeltonussenkung durch zu intensive Dehnung ähnlich wie durch die Massage in diesem Fall leistungsmindernd wirken kann.

2 Physiologie der Ermüdung, Regeneration und Überlastung (Übertraining)

Aufgrund der verschiedenen Beanspruchungsformen bei den einzelnen Sportdisziplinen gibt es keinen einheitlichen Mechanismus, der für die Regeneration oder im ungünstigen Fall für die Überbelastung verantwortlich ist. Wie beschrieben (s. S. 247 f.) geht jede Belastung anschließend mit einer Ermüdung und Regeneration der beanspruchten Systeme einher. Ermüdung wird definiert als kurzfristige, reversible Störung und Einschränkung der Leistunggsfähigkeit als Folge einer vorausgegangenen Belastung. Übertraining kann dagegen als persistierende Müdigkeit und Leistungsminderung angesehen werden, die bei einer Regenerationszeit von < 2 Wochen als Kurzzeitübertraining oder bei > 2 Wochen als Langzeitübertraining anzunehmen ist. Eine Krankheit als Ursache muss ausgeschlossen sein, auch weil sie als ein begünstigender Kofaktor auftreten kann.

Die Definition von Ermüdung und Übertraining lässt erkennen, dass die Übergänge fließend sind, was auch für den betroffenen Sportler die Einschätzung erschwert. Allgemein ist davon auszugehen, dass der Übergang von der Ermüdung zum Übertraining durch ein Ungleichgewicht von Belastung und Regeneration entsteht. Hierbei können physiologische ebenso wie psychische Belastungen beteiligt sein. Im Folgenden soll der Schwerpunkt auf den physiologischen Mechanismen liegen.

Kurzschwingende Prozesse wie die Resynthese von ATP aus ADP müssen von den mittellangen- oder langschwingenden Prozessen (z. B. Knochendichte) unterschieden werden, weil die differenten Zeitverläufe auch die Beurteilung der Prozesse erschwert. Eine weitere Unterteilung ist die Zuordnung zu peripheren Mechanismen (z. B. Glykogenverarmung) oder zentralen Mechanismen. Bei den zentralen Mechanismen handelt es sich in der Regel um neuromuskuläre oder neurohumorale Steuerungsprozesse der körperlichen Belastung oder Regeneration (Abb. 113).

Da im heutigen Hochleistungssport das überzogene Training eines der größten Probleme darstellt, ist das richtige Verhältnis von Belastung und Erholung von außerordentlicher Bedeutung. Zwar wird durch das Training die Belastbarkeits- und Ermüdungsgrenze zunächst immer weiter hinausgeschoben; für jedes Individuum gibt es aber unter den vorliegenden Bedingungen eine Grenze der Summe der Belastungen, die nicht überschritten werden darf.

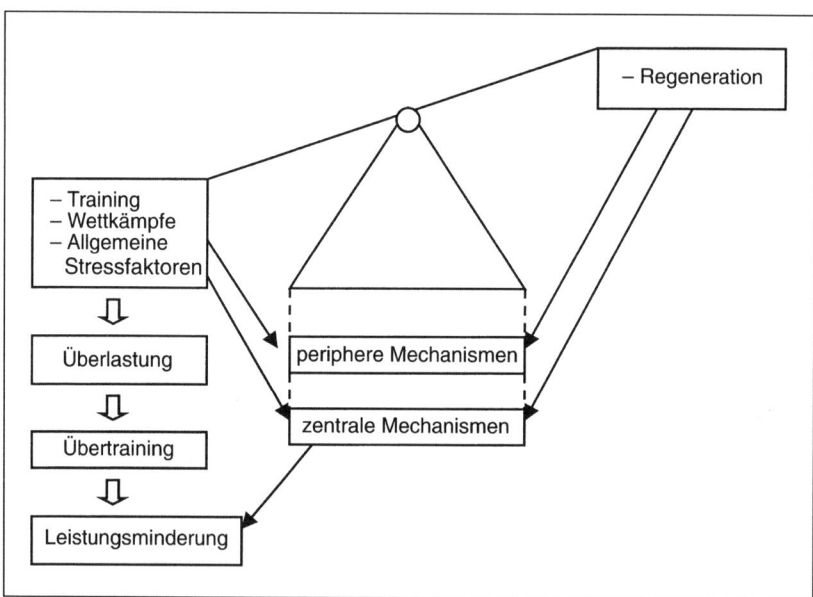

Abb. 113: Schema der Mechanismen, die zur Leistungsminderung bei überhöhtem Training führen. Entscheidend ist das Missverhältnis von Belastbarkeit zur Regenerationsfähigkeit.

Periphere Mechanismen als Ursache für Ermüdung und Überlastung

Die Reaktion der Muskulatur auf einen Belastungsreiz ist stark von der Belastungsform abhängig. Bei Ausdauerbelastungen stehen der metabolische Aspekt und die Energiebevorratung im Vordergrund. Die klassischen Untersuchungen zum Glykogengehalt der belasteten Muskulatur zeigen, dass tatsächlich durch die tägliche Wiederholung intensiver Ausdauerbelastungen der Glykogengehalt fortlaufend erniedrigt wird und schließlich zur Verminderung der Belastungsintensität führen muss (Abb. 114). Aufgrund der schnellen Wiederauffüllung innerhalb von ein bis zwei Tagen kann man hier von Überlastung, aber noch nicht von Übertraining sprechen.

Der Übergang zum Übertraining erfolgt, wenn die Regeneration verzögert oder gar nicht erfolgt. Ursache für eine solche Reaktion könnte sein, dass bei sehr starker Beanspruchung des Stoffwechsels auch funktionelle und strukturelle Veränderungen in der Muskulatur auftreten, die den schnellen Wiederaufbau der Glykogenspeicher verzögern oder die Mobilisierbarkeit einschränken. Da jede körperliche intensive Belastung Veränderungen wie bei einer akuten Entzündung bewirken, werden vor allen Parameter der Entzündungsreaktion erhöht gefunden.

Die derzeitige Auffassung ist, dass eine so gereizte Muskulatur auf die elektrische Aktivität und die normalen hormonellen Stimuli der Stresshormone bzw. stoffwechselwirksamen Hormone nicht mehr adäquat reagieren kann. Hinzu kommt, dass unter der Wirkung von Stresshormonen wie dem Cortisol, die bei

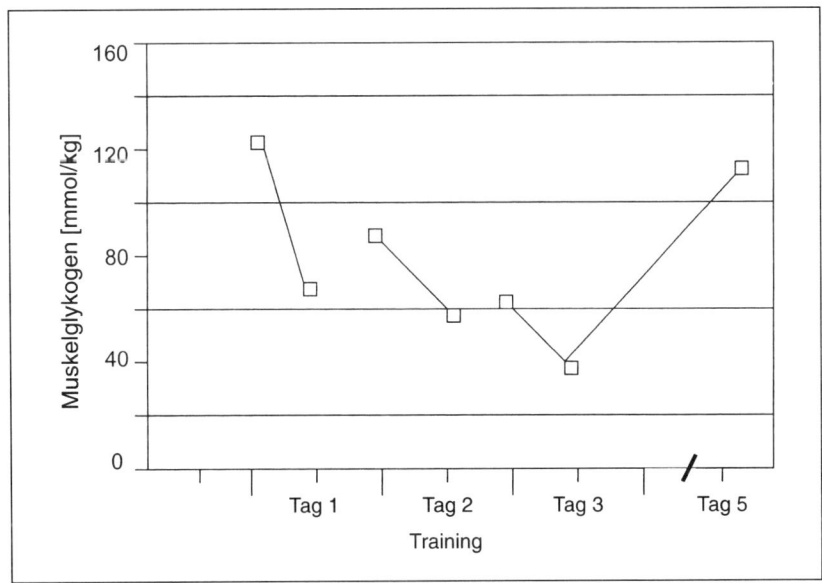

Abb. 114: *Muskelglykogengehalt nach wiederholten intensiven Ausdauerbelastungen (Tag 1–3) und anschließender 2-tägiger Pause (Costill 1988).*

Belastung vermehrt freigesetzt werden, auch der normale Turnover der Muskelproteine und die Reparationsvorgänge ab einem bestimmten Niveau der Belastung behindert und verzögert werden. Diese Situation wird als *katabol* bezeichnet; sie kann im Extremfall zu einem Verlust an Muskulatur führen, und tritt andererseits bei Verabreichung von Testosteron oder Anabolika durch die anabole Wirkung deutlich später auf.

Eine vergleichbare Situation kann auch durch ein intensives Kraft- oder Schnelligkeitstraining auftreten. Hier steht aber nicht die energetische Ausschöpfung sondern die strukturelle Überlastung im Vordergrund. Die klassische Form der peripher-muskulären Überlastung ist der „Muskelkater", bei dem es zu Strukturveränderungen oder Strukturverletzungen in der Muskulatur im Bereich der kontraktilen Proteine und vor allem des bindegewebigen Gerüstes (Z-Streifen) kommt. Die folgende entzündliche Reaktion und die Abbau- und Reparationsvorgänge benötigen in der Regel mehrere Tage, in der die Muskulatur nicht maximal ansprechbar und belastbar ist.

In abgeschwächter Form ohne Muskelkater können chronisch überhöhtes Krafttraining oder Schnelligkeitstraining den gleichen Mechanismus in Gang setzen. Wird die Regeneration und Entmüdung der Muskulatur nicht abgewartet, kommt es gerade bei der mechanisch-strukturellen Überlastung der Muskulatur leicht zu einem erhöhten Muskeltonus, zu Muskelverkürzungen und eventuell zu orthopädischen Beschwerdebildern.

Zwischen den beiden Formen der primär metabolisch-strukturellen und der mechanisch-strukturellen Überlastung mit Einschränkung vor allem der hohen Belastungsintensität gibt es alle Übergänge. So ist die längere Leistungseinschränkung nach einem Marathonlauf sowohl durch die metabolische Ausschöpfung wie auch durch die mechanische Belastung der Muskulatur verursacht.

Auf der anderen Seite kann auch eine starke Azidose bei anaeroben Belastungen die Muskulatur beeinträchtigen. Von sportmedizinischer Seite kann man mit Hilfe bestimmter Blutparameter eine Unterscheidung vornehmen. So weist im Blut die Erhöhung der Kreatinkinase (CK) oder des Myoglobins, die beide aus der Muskulatur stammen, auf eine starke, eher mechanische Belastung hin, während die Erhöhung von Harnstoff, Ammoniak oder Harnsäure für eine starke metabolische Belastung charakteristisch sind. Die Sportmedizin versucht mit solchen Parametern den Verlauf des Trainingsprozesses im Hochleistungssport zu optimieren.

Zentrale Mechanismen für Ermüdung und Überlastung

Obwohl eine scharfe Trennung nicht möglich ist, ist es sinnvoll, zentrale Mechanismen der Ermüdung und des Übertrainings von peripheren Mechanismen zu unterscheiden. Man muss davon ausgehen, dass das Langzeitübertraining in erster Linie durch zentrale Mechanismen bedingt ist und dass hierfür eine längere Zeit der Überlast im Training vorgelegen haben muss, auch wenn es sicher große individuelle Unterschiede gibt. Betroffen ist in erster Linie die hypophysäre hormonelle Regulation bzw. das übergeordnete Zentrum im Hypothalamus sowie die Regulation des autonomen Nervensystems (s. S. 45 f., 170 ff.).

Physiologische der Ermüdung, Regeneration und Überlastung (Übertraining)

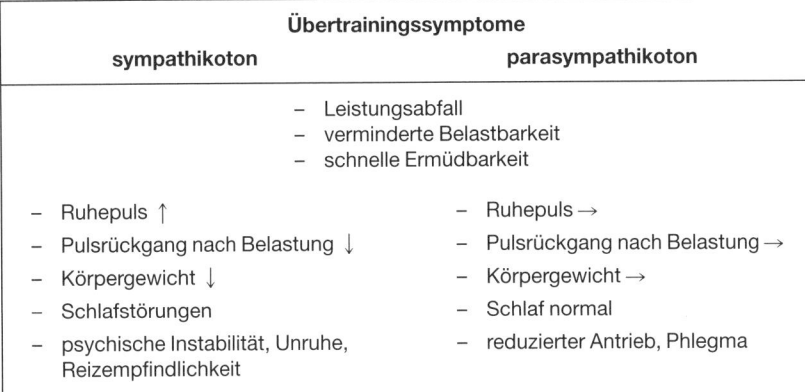

Übertrainingssymptome	
sympathikoton	**parasympathikoton**
	– Leistungsabfall
	– verminderte Belastbarkeit
	– schnelle Ermüdbarkeit
– Ruhepuls ↑	– Ruhepuls →
– Pulsrückgang nach Belastung ↓	– Pulsrückgang nach Belastung →
– Körpergewicht ↓	– Körpergewicht →
– Schlafstörungen	– Schlaf normal
– psychische Instabilität, Unruhe, Reizempfindlichkeit	– reduzierter Antrieb, Phlegma

Abb. 115: *Dysregulation des autonomen Nervensystems durch Überlastung. Gemeinsam ist der sympathikotonen und parasympathikotonen Symptomatik der Leistungsabfall, die verminderte Belastungstoleranz und eine verminderte Regenerationsfähigkeit.*

Bei längerer Überlastung, wie man sie vor allem vom Ausdauertraining oder wiederholten intensiven Training bei Schnelligkeitsausdauerdisziplinen her kennt, kann es nach einer initialen Phase der erhöhten Aktivität zu einer Verminderung der hypophysären Hormonfreisetzung im Sinne einer reduzierten zentralen Aktivierung kommen. Die Ursache ist nicht ganz klar; denkbar wäre eine negative Rückkopplung aus der Peripherie durch Ergorezeptoren, Temperaturfühler, eine allgemeine inflammatorische Reaktion oder initial erhöhte periphere Hormone.

Vergleichbare Störungen findet man im Bereich des autonomen Nervensystems als Dysregulation, wobei sowohl Symptome einer vermehrten sympathischen als auch parasympathischen Reaktionslage überwiegen können. Das so genannte „parasympathikotone" Übertraining (Abb. 115) dürfte vom pathophysiologischen Mechanismus eher als chronisch verminderte sympathische Aktivität zu bezeichnen sein. Diese Form des Langzeitübertrainings kennzeichnet vor allem einen fortgeschrittenen Erschöpfungszustand, wie er durch zu umfangreiches Training, weniger durch zu intensives Training hervorgerufen wird. Die niedrigintensive Belastbarkeit ist hierbei meist nicht eingeschränkt.

Damit gemeinsam hat das sympathikotone Übertrainingssyndrom die Symptome Leistungsabfall, verminderte Belastbarkeit und schnelle Ermüdbarkeit. Klinisch imponiert dieser Zustand vor allem durch eine psychische Überreiztheit im Sinne einer vegetativen Dysregulation mit zu hoher sympathischer Daueraktivität. Es ist deshalb nicht überraschend, dass diese Form eher in Zusammenhang mit psychischen Überlastungen im Trainingsprozess als in Zusammenhang mit zu hoher körperlicher Belastung gesehen wird.

Gemeinsam ist diesen zentralen Mechanismen, dass sie eine Form des Langzeitübertrainings darstellen und dass für eine Normalisierung deutlich mehr als zwei Wochen, gelegentlich bis zu mehreren Monaten erforderlich sind, was in der

Regel einen Adaptationsverlust nach sich zieht und einen völlig neuen Trainingsaufbau erfordert. Ungeklärt ist in diesem Zusammenhang, welche Rolle das sensomotorische Nervensystem in diesem Prozess der zentralen Ermüdung spielt. Aufgrund der bekannten Kopplung von neuroendokrinen und psychomotorischen Funktionen muss aber von einer signifikanten Beeinflussung ausgegangen werden.

Grenzen der körperlichen Leistungsfähigkeit

Es ist zunächst zu klären, was unter (sportlicher) Leistungsfähigkeit verstanden werden soll. Sportliche Leistungsfähigkeit kann man auf unterschiedliche Disziplinen wie Tennisspielen, Reckturnen oder Bergsteigen mit teilweise sehr komplexen leistungsbestimmenden Faktoren beziehen, die zudem z. T. noch von technischen Entwicklungen wie Sportgerät, Ausrüstung oder Regeländerungen beeinflusst werden.

Aus physiologisch-medizinischer Sicht ist es sinnvoller, relativ reine motorische Beanspruchungsformen zu betrachten, die solchen leistungsbeeinflussenden Faktoren nicht unterliegen. Weiterhin sollten die anthropometrischen Daten keine Rolle spielen, da die Akzeleration in der Größe manche sportliche Leistungen, wie z. B. im Basketball oder Hochsprung, wesentlich beeinflusst. Zwei Disziplinen, die sich ausreichend genau und lange genug unter vergleichbaren Bedingungen verfolgen lassen, sind die Sprintschnelligkeit und die Laufausdauerleistungsfähigkeit.

Die Fähigkeit zur schnellen oder ausdauernden Laufleistung ist im Wesentlichen genetisch determiniert; die genetischen Voraussetzungen bedingen bereits 80–90% der maximal erreichbaren Leistung, wenn man von einem Mindestaktivitätszustand, z. B. einmaliges Training pro Woche, ausgeht. Betrachtet man die Leistungsentwicklung über die letzten 100 Jahre bei den Olympischen Spielen, am zuverlässigsten dokumentiert beim 100-m-Lauf und Marathonlauf, so erkennt man teils sprunghafte teils kontinuierliche Verbesserungen (Abb. 116).

Sprunghafte Leistungsverbesserungen, vor allem wenn sie sich als stabil erweisen, sind meist auf nichtbiologische Einflüsse wie Technikänderung, Materialverbesserungen oder auch erhebliche Trainingsmodifikationen zurückzuführen. Letztlich können sie auch durch Verbreitung eines generellen Manipulationsverhalten bedingt sein, wie man es im Sprint durch die Einnahme von anabolen Steroiden seit den siebziger Jahren annehmen muss.

Selbst bei Einbeziehung aller fraglichen manipulativen Einflussgrößen ist die Entwicklung in den letzten Jahren nicht mehr linear, sondern zeigt in den letzten 10–15 Jahren eine deutliche Abflachung sowohl im Sprint wie im Marathonlauf. Die Leistungsverbesserung in den letzten 45 Jahren liegt bei etwa 3–5%, in den letzten 30 Jahren jedoch nur bei etwa 1–2% (s. Abb. 116). Dies ist ein untrüglicher Hinweis, dass sich in diesen Disziplinen die Leistungen einem Grenzwert nähern.

Diese Erkenntnis geht der Entwicklung im Training parallel, da auch hier gerade in den Ausdauerdisziplinen der Trainingsaufwand nicht oder kaum noch steigerbar ist bzw. in ein Übertraining mit Leistungseinbruch führt. Auch im Schnelligkeitstraining zeigt sich, dass die Grenze der Trainierbarkeit erreicht ist. Viermal

Physiologische Grundlagen von Training

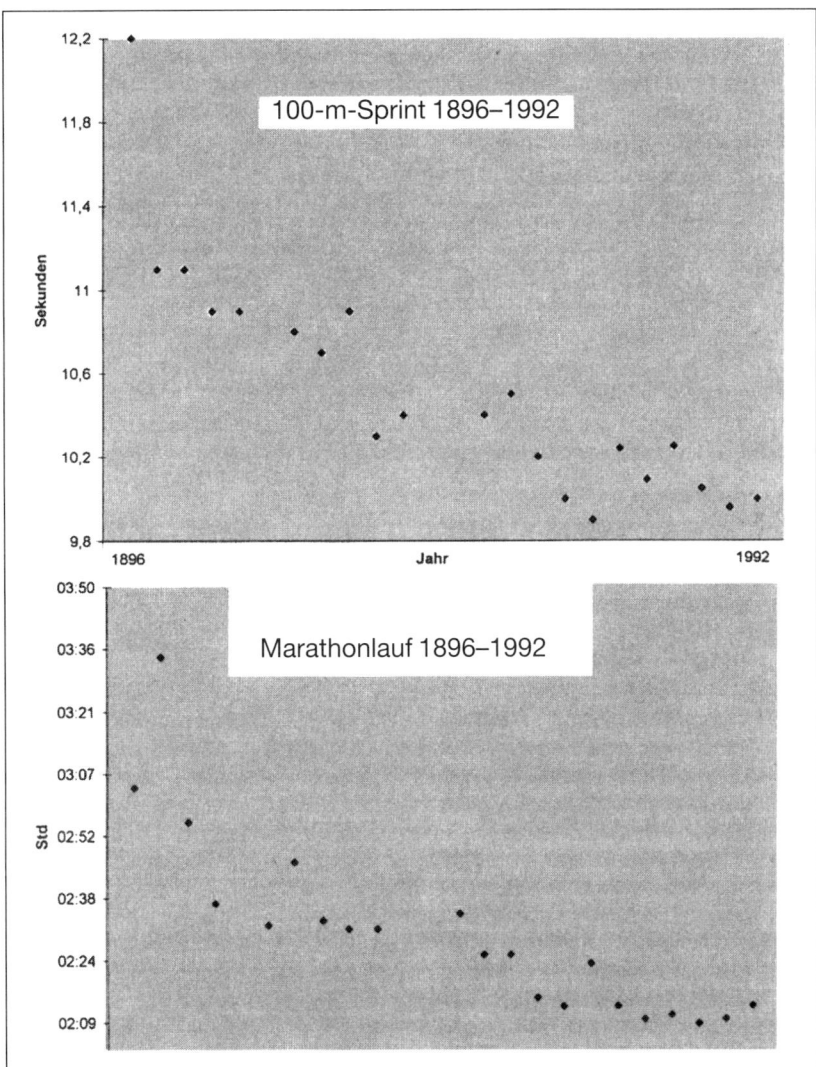

Abb. 116: Gemittelte Zeiten der drei Erstplatzierten über 100 m und Marathon bei den Olympischen Spielen von 1896–1992.

tägliches Training bringt keinen Vorteil mehr gegenüber zwei- oder dreimaligem Training, da es zur muskulären oder neuromuskulären Übermüdung kommt.

Für die bisherigen Leistungsverbesserungen sind folgende Faktoren anzunehmen:
– Technische Veränderungen und Verbesserungen

- Rekrutierung des Sportlerpotentials aus einer größeren und genetisch unterschiedlichen Gesamtpopulation vor allem durch größeren finanziellen Anreiz
- Veränderung des Phänotyps, z. B. Durchschnittsgröße, durch Veränderungen der Umweltbedingungen (Ernährung, Umweltreize, Trainingsreize).

Diese Faktoren dürften sich in der Zukunft abschwächen, so dass Leistungsgrenzen bei der Schnelligkeit und Ausdauerleistungsfähigkeit erkennbar sind. Es gibt keinen Grund anzunehmen, dass komplexere sportliche Leistungen nicht der gleichen Entwicklung unterliegen, auch wenn dies durch weitere Einflussgrößen weniger auffällig ist. Verbesserungen von Höchstleistungen werden sich vor allem noch durch Rekrutierung von Leistungssportlern aus einer größeren Populationsreserve ergeben, größenordnungsmäßig dürfte sich in vielen Sportdisziplinen der Zuwachs innerhalb von 1–2% in den nächsten beiden Generationen bewegen. Unsicher ist dabei die Rolle der künstlichen Beeinflussung von Leistungsgrenzen durch Manipulation (Doping) oder Eingriffe in die genetische Ausgangssituation.

Zusammenfassung

Die medizinisch-physiologische Sicht von Training umschreibt nur einen Teilbereich der allgemeinen Wirkung von Training und lässt z. B. pädagogische oder psychologische Aspekte weitgehend unberücksichtigt. Weiterhin ist zu berücksichtigen, dass zwar allgemeine biologische Gesetzmäßigkeiten beschrieben werden können, dass sie aber weitgehend qualitativen Charakter haben, die sich deutlich bei den einzelnen Hauptbeanspruchungsformen unterscheiden. Ein enges Ursache-Wirkungs-Prinzip besteht nicht, was wiederum weitgehend auf unterschiedliche genetische Voraussetzungen zurückzuführen ist.

Ähnlich wie bei der Wirkung von Medikamenten kann die gleiche Maßnahme ebenso wie das gleiche Medikament unterschiedliche Reaktionen hervorrufen. Damit bestätigt sich, dass der Verwissenschaftlichung oder biologisch deterministischen Auffassung des Trainingsprozesses Grenzen gesetzt sind und Training auch ein Prozess ist, der sich durchaus an der Erfahrung und der Anwendung orientieren kann. Training gleicht damit in vielen Bereichen der ärztlichen Kunst, die sich auf wissenschaftlicher Basis gleichwohl am Individuum und dem klinischen Bild eines Patienten orientiert.

Biologische und physiologische Betrachtungsweisen können wie in der Medizin wichtige und hilfreiche Informationen liefern, um viele im Verlaufe des Trainings ablaufenden Prozesse richtig zu verstehen und zu bewerten. Dies gilt insbesondere, um Fehlbelastungen und Überlastungen zu vermeiden. In Bezug auf den Trainierenden und ein optimales Training hinsichtlich des angestrebten Ziels sind aber immer alle Bereiche integrativ zu sehen, um die allgemeinen biologischen Gesetzmäßigkeiten richtig einzuordnen.

Diese allgemeinen Gesetzmäßigkeiten deuten daraufhin, dass bei unveränderten genetischen Voraussetzungen eine asymptotische Annäherung an Leistungsgrenzen erfolgt.

XVI. Sportmedizinische Aspekte des Kinder- und Jugendsports

Der altersgerechte Umgang mit Kindern und Jugendlichen setzt die Kenntnis sowohl der physischen wie der psychischen Entwicklung voraus. Biologisches Alter und kalendarisches Alter können dabei differieren und lassen eine erhebliche physiologische Variabilität erkennen. Dementsprechend sind auch Leistungsfähigkeit und Trainierbarkeit insbesondere im Schulsport differenziert zu bewerten. Auf die Aufgaben des Schulsportes und die Grundlagen der Freistellung vom Schulsport wird besonders eingegangen.

1 Wachstum und Entwicklung im Kindes- und Jugendalter

Zur Beurteilung der Entwicklung eines Kindes ist der Vergleich von kalendarischem zu biologischem Alter von Bedeutung. Das biologische Alter bezieht sich dabei auf den Ausprägungsgrad altersrelevanter biologischer Merkmale. Sie können dem kalendarischen Alter vorauseilen oder hinterher hinken. Medizinische Kriterien berücksichtigen darüber hinaus seelische, geistige und soziale Reifung. Die wichtigsten Altersabschnitte werden folgendermaßen eingeteilt:
– Säuglingsalter (1. Lebensjahr)
    Neugeborenenperiode (1.–28. Lebenstag)
– Kleinkindalter (2.–6/7. Lebensjahr)
    Vorschulalter (3. 6/7. Lebensjahr)
– Schulkindalter (7. Lebensjahr – Pubertät)
    Frühes Schulkindalter (7.–10. Lebensjahr)
    Spätes Schulkindalter (10. Lebensjahr – Pubertät)
– Pubertät (1. puberale Phase)
    Mädchen 11/12.–13/14. Lebensjahr
    Jungen 12/13.–14/15. Lebensjahr
– Adoleszenz (2. puberale Phase)
    Beginn Mädchen 14/15.–16/17. Lebensjahr
    Beginn Jungen 15/16.–17/18. Lebensjahr.

Die oft angegebene 1. und 2. puberale Phase ist in der medizinischen Literatur unüblich, sondern es gibt eine Pubertät, die von der Adoleszenz abgelöst wird. Die Pubertät beginnt mit den Veränderungen der primären oder sekundären Geschlechtsorgane, z. B. bei Mädchen mit der Brustentwicklung und bei Jungen mit der Vergrößerung der Hoden. Der Beginn der Adoleszenz ist nicht so eindeutig; in der Regel wird er ein Jahr nach der Menarche bzw. ab Ende des Hodenwachstums angenommen. Die Adoleszenz endet definitionsgemäß mit dem Abschluss des Körperwachstums.

Während der Kindheit ist der Organismus einem ständigen Wandel unterworfen. Während des 1. Jahres lässt das Wachstumstempo allmählich nach (Abb. 117). Vom 4. bis 11. Lebensjahr ist die absolute Zunahme des Gewichtes und der Größe annähernd gleich, die Zunahme beträgt etwa 2,5 kg bzw. 5–7 cm jährlich. Ab dem 10. Lebensjahr beginnt das Wachstumstempo wieder zuzunehmen mit einem Maximum bei den Mädchen um das 12. Lebensjahr und bei den Jungen um das 14. Lebensjahr. Die Größenzunahme während der Pubertät liegt im Mittel bei 5–6 cm/Jahr bei den Mädchen und 7–8 cm/Jahr bei den Jungen; es ist in der Regel mit dem 16. bzw. 18. Lebensjahr abgeschlossen.

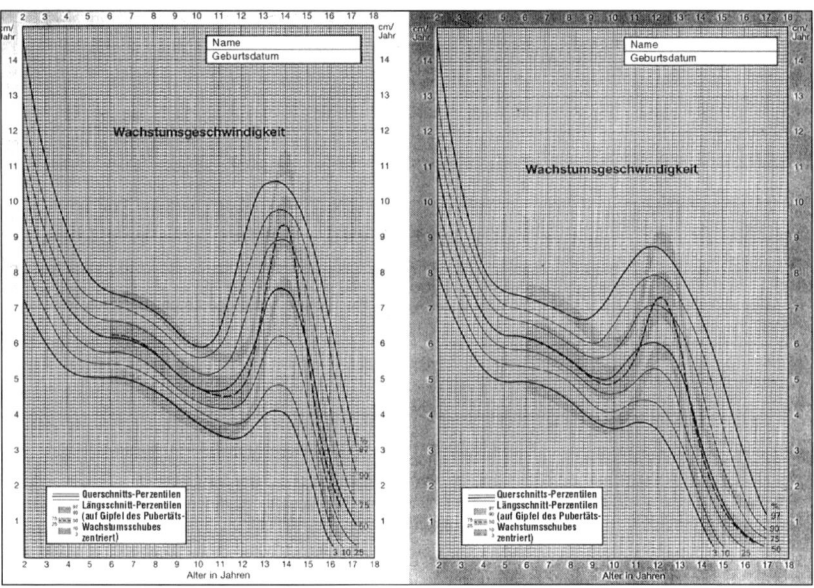

Abb. 117: *Wachstumsgeschwindigkeit von Jungen (links) und Mädchen (rechts) in Abhängigkeit vom Alter (Prader 1982).*

Auffallenderweise hat die Erwachsenengröße in den letzten 100 Jahren um ca. 8 cm zugenommen, obwohl die Geburtsgröße kaum verändert ist. Die Ursache ist nicht ganz klar; vermutlich spielen eine bessere Eiweißversorgung im Kindesalter aber auch verbesserte Hygiene eine Rolle in dem Sinne, dass früher eher eine Mangelversorgung geherrscht hat. Gleichzeitig ist der Menachetermin um 1–2 Jahre nach vorne verrückt, was diese These unterstützt. Auch medizinisch-gynäkologische Gründe werden aufgeführt, da die heutige Geburtshilfe die Geburt übergroßer Kinder ermöglicht und dadurch die Größenzunahme unterstützen soll. Diese beschleunigte körperliche Entwicklung wird auch *Akzeleration* bezeichnet.

Während des Wachstums unterliegt der Organismus einem ständigen Formen- und Gestaltwandel. Insbesondere die Proportionen Kopf, Rumpf und

Wachstum und Entwicklung im Kindes- und Jugendalter 275

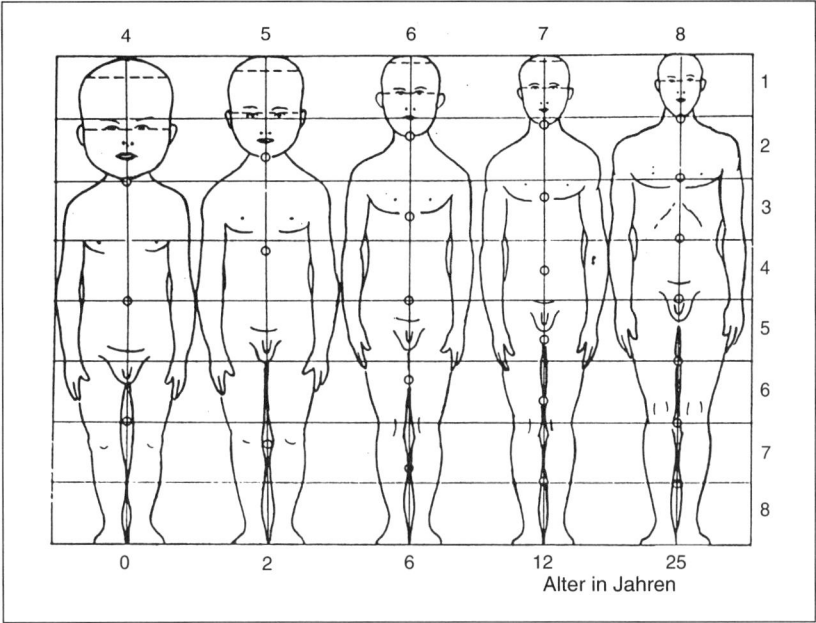

Abb. 118: Altersabhängiges Verhältnis von Kopf-, Rumpf- und Extremitätenhöhe (Stratz 1904 in Demeter 1981).

Extremitäten verändern sich (Abb. 118). So macht der Kopf bei Neugeborenen circa 25%, bei Erwachsenen jedoch nur 12% an der Gesamtkörperhöhe aus. Demgegenüber haben beim Neugeborenen die Beine einen Anteil an der Körperlänge von etwa 33%, beim Erwachsenen von ca. 50%. In der Phase des größten Körperwachstums in der Pubertät kann es durch unterschiedlichen Beginn des Wachstumsschubes zu erheblichen Unterschieden in der Körperform und damit auch der sportlichen Leistungsfähigkeit kommen.

Abb. 119 zeigt gleichaltrige Kinder einmal in der normalen Entwicklung und als Früh- und Spätentwickler, die erreichte Endgröße war in allen Fällen gleich. Abschätzen lässt sich das Stadium der Entwicklung in der Pubertät durch die Beurteilung der sekundären Geschlechtsmerkmale n. Tanner und Whitehouse (Tab. 34). Vor der Pubertät ist dies nur durch eine radiologische Bestimmung des Knochenalters, in der Regel an der linken Hand möglich.

Dem äußeren Gestalt- und Formenwandel folgen auch die einzelnen Organsysteme, allerdings in z. T. unterschiedlichem zeitlichen Verlauf (Abb. 120). Viele Organe folgen etwa der Zunahme des Körpergewichtes, die Gehirngröße eilt der Gewichtszunahme jedoch voraus; die Hoden zeigen erst in der Pubertät ein deutliches Wachstum.

Von besonderer Bedeutung für die körperliche Belastbarkeit und Leistungsfähigkeit ist die Reifung des Skelettsystems. Sie lässt sich am besten an der

276 _Sportmedizinische Aspekte des Kinder- und Jugendsportes_

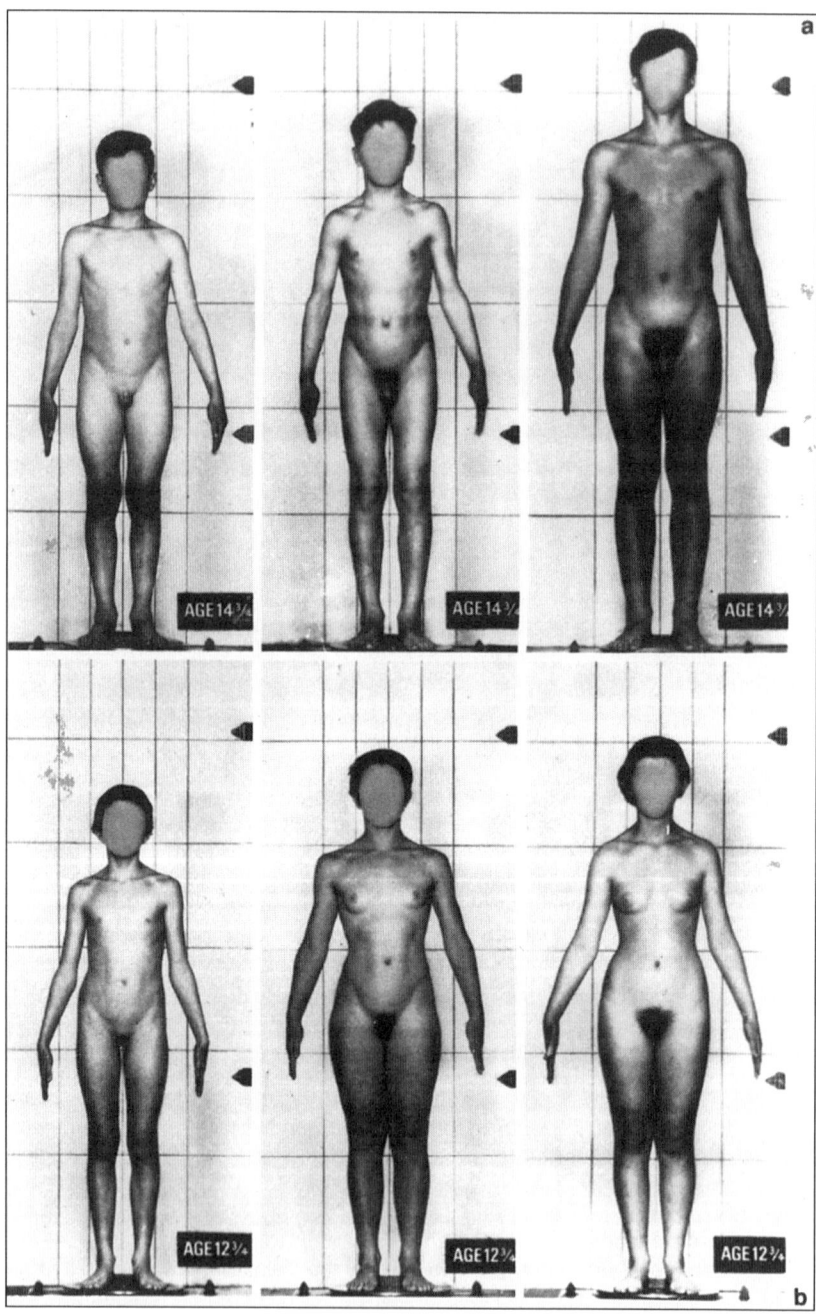

Tab. 34: Pubertätsstadien von Jungen und Mädchen (n. Tanner/Whitehouse, zit. n. Tanner in Gupta 1986).

a) **Schambehaarung (Jugen und Mädchen):**
  PH1: Kindliche Verhältnisse, keine Schambehaarung
  PH2: Wenige, geringe pigmentierte Haare an der Peniswurzel bzw. an den großen Labien
  PH3: Kräftigere, dunkelgekräuselte Haare, bis über die Symphyse ausgedehnt
  PH4: Ähnlich wie bei Erwachsenen, aber nicht auf die Oberschenkel übergehend
  PH5: Ausdehnung und Dichte wie bei Erwachsenen, auf die Oberschenkel übergehend
  PH6: Auf der Linea alba in Richtung Nabel weiterreichende Behaarung

b) **Genitalstadien (Jungen):**
  G1: Hoden, Skrotum und Penis gleich wie in der Kindheit
  G2: Hodenvolumen ca. 4 ml, Skrotum größer, Penis noch wie in der Kindheit
  G3: Hodenvolumen und Skrotum wiederum größer, Penis jetzt länger
  G4: Hodenvolumen ca. 12 ml, Skrotum dunkler pigmentiert, Penis länger und dicker
  G5: Hoden, Skrotum und Penis in Größe und Aussehen wie beim Erwachsenen

c) **Brustentwicklung (Mädchen):**
  B1: Kindliche Verhältnisse, lediglich Erhebung der Brustwarze
  B2: Brustdrüse vergrößert, Vorwölbung des Warzenhofs, Areola im Durchmesser größer
  B3: Weitere Vergrößerung, Volumen des Drüsenkörpers größer als das der Areola
  B4: Brustwarzen und Areola bilden jetzt über dem Drüsenkörper eine zweite Vorwölbung
  B5: Vollentwickelte Brust mit kontinuierlichem Übergang vom Drüsenkörper zu Areola und prominenter Mamille

Anzahl, Form und Größe der verknöchernden Knochenkerne beurteilen und an der Verschmelzung der Epiphysenfugen erkennen. Bei Kenntnis des Skelettreifegrades ist bei Berücksichtigung der aktuellen Körpergröße und der Elterngröße eine Abschätzung der künftigen Erwachsenengröße möglich.

Motorische, emotionale und intellektuelle Entwicklung

Entsprechend den Veränderungen in der körperlichen Entwicklung kommt es auch zu einer Entwicklung der motorischen Fähigkeiten, der emotionalen Differenzierung und der intellektuellen Fähigkeiten. Mit dem freien Gehen ist das Kind in der Lage, sich seine Umwelt zu erschließen. Die räumliche Orientierung geht der zeitlichen Orientierung voran, die etwa mit dem 4. Lebensjahr beginnt. Ab dem 3. Lebensjahr zeigt sich die Rechts- bzw. Linkshändigkeit, das Kind beginnt zu balancieren und entwickelt zunehmend das Gleichgewichtsgefühl.

◄ *Abb. 119: Unterschiedliches Ausmaß der Pubertätsentwicklung im selben chronologischen Alter (Tanner 1975 in Gupta 1986).*

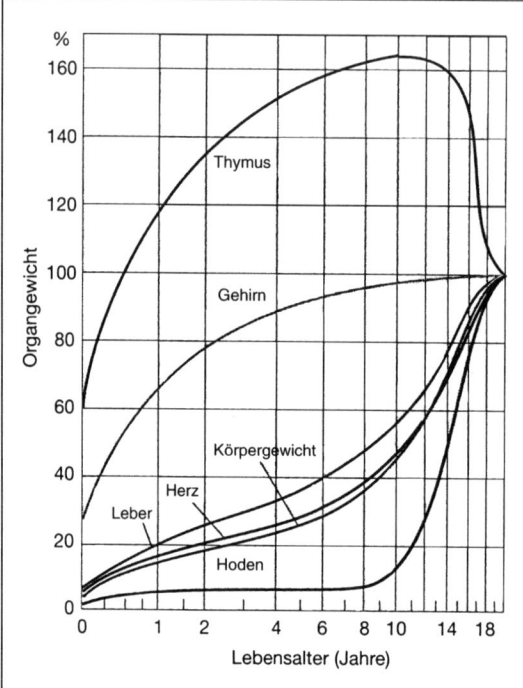

Abb. 120: Entwicklung verschiedener Organe im Vergleich zum Körpergewicht.

Ab diesem Zeitpunkt besteht auch ein zunehmender Spiel- und Bewegungsdrang, typisch ist ein häufiger Aktivitätswechsel. Es wird nach lust- und freudebetonter Betätigung gesucht, alle Möglichkeiten der Bewegungsformen werden ausprobiert, wenn diese Möglichkeiten angeboten werden. Das Kind zeigt eine ausgeprägte Neugier und fragt ständig „warum?". Im Denken und Verhalten ist es zunächst eher egozentrisch (Trotzphase) mit starkem Besitzdenken, es strebt nach Unabhängigkeit und versucht selbständig, Bewegungsaufgaben zu lösen.

Mit Vollendung des 6. Lebensjahres erfolgt der Übergang in das frühe Schulkindalter. Die Voraussetzungen für feinmotorische Bewegungen sind bereits hoch entwickelt, neue Bewegungsabläufe werden leicht und spielerisch erlernt, Gemeinschaftsspiele können nach festen Regeln durchgeführt werden, die genau eingehalten werden. Dazu kommen eine hohe Bewegungsfreude, günstige Kraft-Hebel-Verhältnisse, eine anwachsende psychische Stabilität und die zunehmend intellektuellere Informationsverarbeitung und Fähigkeit zum abstrakten Denken.

Entsprechend dieser Entwicklung besteht auch ein ansteigendes Interesse am Umgang mit Werkzeugen. Gleichwohl werden gestellte Aufgaben, wenn sie nicht spielerisch gelöst werden, mit wenig Ausdauer angegangen. Das Einschleifen und Fixieren von Bewegungsabläufen erfordert noch relativ viele Wiederholungen und wird meist nur mit einer bestimmten Unschärfe stabilisiert.

Dies ändert und verbessert sich im späten Schulkindalter bis zum Eintritt der Pubertät. Die immer noch harmonische, jedoch weitergehende körperliche Entwicklung erlaubt bereits eine hochkomplexe Koordination, die sich in einer perfekten Körperbeherrschung äußern kann. Die günstigen körperlichen Voraussetzungen erleichtern das Erlernen komplizierter Bewegungsabläufe, die auch durch die jetzt hochentwickelte Fähigkeit der sensorischen Systeme (Analysatoren) begünstigt wird und zu stabilen Bewegungsprogrammen führt.

Die Erkenntnisse über die Plastizität des Gehirns (s. S. 123 f., 261, 279) stützen die Auffassung vieler Autoren, die dieses Alter als „bestes Lernalter" ansehen; es ist aber durchaus umstritten, ob hier Nichtgelerntes später nicht doch nachgeholt werden kann.

Insbesondere bei sportlichen Leistungen wird die Bedeutung der anlagebedingten Voraussetzungen weitaus höher eingeschätzt als das Training oder Üben zu „sensiblen Phasen".

Die *Pubertät* beginnt bei Mädchen mit 10–11 Jahren und bei Jungen mit 13–14 Jahren und dauert etwa zwei bis drei Jahre. Mit der Pubertät kommt es zu einem Anstieg der Sexualhormone (Abb. 121). Unter dem Einfluss vor allem der Östrogene, die durch den Anstieg der hypothalamisch-hypophysären Hormone ver-

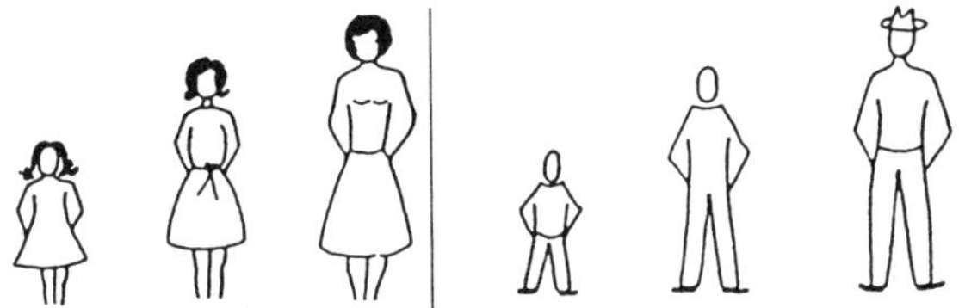

Jahre:	<8	12 – 14	>16	<8	14 – 16	>18
Gonaden-Androgene						
[in ng/100 ml Serum]						
Testosteron	10	30	50	15	300	600
Dihydrotestosteron	5	15	15	5	40	40
Androstendion	20	80	100	10	50	70
NNR-Androgene						
Dehydroepiandrosteron	100	300	600	50	200	500
[in µg/100 ml]						
Dehydroepiandrosteronsulfat	20	100	250	20	100	250
Östrogene [in pg/100 ml]						
Östradiol	10	100	110	10	20	20
Östron	10	60	60	10	30	30

Abb. 121: Geschlechtshormonspiegel vor, während und nach der Pubertät (n. Prader 1978, in Keul et al. 1988).

mehrt im Ovar gebildet werden, entwickeln sich die Geschlechtsorgane und Geschlechtsmerkmale bei den Mädchen mit den typisch weiblichen Körperproportionen. Dazu gehört die Brustentwicklung, die geschlechtsspezische Körperfettverteilung und unter dem Einfluss von Androgenen das Muster der Scham- und Achselbehaarung.

Gleichzeitig kommt es zu einem Wachstumsschub und die ersten Genitalblutungen (Menstruationen) setzen mit durchschnittlich 13–13$^{1}/_{2}$ Jahren ein. Etwa 3 Jahre nach der ersten Menstruation schließen sich die Wachstumsfugen der Röhrenknochen und beenden damit das Längenwachstum. Individuell sehr unterschiedlich kann die Pubertät gerade bei Mädchen eine erhebliche Veränderung des Phänotyps und damit auch der Voraussetzungen für sportliche Leistungen bewirken.

Analog steigt bei Jungen mit der Pubertät die Testosteronproduktion im Hoden und damit der Testosteronspiegel im Blut an. Es kommt zum Wachstum der männlichen Geschlechtsorgane (Penis, Hoden, Prostata, Samenleiter, und -blase) und zur Entwicklung der sekundären Geschlechtsmerkmale wie Bartwuchs, typische Achsel- und Schambehaarung, Kehlkopfwachstum mit Stimmvertiefung (Stimmbruch). Testosteron fördert auch stark das Körperwachstum (zusammen mit Wachstumshormon) und ist für die männlichen Proportionen mit Betonung des Schultergürtels und einem kräftigen Muskelwachstum verantwortlich, welches normalerweise 3–4 Jahre nach dem Einsetzen der Pubertät abgeschlossen ist. Auch beim Jungen bestehen große individuelle Unterschiede in der Änderung des Phänotyps durch die Pubertät, sie sind in der Regel aber nicht so gravierend wie bei Mädchen.

Mit Eintritt der Pubertät und des äußeren Gestaltwandels gehen auch psychische Veränderungen einher. Die erwachende Sexualität führt zum Interesse an gegengeschlechtlichen Partnern; es beginnt die Lösung vom Elternhaus, die bisherigen Autoritäten werden in Frage gestellt. Vergleichbar der zeitweisen körperlichen Disproportionalität besteht eine psychische Instabilität und oft Diskrepanz im psychischen Bereich zwischen Wollen und Können. Es kommt in der Regel zu einer deutlichen Interessenverschiebung, die körperliche und sportliche Aktivität wird mehr als soziale und kommunikative Plattform benutzt, die Freude an der Bewegung spielt eine untergeordnete Rolle.

Die (Adoleszenz) umfasst den Zeitraum nach der ersten puberalen Phase bis zum Abschluss des Körperwachstums, bei Mädchen in der Regel bis zum 16. Lebensjahr und bei Jungen bis zum 18. Lebensjahr. Diese Phase ist körperlich durch eine Abnahme des Längenwachstums mit gleichzeitig zunehmender Harmonisierung der Körperproportionen durch ein Breitenwachstum gekennzeichnet.

Zusammen mit der weitergehenden Kraftentwicklung vor allem bei Jungen verbessert sich die koordinative Leistungsfähigkeit wieder. Die Adoleszenz stellt somit für viele Sportarten ein wichtiges Lernalter dar, da die erlernten Bewegungsprogramme auch leicht stabilisiert werden können. Begünstigt wird die motorische Leistungsfähigkeit auch durch die zunehmende psychische Stabilisierung infolge der abklingenden hormonellen Veränderungen, die gegen Ende der Adoleszenz eine endgültige Einstellung erfahren.

Sportliches Talent und charakterliche Fähigkeiten und Eigenheiten werden jetzt deutlich erkennbar und vom Individuum selbst und der Umwelt akzeptiert. Es ist deshalb nicht überraschend, dass in einigen Sportarten mitbedingt durch die besonderen äußeren Bedingungen und Anforderungen (z. B. Schwimmen, Turnen, Eiskunstlauf) gerade bei Mädchen bereits Höchstleistungen erbracht werden können bzw. das Höchstleistungsalter erreicht ist. In anderen Sportarten (z. B. Leichtathletik) ist hingegen erst mit Abschluss der Adoleszenz eine maximale Trainingsbelastung und Höchstleistung möglich.

2 Leistung und Training im Kindes- und Jugendalter

Ausgehend von den motorischen Hauptbeanspruchungsformen zeigen vom Kleinkindalter bis zum Beginn der Pubertät Jungen und Mädchen gleichermaßen einen weitgehend linearen Anstieg der Leistungsfähigkeit parallel zur körperlichen Entwicklung (Abb. 122). In den mittleren absoluten Leistungen unterscheiden sich Jungen und Mädchen entsprechend der hormonellen Konstellation kaum, allerdings bestehen geschlechtsunabhängig innerhalb der Altersklassen große individuelle Unterschiede in der Leistungsfähigkeit bei den verschiedenen motorischen Beanspruchungsformen. Diese können bei gleichen anthropometrischen Abmessungen als die genetisch bedingte unterschiedliche Begabung angesehen werden.

Mit Eintritt der Pubertät wird vor allem in den motorischen Fähigkeiten Kraft, Schnelligkeit und Ausdauer eine deutlich unterschiedliche Entwicklung erkenn-

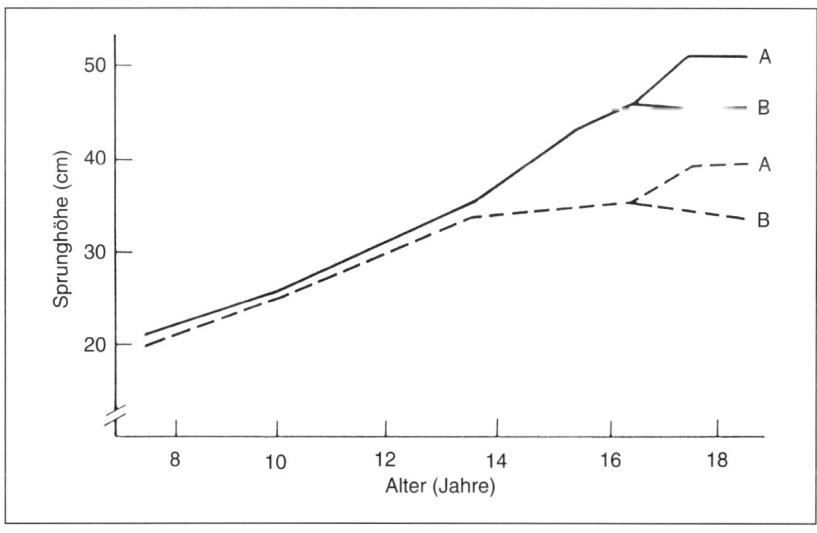

Abb. 122: Längsschnittuntersuchung der Leistung im Jump-and-Reach-Test (Crasselt 1977); ——— Jungen, – – – Mädchen, A = Schüler, B = Jugendliche in Berufsausbildung.

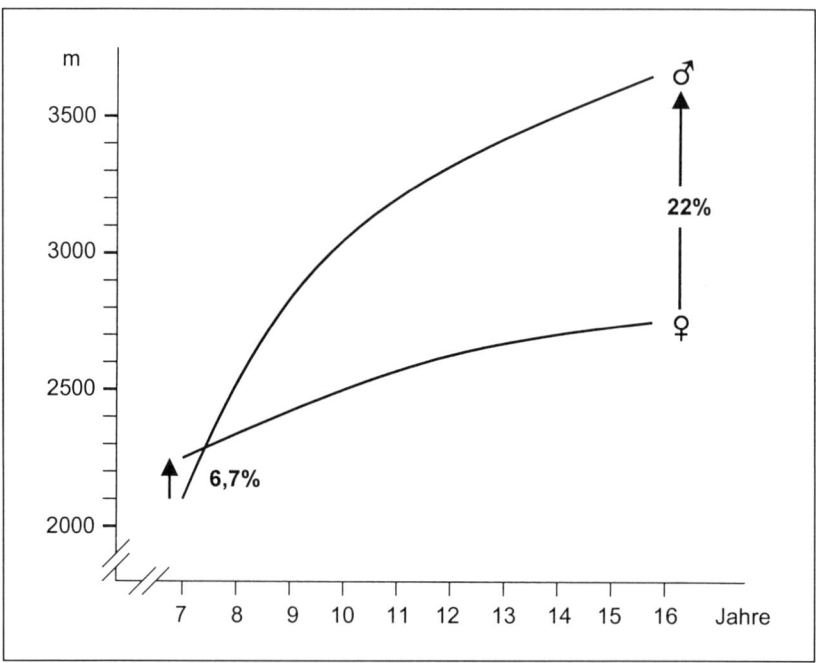

Abb. 123: *Laufstrecke im 15-min-Lauf bei 7–16-jährigen Mädchen und Jungen (Köhler 1973/74 in de Marée 1974).*

bar. In der Ausdauerleistungsfähigkeit, hier am Beispiel eines Lauftestes (Abb. 123) kommt es zu besonders deutlichen Verschiebungen, da im Mittel die Mädchen aufgrund der Körpergewichtszunahme kaum eine weitere Erhöhung der relativen maximalen Sauerstoffaufnahme (VO$_2$max ml · kg^{-1} · min^{-1}) erreichen. Hinzu kommt, dass sich unter dem Einfluss des Geschlechtshormons Testosteron unterschiedliche Organleistungsfähigkeiten und Stoffwechselleistungen für die Ausdauerleistungsfähigkeit zwischen Jungen und Mädchen entwickeln. Dazu zählen Herzgröße, Lungenfunktion und Sauerstofftransportkapazität des Blutes (Blutmenge) ebenso wie muskuläre aerobe und anaerobe Stoffwechselkapazität (s. S. 174 ff.).

Für die Kraftentwicklung und z. T. damit auch für die Schnelligkeitsentwicklung ist die muskuläre Entwicklung durch die anabole Wirkung des Geschlechtshormons Testosteron ebenfalls ein entscheidender Faktor. Testosteron hat physiologischerweise neben der androgenen auch eine starke anabole Wirkung, die zu einem stärkeren Knochen- und Muskelwachstum, einer höheren Bindegewebsfestigkeit und einer (gegenüber postpubertären Mädchen) geänderten Fettverteilung führt.

Die präpubertäre Leistungsfähigkeit in den verschiedenen motorischen Fähigkeiten lässt bei den Jungen schon recht gute Rückschlüsse auf die postpubertäre Leistung zu (Talentkonstanz), d. h., es kommt durch die Pubertät in der Regel nicht zu einer Umorientierung (z. B. vom Ausdauertyp zum Sprintertyp). Demgegenüber zeigt die Erfahrung, dass die postpubertäre sportliche Leistungsfähigkeit bei Mädchen sehr viel unsicherer aus dem präpubertären Niveau vorausgesagt werden kann, da die Veränderung des Phänotyps bei Mädchen meist deutlich ausgeprägter als bei Jungen ist.

Die unterschiedliche Entwicklung während und nach der Pubertät bedeutet im Mittel einen Leistungsunterschied von 10–15% in den motorischen Fähigkeiten Kraft, Schnelligkeit und Ausdauer und deren Unterkategorien nach der Pubertät zwischen Jungen und Mädchen. Dies bedeutet aber auch bei der großen physiologischen Streubreite, dass die leistungsstärksten Mädchen postpubertär leistungsstärker als 80–85% der Jungen sind (s. S. 274). Ab dem 18. Lebensjahr bei Jungen und 17. Lebensjahr bei Mädchen ist eine Leistungsveränderung allein durch die biologische Entwicklung nicht mehr zu erwarten, sondern dürfte im Wesentlichen Trainingseffekt sein.

Anders verhält es sich mit den Beanspruchungsformen Flexibilität und Koordination. Die Beweglichkeit lässt sich als Fähigkeit beschreiben, Bewegungen mit einer bestimmten Schwingungsweite selbst oder mit dem unterstützenden Einfluss äußerer Kräfte durchzuführen. Sie ist aufgrund der allgemeinen Entwicklung des Bindegewebes beim Übergang vom Kindes- zum Jugendalter am höchsten. Durch die hormonellen Einflüsse ist im Mittel bei Mädchen und Frauen die allgemeine Beweglichkeit höher als beim männlichen Geschlecht. Von der allgemeinen Beweglichkeit muss die spezielle Beweglichkeit unterschieden werden, die sich auf ein einzelnes Gelenk oder eine spezielle Übung bezieht und z. B. durch anatomische oder muskuläre Besonderheiten deutlich von der allgemeinen Beweglichkeit abweichen kann.

Vergleichbare Differenzierungen sind bei den koordinativen Fähigkeiten üblich. Die allgemeine Koordination umfasst die allgemeine Fähigkeit der Bewegungssteuerung und -regelung, spezielle koordinative Fähigkeiten beziehen sich auf umschriebene definierte (hier sportliche) Abläufe. Ohne Training und Schulung darf angenommen werden, dass sich die allgemeine koordinative Leistungsfähigkeit im Kindes- und Jugendalter relativ linear bis zum Abschluss der Adoleszens verbessert, um dann wieder langsam abzunehmen.

Diese Verbesserung ist aber in den verschiedenen Altersabschnitten offensichtlich auf unterschiedliche Einflüsse zurückzuführen. So geht im Schulalter das Erlernen der räumlichen der zeitlichen kinästhetischen Differenzierbarkeit voraus, weiterhin sind die koordinativen Fähigkeiten auch von der Entwicklung und Leistungsfähigkeit der Analysatoren, insbesondere des optischen, aber auch des akustostatischen Analysators beeinflusst, die sich in der Regel in und nach der Pubertät maximal entwickeln. Wesentliche geschlechtsspezifische Unterschiede sind nicht belegt.

Von der Entwicklung der Leistungsfähigkeit allein durch die natürliche Entwicklung ohne wesentliche Trainingseinflüsse muss man die Trainierbarkeit differenzieren. Im Allgemeinen wird den verschiedenen Entwicklungsstufen im Kindes- und Jugendalter eine unterschiedliche Trainierbarkeit, postpubertär darüber hinaus auch in Abhängigkeit vom Geschlecht zuerkannt. Der Begriff

Trainierbarkeit ist nicht ganz eindeutig definiert, er soll im Folgenden im Sinne der Plastizität, d. h. der lohnenden intraindividuellen Beeinflussbarkeit durch äußere Einflüsse, verwandt werden. Er umfasst die physische und psychische positive und negative Adaptationsfähigkeit und damit auch die Belastbarkeit.

Die allgemeine aerobe Ausdauer gilt als relativ entwicklungsneutrale Fähigkeit, besonders sensible Phasen im Kindes- und Jugendalter sind bisher nicht belegt (Abb. 124). Physische Anpassungserscheinungen wie z. B. Zunahme der Herzgröße oder Stoffwechseladaptationen und damit auch Leistungsverbesserungen können auf allen Altersstufen nachgewiesen werden. Aus pädagogischer Sicht ist die Bereitschaft zu einem systematischen Ausdauertraining jedoch kaum vor dem 12.–13. Lebensjahr vermittelbar und muss vorher in der Regel spielerisch vermittelt werden.

Dagegen ist die anaerobe Ausdauer (anaerobe Kapazität) zunehmend deutlicher ab der Pubertät beeinflussbar. Grundlage ist die stärkere Aktivierung der muskulären Glykolyse und die höhere Azidosetoleranz unter dem Einfluss der hormonellen Umstellung in der Pubertät. Tatsächlich werden von präpubertären Kindern keine so hohen Laktatwerte wie postpubertär erreicht und azidotische Belastungsformen eher vermieden.

Bei der Frage der Trainierbarkeit der Schnelligkeit sind die koordinativen Anteile und die Bedeutung der Kraft zu beachten. Bei Schnelligkeitsanforderungen mit geringen Kraftanteilen ist die Trainierbarkeit der koordinativen Fähigkeiten der bestimmende Faktor; bei hohen Kraftanteilen (Schnellkraft) ist dement-

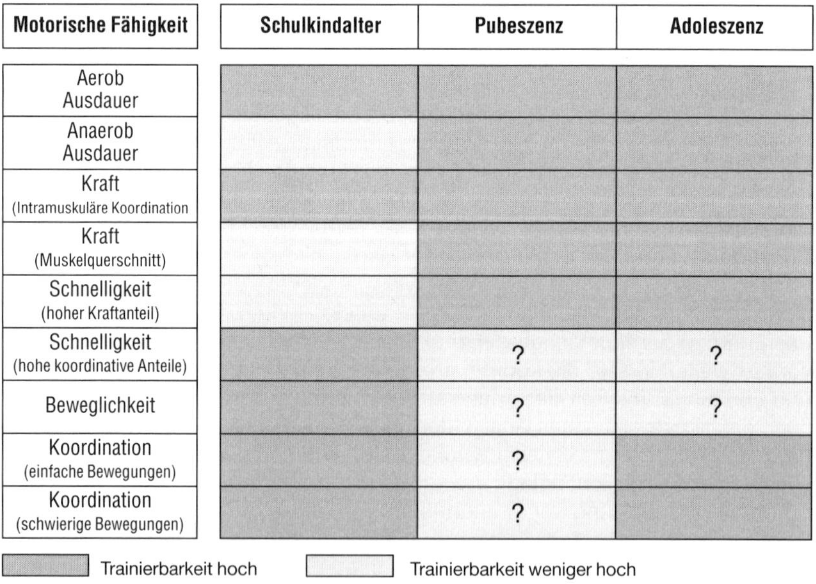

Motorische Fähigkeit	Schulkindalter	Pubeszenz	Adoleszenz
Aerob Ausdauer			
Anaerob Ausdauer			
Kraft (Intramuskuläre Koordination)			
Kraft (Muskelquerschnitt)			
Schnelligkeit (hoher Kraftanteil)			
Schnelligkeit (hohe koordinative Anteile)		?	?
Beweglichkeit		?	?
Koordination (einfache Bewegungen)		?	
Koordination (schwierige Bewegungen)		?	

Trainierbarkeit hoch   Trainierbarkeit weniger hoch

Abb. 124: Plastizität motorischer Fähigkeiten im Lebenslauf im Kindes- und Jugendalter (Conzelmann 1998).

sprechend die Trainierbarkeit der Maximalkraft und Kraftausdauer wesentlich zu beachten und eine wesentliche Einflussgröße (Abb. 124).

Bei der Trainingsantwort auf Krafttraining kommt der hormonellen Umstellung in der Pubertät eine große Bedeutung zu. Insbesondere die Muskelquerschnittserhöhung als wichtige Voraussetzung für eine Maximalkraftsteigerung ist stärker stimulierbar und erklärt auch den zunehmenden Geschlechtsunterschied. Auch wegen des noch nicht abgeschlossenen Wachstums sollte das Maximalkrafttraining erst nach der Pubertät zunehmend in ein Trainingsprogramm aufgenommen werden, wenn es die sportliche Disziplin erfordert. Das allgemeine Kräftigungstraining erscheint entwicklungsneutral anwendbar, die Beeinflussbarkeit der intramuskulären Koordination muss dagegen als ungeklärt angesehen werden.

Hinsichtlich der Trainierbarkeit von koordinativen Fähigkeiten ist die tatsächliche Lernfähigkeit aufgrund der physiologischen Voraussetzungen deutlich von den pädagogischen Voraussetzungen zu trennen. Das Schulkindalter wird als bestes motorisches Lernalter gekennzeichnet, das Jugendalter eher als koordinative Krisenzeit. Tatsächlich erscheint dies eher ein pädagogisches Problem, da sich unter experimentellen Bedingungen keine eindeutigen altersabhängigen Lernfortschritte zeigen.

Ob in der Kindheit und Jugend erlernte Bewegungsabläufe für die im Erwachsenenalter erreichbare Leistungsfähigkeit eine so entscheidende Rolle spielen, wie immer postuliert wird und neurophysiologisch-theoretisch verständlich wäre, erscheint dennoch durchaus fraglich. Entscheidender für die Stabilität eines koordinativ anspruchsvollen Bewegungsablaufes könnte unabhängig vom Entwicklungsalter auch die Zeitdauer der motorischen Vorerfahrungen sein.

Vergleichbar unklar und umstritten erscheint die Trainierbarkeit der Beweglichkeit. Berücksichtigt man die unterschiedlichen Ausgangsbedingungen durch die alters- und geschlechtsbedingten anthropometrischen Voraussetzungen, wird eine Bewertung schwierig. Ohne Training erreicht die Beweglichkeit beim Übergang vom Kindes- zum Jugendalter ihr Maximum, um danach auch unter hormonellen Einflüssen langsam wieder abzunehmen. Allgemein wird deshalb das optimale Alter für das Beweglichkeitstraining zwischen 11–14 Jahren angegeben.

Die Beweglichkeit und ihre Trainierbarkeit ist allerdings in hohem Maß individuell genetisch festgelegt und zudem für die einzelnen Gelenke durchaus unterschiedlich. Wichtig ist vor allem die aktive Beweglichkeit, d. h. die Bewegungsamplitude, die aktiv durch Kontraktion der Agonisten und Dehnung der entsprechenden Antagonisten realisiert werden kann. Die passive Beweglichkeit ist die größtmögliche Amplitude, die das Gelenk eventuell unter Einwirkung äußerer Kräfte erreichen kann. Die vor allen angestrebte aktive Beweglichkeit wird entsprechend von dieser Ausgangssituation beurteilt werden müssen.

Für manche Sportarten oder körperliche Aktivitäten (z. B. Sportgymnastik, Turnen, Eiskunstlauf, Ballett, Akrobatik) ist das Erreichen eines bestimmten Niveaus der Flexibilität und deren Erhaltung die Voraussetzung für eine hohe Leistungsfähigkeit. Auf der anderen Seite ist für manche sportartspezifische Leistung eine Zunahme der Beweglichkeit bei einem guten Ausgangsniveau überhaupt nicht erstrebenswert. Im Gegenteil, es muss ihr ins besondere bei übermäßiger Beweglichkeit durch eine muskuläre Kräftigung entgegengewirkt werden (z. B. Kraft-, Wurfdisziplinen), um die auf das Gelenk einwirkenden Kräfte zu begrenzen.

3 Sportmedizinische Aspekte des Schulsports

Dem Schulsport kommt aus sportmedizinischer Sicht eine große Bedeutung zu, da er in einer wichtigen Phase der körperlichen und geistigen Entwicklung als Pflichtfach eine meist lebenslange Beziehung (negativ oder positiv) zur körperlichen Aktivität herstellt. Ziel sind positive Effekte wie die Folgenden:
– altersadäquate Reizsetzung für die allgemeine körperliche Entwicklung und damit Vorbeugung gegen Bewegungsmangelerkrankungen
– Vermittlung von Spiel- und Bewegungsformen, die sozialintegrativ wirksam sind
– Hilfen zur Selbsteinschätzung von sportlichem Können und Nichtkönnen
– Anregung zur Einsicht und zum Bedürfnis außer- und nachschulischer körperlicher Aktivität.

Neben den physiologischen Begründungen spielt selbstverständlich der pädagogische Aspekt eine wesentliche Rolle; die Art der Vermittlung des Schulsportes hat eine enorme Bedeutung für die nachschulische Einstellung zum Sport und damit für die individuellen und allgemeinen gesundheitlichen Verhaltensweisen. Die schulische Gesundheitserziehung eines Kindes ist ein Teil der Gesamterziehung, die durch eine positive Einstellung zum regelmäßigen Sport außerordentlich unterstützt wird. Dies gilt um so mehr, da Kinder für gesundheitliche Gefahren kaum sensibilisiert sind.

Welcher Zeitaufwand dafür im Rahmen der zur Verfügung stehenden Stunden erforderlich wäre, ist kaum umstritten. Diese Erkenntnis wird aber wegen kurzfristiger (finanz-)politischer Überlegungen und den deshalb ungünstigen Rahmenbedingungen meist nicht umgesetzt. Dem geforderten Optimum der täglichen Sportstunde steht meist das Minimum mit zwei oder maximal drei Sportstunden in den meisten Bundesländern gegenüber, was auch aus kindermedizinischer Sicht als völlig unzureichend angesehen werden muss.

Neben dem Optimum der zeitlichen Anforderung ist auch ein Optimum der inhaltlichen Gestaltung einer Sportstunde zu fordern, deren Umsetzung an folgende Kriterien gebunden ist:
– hohe pädagogische Qualifikation des Unterrichtenden
– angemessenes Verhältnis von Lehrern zu Schülern
– ausreichende und adäquate räumliche und gerätetechnische Voraussetzungen für einen altersgemäßen Unterricht.

Bezüglich der konkreten Inhalte der beschriebenen theoretischen Forderungen und Voraussetzungen sei auf die sportwissenschaftliche Literatur verwiesen.

Für das Erreichen einer hohen pädagogischen Qualifikation sind physiologisch-sportmedizinische Kenntnisse von Bedeutung, insbesondere um einen dem Entwicklungsstand angemessenen Sportunterricht durchzuführen.

Angestrebte Lernzielbereiche sind:
- *Motorischer Lernzielbereich.* Das Ziel ist ein Erwerb altersgemäßer motorischer Qualifikationen. Hierbei müssen die unterschiedlichen Begabungen und Entwicklungsstände auch bei gleichem numerischem Alter berücksichtigt werden.
- *Kognitiver Lernzielbereich.* An (sport-)motorischen Leistungen sind kognitive Elemente wie Bewegungsvorstellungen, taktisches Verhalten, Regelkenntnisse usw. beteiligt; ihre Vermittlung ist parallel zur motorischen Qualifikation als verbindlich anzusehen.
- *Affektiver Lernzielbereich.* Hiermit ist z. B. der Abbau von Triebspannungen, die Erfassung von sportlichen Vorlieben oder die Stabilisierung sportspezifischer Beziehungen gemeint.

Als wesentliches Prinzip soll sich der Sportunterricht an dem Ziel einer motorischen Minimalqualifikation, der individuellen Neigung und Begabung und auch der Bereitschaft zur Spezialisierung orientieren. In der Bewertung der Leistung erfüllt die Einbeziehung des individuellen biologischen Entwicklungsstandes sowohl hinsichtlich der Talentbeurteilung als auch der Benotung eine ganz wesentliche pädagogische Aufgabe im Sportunterricht.

Begriffliche und gesetzliche Grundlagen der Freistellung vom Schulsport

Eine medizinisch begründete Entbindung vom Schulsport ist dann vorgesehen, wenn krankheits- oder verletzungsbedingt eine Teilnahme an der Sportpraxis nicht möglich ist. Dies kann im Einzelfall bedeuten – wenn auch in der Regelung nicht ausdrücklich vorgesehen –, dass gleichwohl wenn möglich am Unterrichtsgeschehen teilgenommen werden kann. Die Bezeichnung ist in den einzelnen Bundesländern unterschiedlich. Sie wird entweder als Freistellung, Befreiung, Beurlaubung oder Nichtteilnahme bezeichnet. Grundlage ist der Beschluss der Kultusministerkonferenz (KMK) von 1966 (zit. n. *Heck* 1988).

Die einzelnen Bundesländer haben etwas unterschiedliche Regelungen. Gemeinsame Rechtsgrundlage aller Länder ist die Entscheidungsbefugnis der Schule; das ärztliche Attest hat eine Gutachterfunktion, die dem Entscheidungsbefugten entsprechend den Rahmenrichtlinien der Kultusministerkonferenz (KMK) von 1966 als Grundlage dient. Eine kurzfristige Befreiung vom Unterricht bis zur Dauer eines Monats kann der Fachlehrer aussprechen, wenn offensichtlich eine Erkrankung oder Verletzung vorliegt. Die Befreiung für einen Zeitraum von einem bis zu sechs Monaten erfolgt durch den Schulleiter auf schriftlichen Antrag des Erziehungsberechtigten, wenn Art und Umfang der Befreiung durch die gutachterliche Äußerung eines Amtsarztes, Schularztes oder Sportmediziners begründet sind.

Zu beachten ist, dass für eine kurzfristige Freistellung die Begründung des Erziehungsberechtigten oder des volljährigen Schülers genügt. Soll ein Schüler länger als zwei Monate nicht belastet werden, so liegt die Entscheidungsbefugnis ausschließlich beim Schulleiter. Insgesamt sind viele Regelungen in den alten und neuen Bundesländern unterschiedlich, das gilt auch für die Dauer der Freistellung auf der Grundlage einer amtsärztlichen Untersuchung. Im Regelfall ist diese halbjährlich durchzuführen, bei offensichtlich länger dauernden Erkrankungen auch in größeren Abständen.

Medizinische Aspekte

Nach der Definition durch die Rahmenrichtlinien der KMK werden ausschließlich gesundheitliche Gründe zur Freistellung vom Schulsport akzeptiert. Es führen jedoch nur zu einem kleinen Teil (15–29%) belegte gesundheitliche Beeinträchtigungen zu einer Freistellung. Ca. 40% beruhen auf einem Antrag der Eltern und ca. 45% auf einem Antrag der Schüler selbst. Die Rate der langfristigen Nichtteilnahme am Sport dürfte bei etwa 3–4% liegen. Dabei wirkt eine Heranziehung eines Arztes entgegen einer oft geäußerten Auffassung eher positiv im Sinne einer geringeren Krankschreibung; offensichtlich weil hier eine größere Sicherheit in der Beurteilung besteht.

In der Regel kann auch nur von ärztlicher Seite der Grad der Freistellung korrekt eingeschätzt werden. Zum Ausschluss jeder nur denkbaren gesundheitlichen Gefährdung wird eine Vollbefreiung ausgesprochen. Dies betrifft bei kurzer Krankheitsdauer insbesondere Infektionskrankheiten und akute leichte Verletzungen.

Lange Krankheitsdauern betreffen vor allem z. T. nicht korrigierbare Organschäden (Herzfehler, chronische Lungenerkrankungen usw.) sowie schwere Veränderungen des Halte- und Bewegungsapparates (z. B. schwere Skoliosen, nicht behebbare Unfallfolgen oder postoperative Folgen).

In vielen Fällen ist aber kein vollständiges Sportverbot erforderlich, sondern es liegt nur eine Einschränkung der Belastbarkeit vor, der durch eine Teilfreistellung Rechnung getragen werden kann. Dies gilt sowohl für System- oder Organerkrankungen (z. B. Diabetes mellitus, Asthma bronchiale u. a.) als auch für den Halte- und Bewegungsapparat (z. B. Spondylolisthese, Gelenkversteifungen, Anomalien, Residuen nach neurologischen Erkrankungen u. a.), aber auch für Kinder mit Entwicklungsstörungen (Retardierung, Akzeleration).

Bei den chronischen Erkrankungen werden diese Teilfreistellungen oft auf Dauer ausgesprochen werden müssen, so dass sich die Hinzuziehung eines Arztes zwangsläufig ergibt. Dennoch sind in vielen Fällen Nachuntersuchungen sinnvoll und erforderlich, die die Veränderungen im Status überprüfen mit der eventuellen Konsequenz einer höheren oder niedrigeren sportlichen Belastbarkeit.

Vom Pädagogen und Arzt sollte immer auch untersucht werden, ob nicht eine außerschulische sportliche Betätigung in den Fällen einer selektiven Belastungseinschränkung möglich ist, die im Schulunterricht nicht adäquat angeboten werden kann. Das Spektrum reicht dabei von einer gezielten Krankengymnastik über orthopädisches Turnen oder ambulanten Behindertensport bis zum Sportförderunterricht, soweit er angeboten wird. Ziel ist eine unter den bestehenden Umständen im Gesundheitssinn (physisch-psychisch) optimale sportliche Betätigung zu ermöglichen.

Zusammenfassung

Das Wachstum und die Entwicklung von Kindern und Jugendlichen erfolgt individuell mit unterschiedlicher Geschwindigkeit, was eine Unterscheidung in ein kalendarisches und biologisches Alter erforderlich macht. Der größte Wachstums- und Entwicklungsschub findet während der Pubertät statt, die bei Mädchen ein bis zwei Jahre früher beginnt.

Parallel zur körperlichen Entwicklung verläuft die motorische, emotionale und intellektuelle Entwicklung. Ob es für die verschiedenen Hauptbeanspruchungsformen besonders sensible Phasen während der Entwicklung gibt, ist eher zweifelhaft. Die Lernfähigkeit und Trainierbarkeit scheint stärker von genetischen Vorgaben bestimmt als bisher angenommen und weniger von der Zuordnung zu einem Lernalter abhängig.

Mit Eintritt der Pubertät und des äußeren Gestaltwandels treten die geschlechtsspezifischen Unterschiede hervor. Kraft, Schnelligkeit und allgemeine Ausdauer entwickeln sich bei den Jungen im Mittel auf einem höheren Niveau. Die koordinativen Fähigkeiten zeigen keine geschlechtstypischen Unterschiede; die allgemeine Beweglichkeit ist durch hormonelle und anthropometrische Einflüsse bei den Mädchen höher als bei Jungen und die einzige Beanspruchungsform, die im Kindes- und Jugendalter am ausgeprägtesten ist.

Die Entwicklungsphasen von Kindern sind im Schulsport auch aus pädagogischen Gründen von großer Bedeutung. Unter physiologischen Aspekten ist eine tägliche Sportstunde wünschenswert; drei wöchentliche Sportstunden erscheinen als das erforderliche Minimum. Dies ist auch vor dem Hintergrund zu sehen, dass der Schulsport oft die lebenslange Einstellung zur körperlichen Aktivität prägt und damit ein wichtiger Faktor im Gesundheitsverhalten wird. Unter diesem Gesichtspunkt ist eine Freistellung oder Teilfreistellung vom Schulsport nur in medizinisch begründeten Fällen zu akzeptieren.

XVII. Sportmedizinische Aspekte des Frauensports

Die körperliche Leistungsfähigkeit und die Wirkung von körperlicher Aktivität weisen bei vielen Belastungsformen einen geschlechtsspezifischen Unterschied auf. Da bei zahlreichen Sportarten ein Zusammenhang zwischen sportlicher Leistung und den anthropometrischen Abmessungen der Sporttreibenden besteht, lässt sich die unterschiedliche Leistungsfähigkeit der Geschlechter z. T. auf mittlere anatomische Differenzen zurückführen. Darüber hinaus bestehen aber auch spezifische Adaptationen und Regulationen, die direkt oder indirekt Folgen der chromosomalen Geschlechtsdetermination sind.

1   Geschlechtsspezifik der Anatomie

Das chromosomale Geschlecht ist im Normalfall entscheidend für die Entwicklung des gonadalen (Ausprägung der Geschlechtsorgane) und phänotypischen Geschlechts (äußere Erscheinungsform). Die Menschen besitzen 46 Chromosomen, der Unterschied zwischen Mann und Frau besteht chromosomal lediglich hinsichtlich zweier Chromosomen, den Geschlechtschromosomen. Frauen haben zwei gleiche Geschlechtschromosomen (X-Chromosomen), Männer zwei verschiedene Chromosomen, ein X-Chromosom und ein Y-Chromosom. Bei bestimmten Anomalien können Abweichungen auftreten, so dass z. B. chromosomal eine XY-Konstellation vorliegt, aufgrund einer Differenzierungsstörung phänotypisch jedoch ein weiblicher Typus erscheint (Pseudohermaphroditismus).

Eine besondere Unterform, die testikuläre Feminisierung, hat im Sport deshalb eine besondere Bedeutung gehabt, weil der äußerlich weibliche Typus im Frauensport bis in die sechziger Jahre einen Teil der Weltrekorde insbesondere in den leichtathletischen Disziplinen innehatte. Zum Teil war diese Konstellation den Betroffenen selbst nicht bekannt. Seit Einführung der Geschlechtschromatinbestimmung als Screeningmethode spielen diese Intersexe jedoch keine Rolle mehr.

Bei Kindern vor der Pubertät ist das unterschiedliche Geschlecht zunächst ohne große Bedeutung, wenngleich zwischen Geburt und Pubertät schon ein Überwiegen der Körpermaße bei Knaben feststellbar ist. Das geschlechtsspezifische typische Erscheinungsbild von Jungen und Mädchen wird ab der Geschlechtsreife neben den genetischen Faktoren maßgeblich durch Androgene und Östrogene bestimmt.

Dabei ist zu berücksichtigen, dass außer den genetisch bedingten unterschiedlichen anthropometrischen Abmessungen Testosteron aufgrund seiner vielfältigen anabolen Wirkungen zusätzlich die Entwicklung von Organen oder

Tab. 35: Morphologische geschlechtsspezifische Merkmale.

Merkmale	Weiblich	Männlich
Körperhöhe	~ 10–12 cm kleiner	
Körpermasse	~ 10 kg geringer	
Rumpf (Anteil)	38% (zur Endgröße)	36%
Schulter	Schmaler (37,4 cm)	Breiter (39,0 cm)
Becken	Breiter und niedriger	Schmaler und höher
Obere u. untere Extremität	Vermehrt X-Stellung	Gerade Stellung
Muskulatur – relativ – absolut – maximale Muskelkraft	~ 36% (zur Körpermasse) ~ 23 kg 20–35% geringer	~ 42% ~ 35 kg
Fettpolster	Gut entwickeltes Unterhautfett (physiologische Rundungen)	Fettarm, muskelbetont

Organsystemen beeinflusst. Da bei den Mädchen der Pubertätswachstumsschub früher als bei Jungen liegt, übertreffen sie in diesem Stadium die gleichaltrigen Knaben an Körpergröße (s. S. 274). Beim männlichen Geschlecht ist das Wachstum erst später abgeschlossen. Die wichtigsten Unterschiede der Körperproportionen sind in Tabelle 35. dargestellt.

Frauen sind im Mittel deutlich kleiner (10–12 cm) und leichter als Männer (9–11 kg). Der Phänotypus der Frau erscheint rumpfbetont, bei den Männern extremitätenbetont, was sich in einem kleineren Rumpfbreitenindex für die Männer ausdrückt (Beckenbreite/Schulterbreite). Der größere Querabstand der Hüftgelenkspfannen bedingt eine Verkleinerung des Collum-Corpus-Winkels des Oberschenkelknochens, welcher wiederum die Traglinie des Beines (Verbindung Oberschenkelknochen-Kniegelenk-Calcaneus) beeinflusst.

Der Thorakalindex (Brustiefe/Brustbreite) ist ebenfalls beim Mann niedriger. Die weibliche Wirbelsäule zeigt im Mittel eine stärkere Krümmung im Lendenbereich (Lendenlordose) sowie kompensatorisch eine stärkere Krümmung im Brustbereich (Brustkyphose). Bei Frauen besteht eine größere Beweglichkeit der Gelenke durch eine weitere und dehnbarere Kapsel, einen weniger straffen Halteapparat und einer im Mittel größeren Dehnbarkeit der Muskulatur. Zusammen mit dem breiteren Becken führt dies häufiger zu einer Valgusstellung der Kniegelenke (X-Beinstellung) und Überstreckbarkeit insbesondere der Knie- und Ellbogengelenke.

Mit einer schwächeren Absicherung der Gelenkverbindungen geht auch ein insgesamt leichteres Skelettsystem und eine geringere Muskelausprägung einher. Weiterhin weisen Frauen einen 1,75-fach höheren Anteil an Fettgewebe auf als Männer. Die Betonung liegt bei Frauen im Bereich Gesäß, Hüften, Rücken, Schulter und Brust, insbesondere auch durch einen verstärkten subkutanen Fettanteil. Dies bedingt einerseits die charakteristische weichere Modellierung des Körpers bei Frauen, gleichzeitig führt der höhere Fettanteil zu einem geringeren spezifischen Gewicht, was sich bei manchen Sportarten (z. B. Schwimmen) günstig auswirken kann. Charakteristisch aber ohne wesentliche Relevanz für den Sport ist die Behaarungsform mit fehlender Gesichts-, Brust- und Bauchbehaarung.

Die insgesamt geringere Muskelmasse der Frau bedingt eine im Schnitt 15–25 % niedrigere Muskelkraft. Dies hat auch sekundäre Auswirkungen mit stärkeren Ursprungs- und Ansatzsehnen und deren Übergänge an den Knochen bei Männern. Hinzu kommt durch die etwas unterschiedlichen Hebelverhältnisse in manchen Bereichen des Körpers auch eine leicht veränderte Biomechanik der Muskulatur. Der Muskelfasertyp ist dagegen nach den vorliegenden Erkenntnissen nicht geschlechtsspezifisch sondern eher genspezifisch.

Die Reaktion der Muskulatur auf Training erscheint zumindest bei den ST-Fasern nicht unterschiedlich bei den Geschlechtern, während der FT-Fasertyp bei Männern trainierbarer sein soll. Die Unterschiede sind bei kleinen Muskeln und Muskeln mit überwiegend statischer Funktion geringer. Das Maximum der erreichbaren Unterschiede ist in der Alterspanne von 18-35 Jahren zu finden. Die mit zunehmendem Alter erfolgende Rückbildung vor allem der schnellen Fasern ist ebenfalls nicht geschlechtsspezifisch und wird gleichermaßen bei Männern und Frauen gefunden.

Die körperliche Leistungsfähigkeit in vielen Sportarten ist aber nicht nur eine Funktion des Stütz- und Bewegungsapparates, sondern auch Folge vieler Organleistungen. Generell liegt bei Frauen aufgrund der kleineren Abmessungen bei

Tab. 36: *Durchschnittliche kardiovaskuläre und pulmonale Funktionsgrößen von Frauen gegenüber Männern.*

Biologische Größe	Weiblich	Männlich
Herzvolumen (ml)	500–600	600–800
Herzgewicht (g)	280–320	320–350
Schlagvolumen (ml)	~ 60–80	~ 70–90
Maximale Sauerstoffaufnahme (VO_2 max.) (untrainiert; ml · kg^{-1} · min^{-1})	~ 30–40	~ 35–40
Hämoglobin (g%)	14,5	16,0
Blutmenge (l)	~ 3,8	~ 5,0
Vitalkapazität (l)	3,5	5,0

der überwiegenden Zahl der Organe auch eine geringere Organleistungsfähigkeit vor. Bei einigen Organen, wie dem Verdauungstrakt, hat dies keine unmittelbare Bedeutung für die körperliche Leistungsfähigkeit, wenngleich die geringere Speicherkapazität der Leber für Glykogen bei extremen Ausdauerbelastungen eine Rolle spielen könnte. Andere Organe wie Gehirn oder das Hormonsystem zeigen trotz der kleineren Abmessungen keine Funktionsunterschiede.

Von Bedeutung sind am ehesten Differenzen im kardiopulmonalen und kardiozirkulatorischen System. Während die kleinere Lunge und die dadurch bedingten kleineren pulmonalen Funktionsgrößen eine eher geringe Bedeutung haben, wirkt sich das im Mittel kleinere relative Herzvolumen mit entsprechend kleineren Funktionsgrößen unmittelbar auf die kardiozirkulatorische Leistungsfähigkeit aus. Hinzu kommt auch eine geringere relative Gesamtblutmenge und Konzentration von Sauerstoffträgern (Hämoglobin) (Tab. 36). Somit lässt sich bereits aus den anatomischen Sexualdifferenzen ableiten, dass je nach Anforderungsprofil einer Sportart oder einer körperlichen Belastung im Mittel unterschiedliche Voraussetzungen zwischen Männern und Frauen bestehen.

2 Sexualdifferenz der körperlichen Leistungsfähigkeit

Für eine bestimmte körperliche (sportliche) Leistungsfähigkeit sind eine große Reihe von Faktoren bestimmend, die sowohl genetisch determiniert sind, z. T. aber auch durch Umweltfaktoren wie Training, Ernährung und soziales Umfeld beeinflusst werden. Von den genetischen Faktoren spielen für viele sportliche Leistungen wie z. B. Schnelligkeit und Ausdauer die angeborenen neuromuskulären Fähigkeiten einschließlich des Muskelfasertyps eine große Rolle.

Hinzu kommt noch eine ebenfalls weitgehend genetisch mitbestimmte Trainierbarkeit sowie eine hohe psychische Stabilität und Leistungsbereitschaft. Bedingt durch die bei Frauen durchschnittlich etwas geringere Leistungsfähigkeit und Belastbarkeit im Bereich des Stütz- und Bewegungsapparates und in einigen Organfunktionen ist in denjenigen Sportdisziplinen, in denen diese Leistungsfähigkeit und Belastbarkeit wichtige Voraussetzungen darstellen, ein geschlechtsspezifischer Unterschied festzustellen.

Hierbei besteht sowohl bei Männern wie bei Frauen ein weiter physiologischer Bereich für die einzelnen motorischen Beanspruchungsformen. Abb. 125 zeigt am Beispiel der Ausdauerleistungsfähigkeit, dass extrem leistungsfähige ebenso wie extrem leistungsschwache Frauen und Männer die Ausnahme in der Bevölkerung darstellen. Zwar ist die Leistungsfähigkeit der Frauen im Mittel um 10–12% geringer im Vergleich zu den Männern. Die dargestellte Verteilung zeigt aber auch, dass die leistungsfähigsten Frauen auf einem höheren Leistungsstand als 90-95% der Männer liegen.

Bei der Beurteilung von geschlechtsspezifischen Unterschieden in der Leistungsfähigkeit ist zu beachten, dass die Entwicklung des Frauensportes etwas anders als bei den Männern verlaufen ist. Zu einer Reihe von sportlichen Disziplinen sind Frauen erst relativ spät zugelassen worden, so dass sich noch keine Stabilisierung des Leistungsniveaus eingestellt hat und in diesen Disziplinen der

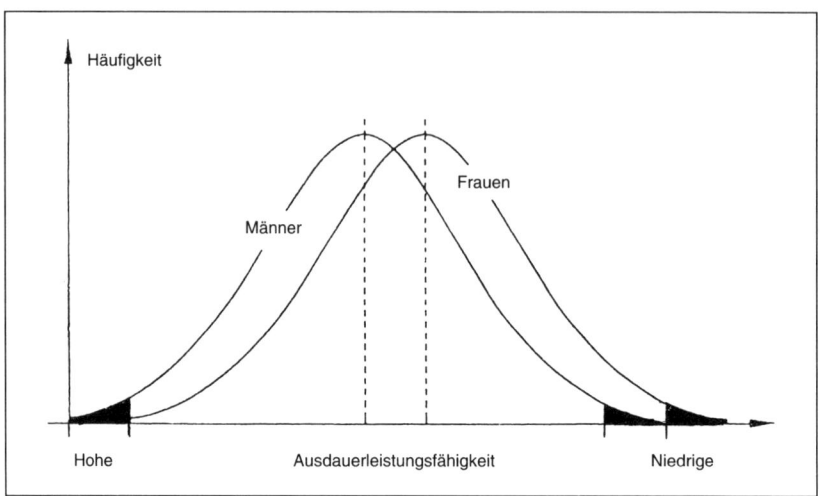

Abb. 125: Verteilung der Leistungsfähigkeit bei Männern und Frauen am Beispiel der Ausdauerleistungsfähigkeit, wie sie aufgrund von Bestenlisten angenommen werden kann. Der schwarze Anteil der Männer links wird von Frauen nicht erreicht. Beim schwarzen Anteil rechts beginnt die pathologische Leistungseinschränkung.

Leistungsabstand zwischen Männern und Frauen noch relativ schwankend ist. Daraus sollten deshalb keine voreiligen Rückschlüsse auf eine bessere Eignung oder Trainierbarkeit von Frauen in diesen Disziplinen abgeleitet werden.

Die Leistungsgrenzen werden bei den Frauen vermutlich durch die gleichen Mechanismen wie bei den Männern hervorgerufen. Es gibt allerdings auch Unterschiede in bestimmten Anpassungsreaktionen, die das Training an der Grenze der Belastbarkeit für Frauen problematischer erscheinen lassen. Hauptsächlich betrifft dies die hormonelle Regulation des reproduktiven Systems und der hiermit vermaschten Regelkreise.

Die unterschiedliche hormonelle Ausstattung von Männern und Frauen hat neben dem Nachteil der geringeren Leistung für die Frauen einen gewichtigen Vorteil. So ist gut dokumentiert, dass Funktionalität und Leistungsfähigkeit von Organen bis zur Menopause einen geringeren Abfall als bei Männern aufweisen. Dies könnte in der Evolution ein stabilisierender Faktor und ein Vorteil für die Aufzucht und Betreuung des Nachwuchses gewesen sein. Vermutlich werden Frauen nicht nur älter, sondern bleiben auch länger sportleistungsfähig im Alter.

Ausdauerleistungsfähigkeit

Wesentliche bestimmende Faktoren für die körperliche Ausdauerleistungsfähigkeit sind Sauerstoffaufnahmefähigkeit, die Substratmobilisation und die Thermoregulation. Die Sauerstoffaufnahmefähigkeit und -versorgung hängt wiederum von der Muskelfaserstruktur und der möglichen aeroben Energiebereitstellung und darüber hinaus von den sauerstoffanliefernden Systemen ab.

Während sich bei der Muskelfasertypenverteilung und den energieliefernden Prozessen keine sicheren, geschlechtsspezifischen Unterschiede nachweisen lassen, sind die sauerstoffaufnehmenden und -transportierenden Systeme (Lunge, Herz, Blut, Gefäßsystem) wie auch die energieumsetzenden Organe und Organellen (Mitochondrien) im Mittel bei den Frauen geringer ausgelegt (Tab. 36). Gleichzeitig wird von Frauen nicht das gleiche Ausmaß an Anpassungsreaktionen im Organbereich erreicht.

Auch bezogen auf das Körpergewicht ist die maximal erreichbare Herzvergrößerung bei Frauen etwa 10–15% niedriger als bei Männern. Dies könnte sowohl durch eine im Mittel geringere Trainingsbelastung wie auch durch eine geringere Trainierbarkeit bedingt sein. Als Nettoeffekt resultiert eine insgesamt niedrigere maximale Sauerstoffaufnahme/kg Körpergewicht und damit ca. 10% niedrigere Rekordleistungen in Ausdauerdisziplinen (Abb. 126).

Die Art und Fähigkeit zur Energiebereitstellung ist im Wesentlichen durch muskelzelluläre Eigenschaften vorgegeben, die wiederum vom Muskelfasertyp abhängen. Bezogen auf den Muskelfasertyp sind keine unterschiedlichen ATP- und CP- oder Glykogenkonzentrationen bekannt. Ernährungslage und sportliche Vorbelastung sind hier die entscheidenden Faktoren. Lediglich bei den muskulären Triglyzeridspeichern werden entsprechend dem Gesamtkörperfettanteil größere intrazelluläre Lipidtropfen und ein höherer Triglyzeridgehalt bei Frauen gefunden. Auch scheint der weibliche Organismus die spezifischen Substrate der Fettverbrennung besser zu utilisieren. Nur mit größter Vorsicht sollte man jedoch daraus auf etwas günstigere Voraussetzungen für lange Ausdauerbelastungen schließen.

Ein wichtiger Faktor für eine hohe Ausdauerleistungsfähigkeit ist die Wärmetoleranz oder die Wärmewiderstandsfähigkeit. Bis vor wenigen Jahren hat man angenommen, dass Frauen eine eingeschränkte Thermoregulationsfähigkeit besitzen und deshalb insbesondere bei hohen Temperaturen in ihrer Ausdauerleistungsfähigkeit stärker abfallen. Physiologisch begründet wurde dies durch die stärker ausgebildete Unterhautfettschicht und durch die geringere Zahl an Schweißdrüsen bzw. eine geringere Schweißproduktion.

Tatsächlich hat sich jedoch gezeigt, dass bei Berücksichtigung des Leistungsniveaus und des Trainingsregimes Frauen sportliche Belastungen ebenso gut vertragen und sich vergleichbar akklimatisieren wie Männer; insbesondere steigt die Schweißempfindlichkeit und Schweißkapazität. Die niedrigere Schweißmenge bei Frauen ist eher auf die geringere Gesamtmasse zurückzuführen, der Wirkungsgrad des Schwitzens scheint bei Frauen und Männern nicht unterschiedlich. Selbst die leichte Verschiebung der basalen Körperkerntemperatur durch den Menstruationszyklus scheint die thermoregulatorische Steuerung bei Frauen nicht ernsthaft zu beeinträchtigen.

Schnelligkeit

Die Schnelligkeit wird unterschiedlich definiert, im Folgenden soll nur auf die zyklische Schnelligkeit, bzw. die Fähigkeit, sich mit höchstmöglicher Geschwindigkeit fortzubewegen, eingegangen werden. Die physiologischen Komponenten hierfür sind einmal die morphologischen und biochemischen Eigenschaften

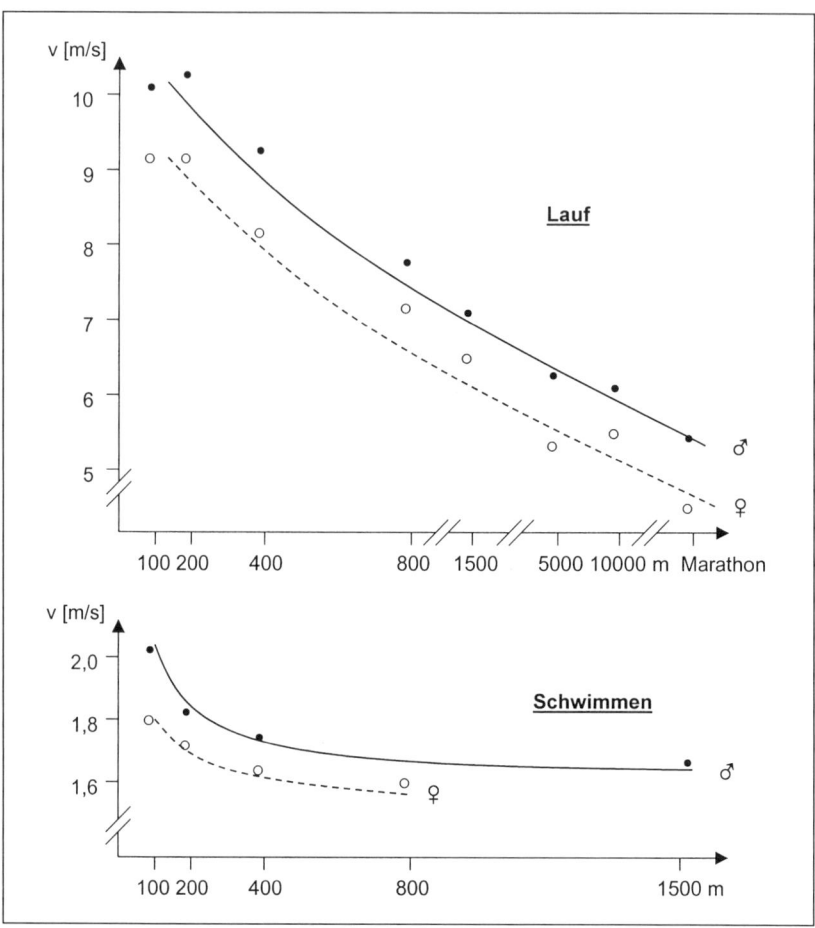

Abb. 126: Rekordgeschwindigkeiten von Männern und Frauen bei verschiedenen Schwimmdisziplinen (Keul et al. 1988).

der Muskulatur als Voraussetzung für die dynamische Kraftentwicklung sowie die Fähigkeit der neuromuskulären Koordination. Grundsätzlich lässt sich anhand der Rekordleistungen in Schnelligkeitsdisziplinen erkennen (Abb. 126), dass wie bei der Ausdauer ein geschlechtstypischer Unterschied in der Leistung im Mittel von etwa 10% besteht. Es bleibt die Frage, welche Faktoren hierfür verantwortlich sind.

Während in der Muskelfasertypverteilung bisher kein Unterschied gefunden wurde, scheinen Extremverteilungen von FT- und ST-Fasern bei Männern etwas häufiger vorzukommen. Darüber hinaus ist die aufbaubare Muskelmasse und die bessere Trainierbarkeit der Kraft und Kraftausdauer unter einem höheren Testosteronspiegel sicher der entscheidende Vorteil für die höhere Schnelligkeitsentwicklung der Männer.

Dies wird auch dadurch unterstützt, dass die Einnahme von anabolen Steroiden bei Frauen einen ausgeprägteren Schnelligkeitszuwachs als bei Männern bewirkt (s.a. S. 240 ff.). Ein geschlechtsspezifischer Unterschied in der neuromuskulären Funktion, z. B. das Zusammenspiel Agonist/Antagonist oder die Reaktionsschnelligkeit ist bisher nicht sicher nachgewiesen, es sei denn, man interpretiert den schnelleren Kraftanstieg-Zeitverlauf bei Männern überwiegend als neuromuskuläre Eigenschaft.

Als nicht relevant gelten die unterschiedlichen anthropometrischen Abmessungen zwischen den Geschlechtern. Im Verhältnis zur Körperhöhe laufen Männer und Frauen mit annähernd gleich langen Schritten, auch die maximalen Schrittfrequenzen unterscheiden sich nicht. Entscheidend scheint die relative Schrittfrequenz (Schrittfrequenz/Schrittlänge) zu sein, die einen unmittelbaren Bezug zur Kraftleistungsfähigkeit zeigt. Es spricht deshalb vieles dafür, dass die höhere Kraftentfaltung bei vergleichbaren oder nur wenig abweichenden neuromuskulären Fähigkeiten für höhere Schnelligkeitsleistungen vor allem in den Disziplinen verantwortlich ist, in denen das eigene Körpergewicht oder Sportgeräte beschleunigt werden müssen.

Kraft

Die willkürlich nach außen abgebbare Kraft ist im Kindesalter bis zur Pubertät bei beiden Geschlechtern annähernd gleich. Allerdings nimmt die Kraft bei den Jungen mit einer Zuwachsrate von etwa 5–7% bis etwa zum 20. Lebensjahr zu, während bei den Mädchen das Maximum bereits im 15.–16. Lebensjahr erreicht wird. Die unterschiedliche Entwicklung mit Ausprägung einer größeren Muskelmasse muss man in erster Linie dem anabolen Effekt des Testosterons zurechnen. Im Mittel weisen Frauen etwa 60–70% der Kraft des Mannes auf; bei Eliminierung des Körperbaus als Einflussgröße liegt der Unterschied jedoch nur bei 20%. Allerdings gilt nicht für alle Muskeln die gleiche Differenz (Abb. 127).

Muskulatur mit annähernd gleichen Belastungen (Kaumuskulatur, Handflexoren) unterscheiden sich nur wenig. Deutlicher ist der Unterschied bei den Muskeln mit dynamischer Funktion; dies ist ein Hinweis darauf, dass in der Evolution auch die Funktion eingegangen ist. Betrachtet man nicht die effektive, nach außen abgebbare Kraft, sondern bezieht die Kraft auf den Muskelquerschnitt, so erweist sich die Kraft als unabhängig vom Geschlecht.

Ein wichtiger Aspekt ist die Trainierbarkeit der Kraft. Werden Kraftzunahmen als prozentuale Verbesserungen des Ausgangswertes ausgedrückt, so sind die Wirkungen des Krafttrainings zumindest in der Jugend und im Alter zwischen Männern und Frauen vergleichbar. Bei sehr niedrigen Ausgangswerten können Frauen sogar einen höheren Kraftzuwachs erreichen. Betrachtet man den Kraftzuwachs absolut, so sind bei den Männern höhere maximale Kraftzuwächse nachweisbar.

Allerdings finden sich erhebliche Unterschiede zwischen Gliedmaßenmuskulatur und beispielsweise der Rumpfmuskulatur. Bei der Gliedmaßenmuskulatur zeigt sich bei den Männern eine stärkere Altersabhängigkeit, welche in erster

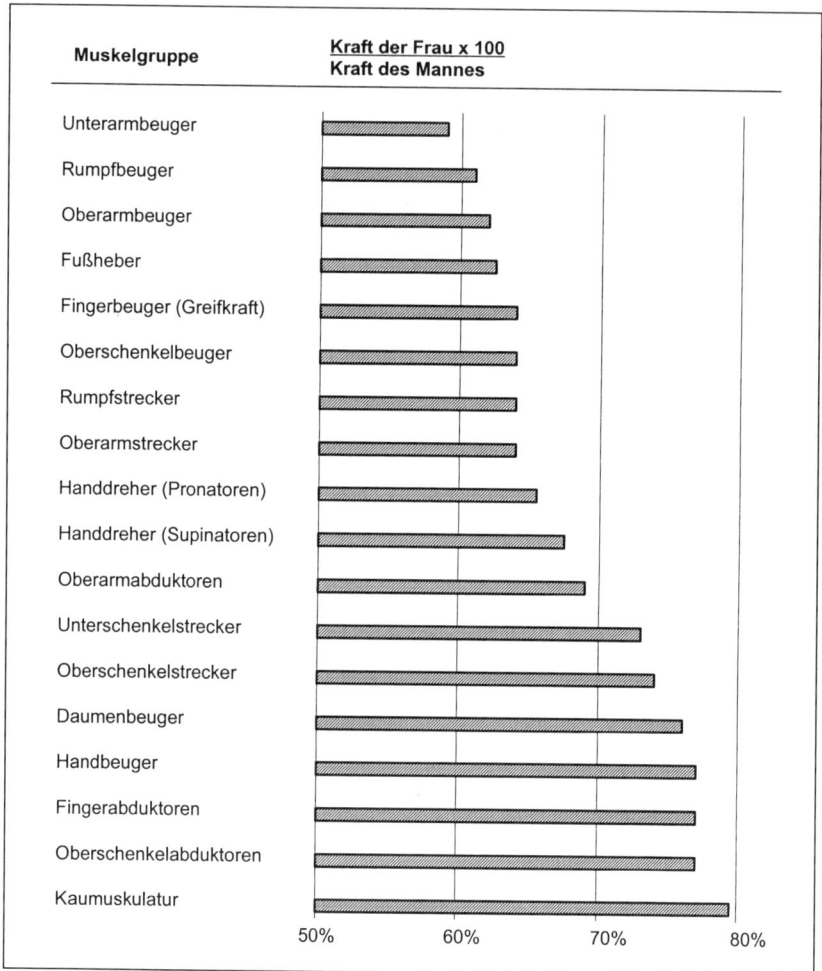

Abb. 127: *Kraftverhältnis von Frauen und Männern bei verschiedenen Muskelgruppen (Hollmann/Hettinger 1999).*

Linie mit der Testosteronwirkung in Zusammenhang gebracht wird (Abb. 128). Auch scheint diejenige Muskulatur, die sich hauptsächlich aus FT-Fasern zusammensetzt, beim Mann besser trainierbar, was auch damit zusammenhängen kann, dass ST-Fasern allgemein weniger auf Krafttraining ansprechen.

Dies lässt annehmen, dass gerade Frauen durch die Unterstützung nicht erlaubter Anabolika besonders in Sportdisziplinen mit hohen Kraft- und Schnellkraftanteilen profitieren und diese Disziplinen deshalb für einen Missbrauch besonders anfällig sind.

Sexualdifferenz der körperlichen Leistungsfähigkeit 299

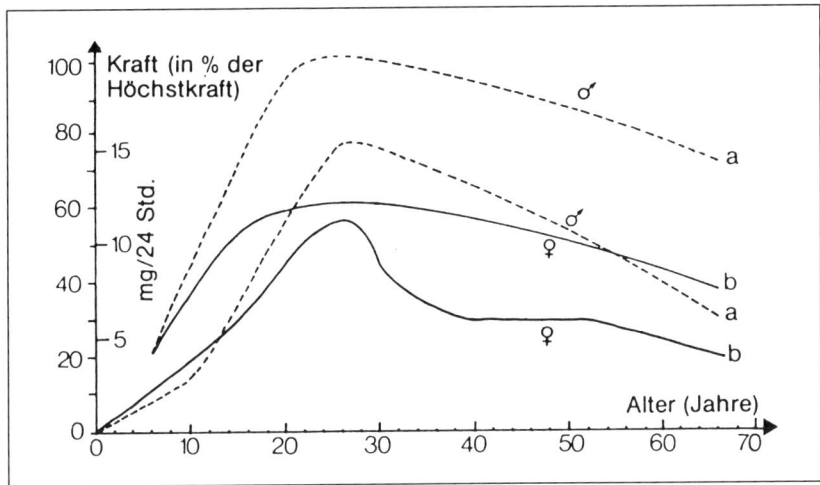

Abb. 128: *Verlauf der Kraft (a) und Sexualhormonausscheidung (b) in Abhängigkeit vom Alter und Geschlecht (Hettinger 1966 in Weineck 1983).*

Koordination

Die Koordination (Gewandtheit) beschreibt die Fähigkeit von Zentralnervensystem und Skelettmuskulatur, bei einem gezielten Bewegungsablauf zusammenzuwirken. Dabei bezieht sich die zentralnervöse Leistung nicht nur auf die Aktivität der motorischen Rindenfelder, sondern auch auf die Leistung des sensorischen Systems einschließlich der Sinnesorgane und der Propriorezeption. Da die koordinativen Leistungszuwächse entsprechend der Reifung des Gehirns bereits deutlich vor der Pubertät liegen, ist es nicht verwunderlich, dass bei Eliminierung der Einflussgrößen Kraft und Beweglichkeit kein geschlechtsspezifischer Unterschied gefunden wurde.

Bezieht man sich auf die Feinmotorik, bei kleinen Muskelgruppen auch Geschicklichkeit benannt, so werden im Altersgang leichte Differenzen mit einer höheren Leistungsfähigkeit von Frauen angegeben (Abb. 129). Im Querschnittsvergleich werden als Begründung aber auch soziokulturelle Einflüsse dafür ursächlich verantwortlich gemacht, weil besonders die Fingergeschicklichkeit bei Mädchen und Frauen stärker gefördert sein soll. Bezüglich der Trainierbarkeit sind bisher keine geschlechtsspezifischen Unterschiede angegeben.

Flexibilität

Die Flexibilität oder Beweglichkeit gibt den aktiven und passiven Bewegungsbereich und die Schwingungsweite in einem oder mehreren Gelenken an. Bei Frauen ist die Elastizität und die Dehnungsfähigkeit der Muskulatur und die Gelenkigkeit gegenüber Männern erhöht. Daraus resultiert eine insgesamt erhöhte Flexibilität (Abb. 130). Eine Ursache ist der hormonelle Einfluss der Östrogene mit einem verstärkten Wasser- und Fettgehalt des weiblichen Mus-

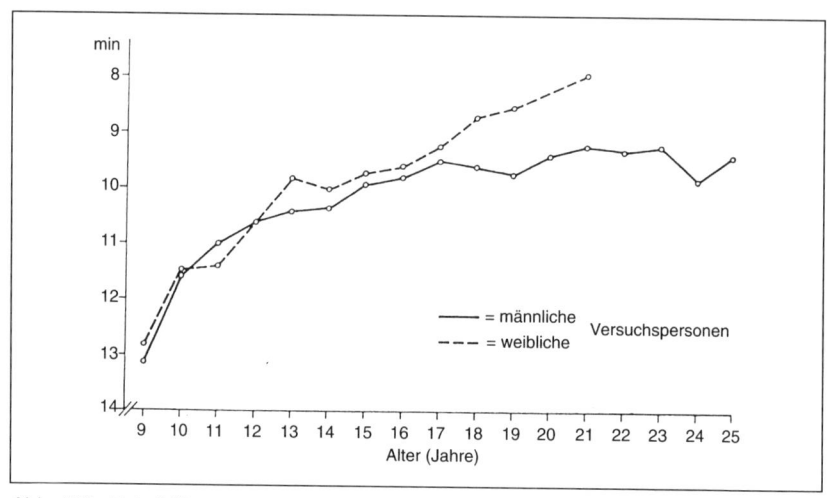

Abb. 129: Entwicklung der Handgeschicklichkeit (Test n. O' Connor) in Abhängigkeit von Geschlecht und Alter (n. Rutenfranz/Hettinger in Hollmann/Hettinger 1990).

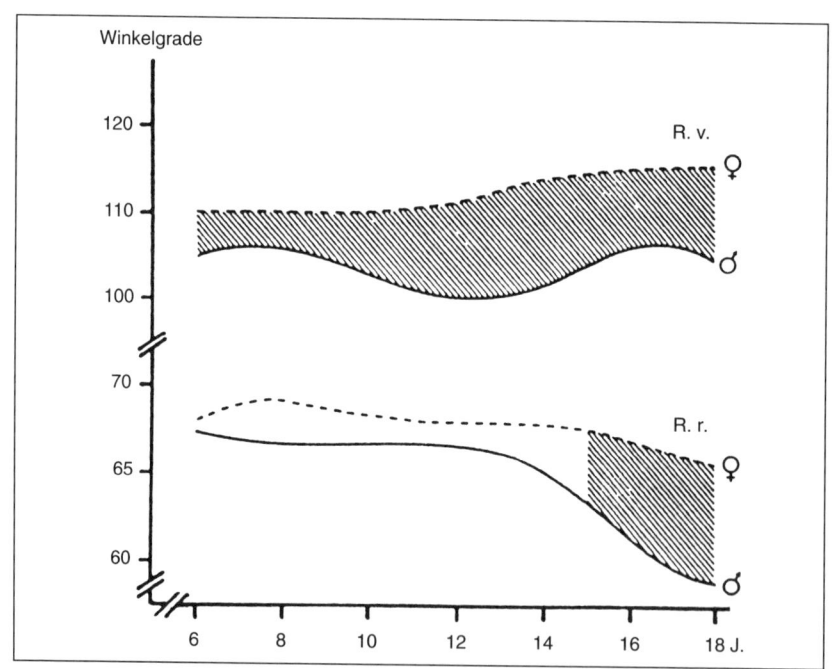

Abb. 130: Erreichbare Winkelgrade Rumpfbeuge vorwärts (R. v.) und Rumpfbeuge rückwärts (R. r.) bei Männern und Frauen in Abhängigkeit vom Alter (schraffierter Bereich = statistisch signifikanter Bereich; Merni et al. 1981).

kel- und Bindegewebes, wodurch diese elastischer werden. Dies ist aber nicht die alleinige Ursache, da Mädchen bereits vor der Pubertät eine höhere Flexibilität als Jungen aufweisen. Hinzu kommt bei vielen Gelenken eine anatomisch unterschiedliche Gelenkform, die einen größeren Bewegungsspielraum ermöglicht.

Tatsächlich stellt die Flexibilität die einzige motorische Beanspruchungsform dar, die bereits im Kindes- und Jugendalter ihr Maximum erreicht. Entsprechend findet sich das Höchstleistungsalter in den Sportarten, in denen die Flexibilität eine sehr große Bedeutung hat, bereits im Jugendalter. Nachteilig kann allerdings eine übernormale Flexibilität sein, da dadurch die Gelenksicherung vermindert wird. So finden sich bei Frauen etwas häufiger Gelenkluxationen und Distorsionen, obwohl bei Eliminierung anderer Einflussfaktoren die Unterschiede nicht groß sind.

3 Gynäkologische Probleme des Frauensports

Obwohl eine regelmäßige körperliche Betätigung zu allen Zeiten von Frauen ausgeübt wurde, konnten erst in den letzten Jahrzehnten auch durch die Zunahme des Leistungssportes Erkenntnisse gewonnen werden, die speziell mit geschlechtsspezifischen Problemen von Sport zu tun haben. Im weitesten Sinne sind diese meist mit der Beeinflussung oder Störung des reproduktiven Systems verbunden.

Körperliche Aktivität und hormonelle Regulation

Sehr viel stärker als bei Männern kommt es bei Frauen zu ausgeprägten periodischen Hormonschwankungen (s. S. 106 ff.), die einerseits Bedeutung für die Leistungsbereitschaft und die Leistungsfähigkeit haben, andererseits wirkt insbesondere körperliche Aktivität wieder zurück und beeinflusst auch die hormonelle Regulation. In der Lebensphase zwischen Menarche und Menopause besteht ein Menstruationszyklus aus der Proliferationsphase (Aufbauphase = 1. Zyklushälfte) mit einem ca. zehnfachen Anstieg der Blutöstrogenkonzentration (s. S. 106 ff.) und der Sekretionsphase. Zum Zeitpunkt des Eisprunges fällt der Östrogenspiegel stark ab, um in der Sekretionsphase (2. Zyklushälfte) zusammen mit einem deutlichen Anstieg des Progesterons wieder leicht zuzunehmen. Der Abfall des Progesterons mit einem Rückgang des Östrogens leitet die Menstruation ein, bis nach 5–7 Tagen derselbe Zyklus sich fortsetzt. Der Beginn des Menstruationszyklus wird hierbei durch den Beginn der Menstruation festgelegt.

Obwohl im Rahmen des Menstruationszyklus erhebliche hormonelle Schwankungen und vegetative Umstimmungen auftreten, kenntlich z. B. an der erhöhten Basaltemperatur in der zweiten Zyklushälfte, ist eine eindeutige Zuordnung mit Abschnitten einer Leistungsverminderung oder -erhöhung nicht ohne weiteres möglich. Lediglich tendenziell – bei individuell sehr großen Schwankungen – lassen sich Zusammenhänge erkennen. Da prämenstruell bei Frauen gehäuft Allgemeinsymptome wie Unterbauchbeschwerden, Völlegefühl, vermehrte Flüssigkeitseinlagerung mit Gewichtszunahme und psychische Instabilität auftreten, ist diese Phase und die sich anschließende Menstruation für Sportlerinnen von besonderer Bedeutung.

Die meisten Sportlerinnen scheinen ihren Leistungstiefpunkt im normalen Menstruationszyklus insbesondere in den Ausdauersportarten während der Menstruation zu haben. Sportlerinnen aus Schnelligkeitssportarten, Kraft- oder Koordinationssportarten sind weniger betroffen. Aufgrund des weiten individuellen Reaktionsspektrums können auch keine allgemein gültigen Empfehlungen ausgesprochen werden. Insbesondere die Frage, ob eine Therapie von Beschwerden oder eine Verschiebung des Zyklus durch eine äußere Hormonzufuhr sinnvoll ist, kann nur individuell unter Berücksichtigung aller Aspekte entschieden werden.

Von Bedeutung ist die Rückwirkung von (intensiver) körperlicher Aktivität auf die hormonelle Regulation. Vergleichbare Einflüsse sind auch durch Hunger oder psychische und physische Belastung anderer Genese bekannt, so dass als gemeinsame Endstrecke die Stressbelastung und deren Verarbeitung angesehen werden kann. Es ist deshalb nicht immer ganz einfach, die Einflussfaktoren voneinander zu trennen, da sie sich oft parallel zueinander verändern. Die Veränderungen der einzelnen hypothalamischen, hypophysären und ovariellen Hormone unter körperlicher Belastung sind deshalb oft nicht eindeutig zu interpretieren.

Bei intensiven körperlichen Belastungen in Abhängigkeit von der Dauer kommt es als globale Reaktion zu einer Einschränkung und Abschwächung der normalen hormonellen Regulation der Hypothalamus-Hypophyse-Ovar-Achse. Dies hängt zum Teil mit dem Anstieg von belastungsinduzierten peripheren Hormonkonzentrationen zusammen, insbesondere Prolactin, Progesteron und auch Östradiol. Dies führt dann über den Regelkreis zu einer verminderten Ausschüttung der am Reproduktionssystem beteiligten Hypothalamus- und Hypophysenhormone, insbesondere FSH und LH.

Darüber hinaus scheint sich die pulsatile Frequenz und Am-plitude der Hormonfreisetzung abzuschwächen. Als Nettoeffekt ergibt sich bei Sportarten mit hohen Ausdaueranteilen zwar ein Anstieg der peripheren Hormone bei Belastung bei jedoch basal (in Ruhe) erniedrigten Werten. Insgesamt beeinflusst die Hormonantwort eine Reihe von Faktoren, die in Tabelle 37 aufgelistet sind.

Tab. 37: Faktoren, die die Hormonantwort auf körperliche Belastung beeinflussen.

- Trainingszustand
- Trainingsumfang
- Belastungsdauer
- Belastungsform (aerob, anaerob, Anzahl der Muskelgruppen)
- Ernährung (Anteil an Fett, Kohlenhydrate, Eiweiß) und ihr Defizit
- Körperkerntemperatur
- Zeitpunkt der Belastung im Menstruationszyklus
- Psyche (Wettkampf-Training, Konflikt Leistung – Erwartungshaltung)

Gynäkologische Probleme des Frauensports

Menarche und Sport

Es ist weitgehend von der jeweiligen Sportart abhängig, in welchem Alter ein intensives Training begonnen wird, vor allem wenn eine leistungssportliche Karriere angestrebt wird. Bei einigen Disziplinen wie Turnen, Eiskunstlauf, Rhythmische Sportgymnastik oder Ballett liegt der Beginn im 8.–10. Lebensjahr, bei denen im Mittel auch eine verspätet einsetzende Menarche gefunden wird. Zwar scheint die hohe psychische und physische Belastung mit ihren Wirkungen auf das Endokrinium ein Faktor für eine verspätete Menarche zu sein.

Hinzu kommt jedoch, dass eine sportartspezifische Selektion von schlanken, grazilen und auch kleinen Mädchen – z. B. beim Turnen – stattfindet, die möglicherweise in der Körperentwicklung etwas retardiert sind. Dies kann auch noch durch das Bedürfnis nach Schlankheit unterstützt sein, so dass ein niedriges Körpergewicht angestrebt wird, was ebenfalls die Verzögerung der Menarche begünstigt und dadurch den Wachstumsschub zeitlich hinausschiebt. Für die reproduktive Funktion und letztlich erreichten Körperendmaße, insbesondere auch Körpergröße dieser Sportlerinnen, scheint der verspätete Eintritt der Menarche jedoch ohne Bedeutung.

Oligomenorrhoe-Amenorrhoe

Es ist seit langem bekannt, dass in bestimmten Sportarten wie Langlauf, Skilanglauf, Rad fahren, Turnen oder Ballett bei Mädchen und Frauen gehäuft Zyklusstörungen auftreten. Bleibt die Regel ganz aus, bezeichnet man dies als Amenorrhoe, tritt sie dagegen nur seltener auf als Oligomenorrhoe. Bei der primären Amenorrhoe hat noch nie eine Blutung stattgefunden, bei der sekundären Amenorrhoe hat zuvor ein Menstruationszyklus vorgelegen. Die zu Grunde liegende hormonelle Störung ist ein Östrogenmangel, der aber wahrscheinlich multifaktoriell bedingt ist. Als wichtige Einflussgrößen werden hohe chronische Trainingsbelastungen, defizitäre kalorische Ernährung mit Verringerung des Körperfettanteils und hohe emotionale Belastung angesehen. Längerfristige Amenorrhoen bedürfen einer diagnostischen Abklärung und Therapie.

Osteopenie-Osteoporose

Ein längerandauernder hypoöstrogener Zustand führt zu einer Verminderung (Osteopenie) bzw. zu einem Verlust an Knochenmasse mit erhöhter Brüchigkeit (Osteoporose). Dies gilt weniger für die primär amenorrhoischen, spätpubertierenden Mädchen, sondern vor allem für sekundär amenorrhoische Frauen. Insbesondere bei Laufsportarten werden Ermüdungsbrüche und Stressfrakturen hiermit in Verbindung gebracht, obwohl andererseits der Belastungsreiz die Knochendichte der belasteten Strukturen erhöht, so dass der Zusammenhang nicht gesichert scheint.

Unbestritten ist das Erreichen einer möglichst hohen Knochendichte im jungen Erwachsenalter von Bedeutung, da diese vom 20.–30. Lebensjahr an physiologischerweise kontinuierlich abnimmt. Dies kann bei niedriger Ausgangsknochendichte dann vor allem im höheren Alter zum ausgeprägten Krankheitsbild der Osteoporose führen. Regelmäßige körperliche Aktivität (nicht Leistungssport) scheint die Entwicklung einer Osteoporose zu verzögern und gilt als therapeutisches Prinzip.

Anorexia athletica – Anorexia nervosa

Da in bestimmten Sportarten ein individuell niedriges Körpergewicht Voraussetzung für das Erbringen einer sehr guten sportlichen Leistung ist, findet man hier gehäuft eine sogenannte Anorexia athletica, d. h. eine bewusste Verringerung des Körpergewichts bis zur Grenze des Untergewichtes. In der Regel können diese Mädchen ihr Körpergewicht selbstbestimmt in Abhängigkeit von der Trainingsphase und nach Beendigung ihrer sportlichen Laufbahn ohne Probleme wieder normalisieren. Im Gegensatz dazu ist die Anorexia nervosa eine Erkrankung – insbesondere von Mädchen und jungen Frauen, deren Selbsteinschätzung der Körperform gestört ist und bei denen der Gewichtsverlust zum Inhalt des Denkens und Handelns wird.

Gelegentlich finden sich Übergangsformen oder eine Kombination mit Bulimie (Ess-Brechsucht). Die Patienten sind psychisch oft auffällig und leiden gehäuft unter depressiven Verstimmungen. Übergangsformen zwischen der Anorexia athletica und Anorexia nervosa sind nicht selten und erschweren eine korrekte diagnostische Bewertung, da bei beiden Formen somatische Störungen gleichermaßen auftreten können. Die Dauer des Untergewichtes beeinflusst dabei entscheidend die Folgen für den Hormonhaushalt, den Knochenstoffwechsel und bei Mädchen das Wachstum und die Entwicklung.

Sport und Schwangerschaft (Geburt und Sport)

Nach Beginn einer Schwangerschaft kommt es im Verlauf zu zahlreichen spezifischen organischen und auch psychischen Veränderungen des weiblichen Organismus im Sinne einer prospektiven Adaptation. Im Zusammenhang mit Sport ist vor allem die gestagenbetonte hormonelle Umstellung von Bedeutung, die zu Lockerungserscheinungen im Bereich des Bandapparates, zu Tonusminderungen in der glatten Muskulatur und zu Flüssigkeitseinlagerungen in das Gewebe führt. Darüber hinaus sinkt in der Regel der Hämatokrit durch ein Absinken des Hämoglobins und die Gefahr einer Mangelversorgung mit Eisen und Vitaminen nimmt deutlich zu. Gleichzeitig steigt im Verlauf der Schwangerschaft mit dem Körpergewicht das Herzminutenvolumen und die Gesamtblutmenge durch das Wachstum des Kindes an.

Allgemein besteht heute die Auffassung, dass die gewohnte Sporttätigkeit bei unkompliziertem Schwangerschaftsverlauf mit abnehmender Tendenz bis zum 5. Monat der Schwangerschaft durchgeführt werden kann. Allerdings sind Disziplinen mit erhöhter Verletzungsgefahr wie Kampfsportarten oder Turnen hiervon auszunehmen; Schwimmsport kann dagegen eher länger durchgeführt werden.

Davon zu trennen ist die gezielte Schwangerschaftsgymnastik, die unter Anleitung bis zum Zeitpunkt der Geburt durchgeführt werden kann. Regelmäßige sportliche Betätigung scheint keinen wesentlichen Einfluss auf den Geburtsverlauf zu haben; die Komplikationsrate ist bei regelmäßig sporttreibenden Frauen aber eher geringer, und der Geburtsverlauf scheint weniger Zeit in Anspruch zu nehmen.

Zusammenfassung

Zwischen Männern und Frauen bestehen im Mittel deutliche Unterschiede in den Körperbaumerkmalen. Dies gilt sowohl für den Stütz- und Bewegungsapparat wie für die Funktion von Organen und Regulationsmechanismen für den Bau- und Energiestoffwechsel. Ein großer Teil dieser Unterschiede setzt mit der Pubertät und der unterschiedlichen hormonellen Regulation ein; bei manchen Beanspruchungsformen lassen sich aber auch schon vor der Pubertät geschlechtsspezifische Unterschiede nachweisen.

Die Summe aller Faktoren führt dazu, dass in den reinen Beanspruchungsformen Ausdauer, Kraft und Schnelligkeit im Mittel ein Leistungsunterschied von 10–15% zuungunsten der Frauen besteht. Hingegen lassen sich in der Koordination kaum Differenzen nachweisen und in der Flexibilität scheinen Frauen den Männern überlegen. In komplex zusammengesetzten Sportdisziplinen besteht entsprechend der Bedeutung der einzelnen Beanspruchungsformen im Mittel ein mehr oder weniger großer Leistungsunterschied.

Ebenso wie die geschlechtsspezifische hormonelle Konstellation einerseits eine Bedeutung für die körperliche Leistungsfähigkeit hat, wirkt körperliches Training bei Frauen deutlicher als bei den Männern zurück auf die Regulation der Sexualhormone. Insbesondere Ausdauertraining und längeres hochintensives Training führen zu einer Abschwächung der hormonellen Regelkreises der Hypothalamus-Hypophyse-Ovar-Achse, vergleichbar einer permanenten Stressbelastung oder unterkalorischen Versorgung. Die Folge kann ein hypoöstrogener Zustand mit den Symptomen der Oligomenorrhoe/Amenorrhoe und Osteopenie/Osteoporose sein. Besonders gefährdet sind Frauen, die sich in den Zustand einer Anorexie athletica oder Anorexia nervosa entwickeln.

Unbestritten ist dagegen, dass bei Schwangerschaft angepasste regelmäßige körperliche Aktivität möglich ist und dass insbesondere gezielte Gymnastik (Schwangerschaftsgymnastik) wünschenswert ist, da ein komplikatiosloser Geburtsverlauf dadurch begünstigt erscheint.

XVIII. Sportmedizinische Aspekte des Alterssports

Als Altern wird der Gesamtprozess der Veränderungen verstanden, der im Zeitverlauf letzten Endes zwangsläufig zum Tod eines Individuums führt. Dies gilt für den Menschen und das gesamte Tierreich, mit gewissen Einschränkungen auch für Pflanzen. Obwohl die genauen Abläufe noch nicht verstanden sind und auch unterschiedliche Mechanismen dominieren können, lassen sich Altersprozesse folgendermaßen allgemein charakterisieren:
- *Alterungsvorgänge bei höheren Lebewesen sind universal und unumkehrbar*
- *Alterungsvorgänge sind negativ im Sinne einer verminderten Funktions- und Anpassungsfähigkeit*
- *Alterungsvorgänge sind genetisch-biologisch determiniert*
- *Alterung findet auf der biologischen, psychischen und sozialen Ebene statt.*

Der letzte Punkt schließt nicht aus, dass Alterungsvorgänge durch äußere Einflüsse wie Klima, Ernährung oder Rauchen in Teilfunktionen beschleunigt oder durch Üben und Trainieren verzögert werden. Letztlich ändert diese Modifikation oder die unterschiedliche individuelle Empfänglichkeit nichts am grundsätzlichen Alterungsprozess.

Theorien der Alterung

Man unterscheidet bei den Theorien der Alterung zunächst die epiphänomenale, vorwiegend durch äußere Bedingungen (extrinsisch) hervorgerufenen Alterung von einer fundamentalen Theorie der Alterung, die den Alterungsprozess als eine dem Organismus innewohnende Eigenschaft (intrinsisch) ansieht. Derzeit neigt sich die allgemeine Auffassung eindeutig der fundamentalen Theorie zu, begründet vor allem dadurch, dass die Lebenserwartung bei den einzelnen Arten sehr ähnlich ist und zwischen den Arten stark differiert. Auch innerhalb einer Art besteht wiederum eine sehr deutliche Vererbbarkeit, da langlebige Menschen meist auch langlebige Vorfahren haben.

Bei den fundamentalen Theorien lassen sich noch einmal zwei Richtungen unterscheiden, die stochastischen und die deterministischen Theorien. Die stochastischen Theorien sehen den Alterungsprozess als Folge einer statistisch zwangsläufigen Zunahme von schädlichen Einflüssen und Abnutzungserscheinungen, die schließlich nicht mehr ausreichend kompensiert werden können. Hierzu gehört u. a. die Abnutzungs- und Verschleißtheorie (tear and wear theory) und die Schädigungstheorie der freien Radikale (free radicals theory).

Letztere Theorie geht davon aus, dass bei vielen Stoffwechselprozessen in der Zelle hochaktive Radikale als giftige Nebenprodukte entstehen. Diese oxidieren und zerstören Membranproteine, Enzyme und DNA, wenn sie nicht durch Reparatursysteme oder Antioxidationssysteme daran gehindert werden. Der Alterungsprozess soll nun darauf beruhen, dass die Funktionen über eine längere

Zeitspanne von einem Organismus nicht auf einem optimalen Niveau gehalten werden können und es dadurch zu einer Anhäufung irreversibler Schädigungen kommt, die letztlich den Tod eines Individuums bewirken.

Wahrscheinlicher sind jedoch die deterministischen Theorien, die das Altern eher als einen genetisch programmierten Prozess ansehen. Das Genregulationsmodell sieht die verschiedenen Lebensphasen als Aktivitäten verschiedener Abschnitte des Genoms. Es scheint deshalb wenig wahrscheinlich, dass der Alterungsprozess und schließlich der Tod eines Individuums nicht determiniert sein sollen.

Unterstützt wird diese These vor allem auch durch die Erkenntnis, dass die Zellen der Organismen – besonders gut untersucht sind bestimmte Zellen des Bindegewebes (Fibroblasten) – nur eine begrenzte Zellteilungsmöglichkeit haben. Dabei muss nicht der Zelltod direkt als genetisches Programm vorliegen; denkbar wäre auch, dass an wichtigen Stellen des Organismus einfach keine ausreichende Reparatur oder Regeneration mehr erfolgt, also der Support eingestellt wird.

Hier besteht ein gewisser Zusammenhang zu einer weiteren deterministischen Theorie, der Stoffwechseltheorie. Aufgrund zahlreicher empirischer Befunde lassen sich mathematische Zusammenhänge zwischen Stoffwechselumsatz, Masse oder Gewicht einer Art und der Lebensdauer herstellen (Theorie der maximalen Umsatzrate). Eigentlich handelt es sich nicht um eine kausal erklärende Theorie, sondern um eine – in gewissen Grenzen – allgemein gültige Gesetzlichkeit der Lebensdauer, die als Grundprinzip der Evolution angesehen wird.

Hiernach ist der Gesamtstoffwechselumsatz pro Gewichtseinheit über den gesamten Lebensabschnitt bei den Tieren und insbesondere bei den Säugetieren annähernd gleich. Dies bedeutet für stoffwechselaktive Lebewesen (z. B. Spitzmäuse) gegenüber Tieren oder Organismen mit niedrigem bzw. partiell niedrigem Stoffwechselumsatz (z. B. Schildkröten) einen schnelleren Ablauf der Lebenszeit bezogen auf den objektiven Zeitablauf. Da große Tiere einen geringeren Stoffwechselumsatz pro Gewichtseinheit aufweisen als kleine Tiere, könnte dies die allgemeine Regel erklären, dass mit der Größenzunahme einer Art auch die Lebensdauer zunimmt. Allerdings gilt ausgerechnet für die menschliche Rasse diese Beziehung nur eingeschränkt, da seine Körpermasse eine relativ hohe Lebenserwartung hat.

Demographische und soziale Aspekte des Alterns

Dem Genregulationsmodell entgegenzustehen scheint zunächst der Befund, dass sich die Lebenserwartung in Mitteleuropa seit dem Mittelalter von etwa 20–25 Jahren auf etwa 79 Jahren bei Frauen und 73 Jahren bei Männern entwickelt hat. Der Grund, dass vom Altertum bis zum Mittelalter eine gleich bleibend niedrige Lebenserwartung bestand, lag hauptsächlich an der hohen Kindersterblichkeit und dem höheren Erkrankungsrisiko in jüngeren Jahren, z. B. an Infektionskrankheiten. Auch im Altertum gab es schon sehr alte Menschen, so dass mit der mittleren Lebenserwartung nicht gemeint ist, dass die Menschen früher alle mit 30 Jahren vergreist gewesen seien. Noch Anfang des Jahrhunderts gab es in Deutschland sehr viel mehr jüngere als alte Menschen (Abb. 131).

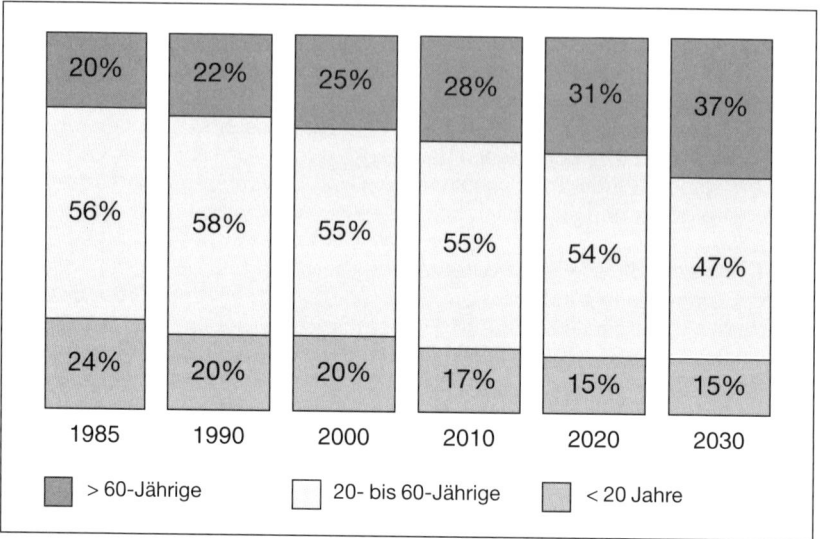

Abb. 131: Anteil der verschiedenen Altersgruppen an der Gesamtbevölkerung und ihre voraussichtliche Entwicklung.

Tab. 38: Definition des Alterns der Weltgesundheitsorganisation (WHO) nach der kalendarischen Einteilung.

45– 60 Jahre	Alternder Mensch
60– 75 Jahre	Älterer Mensch
75– 90 Jahre	Alter Mensch
90–100 Jahre	Sehr alter Mensch
> 100 Jahre	Langlebige

Dieses Verhältnis hat sich z. T. durch mehr ältere Menschen aber vor allem durch weniger junge Menschen wesentlich geändert. Dies bedeutet für den Aufbau der Gesellschaft eine erhebliche wirtschaftliche, finanzielle und soziale Veränderung und Herausforderung, insbesondere auch für die Berufe im Gesundheitswesen. Nach der WHO-Definition spricht man heute ab dem 45. Lebensjahr vom alternden Menschen und ordnet den folgenden jeweils 15 Jahresabschnitten die Begriffe „älterer Mensch", „alter Mensch", „sehr alter Mensch" und „langlebig" zu (Tab. 38).

Innerhalb der Gesellschaft ändert sich mit zunehmendem Alter auch die Stellung des Individuums in der Gesellschaft. So wird in der Regel neben den körperlichen Einschränkungen auch der Bereich der sozialen Kontakte verändert und eingeschränkt (soziales Altern). Dies wird auch durch das nach vorn verschobene und damit frühere Ausscheiden aus dem Berufsleben bei gleichzeitiger Verlängerung der Lebenserwartung verstärkt, so dass die soziale Selbstorganisation nach dem Berufsleben eine große Bedeutung hat und in Zukunft eine noch größere Rolle spielen wird.

Eine ungünstige soziale Umgebung führt dabei zum vorzeitigen Abbau psychophysischer Leistungsfähigkeit im Sinne einer Beschleunigung des Alterungsprozesses. Der Erhalt der körperlichen und geistigen Leistungsfähigkeit durch die Möglichkeit, sich zu engagieren, zu üben oder zu trainieren, hat deshalb eine immense und zunehmende Bedeutung in diesem allgemeinen Prozess, der ein zufriedenes Altern ermöglichen soll.

Biologie des Alterns

Ein definierter Zeitpunkt, ab wann ein Mensch mit seiner Leistungsfähigkeit nachlässt und zu altern beginnt, lässt sich nicht angeben. Es scheint jedoch weitgehend zutreffend, wenn man generell ab dem 30. Lebensjahr einen altersbedingten Rückgang der Körperfunktionen annimmt, auch wenn einzelne Organsysteme unterschiedlich davon betroffen sind (Abb. 132).

Orientiert an den motorischen Hauptbeanspruchungsformen lassen sich folgende Funktionsbereiche als Ursache der körperlichen und sportlichen Leistungseinschränkung im Alter ausmachen:

Herz-Kreislauf-Lungensystem: Nach dem 30. Lebensjahr beginnen individuell unterschiedlich die ersten arteriosklerotischen Veränderungen an den Gefäßen, die langfristig zu einer Verminderung der Elastizität der Gefäße führen. Die Folge ist u. a. ein Anstieg der diastolischen und insbesondere systolischen Blutdruckwerte, eine Verlangsamung der Kreislaufreflexe, eine Zunahme der Herzarbeit mit Absinken der maximalen Herzfrequenz. Ebenso nimmt die Elastizität der Lunge mit dem Alter allmählich ab, die Parameter der Lungenfunktion zeigen eine zunehmende Einschränkung. Als Bruttoeffekt resultiert eine Abnahme der maximalen Sauerstofftransportkapazität.

Passiver Bewegungsapparat: Die Gelenkbänder verlieren an Elastizität, sie werden weniger dehnbar und tolerieren eine Verletzung oder Überlastung

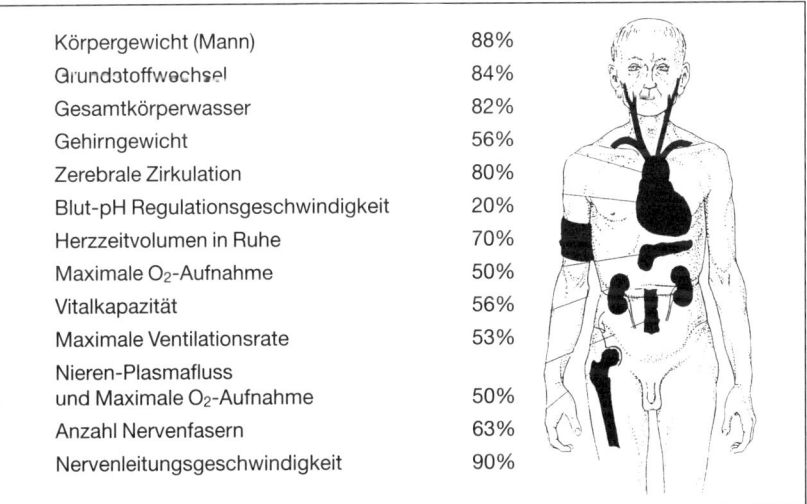

Körpergewicht (Mann)	88%
Grundstoffwechsel	84%
Gesamtkörperwasser	82%
Gehirngewicht	56%
Zerebrale Zirkulation	80%
Blut-pH Regulationsgeschwindigkeit	20%
Herzzeitvolumen in Ruhe	70%
Maximale O_2-Aufnahme	50%
Vitalkapazität	56%
Maximale Ventilationsrate	53%
Nieren-Plasmafluss und Maximale O_2-Aufnahme	50%
Anzahl Nervenfasern	63%
Nervenleitungsgeschwindigkeit	90%

Abb. 132: Durchschnittliche verbleibende Restfunktion ausgewählter physiologischer Funktionen im Alter von 75 Jahren. Die Werte von 30-Jährigen sind gleich 100% gesetzt.

schlechter. Aus medizinischer Sicht hat die Veränderung des Knochens insbesondere der Wirbelsäule und Hüfte große Bedeutung, sie werden instabiler und durch Mineralverlust poröser, was im Extremfall zu einer Osteoporose führen kann. Die Frakturgefahr – vor allem bei Frauen – erhöht sich; die Knochen, insbesondere die Wirbelkörper, können komprimiert werden.

Zusammen mit dem Verlust an Elastizität und Wasser im Knorpel (Bandscheiben, Gelenkknorpel) führt dies zu einer Größenabnahme, von der Frauen auch durch die zunehmende Krümmung der Wirbelsäule stärker als Männer betroffen sind. Die Knorpelschädigung und der Verlust an Knorpelsubstanz bei gleichzeitiger Verminderung der Gelenkflüssigkeit begünstigen außerdem die Entwicklung von Arthrosen und schmerzhaften Gelenkveränderungen. An den Randpartien des Gelenkknorpels kann es vermehrt zu Verkalkungen und Verknöcherungen kommen.

Aktiver Bewegungsapparat: Neben Knochen-, Knorpel- und Sehnengewebe ist auch die Muskulatur von Altersveränderungen betroffen. Die Muskelmasse eines Erwachsenen vermindert sich ohne Training jährlich um bis zu 0,5%; sie wird in der Regel durch Bindegewebe oder Fett ersetzt. Auch innerhalb einer Muskelzelle geht die Zahl der kontraktilen Elemente (Muskelfibrillen) zurück, kann aber teilweise durch eine Hypertrophie anderer Fasern kompensiert werden. Die weiße Muskulatur und die untere Körperhälfte scheinen dabei stärker betroffen zu sein. Der stärkere Funktionsverlust in diesen Bereichen ist auch eine direkte Folge eines geringeren Gebrauches, alltäglich eingesetzte Muskulatur zeigt einen deutlich geringeren Kraftverlust.

Neuromuskuläre Einheit: Neben der Abnahme der Muskelmasse und ihrer kontraktilen Eigenschaften findet auch eine langsame Atrophie durch Inaktivierung und Verminderung der innervierenden Motoneurone statt. Die Zahl der terminalen Nervenendigungen und motorischen Endplatten reduziert sich ebenso wie die maximale Nervenleitungsgeschwindigkeit. Auch die Aktivität der Überträgersubstanzen (Transmitter) nimmt ab.

Schwieriger ist die Beurteilung, inwieweit das Nachlassen der neuromuskulären Funktion durch zentrale Veränderungen bedingt ist. Zwar nimmt die Zahl der Nervenzellen während des Lebens kontinuierlich ab, allerdings in den verschiedenen Regionen unterschiedlich schnell. Das Kleinhirn – zuständig für die Koordination von Abläufen – scheint dabei deutlich betroffen. Auf vielen Ebenen lassen sich Funktionseinschränkungen mit dem Alter gesetzmäßig nachweisen. So nimmt die Nervenleitungsgeschwindigkeit altersabhängig ab, Neuronenverzweigungen werden abgebaut, die Synthese von Neurotransmittern wird reduziert; es kommt zu Einlagerungen von Alterspigment.

Die Verlangsamung aller informationsverarbeitender Prozesse führt auf der einen Seite zur Verschlechterung der kognitiven Funktionen, insbesondere der schnellen räumlichen und zeitlichen Orientierung, der mühelosen Gedächtnisfunktion und der raschen Entscheidungsfähigkeit. Auf der motorischen Seite werden die Bewegungen weniger geschmeidig, eckiger, langsamer und weniger zielgenau. In der Zusammenschau mit der Muskulatur spricht man von der Involution der neuromuskulären Einheit.

Am Nachlassen der körperlichen (sportlichen) Leistungsfähigkeit können je nach Anforderung weitere Organsysteme beteiligt sein, insbesondere die Sinnesleistungen Sehen und Hören sowie die Abnahme der Propriorezeption; aber auch die Temperatur- und Durstempfindung lassen in ihrer Sensibilität und Feineinstellung deutlich nach.

Bedeutung von Üben und Training

Da die Gerontologie (Altersforschung) erst in den letzten Jahren aufgrund der demographischen Veränderungen ein zunehmendes Interesse gefunden hat, ist die Bedeutung und systematische Erforschung der Wirkung von Training und Üben beim älteren Menschen in vielen Bereichen noch unklar. Die nachlassende Leistungsfähigkeit ist dabei im Alter häufig durch Nichtgebrauch oder geringerem Gebrauch von Funktionen bedingt und nicht zwangsläufig eine Folge von Alterungsprozessen. Entsprechend lässt sich zeigen, dass Funktionen und Abläufe, die ein ganzes Leben lang geübt werden, bis in das hohe Alter erhalten bleiben können. Dazu gehören koordinative sportliche oder musische Leistungen ebenso wie Schnelligkeits-, Kraft- und Ausdauerleistungen.

Besonders interessant ist die Frage, inwieweit im Alter noch Trainingseffekte erzielt werden können, wenn eine untrainierte Ausgangssituation vorliegt. Sicher erscheint, dass aufgrund der beschriebenen altersbedingten Veränderungen die Trainierbarkeit mit dem Alter abnimmt (Abb. 133). Die in der Jugend z. T. indivi-

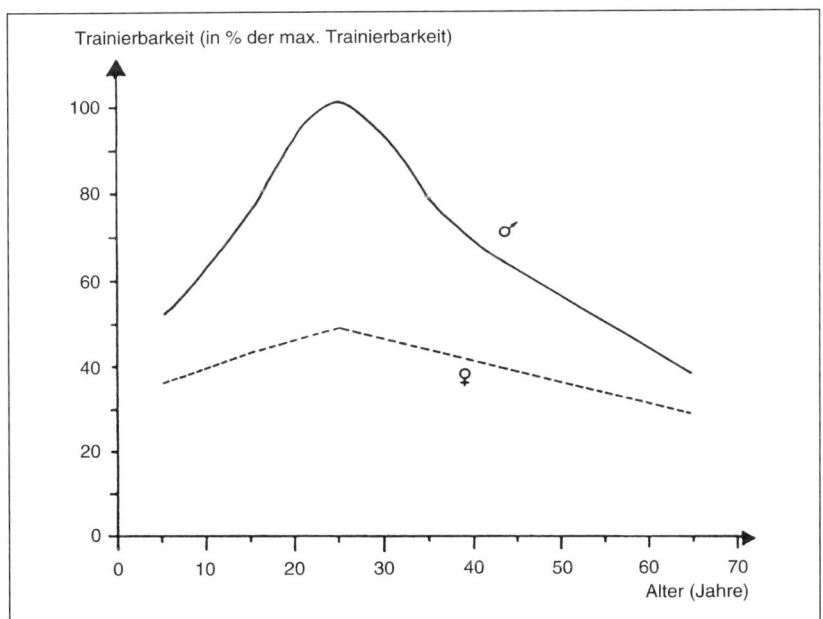

Abb. 133: *Allgemeine Trainierbarkeit (in % der maximalen Trainierbarkeit) im Altersgang (mod. n. Hettinger in Weineck 1983).*

duell sehr unterschiedliche Trainierbarkeit scheint aber auch im Alter weiter zu bestehen. In einigen Fällen ist sogar eine ausgesprochene Alterstrainierbarkeit nachweisbar.

Von Bedeutung ist, ob sich das Üben oder Trainieren von körperlichen Funktionen an gesundheitlichen Zielen oder an leistungssportlichen Zielen orientiert. Zwar gibt es im Vergleich zu jüngeren Menschen zu berücksichtigende Modifikationen von Training und Üben, sie sind aber im Wesentlichen nur quantitativer und nicht qualitativer Natur. In vielen Bereichen kämpft der Alterssport ähnlich wie früher der Frauensport mit einer Reihe von Vorurteilen und Fehleinschätzungen, die erst in den letzten Jahren zunehmend aufgegeben werden.

So gibt es im Prinzip auch für den älteren oder alten Menschen keine ungeeigneten Sportarten. Die einseitige Betonung von Ausdauerformen oder koordinativen Trainingsformen ist in den letzten Jahren aufgegeben worden. Der optimale Sport für ältere Menschen orientiert sich an den individuellen Vorstellungen über Gesundheit, Erleben und Wohlbefinden und an den Bedürfnissen und den Alltagshandlungen, die er erleichtern hilft. Dies schließt möglicherweise auch das Erlernen von neuen Sportarten ein. Jedoch sind im Vergleich zu jüngeren Menschen im Alterssport folgende Grundsätze zu beachten:
– mit zunehmendem Alter ist mit einer Zunahme von degenerativen Erkrankungen zu rechnen, die die körperliche Belastbarkeit einschränken
– Training und Üben bedürfen aufgrund der verzögerten Adaptation einer langsameren Belastungssteigerung
– die sorgfältige Vorbereitung auf sportliche Belastungen ist unerlässlich und zu verlängern (z. B. Aufwärmen)
– Üben und Training sollten in einem festen zeitlichen Rahmen stattfinden und stärker am persönlichen Wohlbefinden und am sozial-integrierenden Charakter orientiert sein
– der Wettkampfcharakter sollte bewusst abgemildert werden, jedoch nicht völlig verneint werden.

Leistungsfähigkeit im Alter

Aufgrund der alternsbedingten Veränderungen von Organfunktionen und -leistungen ist ein altersgekoppelter Rückgang der individuellen Leistungsfähigkeit unausweichlich (Abb. 134). Allerdings werden im Alltag häufig genutzte Funktionen längere Zeit auf hohem Niveau stabilisiert. Bei Querschnittsuntersuchungen finden sich auch ein Rückgang der maximalen Sauerstoffaufnahme und proportional damit der Ausdauerleistungsfähigkeit im Altersgang von Männern und Frauen. Der Rückgang der Leistungsfähigkeit beträgt pro Lebensdekade im Mittel 5% mit einem stärkeren Abfall ab dem 65.–70. Lebensjahr.

Im Prinzip gilt dies für alle motorischen Beanspruchungsformen. Wird während des ganzen Lebens trainiert oder liegen besondere Begabungen vor, so spielt sich der prozentual vergleichbare Vorgang ab, allerdings auf einem höheren Leistungsniveau. Wird erst im höheren Lebensalter mit dem Training begonnen, so kann in Abhängigkeit von der Begabung und dem Trainingspensum eine individuelle Höchstleistung auch deutlich jenseits des 40. oder 50. Lebensjahres erreicht werden.

Sportmedizinische Aspekte des Alterssports

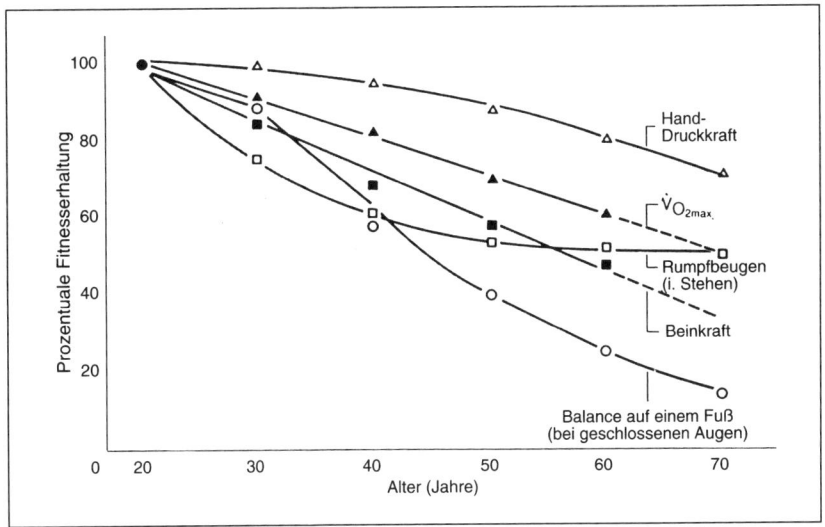

Abb. 134: Altersbedingte Veränderungen ausgewählter Parameter der körperlichen Leistungsfähigkeit (Kuroda in „Olympiabuch der Sportmedizin" 1989).

Aus der Entwicklung im Hochleistungssport mit sehr langen wettkampfbezogenen Lebensabschnitten von Athleten lassen sich derzeit zwei neuere Entwicklungen und Erkenntnisse ableiten. So lässt sich anhand der Bestleistungen in verschiedenen Disziplinen des Leistungssportes erkennen, dass bei kontinuierlichem Training die individuelle Höchstleistung etwa bis zum 35.–40. Lebensjahr aufrechterhalten werden kann und z. T. erst erreicht wird. Dies gilt insbesondere für Ausdauer-, Schnelligkeits- und Kraftdisziplinen. So sind olympische Medaillen im Sprint, Langstreckenlauf (Marathon), Wurfdisziplinen, Gewichtheben oder Kampfsportarten von über 35-jährigen keine Ausnahme mehr.

Der Abfall der körperlichen Leistungsfähigkeit in späteren Lebensabschnitten scheint in nicht unerheblichem Maß durch die Arbeits- und Lebensweise mitbedingt zu sein. Mit Sicherheit ist in der Vergangenheit die Leistungsfähigkeit von

Tab. 39: Marathonwettkampfzeit der Erstplatzierten bei den Olympischen Spielen 1936 und der Erstplatzierten beim Berlin-Marathon 1990 in der Altersklasse 50–59 Jahre.

Olympische Spiele 1936 in Berlin/Marathon				Berlin-Marathon 1990 Altersklasse 50–59 Jahre			
1. Son	(Japan)		2:29:19 Std.	1. Koch	(BRD)		2:28:49 Std.
2. Harper	(GB)		2:31:23 Std.	2. Kramer	(BRD)		2:36:43 Std.
10. Enochsson	(SWE)		2:43:12 Std.	10. Neinhüs	(BRD)		2:43:33 Std.

älteren begabten Menschen erheblich unterschätzt worden. Als Beispiel können die Ergebnisse des Marathonlaufes der Olympischen Spiele von 1936 und die Ergebnisse der Altersklasse 50–59 Jahre 54 Jahre später dienen (Tab. 39).

Die Wettkampfzeiten der Altersklasse 1990 entsprechen denen des Olympiasiegers und vergleichbar Platzierten der Olympischen Spiele 1936. Die geeignete individuelle genetische Voraussetzung erlaubt dann eine sehr hohe sportliche Leistung, wenn im höheren Alter noch adäquat trainiert werden kann und trainiert wird. Ob dabei ein Leben lang durchtrainiert wird oder erst in höherem Alter das Training aufgenommen wird, ist vermutlich von untergeordneter Bedeutung.

Zusammenfassung

Der Alterungsprozess wird heute einerseits als ein genetisch programmierter Prozess betrachtet, andererseits wird er als Folge einer statistisch zwangsläufigen Zunahme von schädlichen Einflüssen und Abnutzungserscheinungen mit stoffwechselbedingter Schädigung von wesentlichen Zellbestandteilen (DNA, Enzyme, Membranproteine) gesehen. Die steigende Lebenserwartung bedingt erhebliche wirtschaftliche, finanzielle und soziale Veränderungen und Herausforderungen. Generell kann ab dem 30. Lebensjahr ein altersbedingter Rückgang der Körperfunktionen angenommen werden. Alterungsprozesse im Bereich des Herzkreislaufsystems, des aktiven und passiven Bewegungsapparates und des Nervensystems führen zu einer körperlichen und sportlichen Leistungseinschränkung. Die im Alter nachlassende Leistungsfähigkeit ist dabei häufig durch Nichtgebrauch oder zu geringen Gebrauch von Funktionen bedingt und nicht unbedingt eine Folge des biologischen Alterungsprozesses. Funktionen und Abläufe, die ein ganzes Leben geübt werden, können bis ins hohe Alter erhalten bleiben. Auch im Alter scheint eine Trainierbarkeit weiter zu bestehen, obgleich sie altersabhängig abnimmt. Individuelle Höchstleistungen können bei kontinuierlichem Training bis zum 35.–40. Lebensjahr aufrechterhalten und z. T. dann erst erreicht werden. Um ein Altern bei möglichst hoher Lebensqualität zu ermöglichen, hat der Erhalt der körperlichen und geistigen Leistungsfähigkeit durch die Möglichkeit, sich zu engagieren, zu üben und zu trainieren, eine immense und zunehmende Bedeutung.

XIX. Ausblick

So wie sich die Medizin in ihrem Grundlagenwissen und ihren diagnostischen und therapeutischen Möglichkeiten weiter entwickelt, ist auch die Sportmedizin in diesen Prozess der Erweiterung des Wissens eingebunden. Dies bedeutet auch für die Sportwissenschaft und die Studierenden dieses Faches, dass die biologischen Grundlagen für das Verständnis von Bewegung und Sport umfassender und tiefer gelegt werden.

Diese Entwicklung wird sicher anhalten, wobei die Forschungsrichtung eindeutig auf die molekular-genetische Ebene verlagert wird, auch wenn unter praktischen Gesichtspunkten die Systemforschung weitergehen wird. Ebenso wie in der Medizin Erbkrankheiten auf dieser Ebene identifiziert werden können, darf man erwarten, dass so umstrittene Fragen in der Sport- und Trainingswissenschaft nach Talent, Trainierbarkeit oder Begabung präzisiert und eventuell beantwortet werden können.

Erhebliche Veränderungen wird es auch auf einer ganz anderen Ebene, auf der gesellschaftlichen Ebene, geben; insbesondere das Verständnis der Bedeutung und Wirkung von Sport und Bewegung im Kindes- und Jugendalter, im Frauensport und im Alterssport unterliegt einem Wandel. Dabei handelt es sich einerseits um einen Erkenntnisfortschritt, der durch neue Methoden der Medizin und Biologie bedingt ist; auf der anderen Seite ergibt sich ein Forschungsbedarf und neue Erkenntnisse durch die sich ändernden gesellschaftlichen und demographischen Voraussetzungen.

Als Beispiel sei die Eroberung von ursprünglich Männern vorbehaltenen Sportdisziplinen durch den Frauensport wie Langstreckenlauf, Gewichtheben oder Boxen genannt. Kinder und Jugendliche unterziehen sich im Leistungssport ebenfalls einem früher einsetzenden und aufwendigeren Training; gleichzeitig kommt es durch die Veränderung der Altersstruktur und der Freizeitmöglichkeiten der Bevölkerung zu kaum für möglich gehaltene Leistungen und Belastungen von älteren Sporttreibenden.

Dies hat langfristig Folgen für die Berufsorientierung von Studierenden des Faches Sportwissenschaft, da sie sich auf diese veränderten Anforderungen einstellen müssen. Der Sportmedizin fällt dabei auch in Zukunft die Aufgabe zu, die für die Sportwissenschaft bedeutsamen Entwicklungen in Biologie und Medizin mit zu gestalten und zu vermitteln.

XX. Literatur

Allgemeine Literatur

Astrand, P. O./Rohdal, K.: Textbook of Work Physiology. McGraw-Hill, Book Company, New York 1977.
Badtke, G. (Hrsg.): Lehrbuch der Sportmedizin. Barth-Verlag: Heidelberg, Leipzig 1995.
Berg, A./Lehmann, M./Keul, J.: Körperliche Aktivität bei Gesunden und Koronarkranken. Thieme-Verlag: Stuttgart, New York 1986.
Clasing, D. (Hrsg): Doping-verbotene Arzneimittel im Sport. Gustav-Fischer-Verlag: Stuttgart 1992.
Demsey, J. A./Monshar, M.: Atmung und Ausdauer. In: *R. J. Shephard, P. O. Astrand* (Hrsg.): Ausdauer im Sport. Dtsch Ärzteverlag: Köln 1993.
Dickhuth, H. H./Löllgen, H.: Trainingsberatung für Sporttreibende. Dtsch Ärzteblatt *18:* (1996), 1192–1198.
Dickhuth, H. H./Röcker, K./Mayer, F./Niess, A./Horstmann, T./Heitkamp, H. C./Dolezel, P.: Bedeutung der Leistungsdiagnostik und Trainingssteuerung bei Ausdauer- und Spielsportarten. Dtsch Z Sportmed, *47* (1996), 183–189.
Dickhuth, H. H./Technau, I./Horstmann, T./Stötzer, T./Mayer, F./ Heitkamp, H. C.: Die Bedeutung der Kohlenhydratzufuhr für die maximale Leistungsfähigkeit von Ausdauersportlern. Akt Ernähr Med, *16* (1991), 68–72.
Dirix, A./Knuttgen, H. G./Tittel, K. (Hrsg.): Olympiabuch der Sportmedizin. Dtsch Ärzteverlag: Köln 1989.
Donike, M./Rauth, S.: Dopingkontrollen. Bundesinstitut für Sportwissenschaft 1996.
Demeter, A.: Sport im Wachstums- und Entwicklungsalter. Barth-Verlag: Leipzig 1981.
Frey, G./Hildebrand, E.: Einführung in die Trainingslehre. Hofmann-Verlag: Schorndorf 1994.
Heck, K. J. (Hrsg): Freistellungen im Schulsport. Hofmann-Verlag: Schorndorf 1988.
Hollmann, H./Hettinger, T.: Sportmedizin: Arbeits- und Trainingsgrundlagen. Schattauer-Verlag: Stuttgart, New York 1990.
Hollmann, W. (Hrsg.): Zentrale Themen der Sportmedizin. Springer-Verlag: Berlin, Heidelberg, New York 1991.
Komi, P. V. (Hrsg): Kraft und Schnellkraft im Sport. Dtsch Ärzteverlag: Köln 1993.
Marées de, H.: Sportphysiologie. Troponwerke 1981.
Mörike/Betz/Mergenthaler (Hrsg): Biologie des Menschen. Quelle & Meyer-Verlag: Heidelberg, Wiesbaden 1989.
Prinziger, R.: Das Geheimnis des Alterns. Campus-Verlag: Frankfurt, New York 1996.
Reindell, H./Bubenheimer, P./Dickhuth, H. H. /Görnandt, L.: Funktionsdiagnostik des gesunden und kranken Herzens. Thieme-Verlag: Stuttgart, New York 1988.
Rost, R.: Herz und Sport. perimed-Verlag: Erlangen 1984.
Rost, R.: Sport- und Bewegungstherapie bei inneren Krankheiten. Dtsch Ärzteverlag: Köln 1991.
Schmidt, R. F./Thews, G. (Hrsg.): Physiologie des Menschen. Springer-Verlag: Berlin Heidelberg, New York 1995.
Schäffler, A./Schmidt, S.: Mensch, Körper, Krankheit. Jungjohann-Verlag: Neckarsulm, Lübeck, Ulm 1995.

Literatur 317

Schnell, D.: Wieviel Auge braucht der Sport? Dtsch Ärzteblatt, *96* (1999), 706–709.
Shephard, R. J./Astrand, P. O.: Ausdauer im Sport. Dtsch Ärzteverlag: Köln 1993.
Tittel, K.: Beschreibende und funktionelle Anatomie des Menschen. Gustav-Fischer-Verlag: Stuttgart, New York 1990.
Weicker, H./Strobel, G.: Sportmedizin. Gustav-Fischer-Verlag: Stuttgart, Jena, New York 1994.
Weineck, J.: Optimales Training. perimed-Verlag: Erlangen 1983.

Spezielle Literatur

Bergström, G./Hermannsen, L./Hultman, E./Saltin, B.: Diet, muscle glycogen and physical performance. Acta Physiol Scand, *71* (1967), 140–150.
Berg, A./Jakob, E./Lehmann, M./Dickhuth, H. H./Huber, G./Keul, J.: Aktuelle Aspekte der modernen Ergometrie. Pneumologie, *44* (1990), 2–13.
Bouchard, C./Dionne, F. T./Simeneau, J. A./Boulay, M. R.: Genetics of aerobic and anaerobic performances. Exerc Sport Sci Rev, *20* (1992), 27–58.
Clasing, D./Damm, F./Marx, K./Platen, P. (Hrsg.): Die essgestörte Athletin. Bundesinstitut für Sportwissenschaft 1996.
Conzelmann, A.: Entwicklung motorischer Fähigkeiten im Lebenslauf - Aktuelle Themen. Dtsch Z Sportmed, *S1* (1998), 310–315.
Costill, D. L.: Carbohydrates for exercise: Dietary demands for optimal performance. Int J Sports Med, *9* (1988), 1–18.
Crasselt, W.: Entwicklungsstand und -tendenzen in sportlichen Grundübungen sowie in einigen leichtathletischen Disziplinen. Theorie und Praxis der KK, *4* (1977), 285–289.
Dickhuth, H. H./Lehmann, M./Auch-Schwelk, W./Meinertz, T./Keul, J.: Physical training, vegetative regulation and cardiac hypertrophy. J Cardiovasc Pharmacol, *10*, Suppl 6 (1987), 71–78.
Dickhuth, H. H./Urhausen, A./Huonker, M./Heitkamp, H./Kindermann, W./ Simon, G./Keul, J.: Die echokardiographische Herzgrößenbestimmung in der Sportmedizin. Dtsch Z Sportmed, *41* (1990), 4–11.
Dickhuth, H. H./Schlicht, W.: Körperliche Aktivität in der Prävention von Herz-Kreislauferkrankungen – Eine Standortbestimmung. Sportwissenschaft (1997), 9–22.
Dickhuth, H. H./Lin, Y./Niess, A./Röcker, K./Mayer, F./Heitkamp, H./ Horstmann, T.: Ventilatory, lactate-derived and catecholamine thresholds during incremental treadmill running: relationship and reproducibility. Int J Sports Med, *20* (1998), 122–127.
Dickhuth, H. H./Röcker, K./Niess, A./Striegel, H./Heitkamp, H. C: Leistungsdiagnostik und Trainingssteuerung. Sportorthopädie-Sporttraumatologie, *14* (1998), 176–180.
Donath, R./Schüler, K. P.: Ernährung des Sportlers. Sportverlag: Berlin 1979.
Gülch, R. W.: Force velocity relations in human sceletal muscle. In: „Isocinetic dynamometry in sports science, sports medicine and clinical research". Int J Sportmed, *15* (1994), S2–S10.
Hill, A. V.: First and last experiments in muscle mechanics. Cambridge: University Press, p 26, 1970.
Huxley, A. V.: Muscle structure and theories of contraction. Prog Biophys Chem, *7* (1957), 255–318.
Janda, V.: Manuelle Muskelfunktionsdiagnostik. Ullstein-Verlag: Berlin 1994.
Ketz, H. A.: Grundriss der Ernährungslehre. Gustav-Fischer-Verlag: Jena 1972.
Keul, J./Dickhuth, H. H./Simon, G./Lehmann, M.: The effect of static and dynamic exercise on heart volume, contractility, and left ventricular dimensions. Circ Res, *48* (1981), 163–170.

Keul, J./Doll, E./Keppler, D.: Muskelstoffwechsel. Barth-Verlag: München 1969.
Keul, J./Berg, A./Dickhuth, H. H./Lehmann, M.: Trainierbarkeit und Belastbarkeit der Frau aus kardiopulmonaler Sicht. In: *L. Prokop* (Hrsg.), Frauensportmedizin. Hollinek-Verlag: Wien 1988.
Komi, P. V.: Skelettmuskulatur. In: Drix/Knuttgen/Tittel (Hrsg.) Olympiabuch der Sportmedizin. Dtsch Ärzteverlag: Köln 1989.
Kuroda. Y.: Sport und körperliche Betätigung beim älteren Menschen.In: *Dirix/Knuttgen/Tittel* (Hrsg.), Olympiabuch der Sportmedizin. Dtsch Ärzteverlag: Köln (1989), 281–288.
Löllgen, H.: Kardiopulmonale Funktionsdiagnostik. Ciba Pharma, 1990.
Mayer, F./Horstmann, T./Küsswetter, W./Dickhuth, H. H.: Isokinetik – eine Standortbestimmung. Dtsch Z Sportmed, *45* (1994), 297–306.
Merni, F./Balboni, M./Bargellini, S./Menegatti, G.: Differences in males and females in joint movement range during grow. In: The female athlete Medicine and Sport, Vol 15. Karger-Verlag: Basel 1981.
Mitchell, J. H.: Neural control of the circulation during exercise. Med Sci Sports Exerc, *22* (1990), 141–154.
MONIKA-Projekt: Herzkreislaufstudie der Weltgesundheitsorganisation. Herz-Kreislauf. Schweiz 1985.
Prader, A./Issler, C./Molinari, L./Largo, R. H.: Physical growth in Swiss children from 0 to 20 years of life (A longitudinal study). Helv Paediat Acta Suppl., 1982.
Röcker, K./Schotte, O./Niess, A./Horstmann, T./Dickhuth, H. H.: Predicting competition performance in longdistance running by means of a treadmill test. Med Sci Sports Exerc, *30* (1999), 1552–1557.
Röcker, K./Dickhuth, H. H.: Spiroergometrische Messgrößen in der sportartspezifischen Leistungsdiagnostik und Trainingssteuerung. Leistungssport, *6* (1996), 44–48.
Roy, R. R./Edgerton, V. R.: Bau und Funktion der Skelettmuskulatur. In: *Komi* (Hrsg.), Kraft und Schnellkraft im Sport. Dtsch Ärzteverlag: Köln 1994.
Sarna, S./Sahi, T./Koskenvuo, M./Kaprio, J.: Increased life expectancy of world class male athletes. Med Sci Sports Exerc, *25* (1993), 237–244.
Tanner, J. M.: Wachstum und Reifung der Kinder. In: *D. Gupta* (Hrsg.), Endokrinologie der Kindheit und Adoleszens. Thieme-Verlag: Stuttgart, New York 1986, 421–464.
Vander, A. J./Sherman, W. J./Luciano, D. S.: Human Physiology: The mechanisms of body function. 4th edn., McGraw Hill: Toronto 1985.
Wyndham, C. H.: Heat stroke and hyperthermia in marathon runners. Ann NY Acad Sci 1977, 301, 128–138.

XXI. Sachregister

Adoleszenz 280
Akkommodation 151
Alkohol 239, 243
Amenorrhoe 108
Aminosäuren
– essentielle 216
Anabolika 240 f., 268
Anämie 69, 187
Arbeitskapazität
– anaerobe 205
– aerobe 198
Apnoetauchen 72
Arbeitsweise
– dynamische 21, 255
– statische 255
Asthma 240
– bronchiale 58 f., 61, 192
– belastungsinduziertes 58, 61, 192
Atemhilfsmuskulatur 50
Atemzugvolumen 50
Athlete's Heart Syndrome 33
Atmungskette 178
ATP-Bildungsrate 181
Audiometrie 157
Aufwärmen 312
Ausbelastung 205
Ausdauer
– Ausdauerleistungsfähigkeit 198
– Kraftausdauer 252, 255, 258, 285
– Kurzzeitausdauer 200, 254
– Langzeitausdauer 200, 252
– Mittelzeitausdauer 200, 247, 253
– Schnelligkeitsausdauer 252
AV-Knoten 17, 18, 27

Begabung 124
(-Blocker 243
(-Oxidation 238
Blutdruck 23, 36
– s. Hypertonie, Hypotonie
– Messung 22 f.
Breath by Breath 202
Broca-Sprachzentrum 121 f.

Cadmium 236
Carnitin 93, 180, 238
Cholesterin
– s. HDL, LDL
COLD, Chronic Obstructive Lung Disease 57 f.
Corizyklus 177

Dauerlauf 207 f.
Diskothek 157
Doping s. Kapitel 14
– Blutdoping 239, 243
Druck
– Blutdruck s. Blutdruck, Hypertonie, Hypotonie
– kolloidosmotischer 64
Druck-Frequenz-Produkt 20

EIA, Exercise Induced Asthma 58
Einsekundenkapazität 192
Ejakulation 104
EKG s. Elektrokardiogramm
Elektrokardiogramm, EKG 15, 17 f., 27, 189
– Belastungs-EKG 189
Element
– parallelelastisches 135
– serienelastisches 135
Endorphine 108
Endothel-Relaxationsfaktor 35
Energie

– Energieäquivalent 217 f.
– Energieverbrauch 217, s. Umsatz
Entwicklung
– Akzeleration 274, 288
– Frühentwickler 275
– Retardierung 288
– Spätentwickler 275
Entzündungsreaktion 170
Ephedrin 240
EPO, s. Erythropoetin
Ermüdung 247
Ermüdungswiderstand 251
Erythropoetin, EPO 66, 100, 163, 169, 172 f. 242 f.

Fasertyp 256
Flexibilität
– Hyperflexibilität 263
– Hypoflexibilität 263
Frank-Starling-Mechanismus 20
Free Radicals Theory 306

Ganzkörperplethysmographie 191
Gegenstromprinzip 100
Gewandtheit 261
Gleitfilamenttheorie 133
Glukoneogenese 92, 94
Glykogen
– Gehalt der Muskulatur 218
– Verarmung 266
Glykogenolyse 170

Hämatokrit 63
Handgrip 193, 195
Harndrang 101
Harvey, William 13
HDL, High Density Lipoproteins 34, 241

Henderson-Hasselbalch-Gleichung 72
Hering-Breuer-Reflex 54
Herz
- Cor pulmonale 60
- Gewicht 16, 29, 31
- Größe 16, 29
- Herzzeitvolumen 20, 24, 36
- Hypertrophie 28 ff., 36
- Klappen 14 f.
- Kranzgefäße 18 f.
- Schlagvolumen 20
- Sinusknoten 17, 27, 40
- Sportherz 28, 32 f.
Herzfrequenz
- Belastungsherzfrequenz 36
- Bradykardie 27
- Kammerflimmern 229
- maximale 19, 199
- Ruheherzfrequenz 19, 36
Hillsche Gleichung 137 f.
Hirnödem 232
Hochdruck, s. Hypertonie
Hörschwelle 157
Hormone s. Kapitel 10
- Stresshormone 77, 196, 203
Hüfnersche Zahl 70
Huxley 133
Hyperthermie 227
Hypertonie 36, 188
- Borderline-Hypertonie 199
- Grenzwerthypertonie 199
- Weißkittelhochdruck 199
Hyperventilation 72
Hypokaliämie 242
Hypotonie 188

Intrinsic Factor 85, 89

Katecholaminspiegel 44
Knalltrauma 158
Körperbehaarung 147
Kreislauf
- Körperkreislauf 14, 36
- Lungenkreislauf 14, 36

Kohlenmonoxid 71
Koffein 240
Kokain 240
Kontaktlinsen 154
Kontraktion 136 f.
- auxotonische Kontraktion 136f
Kontrastsehen 154
Kraft
- Explosionskraft 255
- Kraftausdauer 252, 255, 258, 285
- Maximalkraft 255, 285
- Reaktivkraft 255
- Schnellkraft 255, 259 f., 284
Krafttraining 137
- Bodybuilding 240
- exzentrisches 258
- konzentrisches 255
- isometrisches 257, 265
Kreatin 238
Kropf s. Struma

Laktat
- Basislaktat 203
- Lactate Steady State 184, 204
- Laktatäquivalent 204
- Laktatleistungskurve 206 ff.
LDL, Low Density Lipoproteins 241
Lebenserwartung 34
Leistungsfähigkeit
- maximale 198, 201
Leptin 214
Linzbach 29
Lungenödem 232

Malpighi 13
Marihuana 239, 243
Menstruation 106 ff., 280, 301f.
Mineralstoffe
- Chlorid 231, 236
- Eisen 234, 236
- Jod 235
- Kalium 232, 236
- Kalzium 233, 236
- Kobalt 236

- Kupfer 235 f.
- Magnesium 233, 236
- Mangan 236
- Natrium 231, 236
- Phosphat 234, 236
- Selen 236
- Zink 235 f.
Morphin 240
Muskulatur
- Exzentrik 257
- Isometrie 257, 265
- Konzentrik 257
- Muskelkater 79, 210, 258, 268
Myoglobin 79, 268
Myopathie 241

Osteoporose 233
Oxidationswasser 230
Ozon 59 f.

Pille 108
Plastizität, neuronale 123f, 261, 279
Prävention
- Primärprävention 33
- Sekundärprävention 33
Pressatmung 57
Pseudohermaphroditismus 290
Pubertät 273, 278 ff., 285, 289
Pubeszenz 284

Querschnittslähmung 120

Rachitis 233
RCP, s. Respiratorischer Kompensationspunkt
Regenerationszeit 248
Reindell 28, 191
Rektaltemperatur 231
Reservevolumen 192
Resistance 51, 191
Respiratorischer Kompensationspunkt, RCP 202 f.
Respiratorischer Quotient 180, 197, 218
Restitution 247
Ringerohr 158
Risikofaktoren 33, 36

Sachregister

Riva-Rocci 22 f., 187 f.
Rot-Grün-Blindheit 151

Sauerstoffaufnahme
– maximale 198, 202 f., 282, 292, 309
Sauerstoffsättigung 56
Schweißverlust 230
Schwelle
– aerobe 203
– individuelle anaerobe 203 f.
Schwerhörigkeit 157
Schwimmbad-Black-out 55, 73
Schwimmbad-Konjunktivitis 154
Seitenstechen 95
Sonnenstich 227
Spiroergometrie 198
Sportleber 94
Sportlerniere 102
STH, somatotropes Hormon

s. Wachstumshormon
Stickstoffbilanz 241
Stimmbruch 280
Struma 235
Superposition 136
Surfactants 48

Tauchen 72
Tear and Wear Theory 306
Testosteron 241, 243, 268, 280, 297
Tetraplegie 120
Thromboxan 68
Tiffeneau-Test s. Einsekundenkapazität
Totenstarre 134
Totraum 47, 192
Training
– Talentkonstanz 283
– Trainierbarkeit 251
– Trainingsfestigkeit 250
– Übertraining 45f, 265 ff.
Trotzphase 278

Überlastung 250, s. Muskulatur, Seitenstechen, Training,
Umsatz
– Freizeitumsatz 217
– Grundumsatz 217

Valsalva-Manöver 26
Visus 151
Vitalkapazität 50, 192

Wachstumshormon, STH 242, 280
Wasserdefizit 230f, 236
Weichmacherfunktion 134
Wernicke-Zentrum 122
Wertigkeit, biologische 216
Windkesselfunktion 21 f.
Wingate-Fahrradergometertest 205

Zitronensäurezyklus 178

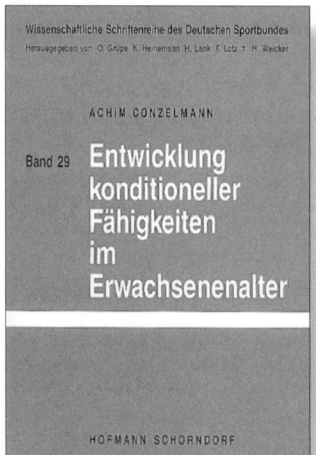

Dr. Achim Conzelmann

Entwicklung konditioneller Fähigkeiten im Erwachsenenalter

Wie verändern sich die konditionellen Fähigkeiten Kraft, Ausdauer und Schnelligkeit im Laufe des Erwachsenenalters, und welche Faktoren beeinflussen diese Entwicklung? Welche Rolle spielen hierbei exogene Faktoren, wie z. B. sportliche Aktivitäten im Jugend- und frühen Erwachsenenalter, Lebensgewohnheiten oder aktuelle sportliche Aktivitäten, für den Ausprägungsgrad konditioneller Fähigkeiten in der zweiten Lebenshälfte? Diese Fragen sind für den alternden Menschen und damit früher oder später für uns alle von nicht unerheblicher Bedeutung.

1997. Format 16,5 x 23,5 cm, 312 Seiten, ISBN 3-7780-8291-4 **(Bestell-Nr. 8291)**

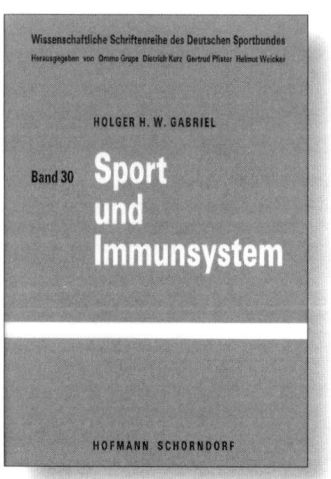

Prof. Dr. Holger H. W. Gabriel

Sport und Immunsystem
Modulationen und Adaptationen der Immunität durch Belastung und Training

Stärkt oder schwächt körperliche Belastung das Immunsystem? Führt regelmäßiges Ausdauertraining zu einer Stärkung der Infektabwehr? Bedingt überbelastendes Training eine Immunsuppression? Ist der Begriff Immunsuppression im Zusammenhang mit Modulationen von Immunzellen überhaupt adäquat?
Diese Fragen werden in dem vorliegenden Buch abgehandelt. Es liegen Ergebnisse von Untersuchungen an insgesamt 135 Probanden und Sportlern zugrunde, die in 6 voneinander unabhängigen Studien unter kontrollierten und standardisierten Bedingungen untersucht wurden.

2000. Format 16,5 x 23,5 cm, 252 Seiten, ISBN 3-7780-8330-9 **(Bestell-Nr. 8330)**

 Verlag Karl Hofmann · D-73603 Schorndorf
Postfach 1360 · Telefon (0 71 81) 402-125 · Telefax (0 71 81) 402-111
Internet: www.hofmann-verlag.de · E-Mail: hofmann@hofmann-verlag.de

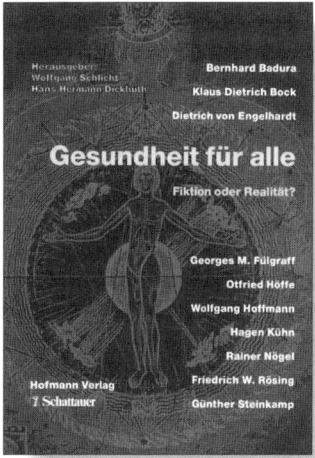

Prof. Dr. Wolfgang Schlicht /
Prof. Dr. Hans-Hermann Dickhuth (Hrsg.)
Gesundheit für alle
Fiktion oder Realität?

Gesundheit für Alle zu gewährleisten, das ist ein zentrales Anliegen nationaler und internationaler Gesundheitsorganisationen. Sowohl die Mittel, mit denen dieses erreicht werden soll, als auch der utopische Gehalt des Anliegens selbst, sind in der Medizin und in den Gesundheitswissenschaften Gegenstand kontroverser Diskussion. Kann Gesundheit für Alle überhaupt jemals erreicht werden, wäre dieses bezahlbar, welche Mittel und Methoden sind die angemessenen; welche Rolle spielen Verhaltens- und Verhältnisprävention; welchen Beitrag leisten Gesundheitswissenschaften wie Public Health und New Public Health? Das Buch enthält Beiträge international angesehener Experten aus den Gesundheitswissenschaften, der Medizin, der Philosophie und den Sozialwissenschaften. Die Diskussion zum Thema wird durch die Beiträge eine Fülle neuer Impulse erfahren.

1999. DIN A 5, 256 Seiten, ISBN 3-7780-7070-3 **(Bestell-Nr. 7070)**

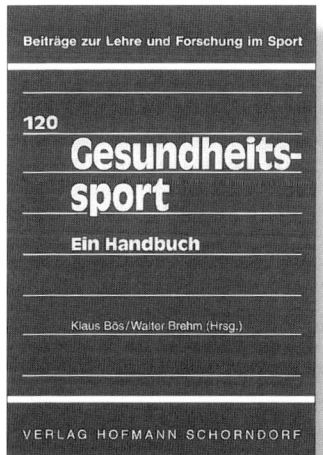

Prof. Dr. Klaus Bös / Prof. Dr. Walter Brehm (Hrsg.)
Gesundheitssport
Ein Handbuch

Dieses Handbuch schließt eine Publikationslücke in Deutschland. In 39 Beiträgen, die in sechs Hauptabschnitte gegliedert sind, beleuchten Sport- und Gesundheitswissenschaftler den Themenbereich Sport und Gesundheit aus unterschiedlichen Perspektiven und ermöglichen dem Leser einen Einblick in den Stand der Diskussionen über Theorien, Methoden, Wirkungen, Akzeptanz und Institutionalisierung des Gesundheitssports. Das weite sportbezogene Berufsfeld „Gesundheitssport" besitzt somit eine wichtige Bezugsquelle.

1998. DIN A 5, 488 Seiten,
ISBN 3-7780-1701-2 **(Bestell-Nr. 1701)**

 Verlag Karl Hofmann · D-73603 Schorndorf
Postfach 1360 · Telefon (0 71 81) 402-125 · Telefax (0 71 81) 402-111
Internet: www.hofmann-verlag.de · E-Mail: hofmann@hofmann-verlag.de

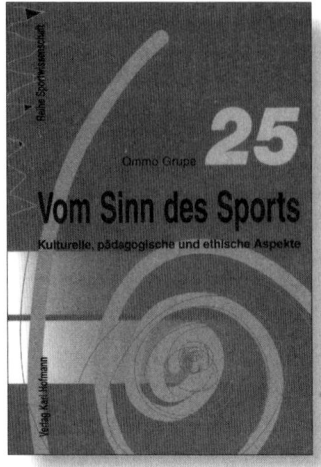

Prof. Dr. Ommo Grupe

Vom Sinn des Sports
Kulturelle, pädagogische und ethische Aspekte

Die Frage nach seinem Sinn gehört zu den entscheidenden Fragen des Sports. Wie wichtig es ist, den Sinn der einzelnen Sportbereiche zu klären, zeigt sich am oft kritisch diskutierten Hochleistungssport mit Kindern, an der medikamentösen Manipulation sportlicher Leistungen, am Hochleistungssport insgesamt, aber auch am Schulsport, am Gesundheitssport oder an der Sportwissenschaft.

2000. Format 14 x 21 cm, 312 Seiten,
ISBN 3-7780-6741-9 **(Bestell-Nr. 6741)**

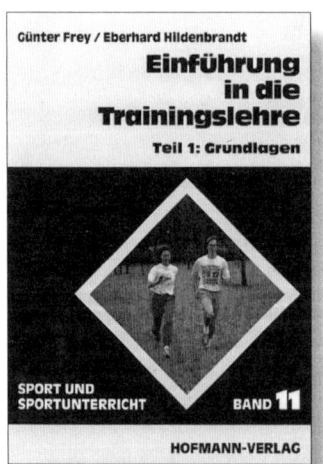

Dr. Günter Frey / Prof. Dr. Eberhard Hildenbrandt

Einführung in die Trainingslehre
Teil 1: Grundlagen

Die Trainingslehre zählt zu den beliebtesten Studiengebieten von vielen Studierenden in den Sportstudiengängen und in der Trainer-Ausbildung. Wer über die „Gesetzmäßigkeiten" des sportlichen Trainings und auch noch über die Besonderheiten des Trainings in einzelnen Sportarten und -disziplinen Bescheid weiß, tut sich leichter nicht nur bei der Vorbereitung auf Prüfungen, sondern auch in der späteren Praxis. Der erste Band dieser Einführung enthält vier Kapitel, in denen die Grundlagen der Trainingslehre vorgestellt werden.

1994. Format 15,1 x 21 cm, 176 Seiten,
ISBN 3-7780-8411-9 **(Bestell-Nr. 8411)**

 Verlag Karl Hofmann · D-73603 Schorndorf
Postfach 1360 · Telefon (0 71 81) 402-125 · Telefax (0 71 81) 402-111
Internet: www.hofmann-verlag.de · E-Mail: hofmann@hofmann-verlag.de